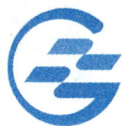

全国中医药行业高等职业教育"十二五"规划教材

人体解剖学与组织胚胎学

（供中医学、临床医学、针灸推拿、中医骨伤、护理、中医康复技术、
中医养生保健、康复治疗技术专业用）

主　编　刘春波（山东中医药高等专科学校）
　　　　刘秀敏（邢台医学高等专科学校）

副主编　王　辉（南阳医学高等专科学校）
　　　　曲永松（山东省莱阳卫生学校）
　　　　陈晓杰（安徽中医药高等专科学校）
　　　　周　速（遵义医药高等专科学校）
　　　　王怀福（河北中医学院）
　　　　李润琴（重庆三峡医药高等专科学校）

中国中医药出版社
·北　京·

图书在版编目（CIP）数据

人体解剖学与组织胚胎学/刘春波，刘秀敏主编. —北京：中国中医药出版社，
2015.12（2020.9 重印）

全国中医药行业高等职业教育"十二五"规划教材

ISBN 978 - 7 - 5132 - 2562 - 5

Ⅰ.①人… Ⅱ.①刘…②刘… Ⅲ.①人体解剖学 - 高等职业教育 - 教材②人体组织学 - 人体胚胎学 - 高等职业教育 - 教材 Ⅳ.①R313

中国版本图书馆 CIP 数据核字（2015）第 121910 号

中 国 中 医 药 出 版 社 出 版

北京经济技术开发区科创十三街 31 号院二区 8 号楼

邮政编码 100176

传真 010 64405750

山东百润本色印刷有限公司印刷

各地新华书店经销

*

开本 787 × 1092 1/16 印张 26.25 字数 589 千字

2015 年 12 月第 1 版 2020 年 9 月第 4 次印刷

书 号 ISBN 978 - 7 - 5132 - 2562 - 5

*

定价 74.00 元

网址 www.cptcm.com

如有印装质量问题请与本社出版部调换（010 64405510）

社长热线 010 64405720

购书热线 010 64065415 010 64065413

微信服务号 zgzyycbs

书店网址 csln. net/qksd/

官方微博 http：//e. weibo. com/cptcm

淘宝天猫网址 http：//zgzyycbs. tmall. com

张美林（成都中医药大学附属医院针灸学校党委书记、副校长）

张登山（邢台医学高等专科学校教授）

张震云（山西药科职业学院副院长）

陈　燕（湖南中医药大学护理学院院长）

陈玉奇（沈阳市中医药学校校长）

陈令轩（国家中医药管理局人事教育司综合协调处副主任科员）

周忠民（渭南职业技术学院党委副书记）

胡志方（江西中医药高等专科学校校长）

徐家正（海口市中医药学校校长）

凌　娅（江苏康缘药业股份有限公司副董事长）

郭争鸣（湖南中医药高等专科学校校长）

郭桂明（北京中医医院药学部主任）

唐家奇（湛江中医学校校长、党委书记）

曹世奎（长春中医药大学职业技术学院院长）

龚晋文（山西职工医学院/山西省中医学校党委副书记）

董维春（北京卫生职业学院党委书记、副院长）

谭　工（重庆三峡医药高等专科学校副校长）

潘年松（遵义医药高等专科学校副校长）

秘　书　长　周景玉（国家中医药管理局人事教育司综合协调处副处长）

全国中医药行业高等职业教育"十二五"规划教材

《人体解剖学与组织胚胎学》 编委会

前　言

中医药职业教育是我国现代职业教育体系的重要组成部分，肩负着培养中医药多样化人才、传承中医药技术技能、促进中医药就业创业的重要职责。教育要发展，教材是根本，在人才培养上具有举足轻重的作用。为贯彻落实习近平总书记关于加快发展现代职业教育的重要指示精神和《国家中长期教育改革和发展规划纲要（2010—2020 年)》，国家中医药管理局教材办公室、全国中医药职业教育教学指导委员会紧密结合中医药职业教育特点，充分发挥中医药高等职业教育的引领作用，满足中医药事业发展对于高素质技术技能中医药人才的需求，突出中医药高等职业教育的特色，组织完成了"全国中医药行业高等职业教育'十二五'规划教材"建设工作。

作为全国唯一的中医药行业高等职业教育规划教材，本版教材按照"政府指导、学会主办、院校联办、出版社协办"的运作机制，于2013年启动了教材建设工作。通过广泛调研、全国范围遴选主编，又先后经过主编会议、编委会议、定稿会议等研究论证，在千余位编者的共同努力下，历时一年半时间，完成了84种规划教材的编写工作。

"全国中医药行业高等职业教育'十二五'规划教材"，由70余所开展中医药高等职业教育的院校及相关医院、医药企业等单位联合编写，中国中医药出版社出版，供高等职业教育院校中医学、针灸推拿、中医骨伤、临床医学、护理、药学、中药学、药品质量与安全、药品生产技术、中草药栽培与加工、中药生产与加工、药品经营与管理、药品服务与管理、中医康复技术、中医养生保健、康复治疗技术、医学美容技术等17个专业使用。

本套教材具有以下特点：

1. 坚持以学生为中心，强调以就业为导向、以能力为本位、以岗位需求为标准的原则，按照高素质技术技能人才的培养目标进行编写，体现"工学结合""知行合一"的人才培养模式。

2. 注重体现中医药高等职业教育的特点，以教育部新的教学指导意见为纲领，注重针对性、适用性及实用性，贴近学生、贴近岗位、贴近社会，符合中医药高等职业教育教学实际。

3. 注重强化质量意识、精品意识，从教材内容结构、知识点、规范化、标准化、编写技巧、语言文字等方面加以改革，具备"精品教材"特质。

4. 注重教材内容与教学大纲的统一，教材内容涵盖资格考试全部内容及所有考试要求的知识点，满足学生获得"双证书"及相关工作岗位需求，有利于促进学生就业。

5. 注重创新教材呈现形式，版式设计新颖、活泼，图文并茂，配有网络教学大纲指导教与学（相关内容可在中国中医药出版社网站 www.cptcm.com 下载），符合职业院校学生认知规律及特点，以利于增强学生的学习兴趣。

在"全国中医药行业高等职业教育'十二五'规划教材"的组织编写过程中，得到了国家中医药管理局的精心指导，全国高等中医药职业教育院校的大力支持，相关专家和各门教材主编、副主编及参编人员的辛勤努力，保证了教材质量，在此表示诚挚的谢意！

我们衷心希望本套规划教材能在相关课程的教学中发挥积极的作用，通过教学实践的检验不断改进和完善。敬请各教学单位、教学人员及广大学生多提宝贵意见，以便再版时予以修正，提升教材质量。

国家中医药管理局教材办公室
全国中医药职业教育教学指导委员会
中国中医药出版社
2015 年 5 月

编写说明

　　《人体解剖学与组织胚胎学》是"全国中医药行业高等职业教育'十二五'规划教材"之一。本教材是依据习近平总书记关于加快发展现代职业教育的重要指示和《国家中长期教育改革和发展规划纲要（2010—2020年）》精神，为充分发挥中医药高等职业教育的引领作用，满足中医药事业发展对于高素质技术技能中医药人才的需求，由全国中医药职业教育教学指导委员会、国家中医药管理局教材办公室统一规划、宏观指导，中国中医药出版社具体组织，全国中医药高等职业教育院校联合编写，供中医药高等职业教育中医学、临床医学、针灸推拿、中医骨伤、护理、中医康复技术、中医养生保健、康复治疗技术专业教学使用的教材。

　　本教材的编写，根据教学计划和教学大纲的要求，淡化学科意识，实现培养实用型人才的培养目标，力求使教材具备思想性、科学性、先进性、实用性和启发性。本教材密切联系相关课程和临床，调动学生的学习积极性，使学生学而知其用，为学习其他专业课程奠定基础。在内容的取舍上，坚持理论知识"必需、够用"的原则，突出知识的应用，强化职业技能的训练，注重教材内容与职业准入的有效衔接；同时进一步突出以学生为本的思想。教材编写力求文字简明扼要，重点突出。为方便学生学习，各章前列出学习目标，文中穿插了知识链接，章后设有复习思考题，文中重要的专业名词配有英文，并用黑体表示。

　　本教材编写的具体分工如下：绪论由刘春波编写；细胞和基本组织由刘秀敏和李超编写；运动系统由曲永松、孟繁伟和王辉编写；消化系统和呼吸系统由周速和李明明编写；泌尿系统和生殖系统由李润琴和蒋叶军编写；循环系统由陈晓杰、张路赢和夏祥河编写；感觉器和内分泌系统由王怀福编写；神经系统由王辉、何世洪和陈建华编写；人体胚胎学概要由刘春波和孙萌编写；实训指导由刘春波和王辉编写。全书由刘春波和刘秀敏统稿。本教材特邀上海中医药大学严振国教授担任主审。

　　本教材的专业名词、数据和单位名称，依据国家标准。文中插图多参照目前高等院校的相关医学教材，并做了适当的修改。尤其是第二章、第八章和第十二章等部分插图分别引自全国中医药行业高等教育"十二五"规划教材《组织学与胚胎学》和《正常人体解剖学》，在此向两本书的主编刘黎青教授和邵水金教授表示诚挚的谢意。

　　本教材的编写得到了各参编单位领导的大力支持和帮助，全体编写人员付出了辛勤的劳动，在此一并致谢。

　　鉴于我们水平所限，教材中不足之处在所难免，欢迎各院校师生提出宝贵意见，以便再版时修订提高。

《人体解剖学与组织胚胎学》编委会

2015 年 8 月

目　录

绪　　论

学习目标

知识学习目标

1. 掌握：人体解剖学、组织学、胚胎学、系统解剖学、局部解剖学的定义；细胞、组织、器官、系统和内脏的概念，人体的分部。

2. 熟悉：解剖学常用的术语。

3. 了解：组织切片的常用染色方法。

能力培养目标

能在活体上确认解剖学的方位术语。

一、人体解剖学与组织胚胎学的定义及其在医学中的地位

人体解剖学与组织胚胎学是研究正常人体形态结构及其发生发展规律的科学。人体解剖学与组织胚胎学属于生物科学中形态学的范畴，主要包括人体解剖学、组织学和胚胎学三部分，通称解剖学。

人体解剖学（human anatomy），又称大体解剖学，是用刀剖割、肉眼观察的方法来研究正常人体形态结构的科学。根据研究方法的不同，人体解剖学通常分为系统解剖学和局部解剖学等学科。**系统解剖学**（systematic anatomy）是按照人体各系统来阐述各器官形态结构的科学；**局部解剖学**（regional anatomy）则是按照人体的部位（如头部、颈部、胸部、腹部和四肢等）由浅入深地描述各部结构的形态及其毗邻关系的科学。

组织学（histology），是借助于显微镜观察的方法，研究正常人体微细结构的科学。

胚胎学（embryology），是研究人体在出生前发生和发育过程中形态结构变化规律的科学。

基于研究的角度、手段和方法的不同，人体解剖学又分出若干门类，例如：从外科应用角度研究人体结构的，称外科解剖学；用 X 线技术研究人体器官形态结构的，称 X 线解剖学；用 B 超、计算机断层扫描（CT）和磁共振成像（MRI）技术研究人体各局部或器官断面形态结构的，称断层解剖学；研究人体表面形态结构、人体器官体表投影的，称表面解剖学等。

人体解剖学与医学各学科有着密切的联系，是一门重要的医学基础课程。医学生学

习这门课程的目的，在于理解和掌握正常人体形态结构的基础理论、基本知识和基本技能，为学习其他医学基础课程和临床课程奠定必要的基础。据统计，医学中 1/3 以上的名词、术语来源于人体解剖学。所以人体解剖学是医学生的必修课程。古代名医扁鹊曾指出："解五脏为上工。"其意在表明只有掌握了正常人体的形态结构，才能有望成为医术高超的医生。恩格斯说过："没有解剖学就没有医学。"因此，每位医学生必须学好解剖学。

二、学习解剖学的观点及方法

学习人体解剖学，必须遵循以下观点和方法，才能正确认识和理解人体的形态结构及其发生发展的规律。

（一）进化与发展的观点

人是由灵长类的古猿进化而来，存在着灵长类的一些特征。但是由于劳动对人类形态发育的长期影响，使人与动物相比有了本质的区别。例如人的直立行走；手能进行精细复杂的劳动；大脑皮质的高度发达，成为思维器官等。人的个体发生也反映了种系发生的基本规律，人的形态结构都有其胚胎发生的来源。因此，只有用进化与发展的观点来学习解剖学，才能更好地理解人体的形态结构。

（二）形态与功能统一的观点

人体的形态结构与功能是密切相关的，形态结构是功能的物质基础，功能的变化也影响人体形态的改变。如人的上、下肢与四肢动物的前、后肢均为同源器官，功能相似，形态结构相仿。在劳动过程中，人的上肢从支持体重中解放出来，逐步成为适于劳动的器官，而下肢在支持体重和维持直立行走中逐步发育得粗壮，因此上、下肢的形态结构和功能有着明显的差异。

（三）局部与整体统一的观点

人体各部之间，局部与整体之间，在神经体液的调节下，相互影响，彼此协调，形成一个有机的统一体；各个局部是整体的一部分，不能离开整体而独立存在。学习解剖学虽从个别器官入手，但必须用局部与整体的观点来理解局部，由局部更深入地来理解整体。

（四）理论联系实际的观点

学习的目的是为了应用，只有学懂、记牢才能灵活运用。人体解剖学是一门形态科学，名词多、描述多、侧重于记忆是其特点。因此，在学习过程中，必须坚持理论联系实际的观点，把学习书本知识与观察解剖标本、模型等结合起来，注重联系活体，联系功能和临床应用，把形态学学活，这样才能正确、全面地认识人体的形态结构。

三、人体的组成和分部

(一) 人体的组成

人体形态结构和功能的基本单位是**细胞**（cell）。细胞之间存在一些不具细胞形态的物质，称细胞间质。

许多形态相似、功能相近的细胞借细胞间质结合在一起，构成**组织**（tissue）。人体组织有四类，即上皮组织、结缔组织、肌组织和神经组织。

几种不同的组织有机结合，构成具有一定形态、完成一定功能的结构，称**器官**（organ），如心、肝、脾、肺、肾、脑等。

许多共同完成某一方面功能的器官联合在一起组成**系统**（system）。人体有运动系统、消化系统、呼吸系统、泌尿系统、生殖系统、循环系统、感觉器、内分泌系统和神经系统。消化系统、呼吸系统、泌尿系统和生殖系统的大部分器官位于胸腔、腹腔和盆腔内，并通过相应的孔道直接或间接与外界相通，总称为**内脏**（viscera）。

机体各系统在神经体液的调节下相互联系，共同构成一个完整统一的人体。

(二) 人体的分部

人体根据外形可分为头、颈、躯干和四肢四部分。头的前部称为面；颈的后部称为项；躯干的前面分为胸部、腹部、盆部和会阴，躯干的后面可分为背部和腰部；四肢分为上肢和下肢，上肢分为肩、上臂、前臂和手四部分，下肢分为臀、大腿、小腿和足四部分。

四、解剖学常用术语

为便于叙述人体各器官结构的位置关系，人体解剖学统一规定了解剖学姿势、方位、轴和切面等术语。

(一) 解剖学姿势

身体直立，两眼向前平视，上肢下垂于躯干两侧，手掌向前，下肢并拢，足尖向前，这样的姿势称为解剖学姿势。在观察和描述人体各部的位置及其相互关系时，都应以统一的人体解剖学姿势为依据。

(二) 方位术语

以解剖学姿势为准，用以描述人体各器官或结构的相互位置关系，常用的方位术语有（图绪-1）：

1. 上（superior）和下（inferior） 近头者为上，近足者为下。

2. 前（anterior）和后（posterior） 近腹者为前，又称腹侧（ventral）；近背者为后，又称背侧（dorsal）。

3. 内侧（medial）和外侧（lateral） 近正中矢状面者为内侧，远离正中矢状面者为外侧。

在前臂，因为桡骨位于前臂的外侧，尺骨位于前臂的内侧，所以前臂的外侧又称**桡侧**（radial），前臂的内侧又称**尺侧**（ulnar）。

在小腿，因为腓骨位于小腿的外侧，胫骨位于小腿的内侧，所以小腿的外侧又称**腓侧**（fibular），小腿的内侧又称**胫侧**（tibial）。

4. 内（internal）和外（external） 内和外是描述空腔器官相互位置关系的术语。近腔面者为内，远离腔面者为外。

5. 浅（superficial）和深（profundal） 浅和深是描述与皮肤表面相对距离关系的术语。近皮肤表面者为浅，远离皮肤表面者为深。

6. 近侧（proximal）和远侧（distal） 在描述四肢结构的方位时，接近躯干的一端为近侧，远离躯干的一端为远侧。

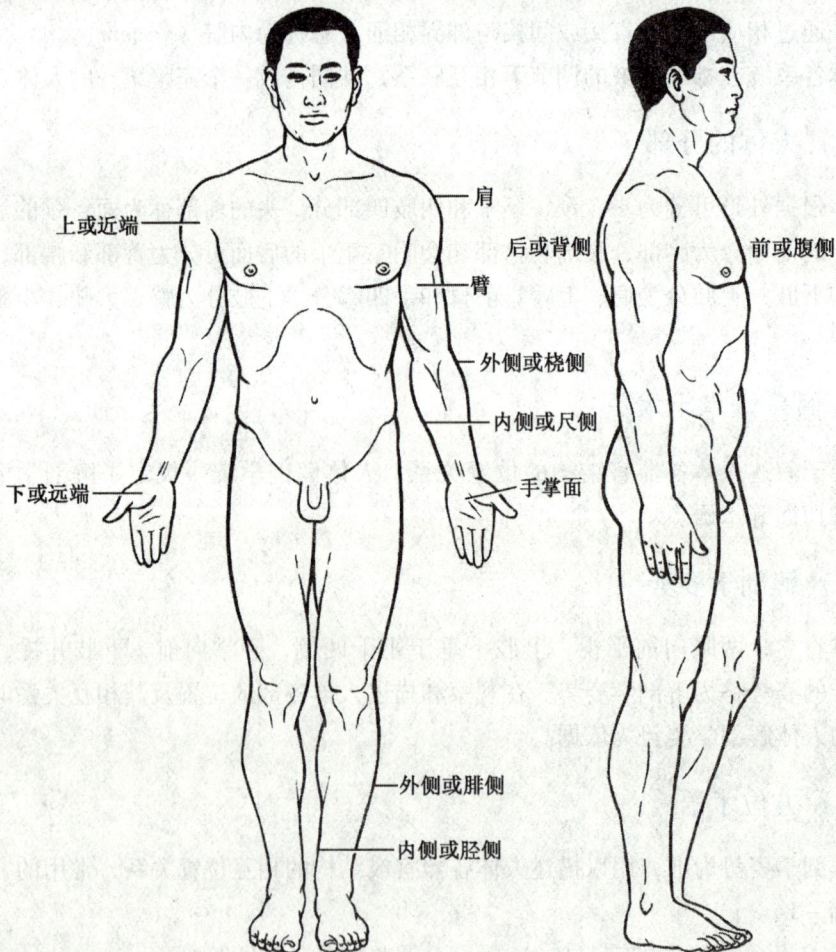

图绪－1 常用方位术语

（三）轴

轴（axis）是描述关节运动时常用的术语。依据人体解剖学姿势，可设置三种互相垂直的轴（图绪-2）。

1. 矢状轴（sagittal axis） 为前后方向的水平轴，是与人体的长轴和冠状轴都相互垂直的水平线。

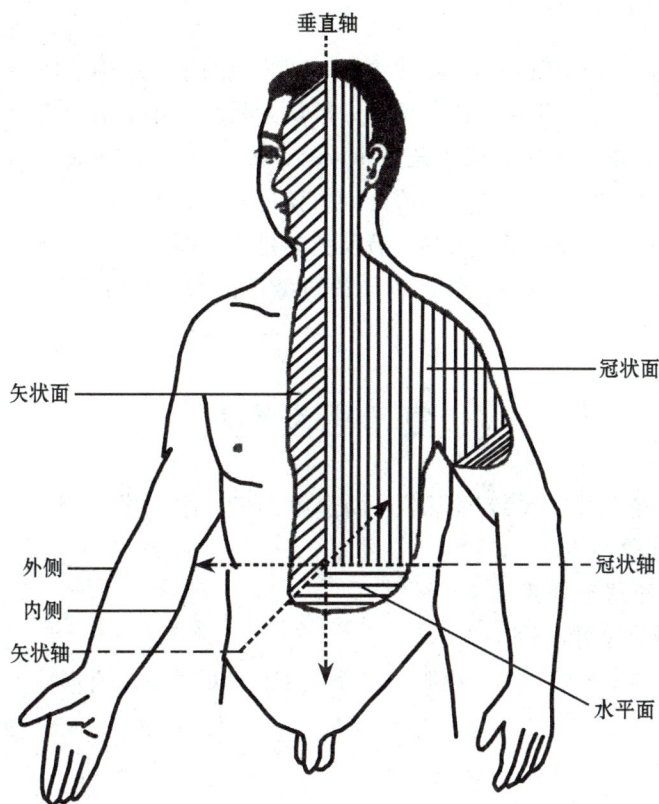

图绪-2 人体的轴和切面

2. 冠状轴（coronal axis） 为左右方向的水平轴，是与人体的长轴和矢状轴都相互垂直的水平线。

3. 垂直轴（vertical axis） 为上下方向的轴，是与人体长轴平行、与水平线垂直的线。

（四）切面术语

常用的有三种切面（图绪-2）。

1. 矢状面（sagittal plane） 是从前后方向垂直纵切，将人体分为左、右两部分的切面。如将人体纵切为左、右完全对称的两部分，称正中矢状切面 mediansagittal plane。

2. 冠状面（coronal plane） 又称额状面，是从左右方向垂直纵切，将人体分为前、后两部分的切面。

3. 水平面（horizontal plane） 又称横切面，是与矢状面和冠状面相互垂直的切面，将人体分为上、下两部分的切面。

在描述器官的切面时，以器官的长轴为准，与器官长轴平行的切面称为纵切面，与器官长轴垂直的切面称为横切面。

五、组织学常用染色方法

组织学染色是采用染料将组织切片着色，使无色的组织结构呈现不同的颜色，增加对比度，便于镜下观察。组织的染色原理一般认为是基于化学结合或物理吸附作用。最常用的染色法是**苏木精–伊红染色法**（hematoxylin – eosin staining），简称 HE 染色法。苏木精为碱性染料，可将细胞内某些成分染成蓝色；伊红为酸性染料，可将细胞内某些成分染成红色。对碱性染料亲和力强，着蓝色的物质，称为嗜碱性物质；对酸性染料亲和力强，着红色的物质，称为嗜酸性物质；对碱性染料和酸性染料亲和力都不强的物质，称为中性物质。

复习思考题

1. 何谓人体解剖学、系统解剖学、局部解剖学、组织学、胚胎学、解剖学姿势、组织、器官、系统？
2. 简述人体组成和分部。
3. 简述解剖学常用的术语。
4. 说出人体各系统的名称。内脏是指哪几个系统的器官，有何特点？

第一章 细 胞

学习目标

知识学习目标

1. 掌握：细胞的结构。

2. 熟悉：细胞的形态。

3. 了解：细胞的增殖。

能力培养目标

能在光镜下确认细胞的结构。

细胞（cell）是人体形态结构、生理功能、生长发育的基本单位。研究细胞的结构和功能，能深入理解人体形态结构和生理功能。

知识链接

细胞的发现与细胞学说

1665年英国物理学家罗伯特·胡克将软木切成薄片放在显微镜下观察后，发现软木薄片有许多蜂房状小室，他把这种小室命名为细胞。当时胡克所观察到的仅是无活性的细胞，由于胡克的工作，使人们对于生物结构的认识进入到细胞领域。

此后，随着人们对显微镜的不断改进，用以观察各种生物材料，逐渐看清楚了生物细胞的结构。19世纪30年代，德国植物学家施来登和动物学家施旺对有关细胞的知识进行论证与总结，创立了细胞学说。

细胞学说认为，一切动物和植物都是由细胞构成的，细胞是生命的基本单位，新细胞是由原始细胞分裂繁殖而来。这个学说使千变万化的生物界通过具有细胞结构这个共同的特征而统一，这有力地证明了生物之间彼此存在着亲缘关系，从而为达尔文的进化论奠定了唯物主义的基础。因此，恩格斯把细胞学说的创立，高度评价为19世纪自然科学的三大发现之一。

第一节　细胞的形态

构成人体的细胞，形态多种多样，有圆形、扁平形、多边形、立方形、长梭形、锥体形和不规则形等。

细胞的形态通常与其功能及在体内所处环境相适应。如血液中的血细胞呈球形；紧密排列的上皮细胞多呈扁平形、立方形或多边形；具有收缩功能的平滑肌细胞呈长梭形；具有接受刺激和传导冲动的神经细胞则具有长短不等的突起等（图1-1）。

构成人体的细胞大小不一，多数细胞的直径为6～30μm（1μm = 1/1000mm），肉眼不可见，必须借助于光学显微镜才能看到。

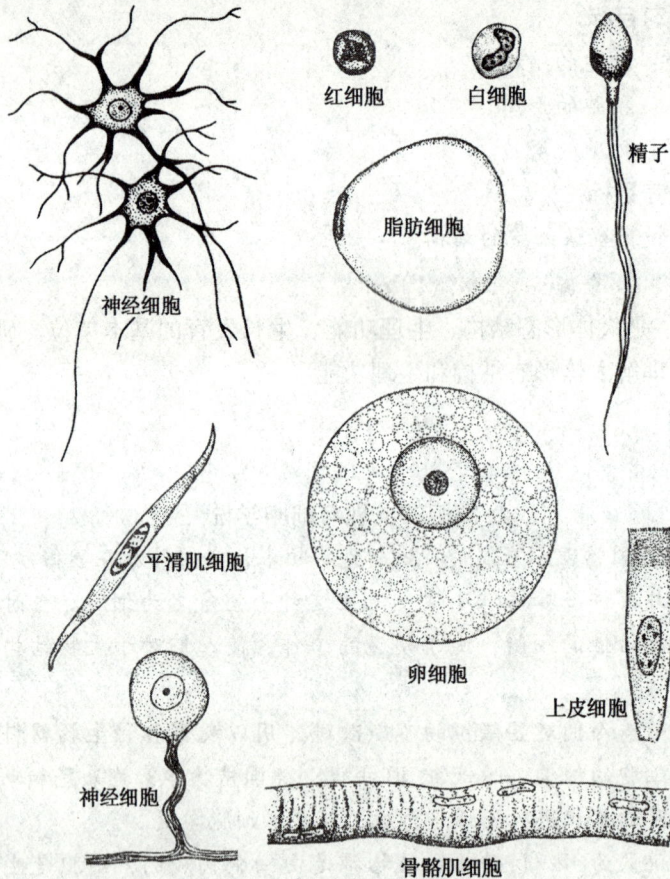

图 1-1　各种细胞形态模式图

第二节　细胞的结构

人体的细胞形态和大小虽然有较大差异，但有共同的基本结构。在显微镜下，细胞由细胞膜、细胞质和细胞核三部分构成（图1-2）。

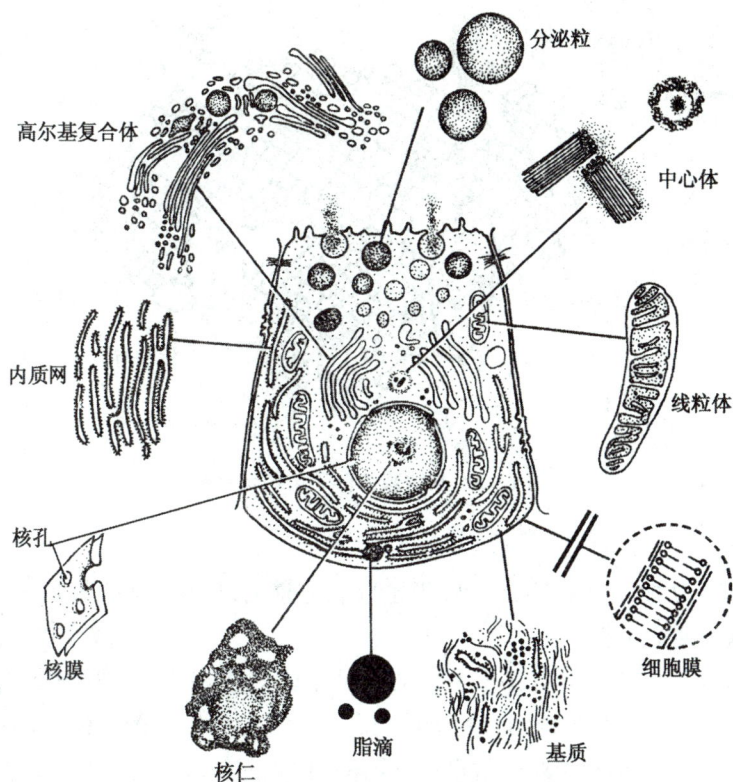

图 1-2 细胞电镜结构示意图

一、细胞膜

细胞膜（cell membrane）是细胞表面的一层薄膜，又称质膜。

（一）细胞膜的结构

细胞膜主要由类脂、蛋白质及少量糖类组成。

在电子显微镜下，细胞膜分为内、中、外三层结构。内、外两层电子密度高，呈深暗色；中间一层电子密度低，呈浅色。通常将这三层结构的膜，称为**单位膜**（unit membrane）。

细胞膜的分子结构，目前广泛采用的是**"液态镶嵌模型"**（fluid mosaic model）学说。该学说认为：构成细胞膜的类脂分子排列成内、外两层，呈液态状，并能移动；蛋白质分子中有的镶嵌在类脂分子之间，称为**嵌入蛋白**（mosaic protein），有的附着在类脂双分子层内表面，称为**附着蛋白**（peripheral protein）；少量的多糖多位于细胞膜的外表面，与膜上的类脂分子结合形成糖脂，与膜上的蛋白质结合则形成糖蛋白（图 1-3）。

（二）细胞膜的功能

1. 保护功能 细胞膜构成细胞的外界膜，维持细胞的完整性，对细胞具有重要的

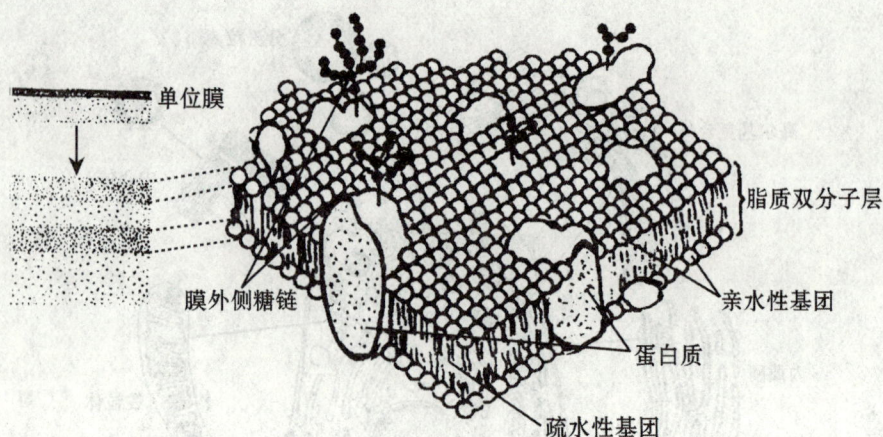

图 1 – 3 　细胞膜的分子结构示意图

保护作用。

2. 物质交换功能　细胞膜是一层半透膜，它能有选择性地摄取或排出某些物质，从而保持细胞代谢的正常进行。

3. 受体作用　细胞膜上有许多蛋白质，其中能和某些化学物质（如激素、神经递质和某些药物等）发生特异性结合的蛋白质，称为该化学物质的**受体**（receptor），与受体结合的化学物质称为该种受体的配体。受体能识别配体，并与之结合；受体一旦与配体结合，可立即引起细胞内一系列的代谢反应和生理效应。

二、细胞质

细胞质（cytoplasm）是介于细胞膜和细胞核之间的细胞结构，由基质、细胞器和包含物三部分组成。

（一）基质

基质（matrix）是细胞内的透明胶状物，为细胞的基本成分，主要由水、可溶性的酶、糖、无机盐等组成。

（二）细胞器

细胞器（organelle）是细胞质内具有一定形态与功能的结构，包括线粒体、核糖体、内质网、高尔基复合体、溶酶体、中心体、微丝和微管等（图 1 – 2）。

1. 线粒体（mitochondria）　在光镜下，线粒体呈颗粒状或杆状，电镜下是由双层单位膜构成的椭圆形小体。线粒体内含多种酶，能对细胞摄入的糖类、脂类和蛋白质进行氧化分解，释放出能量，供给细胞各种活动的需要。故线粒体有细胞内"供能中心"之称。

2. 核糖体（ribosome）　又称核蛋白体，主要由**核糖核酸**（ribonucleic acid）、RNA和蛋白质构成，是细胞内合成蛋白质的场所。

3. 内质网（endoplasmic reticulum）　内质网是细胞质中多功能的膜性管道系统，

呈小管状或囊泡状，与核膜和质膜相连。

根据内质网膜表面是否附着核糖体，将其分为粗面内质网和滑面内质网两种。粗面内质网多为扁平囊，表面附有核糖体，是细胞合成蛋白质的主要场所；滑面内质网多呈小管状，膜表面无核糖体附着，其功能主要是参与糖原、脂类和激素的合成及分泌。

4. 高尔基复合体（Golgi complex）　在光镜下，高尔基复合体位于细胞核附近，呈块状或网状。电镜下是由单位膜构成的一些扁囊和大小不等的泡状结构。高尔基复合体的主要功能与细胞的分泌、溶酶体的形成和糖类的合成有关。

5. 溶酶体（lysosome）　溶酶体是由一层单位膜围成的大小不等的囊状小体，内含多种水解酶。溶酶体能消化分解细胞吞噬的异物（如细菌、病毒等），称异溶作用；也能消化分解细胞自身衰老或损伤的结构（如线粒体、内质网等），称自溶作用。故溶酶体有细胞内"消化器"之称。

6. 中心体（centrosome）　位于细胞核附近。光镜下，中心体由一团浓缩的胞质包绕着1~2个中心粒组成。电镜下，中心体显示为两个短筒状小体，互相垂直排列。中心体与细胞分裂活动有关。

7. 微丝（microfilament）和微管（microtubule）　电镜下观察，微丝是实心的纤维状结构，微管是微细的管状结构。微丝和微管对细胞具有支持作用，是细胞的骨架；还与细胞的收缩、运动等功能有关。

（三）包含物

包含物（inclusion）是指聚集在细胞质中有一定形态表现的各种代谢产物的总称，如糖原、脂滴、蛋白质、分泌颗粒和色素颗粒等。

三、细胞核

人体的细胞（除成熟红细胞外）均有**细胞核**（nucleus）。细胞通常只有一个细胞核，有的细胞可为双核或多核。细胞核的位置多数位于细胞的中央。细胞核的形状，多与细胞的形状有关，呈圆形、椭圆形或不规则形，如马蹄铁形、分叶形等。

细胞核的基本结构包括核膜、核仁、染色质与染色体、核基质等（图1-4）

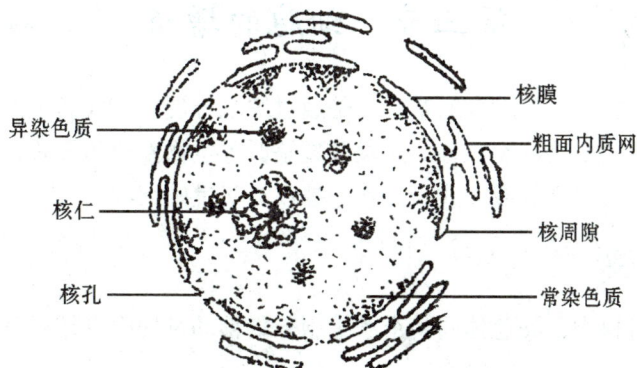

图1-4　细胞核的电镜结构模式图

（一）核膜

核膜（nuclear membrane）是细胞核表面的一层薄膜。电镜下观察，核膜由内、外两层单位膜构成。两层单位膜之间的间隙，称核周隙。核膜上有许多小孔，称核孔。核孔是细胞核与细胞质进行物质交换的通道。

核膜构成细胞核内微环境，其作用一是包围并保护细胞核内容物，二是控制细胞核内、外的物质交换。

（二）核仁

核仁（nucleolus）呈球形，一般细胞有 1~2 个核仁，位置不定。电镜下观察，核仁无膜包裹，呈一团海绵状。核仁的化学成分主要是蛋白质和核糖核酸。核仁是合成核糖体和核糖核酸的场所。

（三）染色质与染色体

染色质（chromatin）与**染色体**（chromosome）是同一物质在细胞周期中不同时期的两种表现形式。在细胞分裂间期，光镜下观察，染色质易被碱性染料染成深蓝色，呈粒状或块状；在细胞分裂期，染色质细丝成为短棒状的染色体。染色体的化学成分主要是蛋白质和**脱氧核糖核酸**（deoxyribonucleic acid，DNA）。

人类体细胞的染色体数目为 23 对，其中 22 对为常染色体，1 对为性染色体。性染色体与性别有关，男性为 XY，女性为 XX。人类成熟生殖细胞的染色体数目为 23 条，其中 22 条为常染色体，1 条为性染色体。男性精子的性染色体为 X 或 Y，女性卵细胞的性染色体为 X。染色体中的 DNA 是遗传基础，所以染色体是遗传物质的载体。

（四）核基质

核基质（nuclear matrix）是细胞核内透明的液态胶状物质，主要由水、蛋白质、各种酶和无机盐等组成。

第三节　细胞的增殖

细胞的增殖是机体生长发育的基础，是通过细胞分裂的方式实现的。细胞分裂分无丝分裂、有丝分裂和成熟分裂三种。无丝分裂是低等生物繁殖的方式，在人体少见；有丝分裂是人体细胞的主要分裂方式；成熟分裂仅见于生殖细胞。

一、有丝分裂

在细胞分裂过程中，染色体向两个子细胞分离移动过程中有纺锤丝牵引，称**有丝分裂**（mitosis）。

细胞从上一次有丝分裂结束开始，到下一次有丝分裂结束，所经历的全过程，称为细胞增殖周期，简称细胞周期。细胞周期包括分裂间期和分裂期（图1-5）。

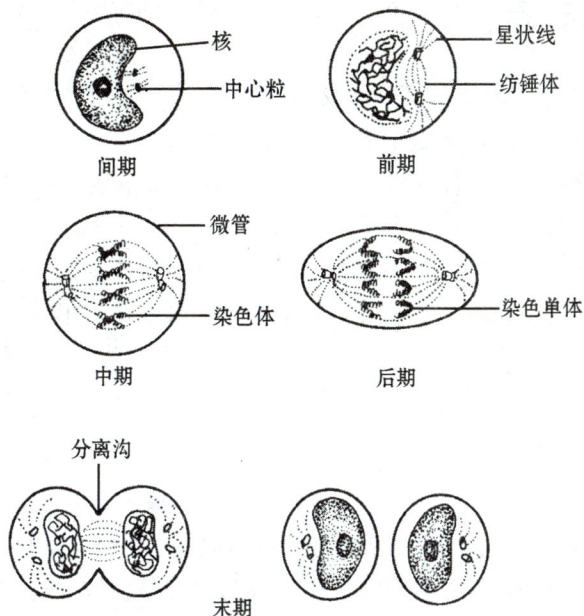

图1-5　细胞有丝分裂过程

（一）分裂间期

细胞从上一次分裂结束后到下一次分裂开始的一段时间，称分裂间期。该期是细胞的生长阶段，主要进行 DNA 复制。分裂间期可分为三个阶段：

1. DNA 合成前期（G_1 期）　此期是从上一次细胞周期完成后开始的。此期的主要功能是两个刚形成的子细胞迅速合成 RNA 和蛋白质，为进入 DNA 合成期做物质准备。此期持续的时间依据细胞类型不同，历时长短不一，有数小时、数天以至数月不等。

2. DNA 合成期（S 期）　此期主要是进行 DNA 的复制，使 DNA 含量增加一倍，以保证将来分裂时两个子细胞的 DNA 含量不变。从 G_1 期到 S 期是细胞周期的关键时刻，只要 DNA 的复制一旦开始，细胞活动就会进行下去，直到形成两个子细胞为止。在 S 期，如果受到某些因素干扰影响到 DNA 的复制，就能抑制细胞的分裂。

3. DNA 合成后期（G_2 期）　此期主要为细胞进入分裂期作准备。这一时期 DNA 的合成已终止，但合成少量 RNA 和蛋白质。

（二）分裂期

分裂期又称 M 期。该期的特点是复制的遗传物质平均分配给两个子细胞。分裂期一般分前期、中期、后期和末期。

1. 前期　中心粒复制为二，向细胞两极移动，中间以纺锤丝相连。染色质由细丝状缩短变粗成为染色体，核膜和核仁逐渐消失。

2. 中期　每条染色体纵裂成两条染色单体，每一条染色单体分别与两极中心粒发出的纺锤丝相连，在纺锤丝的作用下，染色体逐渐移向细胞中央，排列在细胞中央的赤道面上。

3. 后期　两条染色体单体分离，在纺锤丝的牵引下逐渐移向细胞两极，形成数目完全相等的两组染色体，同时细胞中部缩窄。

4. 末期　染色体到达细胞两极后，逐渐恢复成为染色质，新的核仁、核膜重新出现，细胞中部缩窄、断裂，形成两个子细胞。

整个细胞周期是一个不可分割的动态过程，若某个阶段受到干扰时，则细胞增殖发生障碍。临床上某些抗癌药物，就是针对癌细胞繁殖各期产生不同的效应，使之不能复制，导致细胞分裂停止或死亡。

二、成熟分裂

成熟分裂（maturation division）是人体生殖细胞在成熟过程中所发生的一种特殊的细胞分裂方式。成熟分裂的特点是，整个分裂过程包括两次连续的分裂，而 DNA 只复制一次，结果子细胞中染色体的数目比原来母细胞中的染色体数目减少了一半，故又称**减数分裂**（meiosis）。

成熟分裂包括两次连续的分裂。第一次成熟分裂时，染色体的 DNA 虽已复制完成，但并不发生分离。所以，第一次成熟分裂产生的两个子细胞，染色体的数目减少了一半，成为 23 条。在第一次成熟分裂后，生殖细胞即进行第二次成熟分裂，第二次成熟分裂的方式与一般细胞的有丝分裂相同。所以，第二次成熟分裂产生的两个子细胞，染色体的数目仍然是 23 条（单倍体）。

成熟的两性生殖细胞染色体的数目为 23 条（单倍体），为体细胞染色体数目的一半，它们在结合成受精卵后，染色体数目恢复为 46 条（双倍体）。成熟分裂的意义在于产生单倍体的生殖细胞，经过受精，子代可具有和亲代相同数目的染色体，使遗传物质世世代代在数量上保持稳定，使遗传特性代代相传。

> **知识链接**
>
> ### 细 胞 凋 亡
>
> 　　细胞凋亡是由一系列细胞代谢变化而引起的细胞自我毁灭，因其是在基因控制下通过合成特殊蛋白而完成的细胞主动死亡过程，又称程序性细胞死亡，是细胞重要的功能活动之一，与细胞坏死有本质的区别。凋亡对正常生命活动的维持具有重要意义，有助于及时清除机体内有害的物质和衰老的细胞，控制器官的细胞数量及细胞的自我保护等；免疫系统的细胞凋亡在淋巴细胞发育、分化、成熟和激活诱导等过程中起着重要作用；组织损伤的修复，血细胞生成、肿瘤发生、病毒致病等也与细胞凋亡有关。

复习思考题

1. 细胞有哪些基本结构？
2. 何谓细胞器？各有何主要功能？
3. 试述染色质与染色体的化学成分、数目和功能。
4. 有丝分裂和成熟分裂有何不同？

第二章 基本组织

学习目标

知识学习目标

1. 掌握：上皮组织的分类和结构特点；内皮、间皮、腺上皮、腺的概念；结缔组织的分类；血液的组成，血浆和血清的概念，血细胞的分类、形态、正常值和功能；肌组织的一般结构和分类；神经元的形态和分类；神经纤维的概念、构造和分类。

2. 熟悉：被覆上皮的构造；疏松结缔组织的结构；骨骼肌、心肌和平滑肌的微细结构；神经末梢和突触的概念。

3. 了解：各类被覆上皮的分布；疏松结缔组织、致密结缔组织、脂肪组织和网状组织的结构特点；软骨、骨组织的一般结构；神经胶质细胞的功能。

能力培养目标

能在光镜下确认：细胞的结构；各类被覆上皮的构造；疏松结缔组织细胞和纤维的特点；各类血细胞的形态特点；各类肌纤维的特点；多极神经元的形态特点。

组织是由形态和功能相似的细胞和细胞间质所构成。根据组织的结构和功能特点，可将其分为上皮组织、结缔组织、肌组织和神经组织四类。这些组织是构成人体器官的基本成分，故称为基本组织。

第一节 上 皮 组 织

上皮组织（epithelialtissue）简称上皮。上皮由大量密集排列的上皮细胞和少量细胞间质组成；上皮组织细胞朝向体表或有腔器官腔面的一面称游离面，朝向结缔组织的一面称基底面，基底面借一层很薄的基膜与结缔组织相连；上皮组织内一般无血管，有丰富的神经末梢。

上皮组织具有保护、分泌、吸收和感觉等功能。

上皮组织按其分布和功能，可分为被覆上皮、腺上皮和感觉上皮。

一、被覆上皮

（一）被覆上皮的类型和结构

被覆上皮（covering epithelium）的细胞排列成膜状，广泛被覆于人体的表面和衬在体内各种管、腔、囊的内面。被覆上皮根据细胞的层数和形态不同，可进行如下分类：

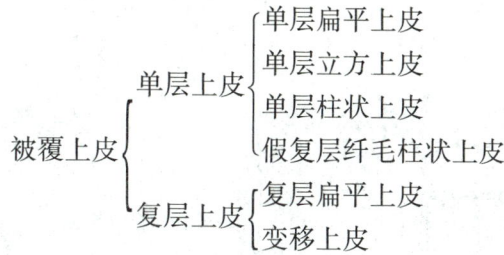

$$
被覆上皮
\begin{cases}
单层上皮
\begin{cases}
单层扁平上皮 \\
单层立方上皮 \\
单层柱状上皮 \\
假复层纤毛柱状上皮
\end{cases} \\
复层上皮
\begin{cases}
复层扁平上皮 \\
变移上皮
\end{cases}
\end{cases}
$$

1. 单层扁平上皮（simple squamous epithelium） 由一层扁平细胞构成。从上皮垂直切面观察，细胞呈扁平形，细胞核扁圆，位于细胞的中央；从上皮的表面观察，细胞为不规则的多边形，细胞边缘呈锯齿状，互相嵌合（图2-1）。

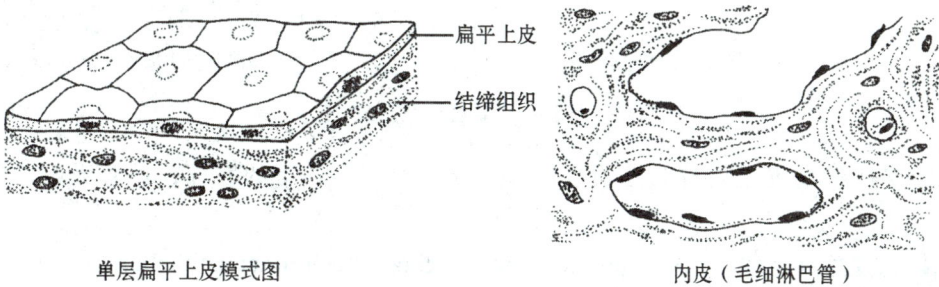

单层扁平上皮模式图　　　　　　　　　　内皮（毛细淋巴管）

图2-1　单层扁平上皮

单层扁平上皮主要分布于心、血管、淋巴管的内表面和胸膜、腹膜、心包膜等处。

分布于心、血管和淋巴管内表面的单层扁平上皮，称内皮。内皮薄而光滑，有利于血液和淋巴液的流动和毛细血管内外物质的交换。分布于胸膜、腹膜、心包膜等处的单层扁平上皮，称间皮。间皮表面湿润、光滑，可减少器官之间的摩擦，有利于器官的活动。

2. 单层立方上皮（simple cuboidal epithelium） 由一层近似立方形细胞组成。从上皮垂直切面观察，细胞呈立方形，细胞核为圆形，位于细胞中央；从上皮表面观察，细胞呈多边形（图2-2）。

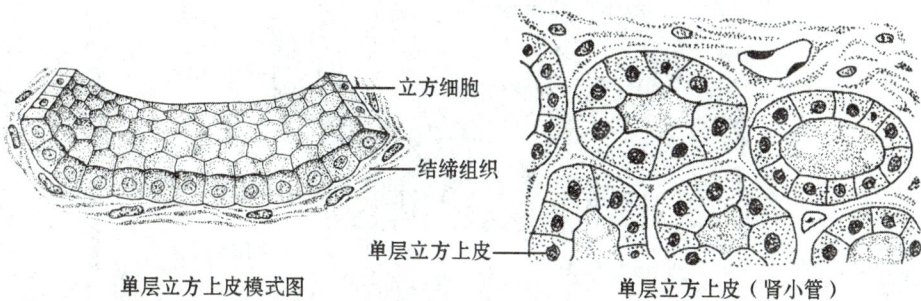

单层立方上皮模式图　　　　　　　　　　单层立方上皮（肾小管）

图2-2　单层立方上皮

单层立方上皮主要分布于肾小管、小叶间胆管等处，具有分泌、吸收功能。

3. 单层柱状上皮（simple columnar epithelium） 由一层棱柱状细胞构成。从上皮垂直切面观察，细胞呈柱状，细胞核椭圆形，位于细胞的基底部；从上皮表面观察，细胞呈多边形（图2-3）。

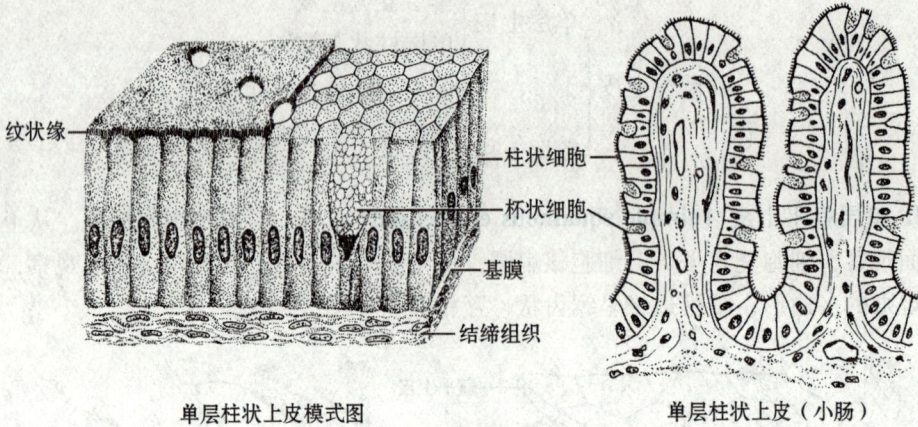

纹状缘

柱状细胞

杯状细胞

基膜

结缔组织

单层柱状上皮模式图　　　　　　　　　单层柱状上皮（小肠）

图2-3　单层柱状上皮

单层柱状上皮主要分布于胃、肠、胆囊、子宫等器官的腔面，具有吸收、分泌功能。

4. 假复层纤毛柱状上皮（pseudostratified ciliated columnar epithelium）　由一层柱状细胞、梭形细胞、锥体形细胞和杯状细胞等组成。各种细胞的高低不等，但所有细胞的基底部附着在同一基膜上。从上皮垂直切面观察，细胞核并不排列在同一水平面上，形似多层细胞，实有一层细胞。其中柱状细胞可达上皮的游离面，且其游离面有纤毛，故称为假复层纤毛柱状上皮。杯状细胞形似高脚杯状，细胞基底部尖细，顶部膨大，胞质内充满分泌颗粒。杯状细胞是一种腺细胞，分泌黏液，有润滑和保护上皮的功能（图2-4）。

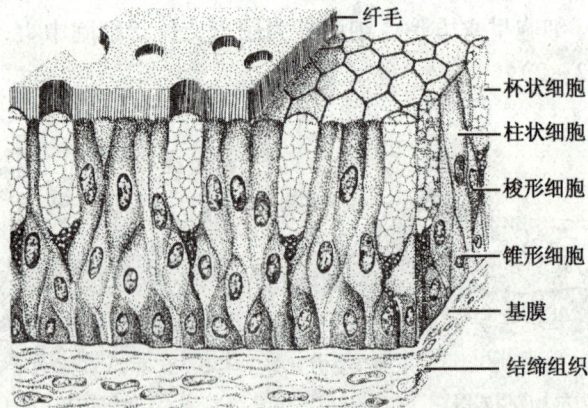

纤毛

杯状细胞

柱状细胞

梭形细胞

锥形细胞

基膜

结缔组织

图2-4　假复层纤毛柱状上皮

假复层纤毛柱状上皮主要分布于呼吸道黏膜，具有保护功能。

5. 复层扁平上皮（stratified squamous epithelium）　又称复层鳞状上皮，由多层细

胞组成。表层为数层扁平形细胞；中层为数层梭形或多边形细胞；基底部是一层矮柱状或立方形细胞，此层细胞有较强的分裂增生能力，新生的细胞不断向表层推移，以取代表层衰老、脱落的细胞（图2-5）。

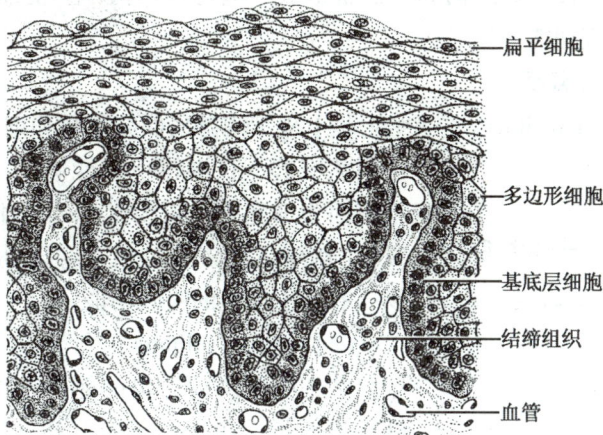

图2-5　复层扁平上皮

　　复层扁平上皮主要分布于皮肤和口腔、食管、肛管、阴道等处的腔面，耐摩擦，可阻止异物侵入，具有较强的保护功能。

6. 变移上皮（transitional epithelium）　又称移行上皮，由多层细胞组成，细胞形态和细胞层数随所在器官的容积变化而发生相应的改变。当器官收缩时，上皮细胞的体积增大，细胞层数增多，表层为数层立方形细胞，中间为数层多边形细胞，基底部是一层矮柱状细胞；当器官扩张时，上皮变薄，细胞层数减少，表层细胞呈扁平状（图2-6）。

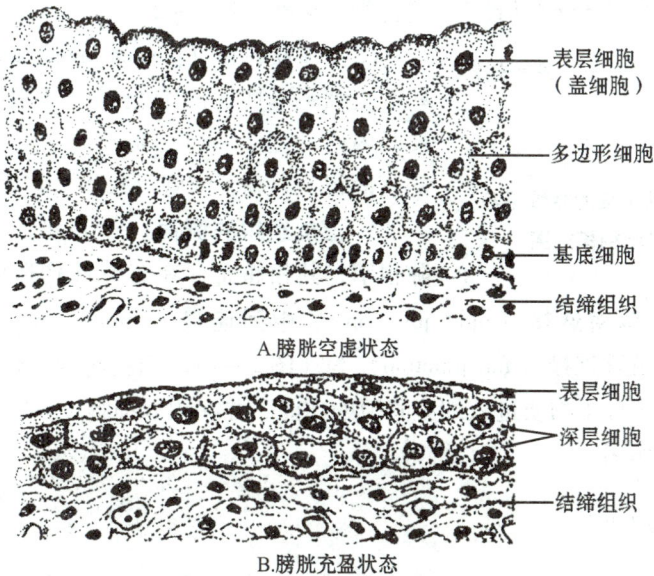

A.膀胱空虚状态

B.膀胱充盈状态

图2-6　变移上皮（膀胱）

变移上皮主要分布于肾盏、肾盂、输尿管和膀胱等器官的腔面，有保护功能。

（二）上皮组织的特殊结构

上皮组织的游离面、基底面和侧面常形成一些特殊结构，上皮细胞通过这些结构，能更好地发挥其生理功能。

1. 上皮细胞的游离面

（1）微绒毛（microvillus） 微绒毛是上皮细胞游离面细胞膜和细胞质共同伸出的微小指状突起，在电镜下才能看到（图2-7）。微绒毛表面为细胞膜，内为细胞质，细胞质内含有许多纵行的微丝。微绒毛的主要功能是扩大细胞的表面积，有利于细胞的吸收功能。

（2）纤毛（cilium） 纤毛是上皮细胞游离面细胞膜和细胞质共同伸出的能摆动的细长突起，比微绒毛粗而长，在光镜下能看到（图2-4）。电镜下可见纤毛表面为细胞膜，细胞质中有纵行排列的微管。纤毛具有向一定方向节律性摆动的能力，使黏附于细胞表面的分泌物或异物等定向推送排出。

2. 上皮细胞的基底面

（1）基膜（basement membrane） 基膜是位于上皮基底面与深部的结缔组织之间的一层薄膜。基膜的主要成分是糖蛋白。基膜对上皮细胞具有连接和支持作用，并有利于上皮细胞与深部结缔组织之间进行物质交换（图2-8）。

（2）质膜内褶（plasma membrane infolding） 某些上皮细胞基底面的细胞膜向细胞质内凹陷，而成质膜内褶（图2-8）。质膜内褶扩大了细胞基底面的表面积，有利于细胞对水和电解质的转运。

3. 上皮组织的侧面
上皮细胞的侧面，细胞间隙很窄，其相邻面存在有特殊构造的细胞连接。常见的细胞连接有**紧密连接**（tight junction）、**中间连接**（intermediate junction）、**桥粒**（desmosome）和**缝隙连接**（gap junction）等（图2-7）。细胞连接具有增强细胞之间的紧密结合，防止大分子物质进入细胞间隙的功能，并在相邻细胞进行物质交换和信息传递等方面起重要作用。

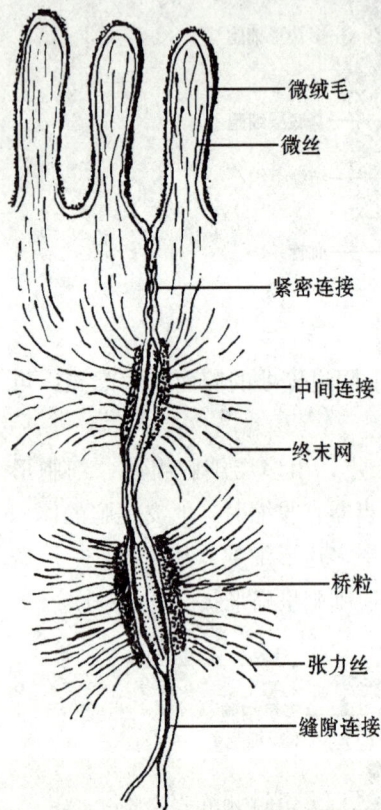

图2-7 单层柱状上皮的微绒毛与细胞连接超微结构模式图

（图中标注：微绒毛、微丝、紧密连接、中间连接、终末网、桥粒、张力丝、缝隙连接）

二、腺上皮和腺

腺上皮（glandular epithelium）是指机体内以分泌功能为主的上皮。以腺上皮为主要成分构成的器官，称腺（gland）或腺体。根据排出分泌物的方式，腺可分为外分泌

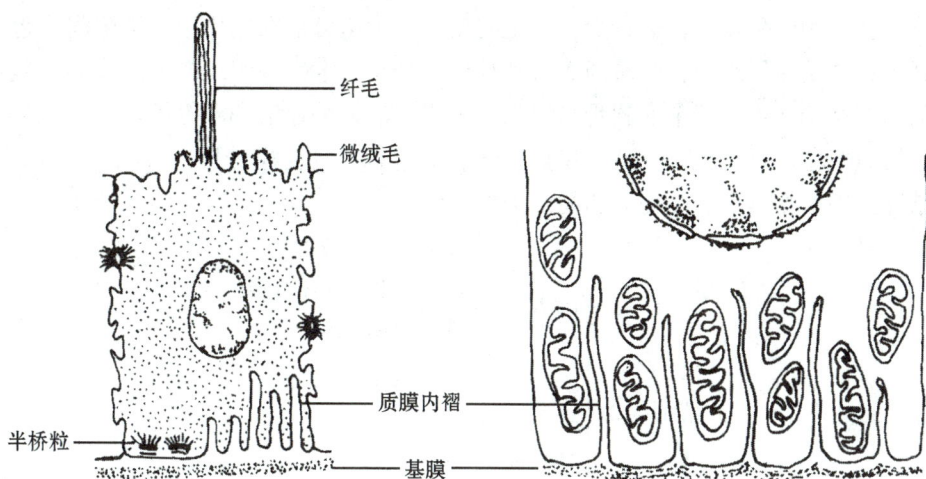

图 2 - 8 基膜和质膜内褶结构模式图

腺和内分泌腺两类。

外分泌腺又称有管腺，结构上有导管，分泌物经导管排到身体表面或器官的腔内，如汗腺、唾液腺、胰腺等。

内分泌腺又称无管腺，结构上无导管，分泌物直接渗入毛细血管或毛细淋巴管，经血液或淋巴输送到身体各部，如甲状腺、肾上腺、垂体等。内分泌腺的分泌物称激素。

三、感觉上皮

感觉上皮是指具有接受特殊感觉功能的上皮组织，如味觉上皮、嗅觉上皮、视觉上皮和听觉上皮等（将在相关章节进行叙述）。

知识链接

上皮化生

化生是指一种分化成熟的细胞因受刺激转化为另一种分化成熟细胞的过程。化生主要发生在上皮细胞。化生有多种类型，如柱状上皮、移行上皮等化生为鳞状上皮（简称鳞化），胃黏膜腺上皮化生为肠上皮（简称肠化）等。化生的生物学意义利弊兼有。如呼吸道黏膜的纤毛柱状上皮化生为鳞状上皮后，可一定程度增强呼吸道局部黏膜对刺激的抵抗力，但同时却减弱了黏膜的自净机制。化生的上皮可发生恶变，如支气管黏膜鳞化可发生鳞状细胞癌，胃黏膜肠化可发生肠型腺癌等。

第二节 结 缔 组 织

结缔组织（connective tissue）由少量的细胞和大量的细胞间质构成。结缔组织的结构特点是：①细胞种类多，数量少，细胞间质多，细胞分散在间质中，细胞间质包括基质和纤维；②结缔组织内含丰富的血管和神经末梢等；③结缔组织的形态多样，包括纤维性的固有结缔组织、固态的软骨组织和骨组织、液体的血液和淋巴等。

结缔组织主要有连接、支持、保护、防御、营养和修复等功能。

结缔组织根据其形态结构和功能分类如下：

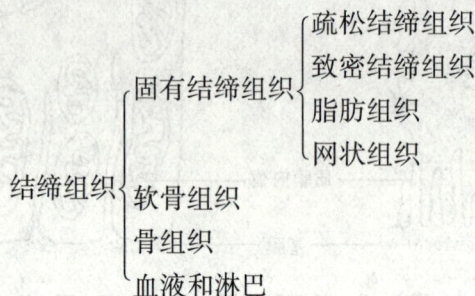

$$
\text{结缔组织}
\begin{cases}
\text{固有结缔组织}
\begin{cases}
\text{疏松结缔组织}\\
\text{致密结缔组织}\\
\text{脂肪组织}\\
\text{网状组织}
\end{cases}\\
\text{软骨组织}\\
\text{骨组织}\\
\text{血液和淋巴}
\end{cases}
$$

一、固有结缔组织

（一）疏松结缔组织

疏松结缔组织（loose connective tissue）又称蜂窝组织，其特点是细胞种类较多，纤维数量较少，排列疏松。疏松结缔组织广泛存在于人体的器官之间、组织之间，具有连接、营养、防御、保护和修复等功能（图 2 - 9）。

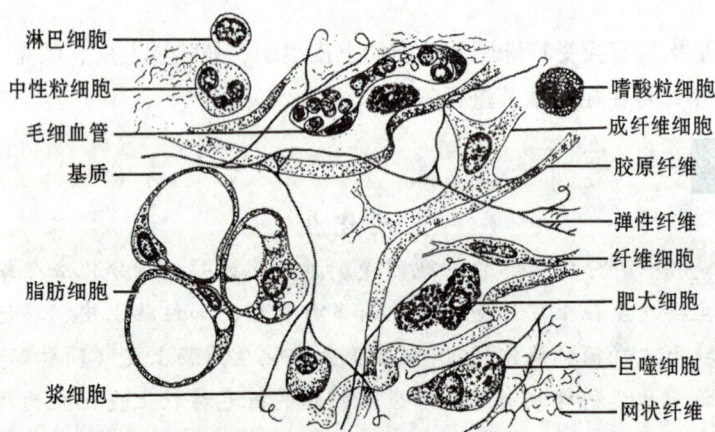

图 2 - 9 疏松结缔组织铺片模式图

1. **细胞** 疏松结缔组织的细胞包括**成纤维细胞**（fibroblast）、**巨噬细胞**（macrophage）、**浆细胞**（plasma cell）、**肥大细胞**（mast cell）、**脂肪细胞**（fat cell）和**未分化的间充质细胞**（undifferentiated mesenchymal cell）等。

（1）**成纤维细胞** 成纤维细胞是疏松结缔组织的主要细胞。细胞扁平有突起，正面呈星形，侧面呈梭形。细胞核椭圆形，染色淡。细胞质呈弱碱性，内有较多的粗面内质网和核糖体。

成纤维细胞具有合成基质和纤维的功能，在创伤修复过程中发挥较为重要的作用。

（2）巨噬细胞 巨噬细胞又称组织细胞。细胞呈圆形、卵圆形或有突起的不规则形。细胞核较小，呈卵圆形，染色深。细胞质呈嗜酸性，内有许多溶酶体、吞噬体、吞饮小泡等。

巨噬细胞的主要功能是吞噬进入人体内的细菌、异物以及衰老、死亡的细胞，并参与免疫反应。

（3）浆细胞 细胞呈圆形或卵圆形。细胞核较小，呈卵圆形，常偏居于细胞一侧，染色质粗大，呈辐射状排列于细胞核的周边部，故核形似车轮状。细胞质嗜碱性，内有许多密集的粗面内质网和发达的高尔基复合体。

浆细胞能合成和分泌**免疫球蛋白**（immunoglobulin，Ig），即**抗体**（antibody），参与体液免疫。

（4）肥大细胞 细胞呈圆形或卵圆形。细胞核较小，圆形或卵圆形，位于细胞的中央。细胞质内充满了大量的特殊粗大颗粒，颗粒内含有**肝素**（heparin）、**组胺**（histamine）和慢反应物等。

肥大细胞释放的肝素具有抗凝血作用，释放的组胺和慢反应物与过敏反应有关。

知识链接

荨 麻 疹

有的人在受寒或进食鱼虾等美味后，会发生全身瘙痒，随之在皮肤上出现红斑、风团等，临床上称之为荨麻疹。这是一种常见的过敏性皮肤病，严重者可伴腹痛、腹泻、呼吸困难，甚至出现血糖降低、窒息等表现。荨麻疹的病因可能由多种内、外源性抗原引起，如食物、药物、感染、吸入花粉及理化因素（日光、冷、热）等。发病机制主要是由各种抗原引起的Ⅰ型变态反应。即某抗原进入人体后，导致机体产生相应的抗体，并与组织中肥大细胞和血液中嗜酸性粒细胞表面的特异性受体结合而使人致敏。当该抗原再次进入机体与相应的抗体结合后，就使细胞释放组胺和过敏性慢反应物质，引起毛细血管扩张、血管通透性增加、平滑肌收缩和腺体分泌增加等反应，从而使皮肤黏膜、消化管、呼吸道及循环系统等产生相应的临床表现。

（5）脂肪细胞 细胞呈圆形或卵圆形。细胞质内充满脂滴，故细胞核常被挤到细胞的周缘部。在制作切片时，脂滴被溶解，细胞呈空泡状。

脂肪细胞具有合成和贮存脂肪、参与脂质代谢等功能。

（6）未分化的间充质细胞 未分化的间充质细胞是保留在结缔组织内的一些较原始的细胞，其形态结构与成纤维细胞相似。

间充质细胞具有多向分化的潜能，在创伤修复等情况下，可增殖分化为成纤维细胞、脂肪细胞、平滑肌细胞以及血管内皮细胞等。

2. 细胞间质

（1）**纤维**（fiber）　纤维根据其形态结构和化学特性的不同可分为三种：①**胶原纤维**（collagenous fiber）：胶原纤维是结缔组织中的主要纤维，新鲜时呈白色，又称白纤维。H－E染色切片中胶原纤维呈嗜酸性，色浅红。胶原纤维多呈波纹条索状排列，纤维束有分支，相互交织成网。胶原纤维韧性大，抗拉力强。②**弹性纤维**（elastic fiber）：弹性纤维数量少，新鲜时呈黄色，又称黄纤维。H－E染色弹性纤维呈淡红色，比胶原纤维细，排列散乱，有较强的折光性。弹性纤维富有弹性。③**网状纤维**（reticular fiber）：网状纤维较细，分支多，彼此交织成网。H－E染色网状纤维不着色，用银染法可将其染成棕黑色，故又称嗜银纤维。网状纤维在疏松结缔组织中的含量很少，主要分布于结缔组织与其他组织交界处和造血器官等处。

（2）**基质**（ground substance）　基质为无定形的胶状物质，富有黏稠性。基质的化学成分主要是**蛋白多糖**（proteoglycan）和**糖蛋白**（glycoprotein）。蛋白多糖是由蛋白质与多糖分子结合成的大分子复合物。多糖成分总称**糖胺多糖**（glycosaminoglycan），其中包括透明质酸，使基质具有一定黏稠性，可限制病菌入侵和毒素扩散，成为限制细菌等有害物质扩散的防御屏障。

溶血性链球菌、癌细胞和蛇毒液中含有透明质酸酶。透明质酸酶可削弱基质的防御功能，从而引发病菌、癌细胞和蛇毒液的蔓延和扩散。

基质中含有从毛细血管渗出的液体，称**组织液**（tissue fluid）。组织液是细胞与血液进行物质交换的媒介。

（二）致密结缔组织

致密结缔组织（dense connective tissue）的组成成分和疏松结缔组织基本相同。其主要特点是细胞种类少，主要为成纤维细胞；细胞间质中的基质很少；纤维成分主要是胶原纤维和弹性纤维，排列致密（图2－10）。

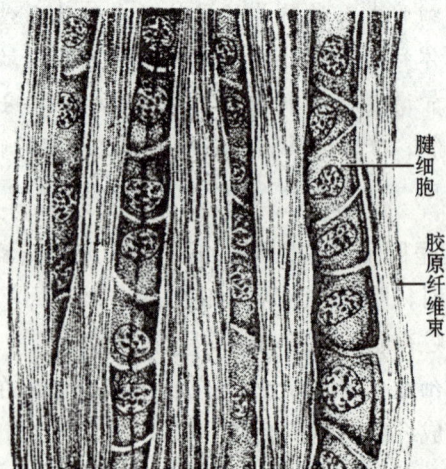

腱细胞

胶原纤维束

图2－10　致密结缔组织

致密结缔组织主要分布于皮肤的真皮、器官的被膜、肌腱、韧带和骨膜等处，具有连接、支持和保护等功能。

（三）脂肪组织

脂肪组织（adipose tissue）主要由大量的脂肪细胞构成，被少量疏松结缔组织分隔成许多脂肪小叶（图2-11）。

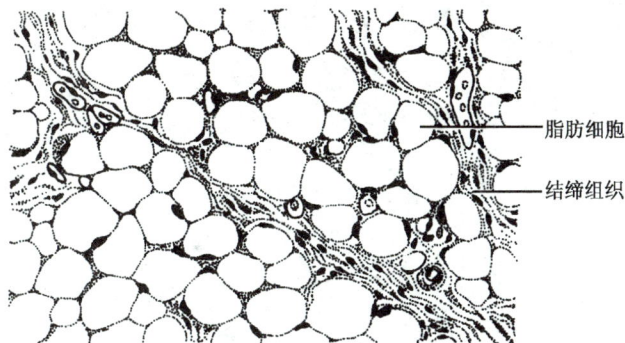

脂肪细胞

结缔组织

图2-11　脂肪组织

脂肪组织主要分布于皮下、肾周围、网膜、肠系膜和黄骨髓等处。脂肪组织具有贮存脂肪、缓冲机械性压力、维持体温和参与脂肪代谢等功能。

知识链接

瘦素（leptin）

近年研究证明，脂肪组织也具有内分泌功能，可产生一种称为瘦素的激素。19世纪90年代初，人们在对小鼠和人类相应肥胖基因进行克隆定位研究时，发现由脂肪细胞6号染色体的肥胖基因表达的146个氨基酸构成的肽，可降低体重，因此，将其命名为瘦素。瘦素由脂肪分泌入血后，作用于外周和中枢的瘦素受体，增强机体内的能量消耗并抑制饮食，使体重降低。瘦素转运入中枢神经系统后，抑制下丘脑与摄食有关的神经肽Y的合成与释放，从而控制食欲。

（四）网状组织

网状组织（reticular tissue）主要由网状细胞、网状纤维构成。网状细胞为星形多突起的细胞，细胞质弱碱性，细胞核大而圆，染色较淡，核仁清楚，相邻网状细胞的突起彼此连接成网（图2-12）。

网状组织主要分布于骨髓、淋巴结、脾和淋巴组织等处，参与构成这些器官的支架结构。

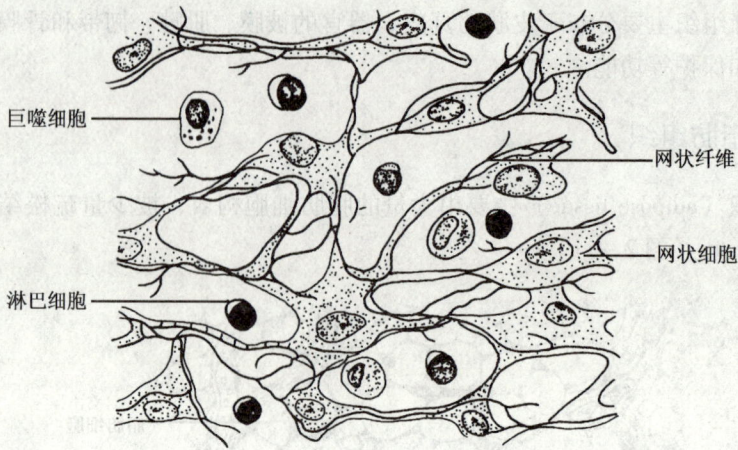

图 2 – 12　网状组织

二、软骨组织

（一）软骨组织的一般结构

软骨组织（cartilage tissue）由软骨细胞和细胞间质构成。

1. 软骨细胞（chondrocyte）　包埋在软骨基质内，细胞形态不一，与其发育的程度有关。靠近软骨表面的软骨细胞扁而小，较幼稚，单个分布；深层的软骨细胞圆而大，趋于成熟，成群分布。软骨细胞的细胞质呈弱碱性，细胞质内含丰富的粗面内质网和发达的高尔基复合体。细胞核呈圆形或卵圆形，染色浅淡，有一个或几个核仁。软骨细胞合成软骨组织的基质和纤维。

2. 细胞间质（intercellular substance）　包括基质和纤维。软骨基质呈凝胶状，具有韧性，主要由水和软骨黏蛋白构成；纤维包埋在基质中，主要有胶原纤维和弹性纤维。

软骨组织内无血管、淋巴管和神经，其营养物质可通过软骨膜的血管渗透提供。

（二）软骨的构造及分类

软骨组织和软骨膜共同构成**软骨**（cartilage）。软骨膜由致密结缔组织构成，被覆在软骨的表面，富有细胞和血管，其细胞可转化为软骨细胞，血管可供应软骨营养，故软骨膜对软骨有保护、营养和生长的作用。

根据软骨基质中所含纤维成分的不同，软骨可分为透明软骨、弹性软骨和纤维软骨3 种（图 2 – 13）。

1. 透明软骨（hyaline cartilage）　基质内含有胶原纤维，新鲜时呈半透明状。透明软骨主要分布于鼻、喉、气管、支气管、肋软骨及关节软骨等处。

2. 弹性软骨（elastic cartilage）　基质内含有大量的弹性纤维，主要分布于耳廓、外耳道、会厌等处。

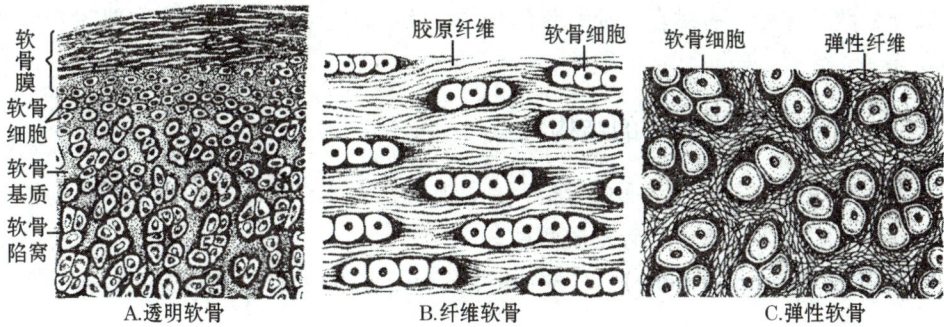

图 2 – 13　透明软骨、纤维软骨、弹性软骨

3. 纤维软骨（fibrous cartilage）　基质内含有大量的胶原纤维束，呈平行或交错排列。纤维软骨主要分布于椎间盘、耻骨联合和关节盘等处。

三、骨组织

骨组织（osseous tissue）是骨的主要成分。

（一）骨组织的一般结构

骨组织由骨细胞和细胞间质构成。

1. 骨细胞（osteocyte）　骨细胞是一种扁椭圆形的星形细胞，有许多突起，细胞之间借突起相连。细胞核为圆形或椭圆形，细胞质少，呈弱碱性。骨细胞的胞体在细胞间质内占据的腔隙，称骨陷窝。骨细胞的突起所占的管状腔隙，称骨小管。相邻的骨陷窝借骨小管彼此相通。骨细胞对骨基质的更新和维持具有重要作用（图 2 – 14）。

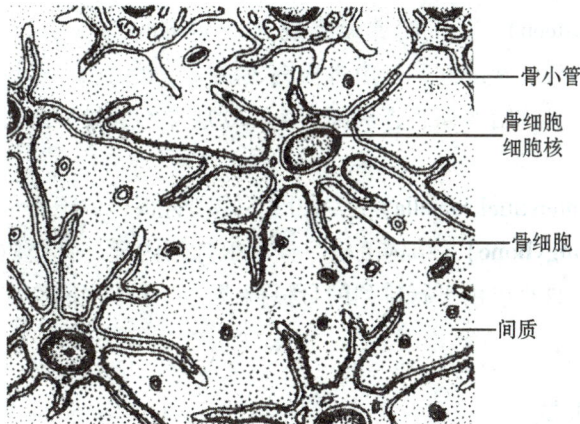

图 2 – 14　骨细胞模式图

2. 细胞间质　填充于骨细胞之间，钙化的细胞间质又称骨基质。骨基质由有机质和无机质组成。有机质包括大量的胶原纤维和少量无定形的基质。基质呈凝胶状，主要

化学成分是糖胺多糖，有黏合胶原纤维的作用。无机质是大量的钙盐，主要为羟磷灰石结晶。

（二）骨密质和骨松质的结构特点

骨的细胞间质成层排列，形成骨板，是骨基质的基本结构形式。根据骨板的排列方式，可将骨组织分为骨密质和骨松质两种。

1. 骨密质（compact bone） 结构致密，分布于骨的表层。骨密质的骨板分 3 种类型（图 2 – 15）。

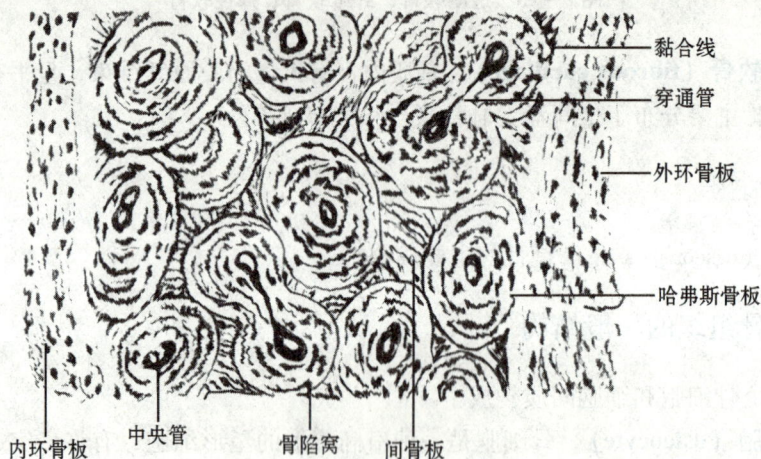

图 2 – 15　长骨磨片（横切面）

（1）**环骨板**（circumferential lamella）　略呈环形，分布于长骨骨干的外侧面和近髓腔的内侧面，构成骨密质的外层和内层，分别称为外环骨板和内环骨板。

（2）**骨单位**（osteon）　又称**哈弗斯系统**（haversian system），位于骨密质的中层，分布于外环骨板和内环骨板之间，是由骨板围成的圆柱状结构。骨单位的中央有与骨的长轴平行的中央管，又称哈弗斯管，周围为 4～20 层同心圆排列的骨单位骨板，又称哈弗斯骨板。

（3）**间骨板**（interstitial lamella）　为外形不规则骨板，位于骨单位之间。

2. 骨松质（spongybone） 结构疏松，分布于骨的内部。骨松质由大量针状或片状的骨小梁连接而成。骨小梁由平行排列的骨板构成。骨小梁之间有肉眼可见的腔隙，腔隙内充满了红骨髓。

四、血液和淋巴

（一）血液

血液（blood）是循环流动在心血管系统内的红色液态组织，成人血液总量为 4000～5000mL，占体重的 7%～8%。

　　血液由**血浆**（blood plasma）和**血细胞**（blood cell）组成。在采集的新鲜血液中加入抗凝剂（肝素或枸橼酸钠）经自然沉淀或离心沉淀后，血液可分三层：上层淡黄色透明液体是血浆；下层红色不透明的是红细胞；上、下层之间有一薄层灰白色不透明的是白细胞和血小板（图2-16）。

　　正常情况下，血细胞有相对稳定的形态结构、数量和比例，血浆保持恒定的化学成分和物理特性。当病理情况下，血液的化学成分和物理特性可发生明显变化，所以血液检查是临床诊断疾病常见方法。

　　1. 血浆 为淡黄色的液体，相当于结缔组织的细胞间质，约占血液容积的55%。血浆中90%是水，其余为血浆蛋白（白蛋白、球蛋白和纤维蛋白原）、酶、激素、糖、脂类、维生素、无机盐及代谢产物等。

图2-16 血液成分示意图

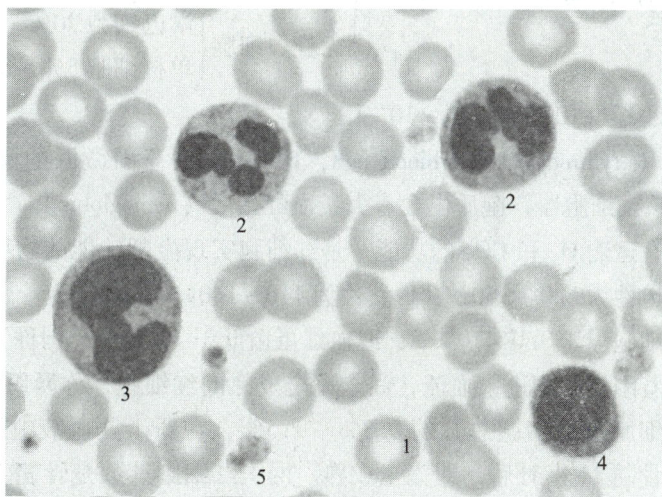

　　血液从血管流出后，溶解状态的纤维蛋白原转变成不溶解的纤维蛋白，于是血液凝固成血块。血液凝固后析出淡黄色透明的液体，称**血清**（serum）。

　　2. 血细胞 血细胞悬浮于血浆中，约占血液容积的45%，包括红细胞、白细胞和血小板（图2-17、图2-18）。

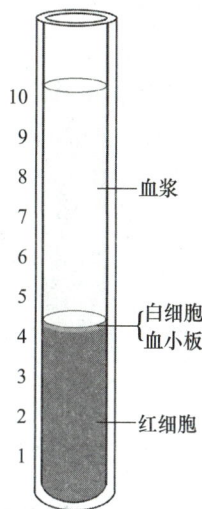

图2-17 血涂片（一）
1. 红细胞 2. 中性粒细胞 3. 单核细胞 4. 淋巴细胞 5. 血小板

　　在光学显微镜下观察血细胞，通常采用**瑞特**（Wright）或**姬姆萨**（Giemsa）染色的血液涂片标本。

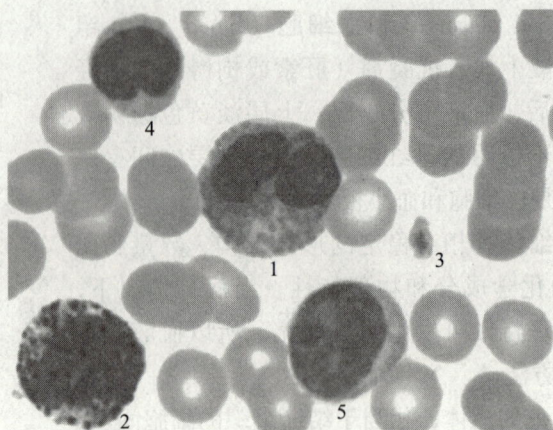

图 2 – 18 血涂片（二）

1. 嗜酸性粒细 2. 嗜碱性粒细胞 3. 血小板 4. 小淋巴细胞 5. 中淋巴细胞

在循环血液中，血细胞的种类和正常值如下：

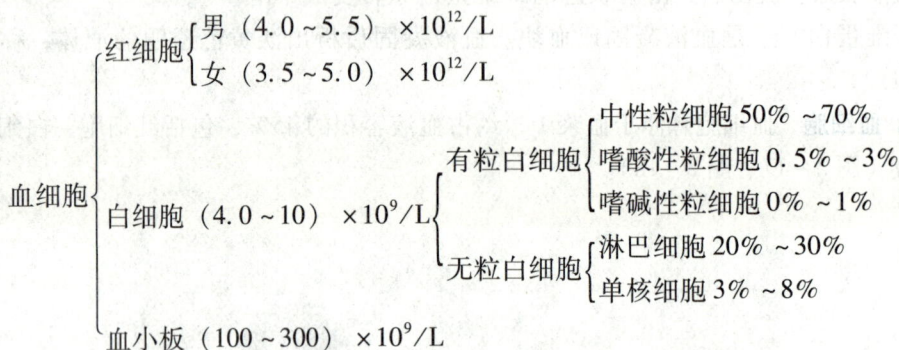

$$\text{血细胞}\begin{cases}\text{红细胞}\begin{cases}\text{男 }(4.0\sim5.5)\times10^{12}/L\\\text{女 }(3.5\sim5.0)\times10^{12}/L\end{cases}\\\text{白细胞 }(4.0\sim10)\times10^{9}/L\begin{cases}\text{有粒白细胞}\begin{cases}\text{中性粒细胞 }50\%\sim70\%\\\text{嗜酸性粒细胞 }0.5\%\sim3\%\\\text{嗜碱性粒细胞 }0\%\sim1\%\end{cases}\\\text{无粒白细胞}\begin{cases}\text{淋巴细胞 }20\%\sim30\%\\\text{单核细胞 }3\%\sim8\%\end{cases}\end{cases}\\\text{血小板 }(100\sim300)\times10^{9}/L\end{cases}$$

（1）红细胞（erythrocyte, red blood cell, RBC） 呈双面微凹的圆盘状，直径约 7.5μm，无细胞核及细胞器，胞质内含有大量血红蛋白（hemoglobin）。

血红蛋白具有运输 O_2 和 CO_2 的功能，是红细胞实现生理功能的物质基础。血红蛋白的正常含量：男性为 120～150g/L，女性为 110～140g/L。

临床上，红细胞少于 $3.0\times10^{12}/L$，或血红蛋白低于 100g/L，则称为贫血。

血液中存在着刚从骨髓进入血流，尚未完全成熟的红细胞，称网织红细胞（reticulocyte）。网织红细胞占红细胞总数的 0.5%～1.5%，在新生儿血液中可达 3%～6%。网织红细胞离开骨髓 24 小时后，即完全成熟。网织红细胞计数是骨髓生成红细胞能力的重要指标，对血液病的诊疗和预后有重要意义。

红细胞的寿命约 120 天，衰老的红细胞被肝、脾和骨髓等处的巨噬细胞所吞噬。

（2）白细胞（leukocyte, white blood cell, WBC） 为无色有核的球形细胞。白细胞能以变形运动穿过血管壁，进入结缔组织。白细胞具有较强的防御和免疫功能。

根据白细胞胞质内有无特殊颗粒，可将白细胞分为有粒白细胞（granulocyte）和无粒白细胞（agranulocyte）两类。有粒白细胞按其特殊颗粒的嗜色性，又分为中性粒细胞（neutrophil）、嗜酸性粒细胞（eosinophil）和嗜碱性粒细胞（basophil）3 种。无粒白细胞包括**淋巴细胞**（lymphocyte）和**单核细胞**（monocyte）两种。

① 中性粒细胞：直径 10~12μm。细胞核呈杆状或分叶状，多数分 2~5 叶，核叶之间有细丝相连。细胞核不分叶或分叶少的是较幼稚的细胞，分叶多的是比较衰老的细胞。胞质内含有许多细小、分布均匀的中性颗粒，染成淡紫红色，颗粒内含有碱性磷酸酶和溶菌酶等。

中性粒细胞具有活跃的变形运动和吞噬异物能力，在人体内起着重要的防御作用。当机体受到某些细菌感染发生炎症时，除白细胞总数增加外，中性粒细胞的比例显著增高。

② 嗜酸性粒细胞：细胞直径 12~14μm。细胞核呈分叶状，多数为两叶。细胞质内含有嗜酸性颗粒，颗粒较粗大，大小均匀，染成鲜红色，颗粒中含有组胺酶和多种水解酶等。

嗜酸性粒细胞通过其变形运动，能吞噬抗原抗体复合物，灭活组织胺或抑制其释放，从而减轻过敏反应；还可借助于抗体与某些寄生虫表面结合，释放颗粒内物质，杀死虫体或虫卵。临床上患过敏性疾患或某些寄生虫病时，嗜酸性粒细胞增多。

③ 嗜碱性粒细胞：细胞直径 10~12μm。胞核呈"S"形或不规则状，染色较淡。细胞质内含有嗜碱性颗粒，颗粒大小不等，分布不均，常遮盖细胞核，染成紫蓝色，颗粒内含有肝素、组织胺和慢反应物质等。嗜碱性粒细胞的功能与结缔组织中肥大细胞相似。

④ 淋巴细胞：细胞大小不一，直径 6~16μm。细胞核呈圆形或椭圆形，相对较大，占据细胞大部分，细胞核染色质致密，染成深蓝色。细胞质很少，嗜碱性，染成天蓝色。

根据淋巴细胞的发生部位、表面特性和免疫功能的不同，淋巴细胞可主要分为胸腺依赖淋巴细胞（简称 T 淋巴细胞）和骨髓依赖淋巴细胞（简称 B 淋巴细胞）等。T 淋巴细胞产生于胸腺，约占 75%，能识别、攻击和杀灭异体细胞、肿瘤细胞、感染病毒的细胞等，参与细胞免疫；B 淋巴细胞产生于骨髓，占血液中淋巴细胞的 25%，受抗原刺激后增殖分化为浆细胞，产生抗体，参与体液免疫。

⑤ 单核细胞：是血细胞中体积最大的细胞，直径 14~20μm。细胞核形态多样，呈肾形、卵圆形或马蹄铁形，染色浅淡。细胞质丰富，呈嗜碱性，染成淡灰蓝色，细胞质内含嗜天青颗粒，颗粒内含有过氧化酶等。

单核细胞具有活跃的变形运动和较强的吞噬能力。单核细胞在血液中停留 1~2 天后，穿过毛细血管壁进入结缔组织，转化为巨噬细胞。

（3）血小板（blood platelet）　血小板由骨髓中巨核细胞的胞质脱落而成。血小板呈双凸圆盘状，体积小，直径 2~4μm。血小板表面有完整的细胞膜。在血液涂片标本中，血小板多成群分布在血细胞之间，外形不规则，中央呈紫红色，周围呈浅蓝色。

血小板参与止血和凝血过程。

血小板的数量稳定在一定的范围内。若血液中的血小板数量低于 100×10^9/L，为血小板减少；低于 50×10^9/L，则有出血的危险，出现皮下和黏膜出血现象，临床上称为血小板减少性紫癜。

（二）淋巴

淋巴（lymph）是流动在淋巴管内的液体，由组织液渗入毛细淋巴管内而形成。淋巴在淋巴管内向心性流动，在流经淋巴结时，淋巴中的细菌等异物被清除，淋巴结内的淋巴细胞、抗体和单核细胞加入其中，淋巴最终汇入静脉。

淋巴是组织液回流的辅助途径，对于维持器官组织中组织液的动态平衡起重要作用。

第三节 肌 组 织

肌组织（muscle tissue）主要由肌细胞组成，肌细胞之间有少量的结缔组织及丰富的血管、淋巴管和神经。肌细胞呈细而长的纤维状，又称肌纤维。肌细胞的细胞膜称肌膜，细胞质称肌质。肌质内充满了肌红蛋白；肌质内的滑面内质网称肌质网；肌质内含有许多与细胞长轴平行排列的肌丝，是肌纤维收缩功能的主要物质基础。

肌组织根据结构和功能不同，可分为骨骼肌、心肌和平滑肌三种。

一、骨骼肌

骨骼肌（skeletal muscle）主要由骨骼肌纤维组成。

骨骼肌纤维呈细而长的圆柱状，长 1~40mm。细胞核呈扁圆形，数量较多，位于肌纤维周边，靠近肌膜。肌质内含有大量的肌原纤维，与肌纤维长轴平行。每条肌原纤维上都有明暗相间的带，所有肌原纤维的明带和暗带互相对齐，排列在同一水平面上，使整个肌纤维呈现明暗相间的横纹，故又称横纹肌（图 2-19）。

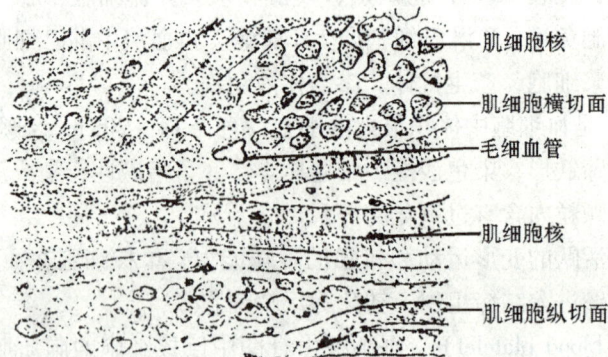

图中标注：肌细胞核、肌细胞横切面、毛细血管、肌细胞核、肌细胞纵切面

图 2-19 骨骼肌

肌原纤维上着色较浅的部分称明带，又称 I 带；着色较深的部分称暗带，又称 A 带。暗带中间色淡的区域称 H 带，在 H 带中央有一薄膜称 M 膜（M 线）。在明带中央有一薄膜称 Z 膜（Z 线）。两个相邻两 Z 线之间的一段肌原纤维称为一个肌节。每个肌

节包括一个完整的暗带和与其相邻的两个 1/2 明带。肌节是肌原纤维结构和功能的基本单位（图 2 – 20）。

骨骼肌纤维受躯体运动神经支配，收缩快而有力，是随意肌。

骨骼肌一般借肌腱附着于骨骼上，主要分布于头部、颈部、躯干和四肢。

二、心肌

心肌（cardiacmuscle）主要由心肌纤维组成。

心肌纤维呈短柱状，有分支，分支相互连接成网状。心肌纤维一般有一个细胞核，呈椭圆形，位于肌纤维的中央。心肌纤维的相互连接处，有一着色较深的带状结构，称闰盘。心肌纤维之间有少量的结缔组织、血管、淋巴管和神经等（图 2 – 21）。

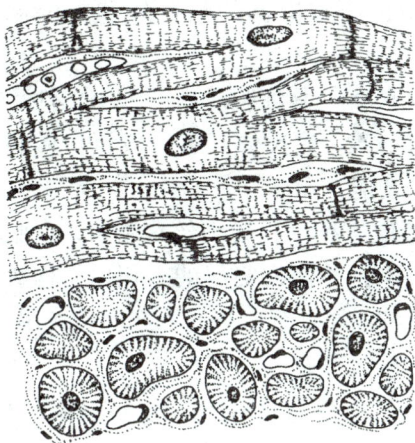

图 2 – 20　骨骼肌肌原纤维超微结构模式图

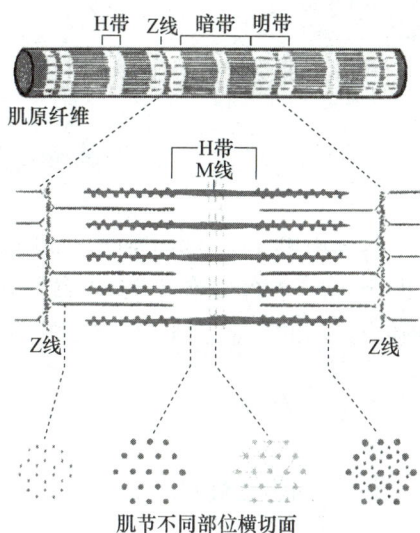

图 2 – 21　心肌

心肌纤维受内脏运动神经支配，收缩有节律性，不易疲劳，是不随意肌。

心肌纤维分布于心壁。

三、平滑肌

平滑肌（smooth muscle）主要由平滑肌纤维组成。

平滑肌纤维呈长梭形，长 15～200μm，有一个细胞核，呈椭圆形，位于细胞的中央。肌膜薄而不明显。平滑肌纤维无横纹，肌纤维多平行排列成层或成束，两肌层之间有结缔组织、血管、淋巴管和神经等（图 2 – 22）。

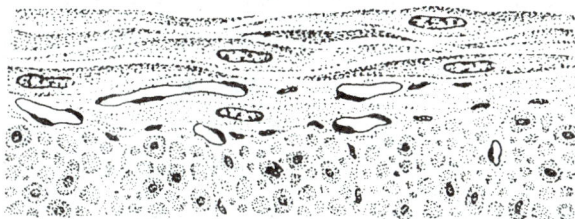

图 2 – 22　平滑肌

平滑肌纤维受内脏运动神经支配，收缩缓慢而持久，有较大的伸展性，是不随意肌。

平滑肌主要分布于血管、淋巴管和内脏器官的壁上。

第四节　神经组织

神经组织（nervous tissue）由神经细胞（nervous cell）和神经胶质细胞（neuroglial cell）组成。神经细胞是神经系统结构和功能的基本单位，又称神经元，具有感受刺激和传导冲动的功能。神经胶质细胞对神经元有支持、营养、绝缘和保护等功能。

一、神经元

（一）神经元的形态结构

神经元由胞体和突起两部分组成（图2-23）。

1. 胞体　形态不一，有球形、锥体形、梭形和星形等。胞体的结构与一般细胞相似，细胞膜为单位膜；细胞核大而圆，位于细胞的中央，核仁大而明显；细胞质内除一般细胞器外，还有丰富的尼氏体和神经原纤维。

（1）**尼氏体**　是细胞质内一种嗜碱性物质，又称嗜染质。尼氏体具有合成蛋白质和神经递质的功能。

（2）**神经原纤维**　为细丝状结构，在胞体内交织成网，并伸入突起的末梢内，构成细胞支架。神经原纤维对神经元起支持作用，并与物质的运输有关。

2. 突起　由神经元的细胞膜和细胞质突出而成，分为树突和轴突两种。

（1）**树突**　每个神经元可以有一个或多个树突，分支呈树枝状。树突具有感受刺激并将刺激转化为神经冲动传向细胞体的功能。

（2）**轴突**　一个神经元只有一个轴突，细而长，表面光滑。轴突可将胞体的神经冲动传出到其他神经元或效应器。

（二）神经元的分类

1. 根据神经元突起的数目　神经元根据突起的数目可分为3类（图2-24）：①假单

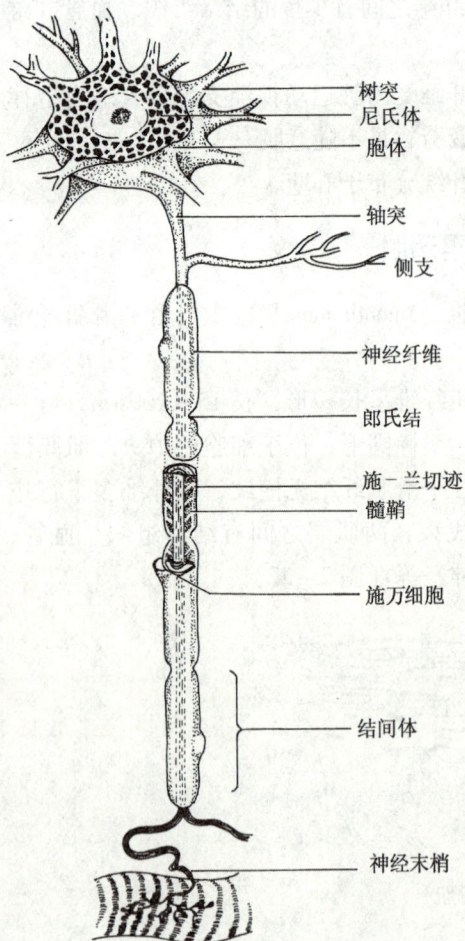

树突
尼氏体
胞体
轴突
侧支
神经纤维
郎氏结
施-兰切迹
髓鞘
施万细胞
结间体
神经末梢

图2-23　神经元模式图

极神经元：由胞体发出一个突起，离开胞体不远处便分出两支，一支进入中枢神经系统，称中枢突（轴突），另一支分布到周围器官或组织内，称周围突（树突）；②双极神经元：有一个树突，一个轴突；③多极神经元：有多个树突，一个轴突。

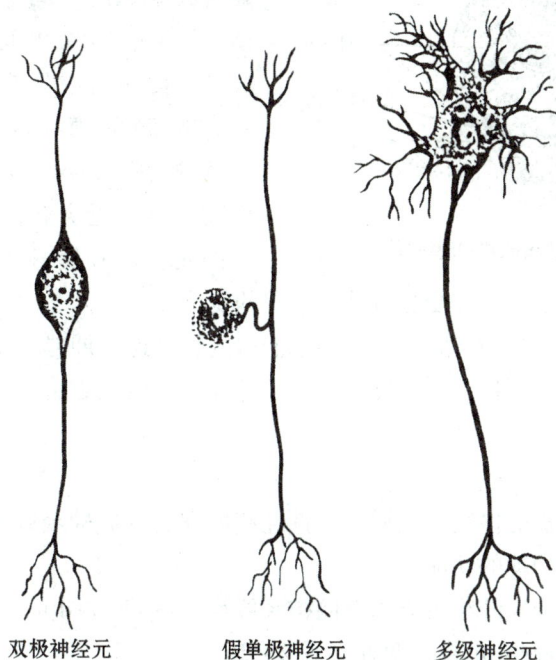

双极神经元　　　　假单极神经元　　　　多级神经元

图 2 - 24　神经元的形态分类

2. 根据神经元的功能　神经元根据其功能亦可分为三类：①感觉神经元（传入神经元）：是感受刺激，形成神经冲动，并将冲动传向中枢的神经元；②运动神经元（传出神经元）：是将中枢发出的神经冲动传出到肌肉或腺体等效应器，使其产生一定效应的神经元；③联络神经元（中间神经元）：是位于感觉神经元和运动神经元之间，起联络作用的神经元。

（三）突触

神经元与神经元之间，或神经元与非神经元（肌细胞、腺细胞等）之间的一种特化的细胞连接，称为**突触**（synapse）。突触是神经元传导信息的重要结构。

根据神经冲动的传导方向，突触可分为轴 – 树突触、轴 – 体突触、轴 – 轴突触等。

根据神经元的传导方式，突触可分为**化学突触**（chemical synapse）和**电突触**（electrical synapse）两类。化学突触是以化学物质（神经递质）作为传递信息的媒介，电突触是神经元之间的缝隙连接，是以电流（电讯号）传递信息的。通常所说的突触是指化学突触而言。

电镜下观察，化学突触的结构分突触前成分、突触间隙和突触后成分三部分（图 2 – 25）。

突触前成分（presynaptic element）由突触前神经元轴突末端的球形膨大部分构成；

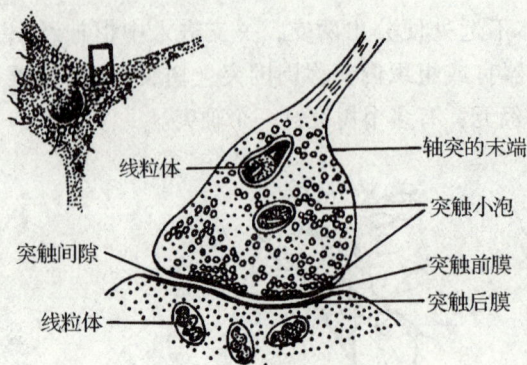

图 2-25 突触超微结构模式图

突触后成分（postsynaptic element）是后一个神经元与突触前成分相对应的树突或胞体的一部分；突触前成分和突触后成分之间的间隙称突触间隙，宽约 15~30nm。在突触间隙的两侧，突触前成分、突触后成分彼此相对的细胞膜分别称**突触前膜**（presynaptic membrane）和**突触后膜**（postsynaptic membrane）。突触前成分靠近突触前膜的细胞质内含较多的线粒体和突触小泡，突触小泡内含神经递质，在突触后膜上有接受相应神经递质的受体。

当神经冲动传导到突触前膜时，突触小泡内的神经递质即释放于突触间隙内，与突触后膜的相应受体结合，将信息传递给后一个神经元或效应细胞。

（四）神经纤维

神经元的轴突或长的树突及其周围的神经胶质细胞构成**神经纤维**（nerve fiber）。神经纤维具有传导神经冲动的功能。

根据有无髓鞘，神经纤维可分为**有髓神经纤维**（myelinated nerve fiber）和**无髓神经纤维**（nonmyelinated nerve fiber）两种（图 2-26）。

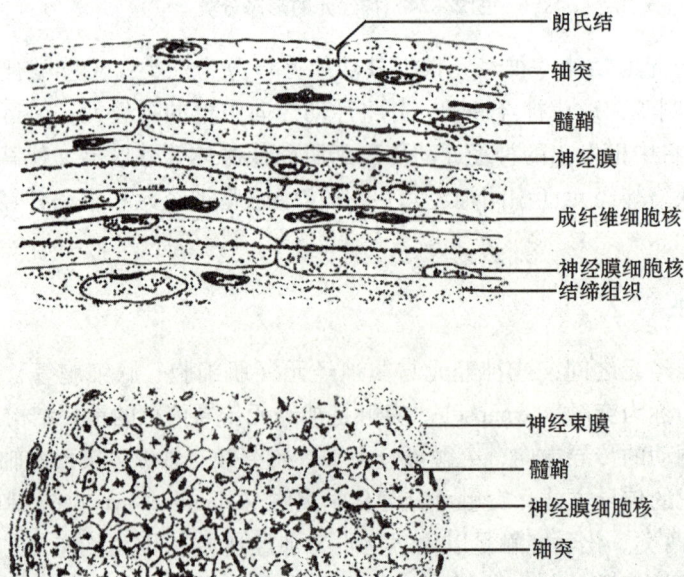

图 2-26 有髓神经纤维

1. 有髓神经纤维 由神经元的轴突及包在其周围的髓鞘和神经膜三部分组成。髓鞘和神经膜具有节段性，节段与节段之间的缩窄部分称郎氏结。髓鞘的化学成分主要是髓磷脂和蛋白质，具有绝缘和保护作用。神经膜对神经纤维有营养、保护和再生修复作用。

2. 无髓神经纤维　由神经元的轴突和包在其外面的一层神经膜细胞组成。

（五）神经末梢

周围神经纤维的终末部分，终止于其他组织内形成的结构，称**神经末梢**（nerve ending）。神经末梢按其功能可分感觉神经末梢和运动神经末梢两类。

1. 感觉神经末梢（sensory nerve ending）　是感觉神经元的周围突终末部分与周围组织共同形成的特殊结构，又称**感受器**（receptor）。感受器能感受体内、外环境的刺激，并将刺激转化为神经冲动。

感觉神经末梢按其结构可分为**游离神经末梢**（free nerve ending）和**有被囊神经末梢**（encapsulated nerve ending）两类（图 2 – 27）。

（1）游离神经末梢　由神经纤维的终末反复分支而成。其结构简单，多分布于上皮组织和结缔组织中，能感受疼痛和温度的刺激。

（2）有被囊神经末梢　在神经纤维的终末外面包裹有结缔组织被囊，构成有被囊神经末梢，常见的有触觉小体、环层小体和肌梭等。

触觉小体（tactile corpuscle）为椭圆形小体，分布于真皮乳头层内，以手掌侧和足趾底面最多，有感受触觉的功能。

环层小体（lamellar corpuscle）呈圆形或椭圆形，大小不一，多分布于手掌、足趾的皮下组织及内脏结缔组织中，有感受压觉和振动觉的功能。

肌梭（muscle spindle）呈梭形，分布于骨骼肌。肌梭是本体觉感受器，能感受肌纤维伸展和收缩时牵张变化的刺激，使机体产生各部位姿势和位置状态的感觉。

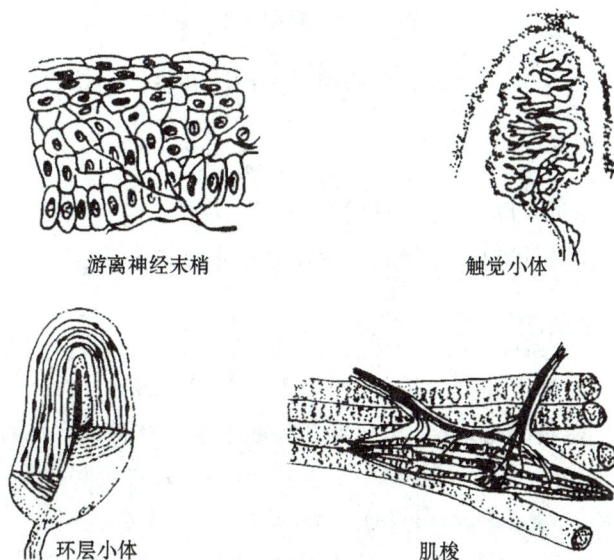

游离神经末梢　　　　触觉小体

环层小体　　　　肌梭

图 2 – 27　神经末梢

2. 运动神经末梢（motor nerver ending） 是运动神经元的轴突末端在肌组织或腺体等处形成的特殊结构，又称效应器。效应器能支配肌肉的收缩和腺体的分泌。运动神经末梢包括**躯体运动神经末梢**（motor nerver ending）和**内脏运动神经末梢**（motor nerver ending）两类。

（1）**躯体运动神经末梢** 是分布于骨骼肌的运动神经末梢。轴突终末分支抵达骨骼肌时，髓鞘消失，轴突反复分支，呈爪样附于骨骼肌纤维的表面，形成突触连接，呈椭圆形的板状隆起，称运动终板或神经肌连接（图2-28）。

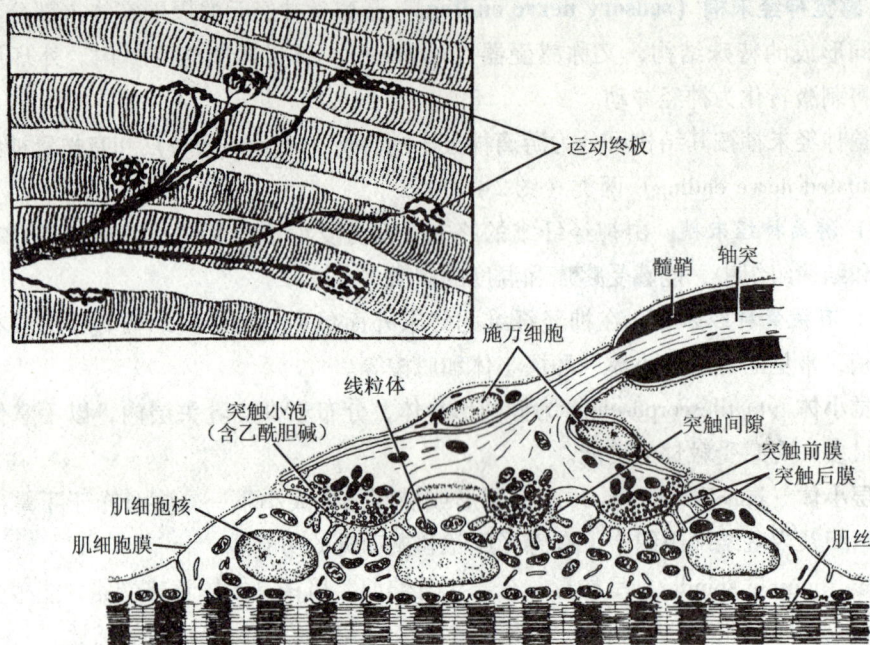

图2-28 运动终板

（2）**内脏运动神经末梢** 是分布于心肌、平滑肌和腺体等处的运动神经末梢。

二、神经胶质细胞

神经胶质细胞（neuroglia cell）简称神经胶质，广泛分布于神经系统内。神经胶质细胞具有突起，但无树突和轴突之分，无传导神经冲动的功能。

（一）中枢神经系统的胶质细胞

中枢神经系统中的胶质细胞主要有4种类型（图2-29）：

1. 星形胶质细胞（astrocyte） 呈星形，突起细长，在神经元的物质交换中起媒介作用。

2. 少突胶质细胞（oligodendrocyte） 突起少，参与形成髓鞘。

3. 小胶质细胞（microglia cell） 来源于血液中的单核细胞，具有吞噬功能。

4. 室管膜细胞（ependymal cell） 为立方形或柱状，分布在脑室和脊髓中央管的腔面，形成单层上皮称室管膜，可防止脑脊液直接进入脑和脊髓组织中，对脑和脊髓有支持和保护作用。

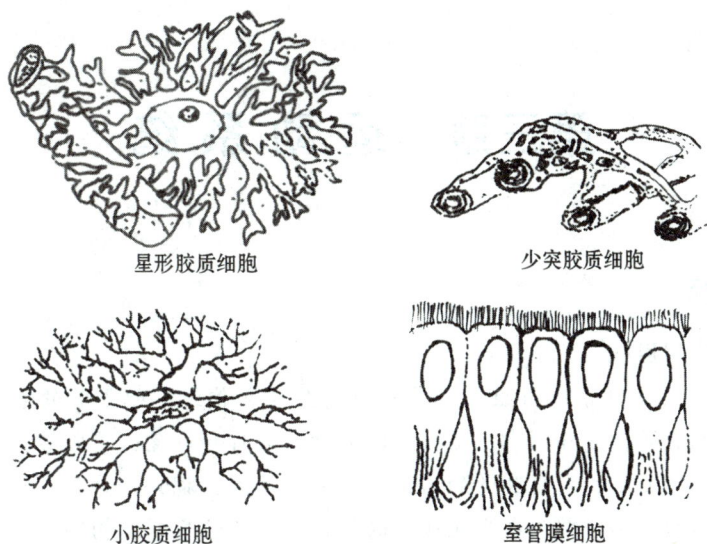

图 2 – 29　神经胶质细胞

（二）周围神经系统胶质细胞

周围神经系统的胶质细胞有两种：

1. 神经膜细胞（neurolemmal cell） 又称**施万细胞**（Schwann cell），参与形成周围神经纤维的髓鞘和神经膜，并对神经纤维的再生起诱导作用。

2. 卫星细胞（satellite cell） 又称**被囊细胞**（capsule cell），是神经节内包裹神经元胞体的一层扁平或立方形细胞，对神经元有支持和保护作用。

复习思考题

1. 上皮组织的特点及分类如何？
2. 组成疏松结缔组织的细胞有哪些？各有何功能？
3. 试述血液的组成和各类血细胞的正常值。
4. 试述平滑肌、骨骼肌、心肌的结构和分布。
5. 试述神经元的形态结构和分类。

第三章 运动系统

学习目标

知识学习目标

1. 掌握：运动系统的组成；骨的形态分类和构造；躯干骨的名称、数目和位置；胸骨的位置和形态；上肢骨的名称、数目和位置；肩胛骨、肱骨、尺骨、桡骨的主要结构；下肢骨的名称、数目和位置；髋骨、股骨、胫骨的主要结构；颅的组成和分部；新生儿颅骨的特征；关节的基本结构和运动形式；脊柱的组成；椎间盘的结构；胸廓的组成和形态；肩关节、肘关节和桡腕关节的组成、结构特点和运动；骨盆的组成和分部；髋关节、膝关节和踝关节的组成、结构特点和运动；颞下颌关节的组成、结构特点和运动；肌的形态和构造；斜方肌、背阔肌、竖脊肌、胸锁乳突肌、胸大肌、肋间肌、膈、三角肌、肱二头肌、肱三头肌、臀大肌、股四头肌、小腿三头肌的位置和作用；胸骨角、肋弓、翼点、鼻旁窦、颅囟的概念。

2. 熟悉：骨的化学成分和物理特性；各部椎骨的特点；肋的数目和形态；脊柱的整体观；颅的整体观；全身各部肌和肌群的名称、位置和作用。

3. 了解：骨的发生和生长；关节的辅助装置；椎骨的连结；手关节的名称和位置；足弓的构成；肌的辅助结构。

能力培养目标

1. 能结合标本描述椎骨、胸骨、肋骨、肩胛骨、肱骨、尺骨、桡骨、髋骨、股骨、胫骨、腓骨、下颌骨的形态结构。

2. 能结合标本描述脊柱、胸廓、肩关节、肘关节、桡腕关节、骨盆、髋关节、膝关节、踝关节的组成和结构特点。

3. 能在活体确认下颌角、下颌头、骶角、颈静脉切迹、胸骨角、剑突、肋骨、锁骨、肩胛冈、肩峰、肩胛骨下角、肱骨内上髁、肱骨外上髁、尺骨鹰嘴、尺骨头、尺骨茎突、桡骨头、桡骨茎突、掌骨、髂嵴、髂前上棘、髂后上棘、髂结节、坐骨结节、耻骨结节、股骨大转子、髌骨、胫骨粗隆、内踝、外踝、跟骨、乳突、枕外隆凸等骨性标志。

4. 能在活体描述斜方肌、背阔肌、竖脊肌、胸锁乳突肌、胸大肌、肋间肌、膈、三角肌、肱二头肌、肱三头肌、臀大肌、股四头肌、小腿三头肌的位置和作用。

5. 能在活体确认斜方肌、背阔肌、竖脊肌、胸锁乳突肌、胸大肌、腹直肌、三角肌、肱二头肌及肌腱、肱三头肌及肌腱、掌长肌腱、桡侧腕屈肌腱、尺侧腕屈肌腱、指浅屈肌腱、指伸肌腱、臀大肌、股四头肌及肌腱、小腿三头肌、半腱肌腱、半膜肌腱、股二头肌腱、跟腱、胫骨前肌及肌腱、颞肌、咬肌等肌性标志。

第一节　概　述

一、运动系统的组成

运动系统（locomotor system）由骨、骨连结和骨骼肌三部分组成。全身骨通过骨连结而形成的人体支架结构，称骨骼，骨骼肌附着于骨骼。运动系统器官的重量在成年人约占体重的60%。

二、运动系统的主要功能

骨骼与骨骼肌共同赋予人体的基本外形，并构成体腔的壁（如颅腔、胸腔、腹腔、盆腔和椎管腔等），以保护脑、心、肺、脾、肝、膀胱和脊髓等器官，以完成支持人体，保护体腔内器官的作用。骨骼肌收缩时，牵引骨骼移动位置，产生运动。在运动过程中，骨是运动的杠杆，骨连结是运动的枢纽，骨骼肌是运动的动力。所以，运动系统对身体起着支持、保护和运动的功能。

人体某些部位的骨或肌，常在人体的表面形成比较明显的凸起或凹陷。在体表能看到或摸到的肌和骨的凸起或凹陷，分别称肌性标志或骨性标志。临床上常用这些标志来确定器官的位置，认定血管和神经的走行，选择手术切口的部位，以及穿刺注射及针灸取穴的定位依据。

知识链接

中医学对运动系统的有关记载

中医学对运动系统的记载甚多。《内经》中即有关于骨发育和长度的记载，如"女子……四七筋骨坚……丈夫……三八肾气平均，筋骨劲强……四八筋骨隆盛……胸围四尺五寸，腰围四尺二寸……肩至肘一尺七寸，肘至腕长一尺二寸半"。又如宋《圣济总录》："……诸筋从骨……连续缠固，手所以能摄，足所以能步，凡厥运动，无不顺从。""筋骨刚，故约束骨骼动作强促。"

第二节 骨 学

一、概述

成人的骨共有206块，按其所在部位可分为躯干骨（51块）、颅骨（29块）和四肢骨（126块）三部分（图3-1）。

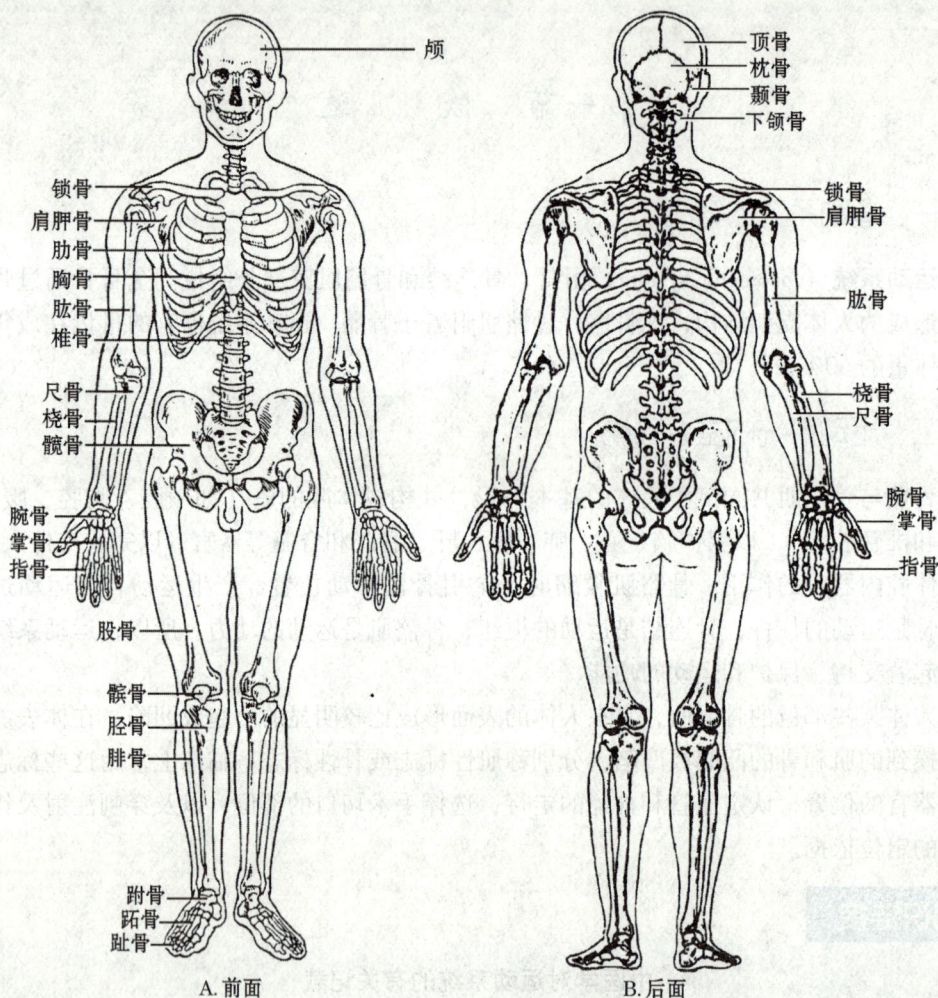

图中标注（前面 A）：颅、锁骨、肩胛骨、肋骨、胸骨、肱骨、椎骨、尺骨、桡骨、髋骨、腕骨、掌骨、指骨、股骨、髌骨、胫骨、腓骨、跗骨、跖骨、趾骨

图中标注（后面 B）：顶骨、枕骨、颞骨、下颌骨、锁骨、肩胛骨、肱骨、桡骨、尺骨、腕骨、掌骨、指骨

A. 前面　　　　　B. 后面

图 3-1　人体全身骨骼

每块骨均具有一定的形态、结构、血管营养和神经支配，能不断进行新陈代谢、生长发育，具有修复和改建的能力，因此每块骨均为一个器官。

（一）骨的形态

骨按其形态可分为长骨、短骨、扁骨和不规则骨四种类型（图3-2）。

第三章 运动系统 **43**

1. 长骨（long bone） 呈长管状，分为一体两端。体又称骨干，骨质致密，内有空腔称骨髓腔，容纳骨髓；骨的两端较膨大，称骺，其游离面一般都具有光滑的关节面。长骨主要分布于四肢，如肱骨、股骨等。

2. 短骨（short bone） 呈立方形，多见于承受压力较大而运动又较复杂的部位，如腕骨和跗骨。

3. 扁骨（flat bone） 呈板状，分布于头、躯干等处，参与构成骨性腔的壁，对腔内器官有支持和保护作用，如颅盖骨、胸骨等。

4. 不规则骨（irregular bone） 形状不规则，主要分布于躯干、颅底和面部，如椎骨、颞骨等。有些不规则骨内具有含气的腔，称为含气骨，如上颌骨等。

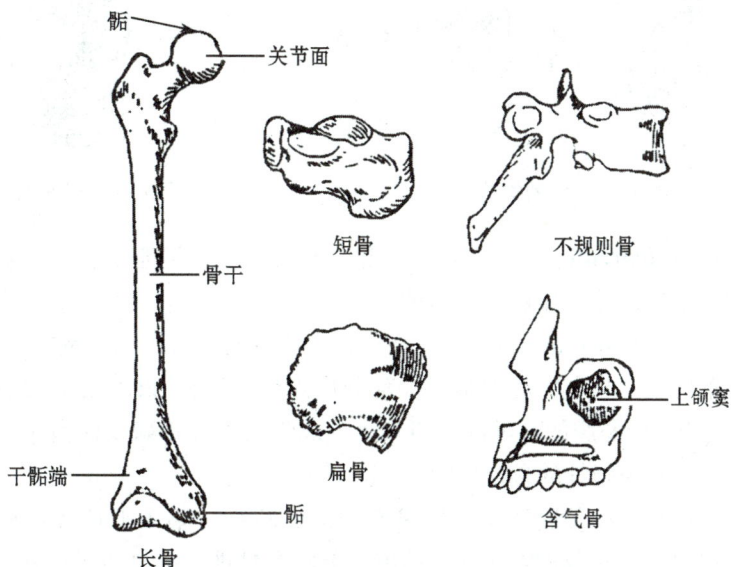

图 3-2　骨的形态

（二）骨的构造

骨主要由骨膜、骨质和骨髓等构成（图 3-3、图 3-4）。

1. 骨膜（periosteum） 由致密结缔组织构成，覆于除关节面以外的整个骨表面，内含有丰富的血管、神经和成骨细胞。骨膜是骨发生、生长、改建和修复的重要结构，故手术时应尽量避免损伤骨膜。

2. 骨质（bone substance） 是骨的主要成分，分为骨密质和骨松质两种。

（1）骨密质（compact bone） 致密坚实，耐压性强，由紧密排列成层的骨板构成。构成长骨干、其他骨和长骨骺的表层。

（2）骨松质（spongy bone） 位于骨的内部，结构疏松，呈海绵状，弹性较大，由相互交错的骨小梁（bone trabecula）构成。骨小梁的排列与骨所承受压力和张力的方向相一致。骨松质分部于长骨的两端及其他类型骨的内部。

在颅盖骨，骨密质构成外板和内板；骨松质在内、外板之间，称为板障。

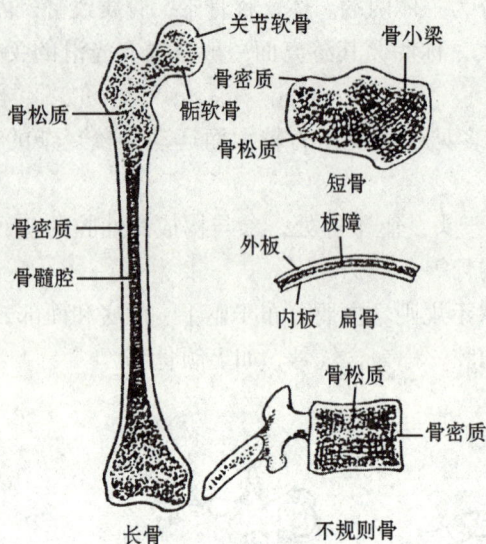

图 3-3 骨的构造

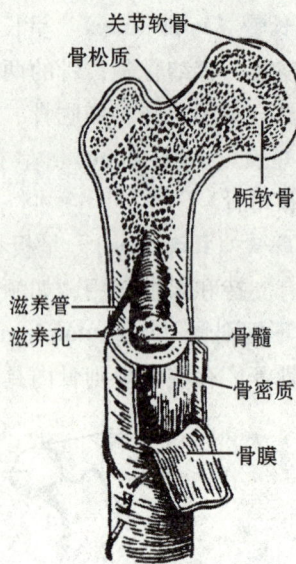

图 3-4 长骨的构造

3. 骨髓（bone marrow） 为柔软而富含血液的组织，填充于骨髓腔及骨松质小梁之间的腔隙内，分为红骨髓和黄骨髓两种。

（1）红骨髓（red bone marrow） 呈红色，主要由网状组织和大量的血细胞等构成。红骨髓具有造血功能，能产生红细胞和大部分白细胞。胎儿和幼儿的骨髓都是红骨髓，6岁左右开始，长骨骨髓腔的红骨髓逐渐减少。成年人，红骨髓仅保留于某些长骨的两端、短骨、扁骨和不规则骨的骨松质内。

再生障碍性贫血是红骨髓造血功能障碍引起的疾病。临床上怀疑造血功能有问题时，常在髂骨和胸骨等处做骨髓穿刺，抽出少量红骨髓进行造血功能检查，以帮助诊断血液疾病。

（2）黄骨髓（yellow bone marrow） 呈黄色，主要由脂肪组织构成，分布于成年人长骨骨干内，已不具备造血功能。但在某些病理情况下，如大量失血和贫血时，黄骨髓可以转化为红骨髓，恢复造血功能。

知识链接

骨髓穿刺术

　　骨髓穿刺术是用穿刺针刺入骨松质内，抽出骨髓做细胞学检查、骨髓培养或寄生虫检查等诊断技术。骨髓穿刺术适用于各种原因不明的贫血、全血细胞减少、粒细胞减少或血小板减少检查，白血病或白血病治疗过程中的病情观察，骨髓腔注射药物治疗白血病，骨髓干细胞培养或骨髓移植，以及原因不明的发热需做骨髓检查者。骨髓穿刺的选择部位主要有髂前上棘、髂后上棘、胸骨和腰椎棘突等。

（三）骨的化学成分和物理特性

骨主要由有机质和无机质组成。有机质主要由骨胶原纤维和黏多糖蛋白组成，它使骨具有韧性和一定的弹性；无机质主要是磷酸钙和碳酸钙，它使骨具有硬度。有机质和无机质的结合，使骨既有弹性又有坚硬度。

骨的化学成分和物理特性因年龄的不同而发生变化。成年人的骨，有机质约占 1/3，无机质约占 2/3，骨不仅有较大的坚硬性，而且有一定的韧性和弹性；小儿的骨，有机质含量相对较多，无机质相对较少，因此骨的弹性大而硬度小，容易发生变形，而不易发生完全性骨折；老年人的骨，有机质含量相对较少而无机质相对较多，骨的脆性较大，因此易发生骨折。

（四）骨的发生和生长

骨由幼稚的结缔组织发育而成。骨的发生有两种方式：①间充质先增殖成结缔组织膜，然后由膜骨化形成骨，称为**膜内成骨**（intramembranous ossification），如颅盖骨等；②在间充质先发育成软骨雏形的基础上，再由软骨改建成骨，称为**软骨内成骨**（endochondral ossification），如躯干骨、四肢骨等。

骨化时，间充质先形成与成人骨形态相似的软骨雏形，然后骨化成骨。在骨干与骺之间有一片软骨，称骺软骨。骺软骨不断增生、骨化，使骨不断增长。发育到一定年龄，骺软骨停止生长，也被骨化而形成界于骨干与骺之间的骺线（epiphysial line）。从此，骨的长度不再增加，人也就不再长高了。

在骨增长的同时，骨膜深层的成骨细胞不断地形成骨质，使骨的横径变粗。

二、躯干骨

躯干骨包括 26 块椎骨、12 对肋和 1 块胸骨。躯干骨借骨连结构成脊柱和胸廓，并参与骨盆的构成。

（一）椎骨

幼儿时期，椎骨总数为 32～34 块，根据其所在部位，由上而下依次为颈椎 7 块、胸椎 12 块、腰椎 5 块、骶椎 5 块和尾椎 3～5 块。至成年，5 块骶椎融合成 1 块骶骨，3～5 块尾椎融合成 1 块尾骨。因此，成人的椎骨总数为 26 块。

1. 椎骨的一般形态椎骨（vertebrae） 为不规则骨，每块椎骨由前部的椎体和后部的椎弓两部分构成。

椎体（vertebrae body）呈短圆柱状，是椎骨负重的主要部分。椎体主要由骨松质构成，表面的骨密质很薄，故易发生压缩性骨折。

椎弓（vertebrae arch）呈半环形，与椎体相连。椎弓与椎体连结的部分称椎弓根；椎弓围成椎孔后壁的骨板称椎弓板。从椎弓上伸出 7 个突起：向两侧伸出一对横突，向上和向下伸出一对上关节突和一对下关节突，向后伸出一个棘突。

椎体和椎弓共同围成椎孔，全部椎骨的椎孔连成椎管，椎管内容纳脊髓及其被膜等。相邻两椎骨的椎弓根之间围成孔称椎间孔，孔内有脊神经和血管通过（图3-5）。

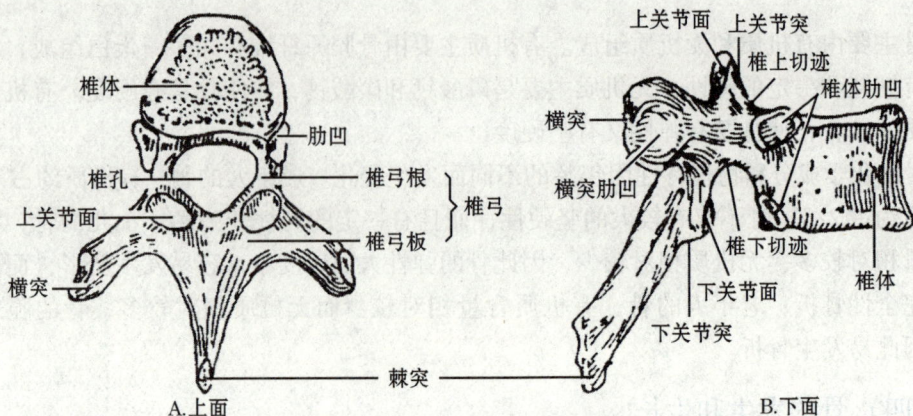

图3-5 胸椎

2. 各部椎骨的主要特征

（1）**颈椎**（cervical vertebrae） 椎体较小；横突根部有一圆孔，称横突孔，内有椎动脉和椎静脉通过；第2~6颈椎的棘突较短，末端分叉（图3-6）。

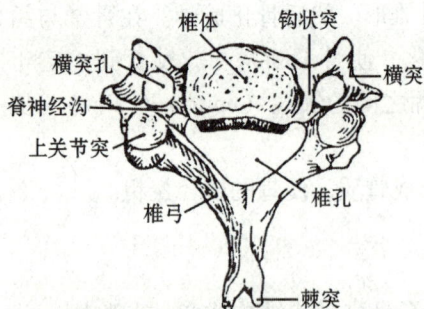

成年人第3~7颈椎椎体上面两侧多有向上的突起，称椎体钩，它与上位颈椎相应处形成钩椎关节。

第1颈椎，又称**寰椎**（atlas），形似环状，无椎体、棘突和关节突，由前弓、后弓及两个侧块构成。前弓的正中后面有齿突凹，与第2颈椎的齿突相关节。侧块的上、下面各有一对上、下关节面，上关节面与枕髁相关节，下关节面与第2颈椎相关节（图3-7）。

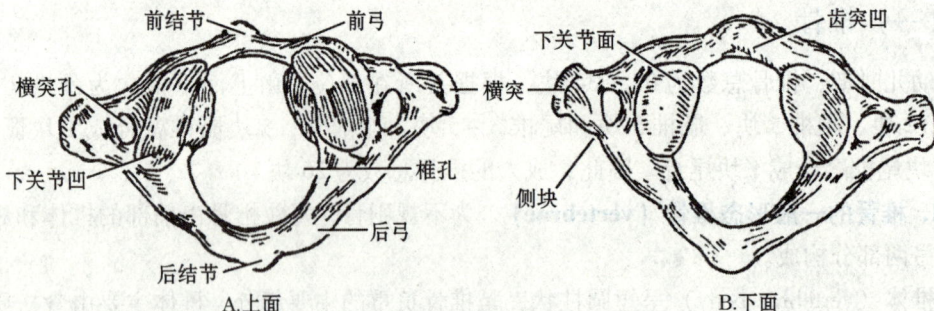

图3-6 颈椎（上面）

图3-7 寰椎

第2颈椎又称**枢椎**（axis），特点为椎体向上伸出一指状突起，称齿突，与寰椎前弓后面的关节面相关节（图3-8）。

第7颈椎又称**隆椎**（vertebra prominens），特点为棘突较长，末端不分叉，皮下易于触及，是临床计数椎骨序数的标志。第7颈椎下方的凹陷处为"大椎穴"（图3-9）。

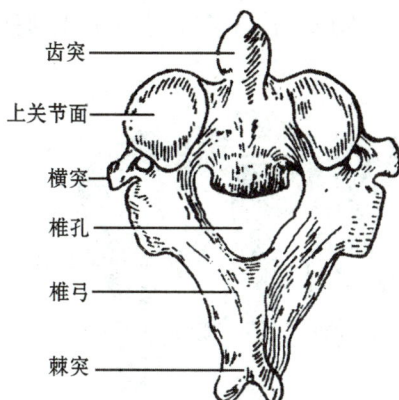

图 3 - 8　枢椎（上面）

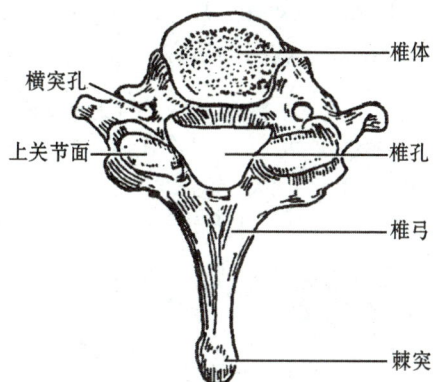

图 3 - 9　隆椎（上面）

（2）**胸椎**（thoracic vertebrae）　在椎体侧面和横突末端的前面，均有与肋骨相关节的肋凹，分别称椎体肋凹和横突肋凹；棘突较长，伸向后下方，互相掩盖，呈叠瓦状（图 3 - 5）。

（3）**腰椎**（lumbar vertebrae）　椎体肥大，呈短圆柱状；棘突呈长方形骨板，水平伸向后方，棘突间间隙较宽，故临床上常在此做腰椎穿刺（图 3 - 10）。

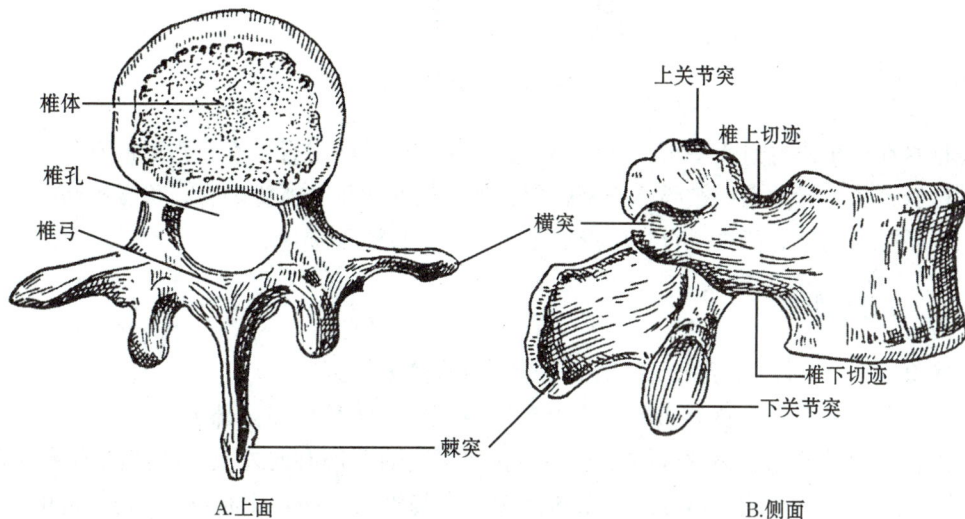

A.上面

B.侧面

图 3 - 10　腰椎

（4）**骶骨**（sacrum）　由 5 块骶椎融合而成。骶骨呈底朝上、尖朝下的三角形。骶骨底位于上方，与第 5 腰椎体相接。底前缘的突出，称骶骨岬，为产科测量骨盆的重要标志。骶骨尖向前下，与尾骨相连接。骶骨两侧面的上部有关节面，称耳状面，与髂骨耳状面相关节，形成骶髂关节。骶骨前面光滑凹陷，有 4 对骶前孔；后面粗糙隆凸，沿正中线的纵行隆起称骶正中嵴，嵴的两侧有与骶前孔相通的 4 对骶后孔，为"八髎穴"取穴的位置。骶骨内有一纵行的管道称骶管。骶管构成椎管的下部，骶前孔、骶后孔都与骶管相通。骶管下端向后裂开，称骶管裂孔。骶管裂孔两侧向下的骨突出，称骶角。骶角是临床上骶管麻醉和针灸取穴的骨性标志（图 3 - 11）。

（5）尾骨（coccyx） 由 3 ~ 5 块退化的尾椎融合而成（图 3 – 11）。尾骨上接骶骨，尖向下，游离于肛门的后方。

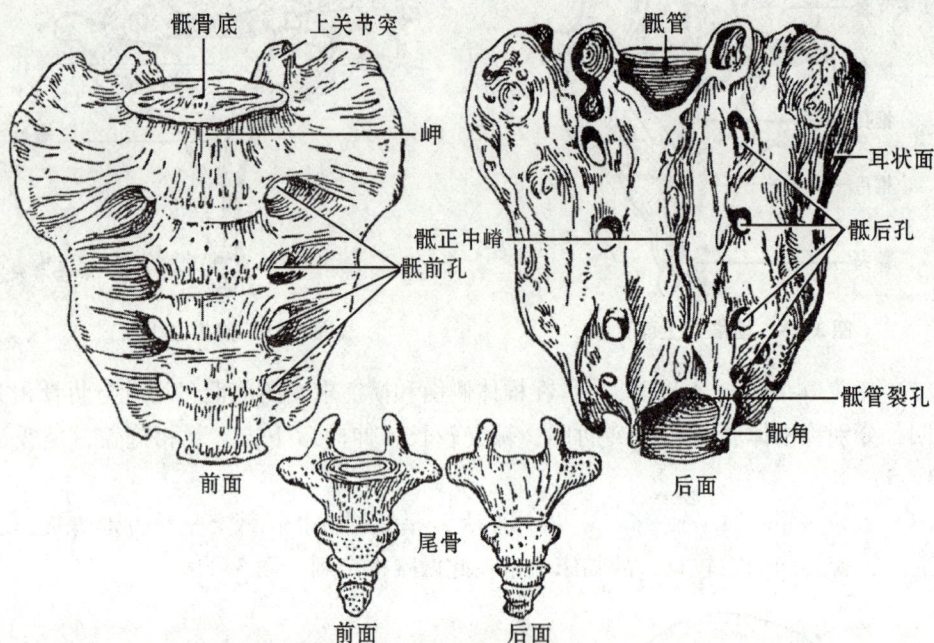

图 3 – 11 骶骨和尾骨

椎骨在发生发育过程中可出现变异。如果两侧椎弓板融合不全，则形成脊柱裂，严重者椎管开放，导致脊髓被膜、脊髓膨出；如果第 5 腰椎与骶骨融合，称腰椎骶化；如果第 1 骶椎不与第 2 骶椎融合，则形成第 6 腰椎，称骶椎腰化。

（二）胸骨

胸骨（sternum）位于胸前部正中，全长可在体表摸到。

胸骨是一块扁骨，自上而下可分为胸骨柄、胸骨体和剑突三部分（图 3 – 12）。胸骨柄上缘中部的凹陷，称颈静脉切迹。颈静脉切迹的两侧有向外上方的卵圆形关节面，称锁切迹。胸骨柄与胸骨体相接处略向前突，称**胸骨角**（sternal angle）。胸骨角可在体表触及，其两侧平对第 2 肋软骨，是计数肋和肋间隙序数的标志。胸骨体呈长方形，外侧缘与第 2 ~ 7 肋软骨相关节。剑突薄而狭长，末端游离。

（三）肋

肋（ribs）共 12 对，由肋骨和肋软骨两部分构成（图 3 – 13）。

肋骨为细长弓状的扁骨，可分为肋体和前、后两端。肋体长而扁，有内、外两面和上、下两缘。肋体内面近下缘处的浅沟，称肋沟，沟内有肋间血管和神经走行。肋骨的前端与肋软骨相连；后端膨大，称肋头。肋头后外方有一粗糙的隆起，称肋结节。肋头和肋结节分别与胸椎肋凹相关节。肋头的外侧稍细部分，称肋颈。

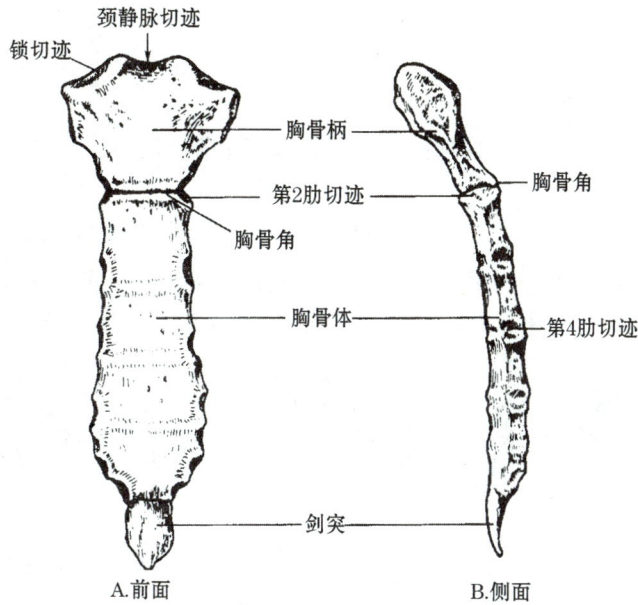

颈静脉切迹

锁切迹

胸骨柄

第2肋切迹

胸骨角

胸骨角

胸骨体

第4肋切迹

胸骨体

剑突

A.前面

B.侧面

图 3 – 12 胸骨

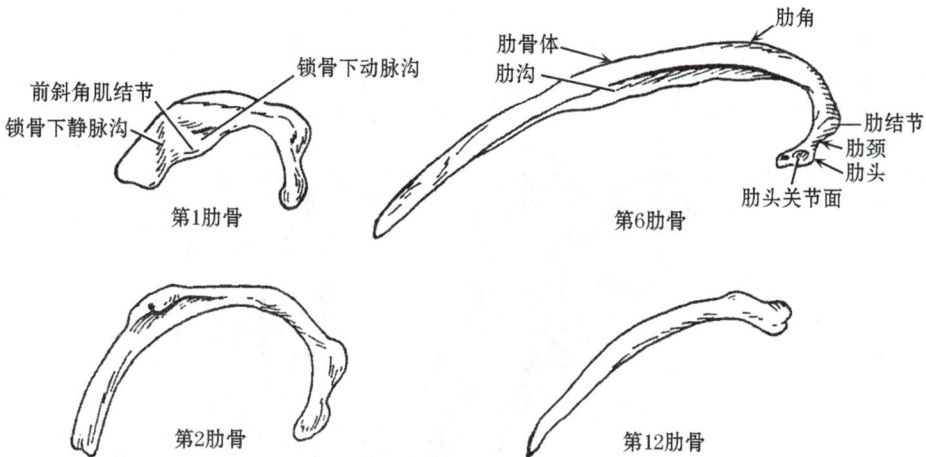

锁骨下动脉沟

前斜角肌结节

锁骨下静脉沟

第1肋骨

肋角

肋骨体

肋沟

肋结节

肋颈

肋头

肋头关节面

第6肋骨

第2肋骨

第12肋骨

图 3 – 13 肋骨

躯干骨的重要骨性标志：第七颈椎、腰椎棘突、骶角、骶管裂孔、颈静脉切迹、胸骨角、剑突、肋、肋弓。

三、四肢骨

四肢骨包括上肢骨和下肢骨。上、下肢骨的数目和排列方式基本相同，但人类由于直立和劳动，四肢的功能发生变化，它们的形态结构也发生相应的变化。上肢成为劳动的器官，故上肢的骨形纤细轻巧，适合于劳动；下肢是支持和移动人体的器官，因而下肢的骨粗壮坚实。

（一）上肢骨

每侧上肢骨有 32 块。

1. 锁骨（clavicle） 位于胸廓前上部，在颈部和胸部之间，全长在体表均可触及，是重要的骨性标志。

锁骨呈"～"形，分一体两端。锁骨体有两个弯曲，内侧 2/3 凸向前，外侧 1/3 凸向后，其交界处较细，外伤时易发生骨折。锁骨的内侧端粗大称胸骨端，与胸骨柄相连形成胸锁关节；外侧端扁平称肩峰端，与肩胛骨的肩峰相连形成肩锁关节（图 3 – 14）。

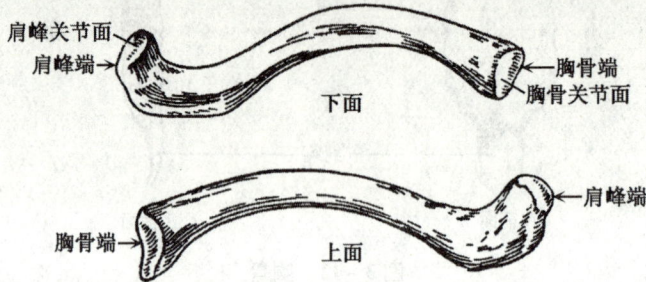

图 3 – 14　锁骨

2. 肩胛骨（scapula） 位于胸廓后面的外上方，介于第 2 ~ 7 肋之间。

肩胛骨为一三角形的扁骨，有两个面、三个角和三个缘（图 3 – 15、图 3 – 16）。

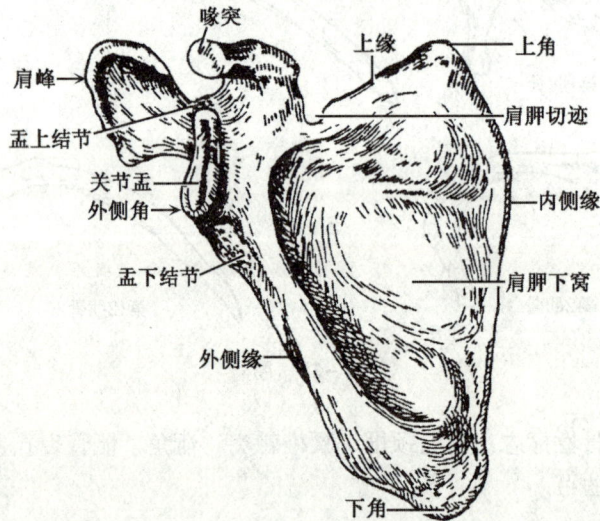

图 3 – 15　肩胛骨（前面）

肩胛骨前面微凹，称肩胛下窝；后面有一斜向外上的骨嵴，称肩胛冈。肩胛冈将肩胛骨后面分为上、下两部分，分别称为冈上窝和冈下窝。肩胛冈外侧端扁平突出的部分，称肩峰。肩峰内侧缘有平坦的小关节面，与锁骨相关节。

肩胛骨外侧角粗大，有卵圆形的关节面，称关节盂，与肱骨头构成肩关节。肩胛骨上角和下角位于内侧缘的上端和下端，上角平对第 2 肋，下角平对第 7 肋。肩胛骨的上角和下角均为临床上计数肋骨或肋间隙序数的体表标志。

肩胛骨内侧缘薄而长，对向脊柱又称脊柱缘；外侧缘稍肥厚，对向腋窝又称腋缘。上缘较短，靠近外侧角处有一弯向前外方的指状突起，称喙突，可在锁骨外侧 1/3 的下方摸到其尖端。

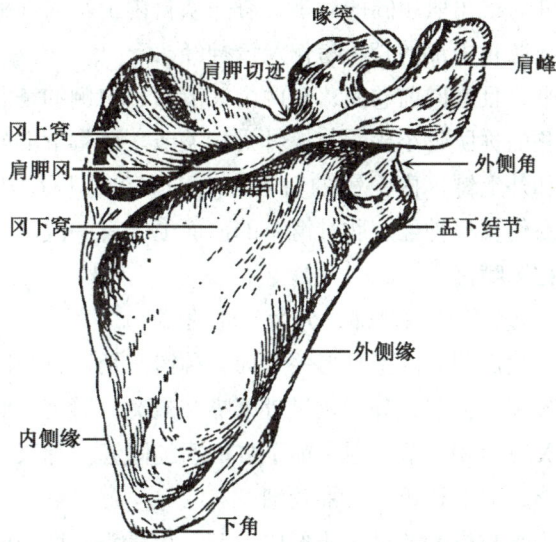

图 3-16　肩胛骨（后面）

3. 肱骨（humerus）　位于上臂，是典型的长骨，分为一体两端（图 3-17）。

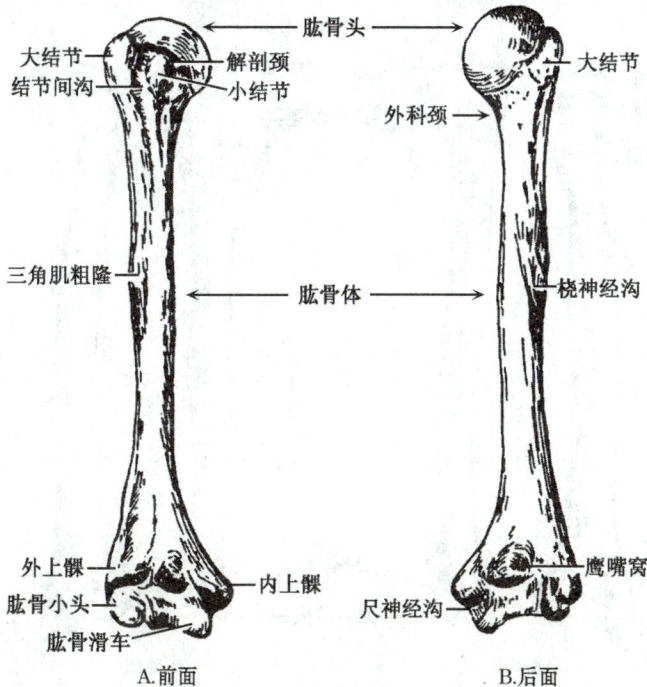

图 3-17　肱骨

肱骨上端朝向内上的半球形的肱骨头，与肩胛骨的关节盂相关节。肱骨头的前外侧有两个突起，外侧的较大隆起称大结节，前面的较小突起称小结节；两结节向下延伸的嵴分别称为大结节嵴和小结节嵴，两嵴之间的纵沟称结节间沟。肱骨上端与体交界处稍细，称外科颈，是骨折的易发部位。

肱骨体呈圆柱状。肱骨体中部的前外侧面有一"V"形的粗糙隆起，称三角肌粗隆，是三角肌的附着处。三角肌粗隆的后下方有一条自内上斜向外下的浅沟，称桡神经沟，有桡神经通过，故肱骨中部的骨折易伤及该神经。

肱骨下端前后扁平，且略向前卷曲，有两个关节面：内侧的是肱骨滑车，与尺骨的滑车切迹相关节；外侧的称肱骨小头，与桡骨头相关节。肱骨下端的内、外侧各有一个突起，分别称内上髁和外上髁。内上髁的后下方有一浅沟，称尺神经沟，有尺神经通过。内上髁骨折时，易伤及尺神经。肱骨滑车的前面上方有一浅窝，称冠突窝；滑车的后面上方有一深窝，称鹰嘴窝。

4. 尺骨（ulna） 位于前臂内侧部，分为一体两端。

尺骨上端前面有一大而凹陷的半月形关节面，称滑车切迹，与肱骨滑车相关节。在滑车切迹的上、下方各有一突起，分别称尺骨鹰嘴和冠突。冠突外侧面的关节面称桡切迹，与桡骨头的环状关节面相关节。冠突前下方的粗糙隆起，称尺骨粗隆。

尺骨体呈三棱柱形，上部较粗，下部较细。

尺骨下端称尺骨头，与桡骨的尺切迹形成关节。尺骨头的后内侧有向下的突起，称尺骨茎突，为骨性标志（图 3 - 18）。

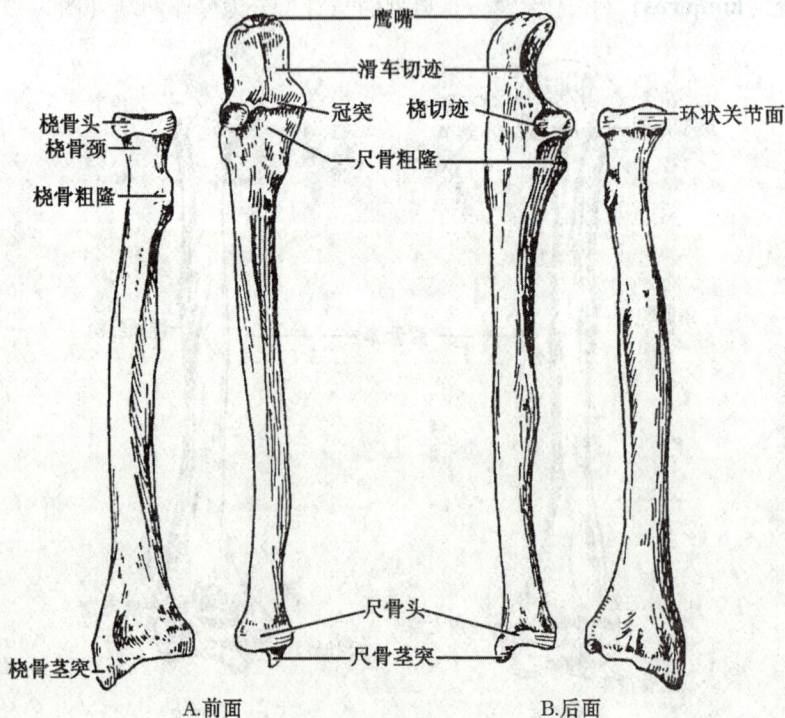

图 3 - 18 桡骨和尺骨

5. 桡骨（radius） 位于前臂外侧部，分为一体两端。

桡骨上端细小呈短柱状，称桡骨头，其近侧面有关节凹与肱骨小头相关节。桡骨头的周缘有环状关节面，与尺骨的桡切迹相关节。桡骨头下方缩细的部分，称桡骨颈，颈的内下方有一粗糙隆起，称桡骨粗隆。

桡骨体呈三棱柱形，上部较细，下部较粗。

桡骨下端的内侧面有凹形关节面，称尺切迹，与尺骨头相关节；下端下面有腕关节面，与腕骨相关节；下端外侧向下突出，称桡骨茎突，为骨性标志，正常情况下，桡骨茎突比尺骨茎突低约1cm（图3－18）。

6. 手骨（bone hand） 包括腕骨、掌骨和指骨（图3－19）。

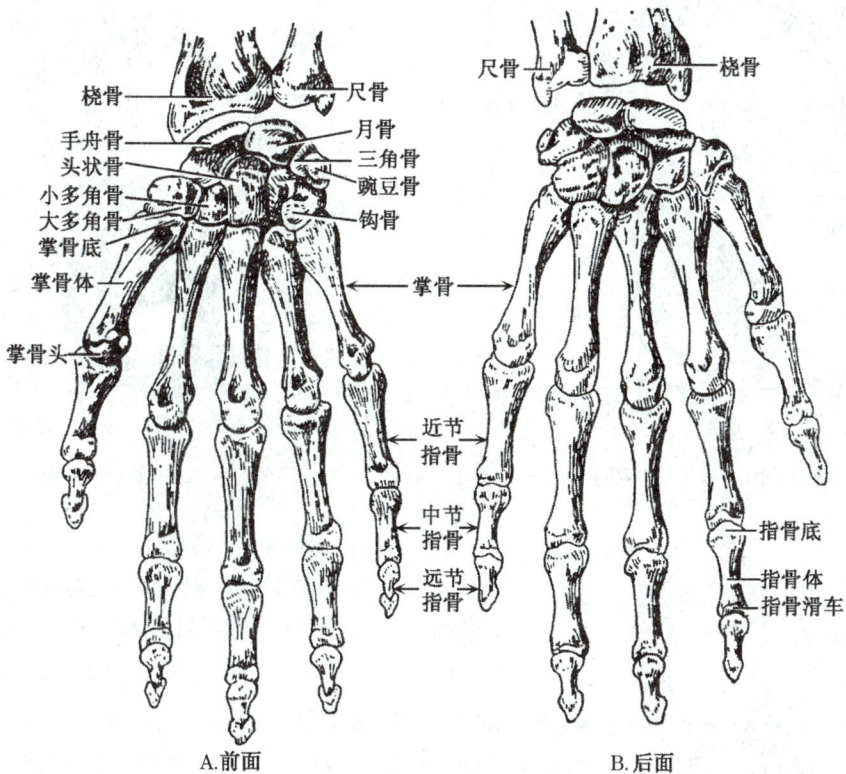

图3－19 手骨

（1）**腕骨（carpal bones）** 由8块小型短骨组成，排成两列，每列4块，由桡侧向尺侧依次数，近侧列为手舟骨、月骨、三角骨和豌豆骨；远侧列依次为大多角骨、小多角骨、头状骨和钩骨。

（2）**掌骨（metacarpal bones）** 为5块小型长骨，由桡侧向尺侧，分别称第1～5掌骨。掌骨的近侧端为掌骨底，接腕骨；中间的部分为掌骨体；远侧端为掌骨头，接指骨。

（3）**指骨（phalanges of fingers）** 为14块小型长骨。除拇指为2节指骨外，其余各指均为3节。由近侧至远侧依次为近节指骨、中节指骨和远节指骨。指骨的近侧端为指骨底，中部为指骨体，远侧端为指骨滑车。远节指骨远侧端无滑车，其掌面有粗糙隆起，称远节指骨粗隆。

（二）下肢骨

下肢骨每侧有 31 块。

1. 髋骨（hip bone） 位于盆部，是不规则骨（图1-20～图1-22）。髋骨的外侧面有一深窝，称髋臼，其关节面与股骨头相关节。髋骨前下份的卵圆形大孔，称闭孔。幼儿时期的髋骨，由髂骨、坐骨和耻骨组成，三骨之间借软骨相连，16 岁左右时，软骨骨化，三骨融合成为一块髋骨。

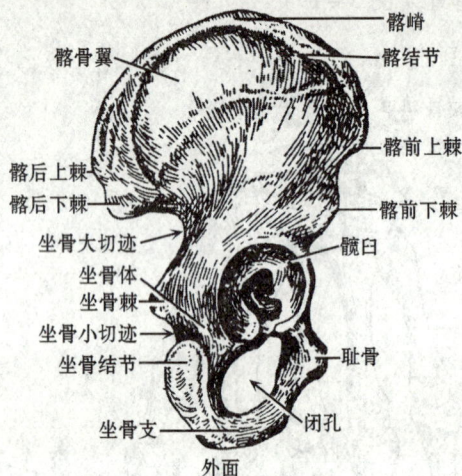

图 3-20 髋骨（外面）

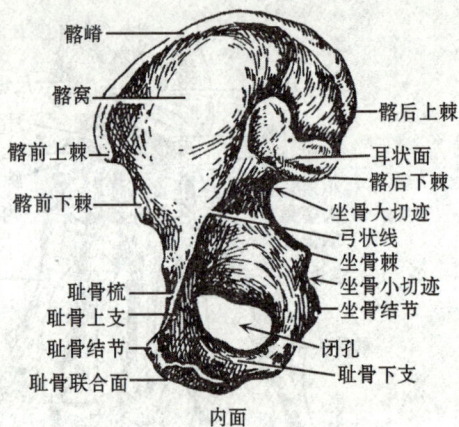

图 3-21 髋骨（内面）

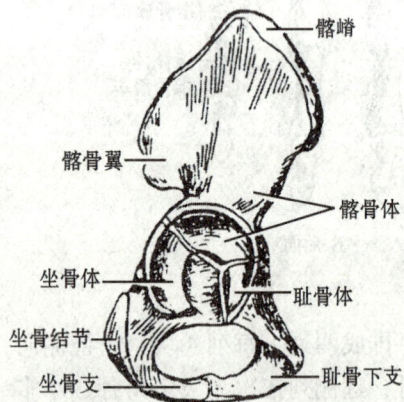

图 3-22 5 岁幼儿的髋骨

（1）**髂骨（ilium）** 构成髋骨的上部，可分为髂骨体和髂骨翼两部分。髂骨体构成髋臼的上部，肥厚粗壮；髂骨翼位于髂骨体的上方，为宽厚的骨板，中部较薄而周边较厚。髂骨的上缘增厚，称髂嵴。两侧髂嵴最高点的连线，约平第 4 腰椎棘突，是确定椎骨序数的标志。髂嵴前、后端的突起分别称髂前上棘和髂后上棘。髂前上棘和髂后上棘的下方各有一突起，分别称髂前下棘和髂后下棘。髂前上棘后方 5～7cm 处，髂嵴向外侧的突起，称髂结节。髂骨翼内面平滑凹陷的浅窝，称髂窝。髂窝的后部下方有耳状面与骶骨的耳状面形成骶髂关节。

（2）**耻骨（pubis）** 构成髋骨前下部，可分为耻骨体、耻骨上支和耻骨下支三部分。耻骨体构成髋臼的前下部。耻骨体向前下方延伸为耻骨上支，再转向后下移行于耻骨下支。耻骨上、下支移行部的内侧处有一长椭圆形耻骨联合面。耻骨上支的上缘薄而锐，称耻骨梳。耻骨梳的后端与弓状线相续，前端终于圆形的突起，称耻骨结节。

（3）**坐骨（ischium）** 构成髋骨的后下部，可分为坐骨体和坐骨支两部分。坐骨体构成髋臼的后下部，下份转折向前而成坐骨支。坐骨体与坐骨支会合处较肥厚粗糙，称坐骨结节，为坐骨最低处，可在体表扪到。坐骨结节的上后方有一锐棘，称坐骨棘。坐骨棘的上、下方各有一切迹，分别称坐骨大切迹和坐骨小切迹。

2. 股骨（femur）　位于大腿部，为人体最粗大的长骨。股骨分为一体两端。

股骨上端朝向内上方的球状膨大部，称股骨头，与髋臼相关节。股骨头外下方的缩细部分，称股骨颈。股骨颈与股骨体交接部上外侧的方形隆起称大转子；内下方的隆起，称小转子。股骨大转子可在体表摸到，是下肢重要的骨性标志。

股骨体呈圆柱形，稍微向前凸，体的后面有纵行的骨嵴，称粗线，向上外延续为臀肌粗隆。

股骨下端形成两个膨大，分别称内侧髁和外侧髁，髁的前面、下面和后面都是光滑的关节面，与髌骨和胫骨相关节。两髁之间的深窝，称髁间窝。内侧髁和外侧髁的侧面分别有突出的内上髁和外上髁（图3-23）。

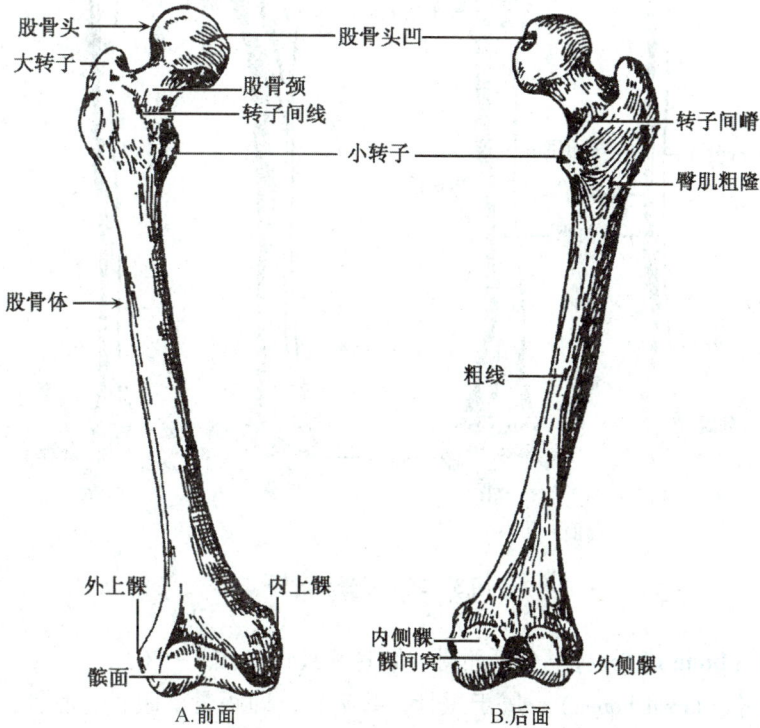

图3-23　股骨

3. 髌骨（patella）　位于膝关节前方的股四头肌腱内。髌骨略呈三角形，底朝上，尖朝下，前面粗糙，后面有光滑的关节面，与股骨两髁前方的髌面相关节（图3-24）。

4. 胫骨（tibia）　位于小腿内侧部。胫骨可分为一体两端（图3-25）。

胫骨上端向后方和两侧膨大，形成内侧

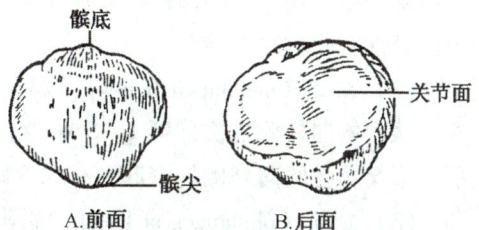

图3-24　髌骨

髁和外侧髁。两髁上面有微凹的关节面，与股骨内外侧髁相关节。胫骨上端与胫骨体移行处的前面有一粗糙的隆起，称胫骨粗隆。两髁上面之间的粗糙隆起，称髁间隆起。在外侧髁的后下有一腓关节面，与腓骨头相关节。

胫骨体呈三棱柱形，其前缘锐利，内侧面平坦，均浅居皮下，体表都可摸到。

胫骨下端内侧面向下的突起，称内踝；外侧面有腓切迹，与腓骨相连结；下面有关节面，与距骨相关节。

5. 腓骨（fibula） 位于小腿外侧部，可分为一体两端（图3-25）。

腓骨上端膨大称腓骨头；腓骨体细长；腓骨下端膨大称外踝。临床上常截取一段带有血管的腓骨，用以自体骨移植。

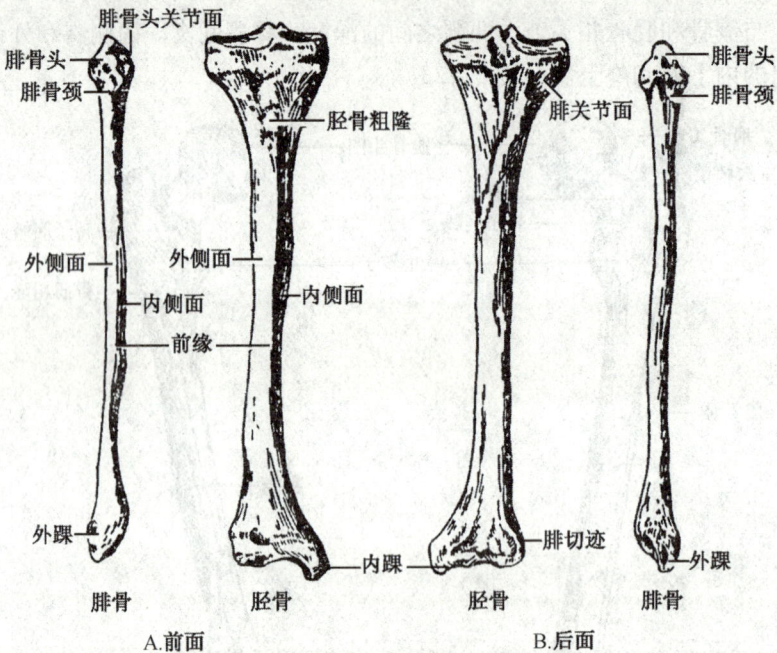

图3-25 胫骨和腓骨

6. 足骨（bone of foot） 包括跗骨、距骨和趾骨（图3-26）。

（1）**跗骨（tarsal bones）** 属于短骨，共7块，即距骨、跟骨、骰骨、足舟骨和3块楔骨。距骨位于胫、腓骨的下方；前方是足舟骨；后下方是跟骨。足舟骨的前方由内侧向外侧是3块并列的内侧楔骨、中间楔骨和外侧楔骨。跟骨的前方接骰骨。跟骨后下方的骨性突起称跟骨结节。

（2）**跖骨（metatarsal bones）** 属于小型长骨，共5块，列于3块楔骨和骰骨的前方。从内侧向外侧依次称第1~5跖骨。每块跖骨也可分为跖骨底、跖骨体和跖骨头三部。第5跖骨底向外侧的突起，称第5跖骨粗隆，易扪及，是重要的体表标志。

（3）**趾骨（phalanges of toes）** 属于小型长骨，共14块，各趾骨的名称和结构名称同手指骨。

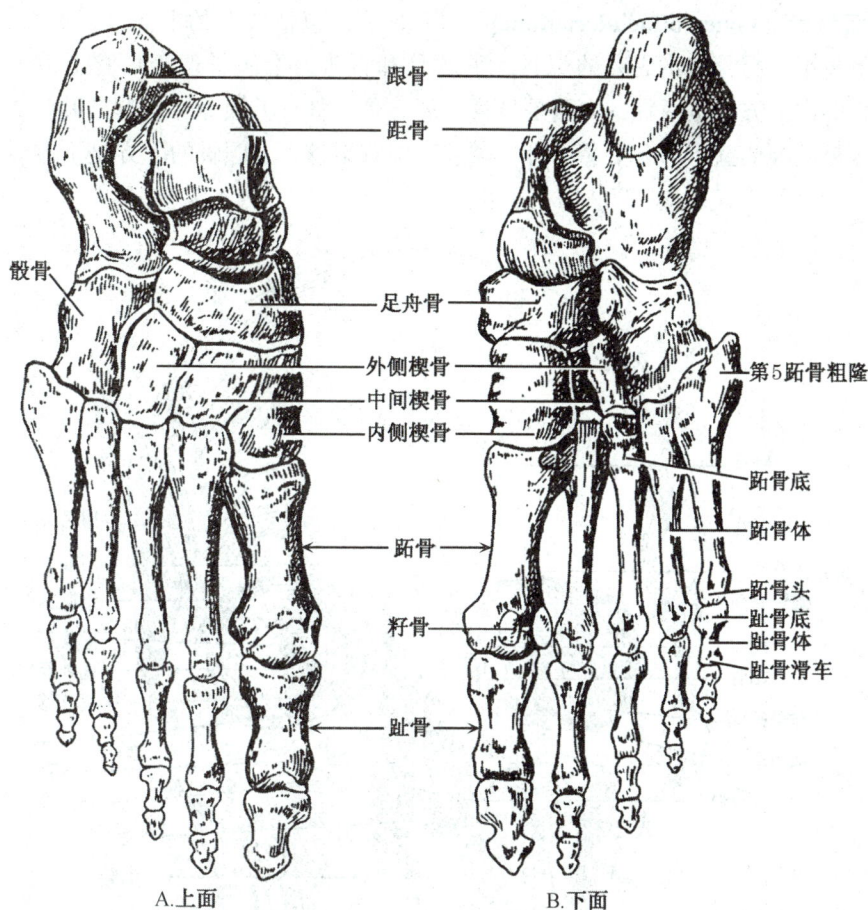

跟骨
距骨
骰骨
足舟骨
外侧楔骨
中间楔骨
内侧楔骨
跖骨
籽骨
趾骨
第5跖骨粗隆
跖骨底
跖骨体
跖骨头
趾骨底
趾骨体
趾骨滑车

A.上面　　　　　　　　　B.下面

图 3-26　足骨

四肢骨的重要骨性标志：锁骨、肩胛冈、肩峰、喙突、肩胛骨下角、肱骨内上髁、肱骨外上髁、尺骨鹰嘴、尺骨茎突、桡骨茎突、手舟骨、豌豆骨；髂嵴、髂前上棘、髂后上棘、髂结节、坐骨结节、耻骨结节、股骨大转子、股骨内上髁、股骨外上髁、髌骨、胫骨内上髁、胫骨外上髁、胫骨粗隆、腓骨头、内踝、外踝、跟骨结节。

四、颅骨

（一）颅的组成

成年人**颅**（skull）由 23 块**颅骨**（cranial bones）组成（不含中耳内的 6 块听小骨）。颅可分为脑颅和面颅两部分。脑颅位于颅的后上部，围成颅腔，容纳和保护脑；面颅位于颅的前下部，形成面部轮廓，并构成眼眶、鼻腔和口腔的骨性支架。

1. 脑颅骨（bones of cerebral cranium）　共 8 块，组成颅盖和颅底，包括颅顶部 2 块顶骨，前方 1 块额骨，后方 1 块枕骨，两侧各有 1 块颞骨，颅底前部中央的 1 块筛骨和颅底中央的 1 块蝶骨（图 3-27、图 3-28、图 3-31）。

2. 面颅骨（bones offacialcranium） 共 15 块，包括成对的上颌骨、鼻骨、泪骨、颧骨、下鼻甲、腭骨和不成对的犁骨、下颌骨和舌骨。上颌骨位于口腔上方、鼻腔两侧，在它的内上方邻接两骨，内侧是鼻骨，后方是泪骨。上颌骨外上方是颧骨，后内方接腭骨。鼻腔外侧壁下部有下鼻甲骨，鼻腔正中有梨骨。上颌骨的下方是下颌骨，下颌骨的后下方是舌骨（图 3 - 27、图 3 - 28）。

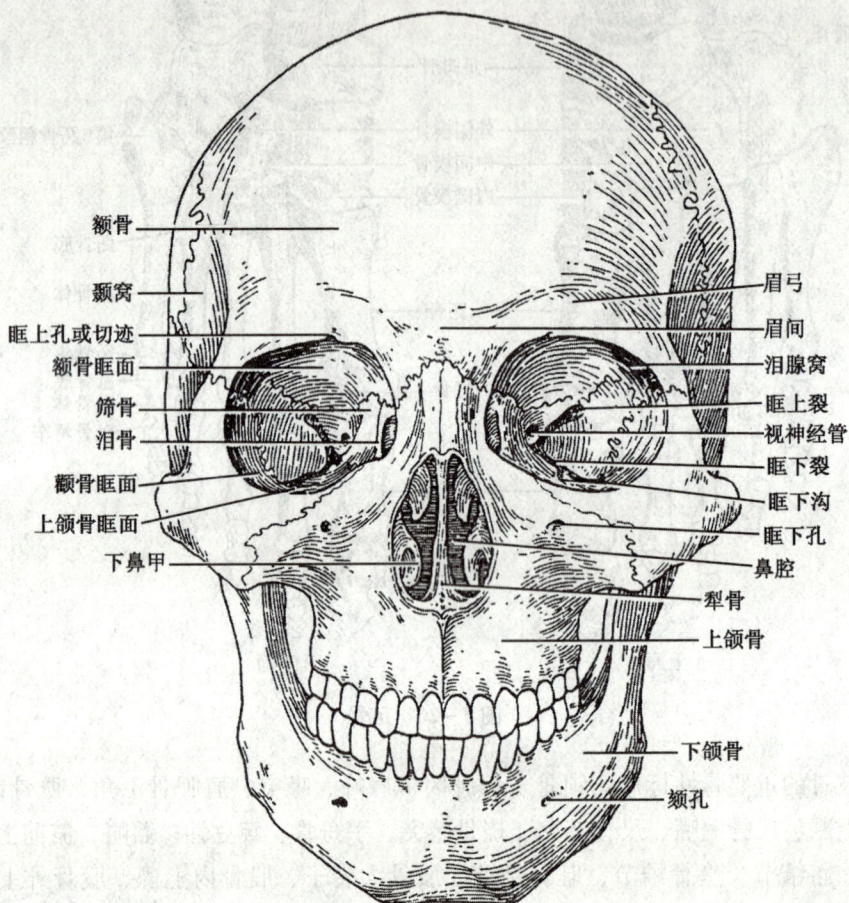

图 3 - 27 颅的前面观

（二）部分颅骨的形态

1. 下颌骨（mandible） 居上颌骨的下方，可分为一体两支。下颌体居前部中央，呈马蹄铁形，其上缘有容纳下颌牙根的牙槽弓。下颌体的两外侧面各有一孔，称颏孔。下颌支是由下颌体后端向上伸出的长方形骨板构成，其上缘有两个突起，前方的称冠突，后方的称髁突。髁突的上端膨大，称下颌头，与颞骨的下颌窝相关节。下颌头下方较细部分，称下颌颈。下颌支内面中央有一小孔，称下颌孔，由此孔通入下颌管。下颌管在下颌骨内走向前下方，开口于颏孔。下颌体和下颌支会合处形成下颌角（图 3 - 29）。

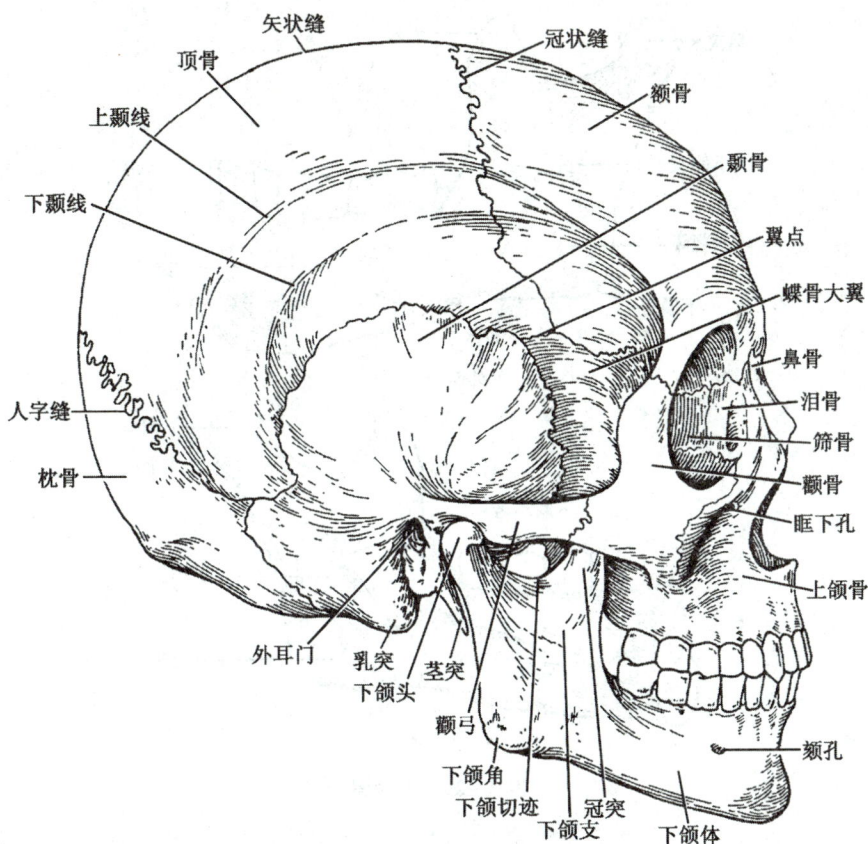

矢状缝
冠状缝
顶骨
额骨
上颞线
颞骨
下颞线
翼点
蝶骨大翼
鼻骨
泪骨
人字缝
筛骨
枕骨
颧骨
眶下孔
上颌骨
外耳门
乳突
茎突
下颌头
颧弓
颏孔
下颌角
下颌切迹
冠突
下颌支
下颌体

图 3 - 28 颅的侧面观

2. 舌骨（hyoidbone） 呈"U"字形，位于下颌骨的下后方，其与颅骨之间仅借韧带和肌相连。舌骨中央为舌骨体，自舌骨体向后外方伸出一对舌骨大角。舌骨体和舌骨大角结合处向上伸出一对舌骨小角（图 3 - 30）。

3. 蝶骨（sphenoid bone） 位于颅底中部。蝶骨形似蝴蝶，可分为蝶骨体、大翼、小翼和翼突四部分。蝶骨体为蝶骨的中部，呈立方形，体内的空腔称蝶窦，蝶骨体上面隆起形如马鞍称蝶鞍，其中央的凹陷为垂体窝。大翼和小翼是蝶骨体向两侧延伸的两端突起，前上方的一对称为小翼，后下方的一对叫大翼。翼突是从体与大翼连接处向下伸出的一对突起（图 3 - 31）。

（三）颅整体观

1. 颅的上面观（calvaria） 颅的上面可见三条缝：在额骨与顶骨之间的冠状缝；左、右顶骨之间的矢状缝；两顶骨与枕骨之间的人字缝。

2. 颅底内面观（internal surface of base of skull） 颅底内面凹凸不平，由前向后呈阶梯状排列着三个窝，分别称颅前窝、颅中窝和颅后窝（图 3 - 31）。

（1）颅前窝（anterior cranial fossa） 中部低凹处是筛骨的筛板，筛板上有许多小孔称筛孔，有嗅神经通过。

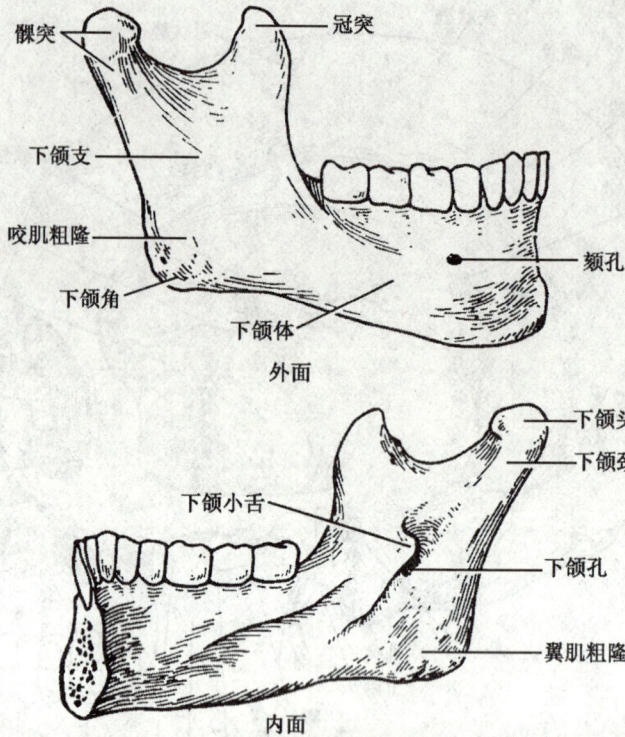

图 3-29 下颌骨

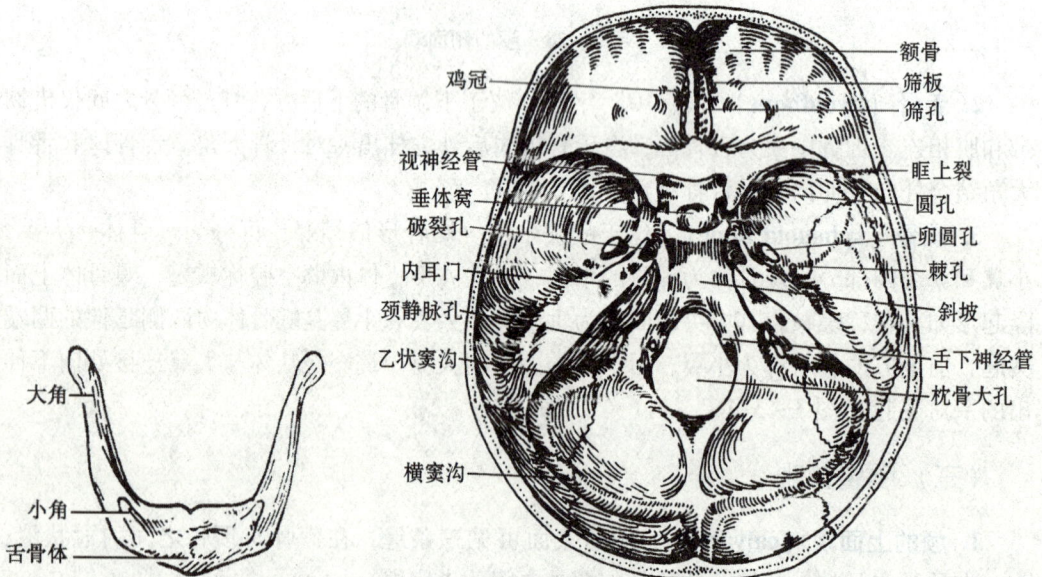

图 3-30 舌骨　　　　　　图 3-31 颅底内面

（2）**颅中窝**（middle cranial fossa）　　中部隆起，外部凹陷。颅中部中央是蝶骨体，上面中央的凹陷称垂体窝。垂体窝前外侧有视神经管，管的下外方有眶上裂，均与眶相通。蝶骨体的两侧，由前内向后外依次可见圆孔、卵圆孔和棘孔。卵圆孔和棘孔的后方有三棱锥状的骨突是颞骨岩部。

（3）**颅后窝**（posterior cranial fossa）　中央部有枕骨大孔，它向下与椎管相延续。枕骨大孔的前壁为斜坡，承托脑干；孔的前外侧缘有舌下神经管；孔的后上方有枕内隆凸，隆凸向两侧有横窦沟，横窦沟至颞骨则弯向下，前续为乙状窦沟，乙状窦沟终于颈静脉孔。颅后窝的前外壁为颞骨岩部的后面，其中央有内耳门，为内耳道的开口。

3. 颅底外面观（external surface of baseof skull）　颅底外面高低不平，可分前、后两部。

颅底外面的前部位置较低，有上颌骨的牙槽，牙槽从前方和两侧包围着骨腭。骨腭后上方有被犁骨分开的两个鼻后孔。

颅底外面的后部中央有枕骨大孔。枕骨大孔的两侧有椭圆形隆起的枕髁，其与寰椎上关节凹形成寰枕关节。枕髁的外侧有颈静脉孔，孔的前方有颈动脉管外口。颈静脉孔后外侧的细长突起，称茎突。茎突与乳突之间的孔，称茎乳孔。茎乳孔前方的凹陷为下颌窝，与下颌头相关节。下颌窝前方的横行隆起，称关节结节。枕骨大孔的后上方有枕外隆凸。

颅底的孔、管、裂都有神经、血管通过，颅底骨折时往往沿这些孔道断裂，引起严重的神经、血管损伤（图 3 - 32）。

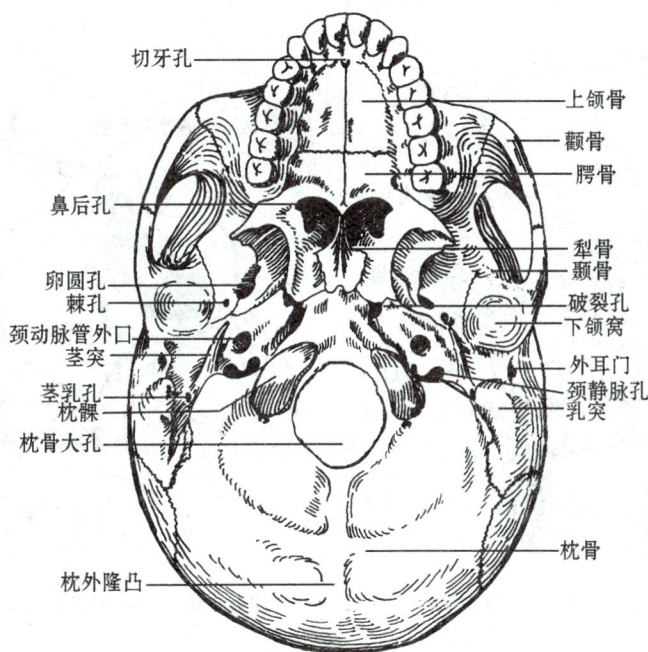

图 3 - 32　颅底外面

4. 颅的侧面观（lateral surface of skull）　颅侧面中部有外耳门，由外耳门向内入外耳道。外耳门前方，有一弓状的骨梁，称颧弓。外耳门后方向下的突起，称乳突。颧弓上方的凹陷，称颞窝。在颞窝区内，有额骨、顶骨、颞骨、蝶骨四骨的会合处，称翼点。翼点是略呈"H"形的骨缝，骨质比较薄弱，其内面有脑膜中动脉的前支通过。所以翼点处外伤骨折时，容易损伤该动脉，引起颅内血肿。中医的"太阳穴"即位于翼点处（图3-28）。

5. 颅的前面观（anterior surface of skull） 颅的前面有一对容纳眼球的眶和位于其间的骨性鼻腔（图3-27）。

（1）**眶（orbit）** 容纳眼球及其附属器。眶呈四面锥体形；尖朝向后内，经视神经管与颅腔相通；底朝向前外，其上、下缘分别称眶上缘和眶下缘。眶上缘的中、内1/3交界处为眶上孔（眶上切迹），眶下缘中点的下方约1cm处有眶下孔。

眶有四个壁：眶的上壁薄而光滑，是颅前窝的底；眶的下壁主要由上颌骨构成，是上颌窦的顶；眶的内侧壁骨质较薄，主要由泪骨和筛骨眶板构成，邻接筛窦，该壁近前部有泪囊窝，其向下移行为鼻泪管，通入鼻腔；眶外侧壁较厚，其后部有眶上裂和眶下裂，通向颅中窝。

（2）**骨性鼻腔（bony nasal cavity）** 位于面颅的中央，正中有骨性鼻中隔将其分为左、右两腔。每腔都有四壁和前、后两口。

骨性鼻腔的上壁以筛板与颅腔相隔；下壁以骨腭与口腔分界；内侧壁为骨性鼻中隔；外侧壁上有三个卷曲的骨片，分别称上鼻甲、中鼻甲和下鼻甲。每个鼻甲下方的空间，相应的称上鼻道、中鼻道和下鼻道（图3-33~图3-35）。

骨性鼻腔的前口称梨状孔；后口成对，称鼻后孔。

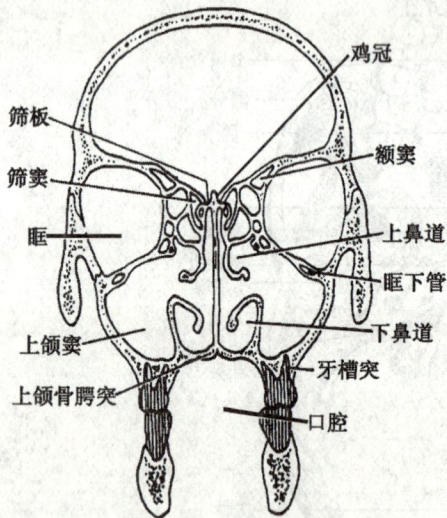

图3-33 颅的冠状切面（通过第3磨牙）　　图3-34 鼻腔内侧壁（骨性鼻中隔）

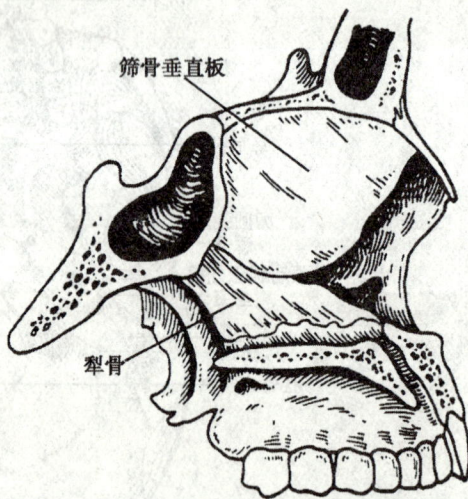

（3）**鼻旁窦（paranasal sinuses）** 在鼻腔周围的颅骨内，有若干与鼻腔相通的含气的空腔，总称为鼻旁窦。鼻旁窦共四对，其名称和位置与所在骨的名称一致，包括额窦、上颌窦、筛窦和蝶窦（图3-33、图3-35）。

6. 新生儿颅的特征 由于胎儿时期脑和感觉器官比咀嚼和呼吸器官的发育早而快，故新生儿的脑颅远大于面颅。

新生儿颅骨的某些部分尚未发育完全，颅盖骨之间留有被结缔组织膜所封闭的间隙，称颅囟（图3－36）。其中在矢状缝与冠状缝相交处有前囟（额囟），呈菱形；在矢状缝和人字缝相交处有后囟（枕囟），呈三角形；在相当于翼点处有前外侧囟（蝶囟）；在相当于人字缝末端，有后外侧囟（乳突囟）。前囟一般在出生后1.5岁左右逐渐骨化闭合，其余各囟于出生后不久即闭合。前囟在临床上常作为婴儿发育和颅内压变化的检查部位之一。

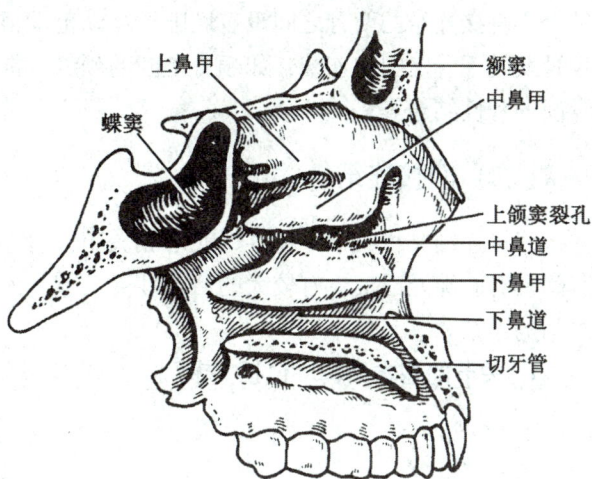

图 3－35 鼻腔外侧壁

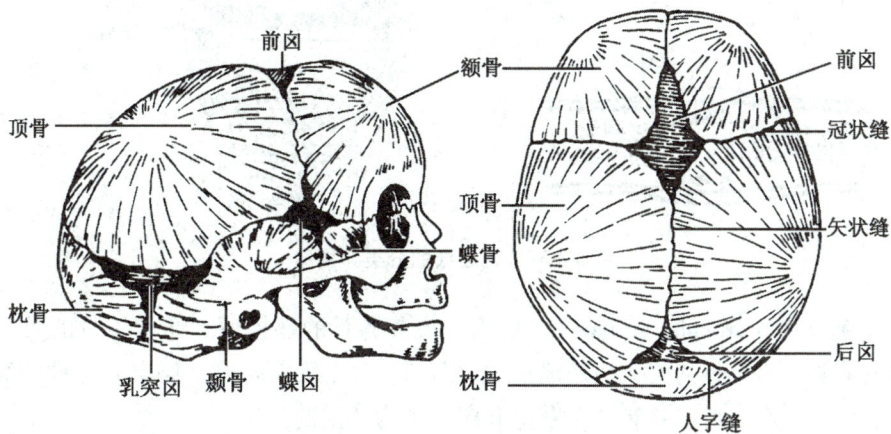

图 3－36 新生儿颅（示颅囟）

颅骨的重要骨性标志：枕外隆凸、乳突、颧弓、翼点、下颌头、下颌角、眶上缘、眶下缘。

第三节 关 节 学

一、概述

骨与骨之间的连结装置称骨连结。骨连结可分为直接连结和间接连结两种（图3－37）。

（一）直接连结

骨与骨之间借致密结缔组织、软骨或骨直接相连，形成纤维连结、软骨连结和骨性结合。直接连结的两骨之间没有腔隙，运动范围很小或不能运动。直接骨间连结多见于颅骨及躯干骨之间的连结，如颅骨之间的颅缝、椎骨之间的椎间盘，以及骶椎、尾椎椎骨间的骨性结合等。

（二）间接连结

间接连结又称关节（joint）或滑膜关节。骨与骨之间借膜性的结缔组织囊相连结，其间具有腔隙及滑液，有较大的活动性。关节是人体骨连结的主要形式，多见于四肢骨之间的连结。

1. 关节的基本结构 包括关节面、关节囊和关节腔三部分（图3-37）。

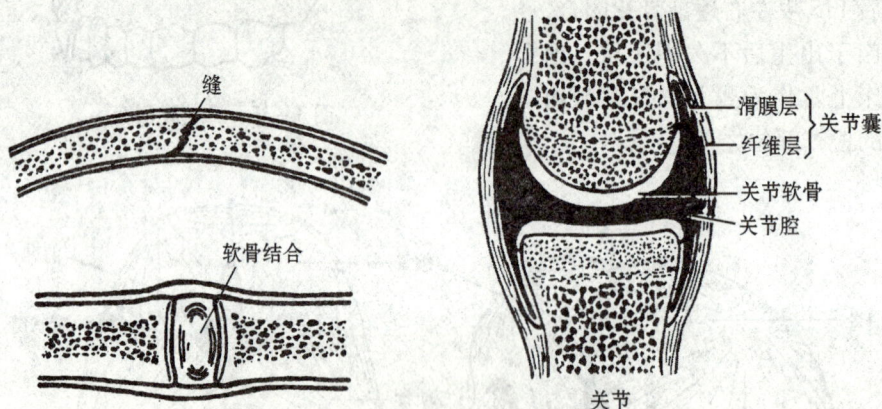

图3-37 骨连结的分类和构造

（1）**关节面（articular surface）** 是构成关节各骨的邻接面。通常一骨的关节面隆凸形成关节头，另一骨的关节面凹陷形成关节窝。关节面覆盖有一层富有弹性的关节软骨，关节软骨表面光滑，具有减少摩擦和缓冲外力冲击的作用。

（2）**关节囊（articular capsule）** 是由结缔组织所构成的膜性囊，附着于关节面周缘及其附近的骨面上。关节囊分为内、外两层：外层为**纤维膜**（fibrous membrane），由致密结缔组织构成，厚而坚韧；内层为**滑膜**（synovial membrane），由疏松结缔组织组成，薄而柔软，内面光滑。滑膜能分泌滑液，具有减少关节运动时的摩擦和营养关节软骨等功能。

（3）**关节腔（articular cavity）** 是关节软骨和关节囊的滑膜共同围成的密闭腔隙，内含少量滑液。关节腔内为负压，对维持关节的稳固性有一定的作用。

2. 关节的辅助结构 关节除基本结构外，还有韧带、关节盘（或半月板）、关节唇等辅助结构。

（1）**韧带（ligament）** 是连于相邻两骨之间的致密结缔组织束。位于关节囊内的韧带，称囊内韧带；位于关节囊周围的韧带，称囊外韧带。韧带有增加关节的稳固性和限制关节过度运动的作用。

（2）**关节盘（articular disc）** 是位于两关节面之间的纤维软骨板，其周缘附着于关节囊内面。关节盘使相邻关节面更为适应，增加了关节的稳固性和灵活性，并有缓冲和减少外力冲击和震荡的作用。膝关节内的纤维软骨板呈半月形，称**关节半月板**（articular meniscus）。

（3）**关节唇**（articular labrum）　是附着于关节窝周缘的纤维软骨环，有加深关节窝、扩大关节面的作用，以增加关节的稳固性。

3. 关节的运动　关节在肌的牵引下可做各种运动，其基本运动形式有以下几种：

（1）**屈和伸**　是围绕冠状轴的运动。关节运动时，两骨之间的角度缩小称为屈，两骨之间的角度增大称为伸。

（2）**内收和外展**　是围绕矢状轴的运动。关节运动时，骨向正中矢状面靠拢的运动称为内收，骨离开正中矢状面的运动称为外展。

（3）**旋转**　是围绕垂直轴的运动。骨的前面转向内侧的运动称为旋内，骨的前面转向外侧的运动称为旋外。在前臂则称旋前和旋后，手背转向前方的运动，称为旋前；手背转向后方的运动，称为旋后。

（4）**环转**　以关节中心为轴心，运动时，骨的近端在原位转动，远端做圆周运动，整个骨的运动形式可描绘成一圆锥形的轨迹。环转运动实为屈、外展、伸和内收的连续运动。

二、躯干骨的连结

各部椎骨互相连结构成脊柱。全部胸椎、肋和胸骨互相连结构成胸廓。

（一）脊柱

脊柱（vertebral column）位于躯干背部正中，构成人体的中轴。脊柱由 26 块椎骨借椎间盘、韧带和关节连结而成。

1. 椎骨的连结　各椎骨间借椎间盘、韧带和关节相连。

（1）**椎间盘**（intervertebral disc）　是连结相邻两个椎体间的纤维软骨盘。椎间盘由周围部的纤维环和中央部的髓核两部分组成（图 3 - 38）。纤维环是由多层呈环形排列的纤维软骨环构成，质坚韧；髓核为柔软而富有弹性的胶状物质。椎间盘既坚韧又富有弹性，除对椎体有连结作用外，又有缓冲震荡，起"弹性垫"样作用，同时还有利于脊柱向各个方向运动。整个脊柱共有 23 个椎间盘。

成年人，由于椎间盘的退行性改变，在过度劳损、体位骤变或动作过猛时均可能引起纤维环破裂，髓核膨出，临床上称

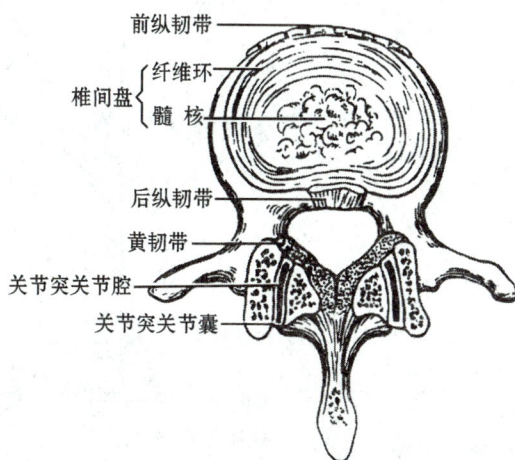

图 3 - 38　椎间盘和关节突关节

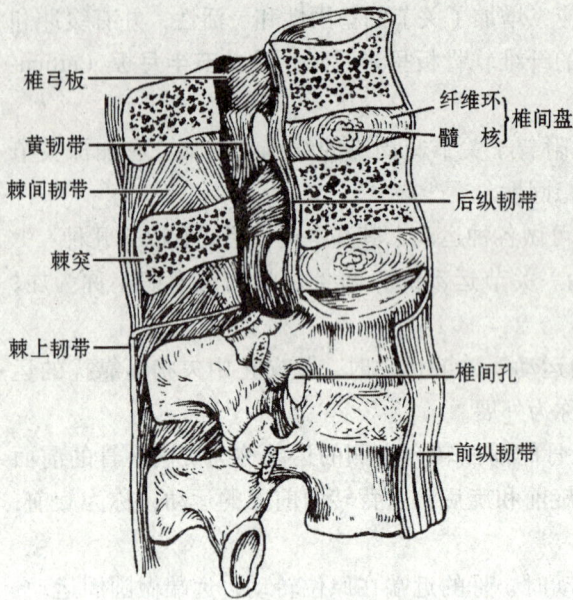

图 3 – 39 脊柱的韧带

椎间盘脱出症。由于纤维环后部较薄弱，故髓核多向后方或后外方膨出，突入椎管和椎间孔，压迫脊髓或脊神经根。由于腰部负重及活动范围较大，故多发生腰椎间盘脱出症。

（2）韧带　连结椎骨的韧带可分为长、短两类（图 3 – 39）。

1）长韧带　包括：①前纵韧带（anter longitudinal ligament）：位于椎体和椎间盘的前面，有限制脊柱过度后伸和椎间盘向前脱出的作用；②后纵韧带（posterior longitudinal ligament）：位于椎体和椎间盘的后面，有限制脊柱过度前屈和椎间盘向后脱出的作用；③棘上韧带（supraspinal ligament）：连于各个棘突的尖端，有限制脊柱过度前屈的作用。在项部的棘上韧带又名项韧带（ligamentum nucha）（图 3 – 40）。

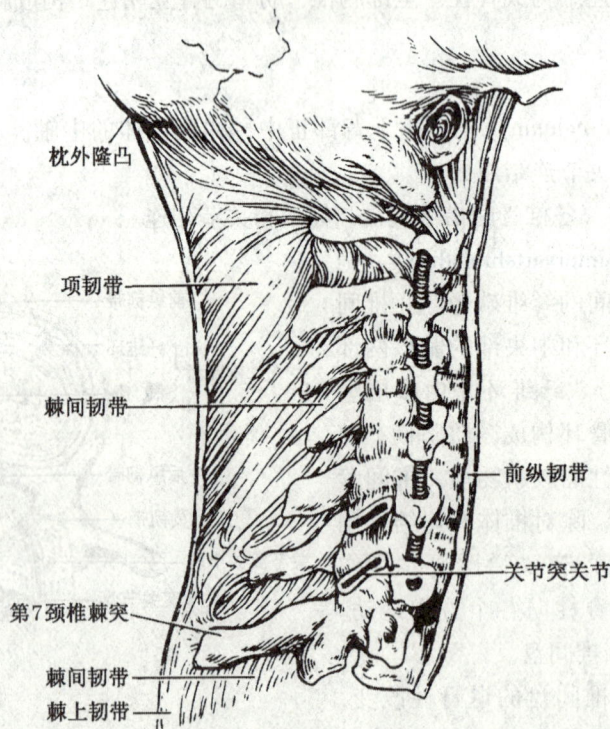

图 3 – 40　项韧带

2）短韧带 包括：①**黄韧带**（ligamenta flava）：又称弓间韧带，连于相邻椎弓板之间，有协助围成椎管和限制脊柱过度前屈的作用；②**棘间韧带**（interspinal ligament）：连于相邻棘突之间，有限制脊柱过度前屈的作用。

临床上行腰椎穿刺术时，穿刺针由浅入深，需依次经过棘上韧带、棘间韧带和黄韧带。

（3）关节 脊柱的关节有关节突关节、寰枕关节、寰枢关节和钩椎关节等。

关节突关节（zygapophysial joint）由相邻椎骨的上、下关节突构成，活动幅度很少（图3-38）。

寰枕关节（atlantooccipital joint）由寰椎与枕骨构成，可使头做前俯、后仰和侧屈运动（图3-41）。

寰枢关节（atlantoaxial joint）由寰椎与枢椎构成，可使寰椎连同头部做左右旋转运动（图3-41）。

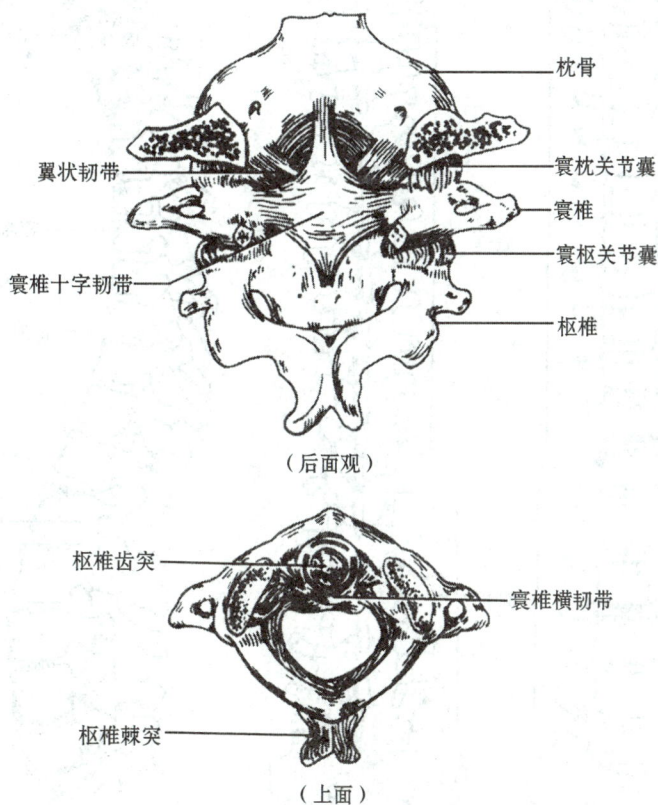

（后面观）

（上面）

图3-41 寰枕关节和寰枢关节

钩椎关节临床上称Luschka关节，在下6个颈椎体之间，共5对。钩椎关节由椎体钩与上位椎体下面两侧缘的凹陷构成（图3-42）。颈椎骨质增生，可使椎间孔变窄，压迫脊神经，产生相应的临床症状，为颈椎病的发病原因之一。

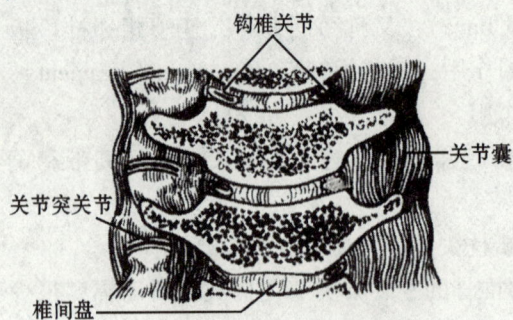

图 3-42 钩椎关节

2. 脊柱的整体观（图 3-43）

（1）前面观　可见脊柱的椎体自上向下逐渐增大，从骶骨耳状面以下又逐渐缩小。椎体的这种变化，与脊柱承受重力的变化密切相关。

（2）侧面观　可见脊柱有四个生理性弯曲，即颈曲、胸曲、腰曲和骶曲。其中颈曲、腰曲凸向前，胸曲、骶曲凸向

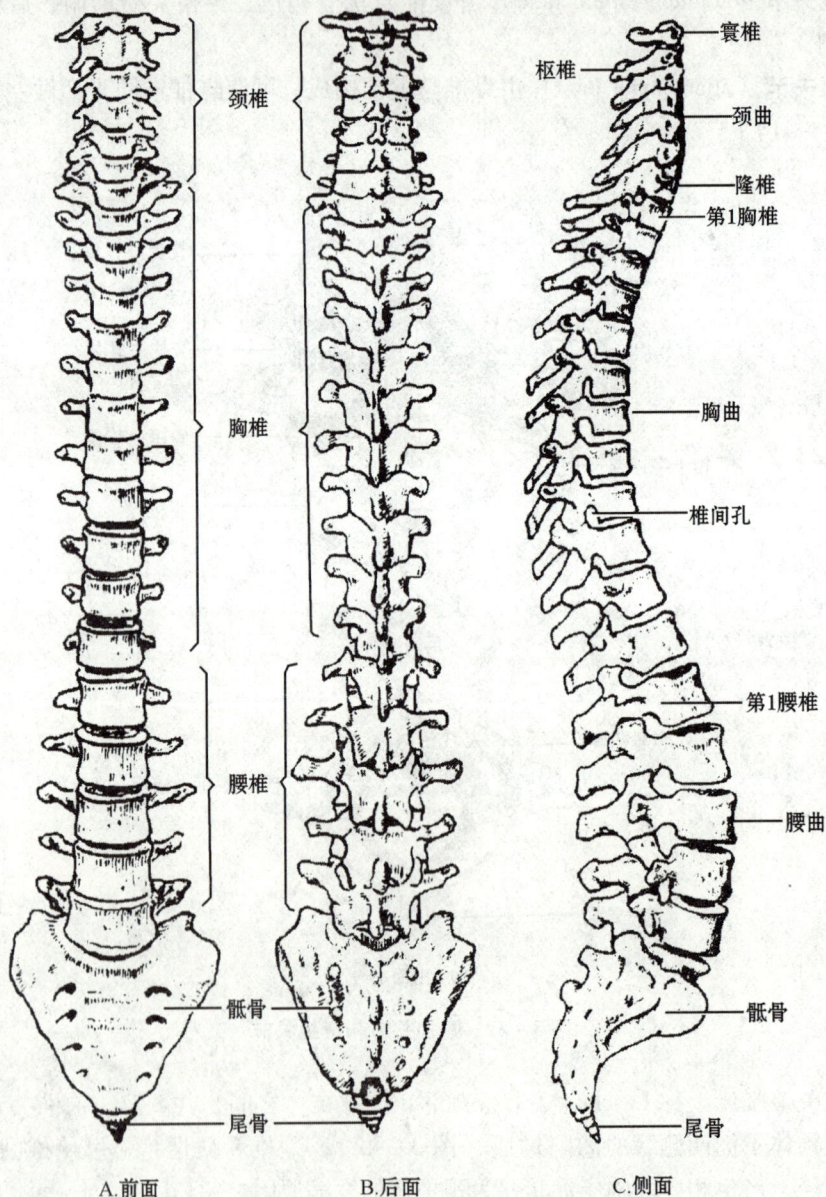

A.前面　　　B.后面　　　C.侧面

图 3-43 脊柱

后。颈曲和腰曲是出生后发育过程中，随着抬头、坐立而相继形成的。这些弯曲增加了脊柱的弹性，在行走和跳跃时，有减轻对脑和内脏器官的冲击与震荡的作用。

（3）后面观　可见棘突在背部正中形成一条纵线。各部棘突形态各异：颈部棘突短，近水平位，但第7颈椎棘突长而突出；胸部棘突斜向后下方，呈叠瓦状，排列紧密，棘突间隙较窄；腰椎棘突呈板状，水平伸向后，棘突间隙较宽。在临床工作中，应注意棘突排列的特点。

3. 脊柱的功能

（1）支持、保护功能　脊柱是人体的中轴，上承托颅，下连接下肢，具有支持和传递重力的作用；脊柱参与构成胸腔、腹腔和盆腔的后壁，有保护腔内脏器的功能；脊柱中央有椎管，容纳和保护脊髓及脊神经根。

（2）运动功能　脊柱是躯干运动的中轴和枢纽，能做各种方向的运动。脊柱的主要运动有前屈、后伸、侧屈和旋转等。脊柱的颈、腰部运动幅度较大，故脊柱的损伤也以这两处较为多见。

（二）胸廓

1. 胸廓的组成胸廓（thoracic cage）　由12块胸椎、12对肋、1块胸骨和它们之间的连结共同组成（图3-44）。

12对肋的后端与胸椎肋凹相关节。

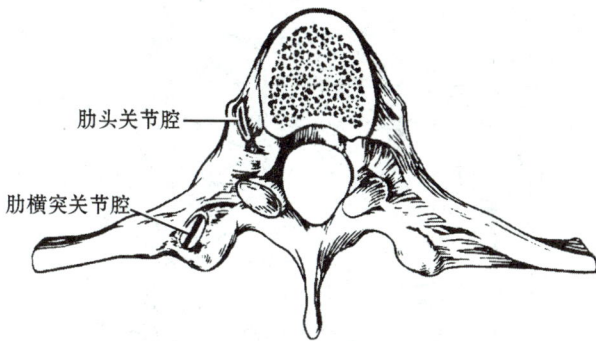

肋头关节腔

肋横突关节腔

图3-44　肋头关节和肋横突关节

12对肋的前端均有肋软骨。第1对肋软骨与胸骨柄相连；第2~7对肋软骨与胸骨侧缘的肋切迹形成胸肋关节；第8~10对肋软骨不直接连于胸骨，而是依次连于上位肋软骨下缘；第11~12对肋软骨前端游离于腹肌中。第7~10对肋软骨依次相连形成一条连续的软骨缘，称为肋弓（图3-45、图3-46）。

2. 胸廓的形态　成人胸廓呈前后略扁、上宽下窄的圆锥形。其横径长，前后径短，上部狭窄，下部宽阔。胸廓有上、下两口：胸廓上口较小，由第1胸椎、第1对肋和胸骨柄上缘所围成；胸廓下口较大，由第12胸椎、第12对肋、第Ⅱ对肋、肋弓和剑突共同围成。相邻各肋之间的间隙，称肋间隙。两侧肋弓之间的夹角称胸骨下角。胸廓的内腔称胸腔，容纳心、肺、气管、食管、出入心的大血管、神经等（图3-46）。

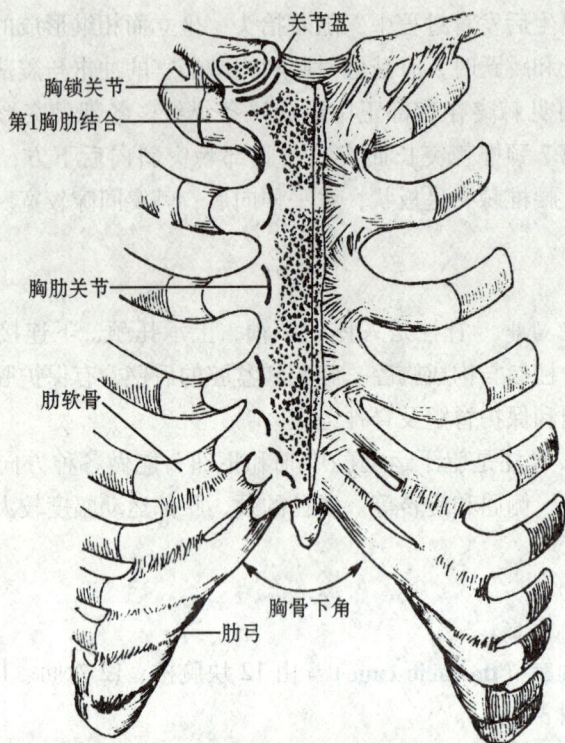

图 3-45 胸肋关节

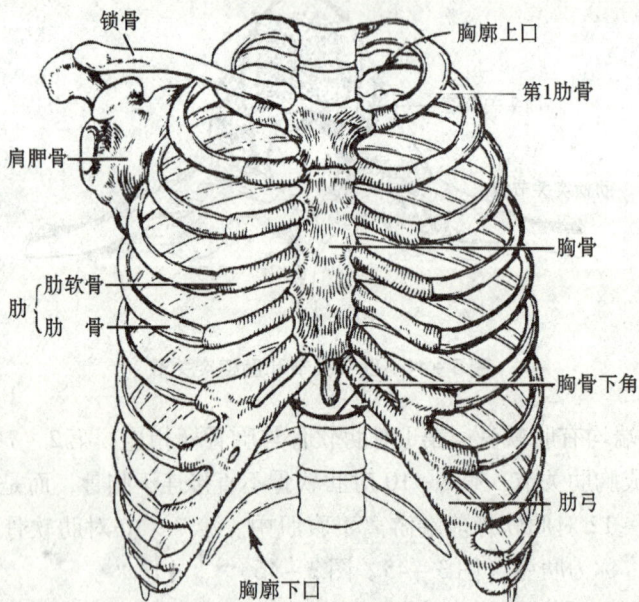

图 3-46 胸廓

胸廓的形态与年龄、性别和健康状况等因素有关。新生儿的胸廓横径与前后径相似，呈桶状；老年人的胸廓扁而长，呈扁圆形；成年女性的胸廓较男性略圆而短。

肺气肿病人的胸廓各径线均增大，形成"桶状胸"。佝偻病患儿的胸廓前后径大，胸骨向前突出，形成所谓"鸡胸"。

3. 胸廓的功能

（1）支持、保护功能　胸廓具有支持和保护胸腔内器官的功能。

（2）运动功能　胸廓参与呼吸运动，在呼吸肌的作用下，肋的前端可上升或下降。肋上升时，胸廓的横径和前后径扩大，胸腔容积增大，助吸气；肋下降时，胸廓恢复原状，胸腔容积也随之缩小，助呼气。

三、四肢骨的连结

（一）上肢骨的连结

1. 胸锁关节（sternoclavicular joint）　是上肢与躯干连结的唯一关节。胸锁关节由锁骨的胸骨端与胸骨柄的锁切迹组成。关节囊坚韧，周围有韧带加强，关节囊内有关节盘。胸锁关节可使锁骨外侧端做向前、后、上、下及旋转等运动（图3－47）。

2. 肩锁关节（acromioclavicular joint）　由肩胛骨的肩峰与锁骨的肩峰端组成，属微动关节（图3－48）。

3. 肩关节（shoulder joint）　由肱骨头与肩胛骨的关节盂组成。

肩关节的结构特点是：①肱骨头大，关节盂小而浅，周缘附有关节盂唇；②关节囊薄而松弛，囊内有肱二头肌长头腱通过；③关节囊的前壁、上壁和后壁有肌腱

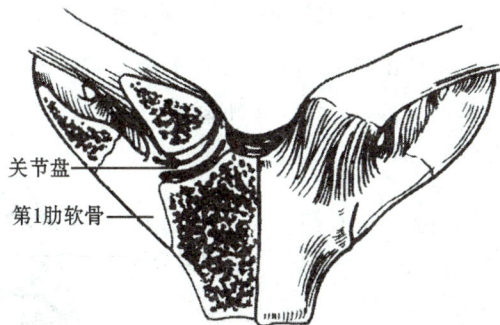

图3－47　胸锁关节

韧带加强，只有下壁较为薄弱，故肩关节脱位时，肱骨头常脱向前下方。

肩关节是人体运动幅度最大、运动最灵活的关节。能做前屈、后伸、内收、外展、旋内、旋外及环转运动（图3－48）。

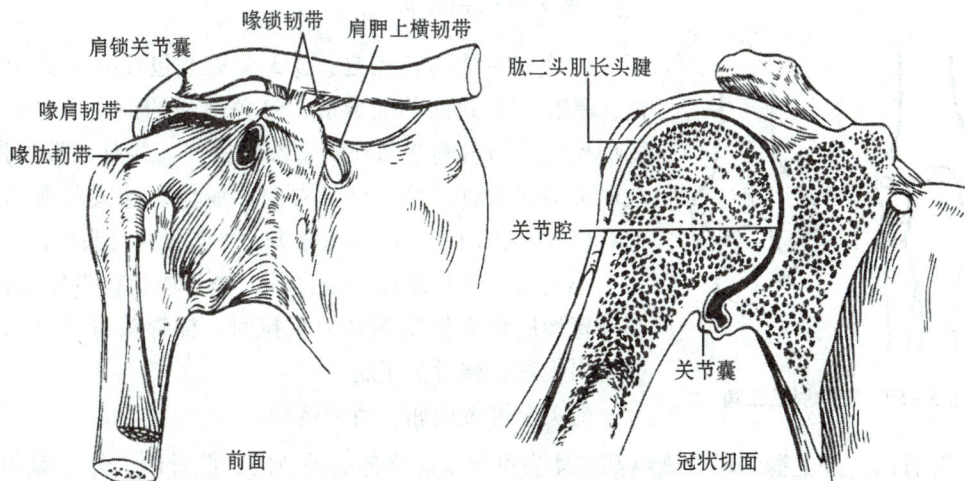

图3－48　肩关节

4. 肘关节（elbow joint） 由肱骨下端和桡骨、尺骨上端连结而成（图 3 – 49、图 3 – 50）。它包括 3 个关节：①肱尺关节（humeroulnar joint）：由肱骨滑车与尺骨滑车切迹组成；②肱桡关节（humeroradial joint）：由肱骨小头与桡骨头关节凹组成；③桡尺近侧关节（proximal radioulnar joint）：由桡骨头环状关节面与尺骨的桡切迹组成。

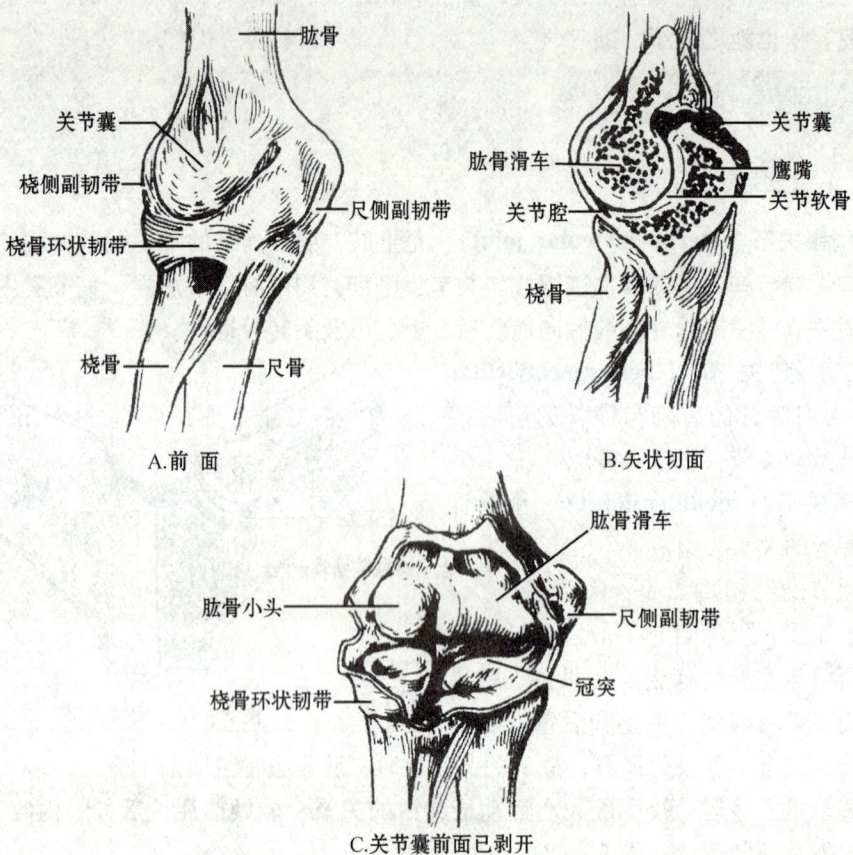

A.前　面

B.矢状切面

C.关节囊前面已剥开

图 3 – 49　肘关节

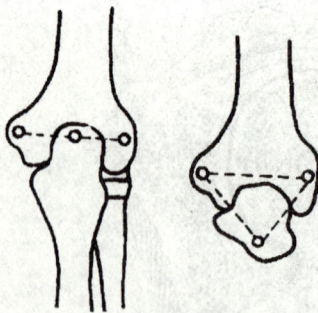

图 3 – 50　正常肘后三角

肘关节的结构特点是：①3 个关节包在一个关节囊内，具有一个共同的关节腔；②关节囊的前、后壁较薄弱而松弛，但内侧壁和外侧壁都较紧张，并有韧带加强，故肘关节脱位时，尺、桡骨常向后脱位；③关节囊的下部有桡骨环状韧带，包绕桡骨头，可防止桡骨头脱出。

小儿的桡骨头发育尚未完善，桡骨环状韧带较宽松，在前臂伸肘位突然受到猛力牵拉时，桡骨头可部分从下方脱出，发生桡骨头半脱位。

肘关节可做前屈、后伸运动。

肱骨内、外上髁和尺骨鹰嘴都在体表可触及。当伸肘关节时，肱骨内、外上髁和尺骨鹰嘴三点在一条直线上；当肘关节前屈至 90°时，三点成一等腰三角形，称肘后三角。

在肘关节后脱位时，上述三点的位置关系会发生改变；肱骨髁上骨折时，三点的位置关系不变。

5. 前臂骨的连结　前臂骨借桡尺近侧关节、前臂骨间膜和桡尺远侧关节相连。桡尺近侧关节在结构上属于肘关节的一部分。

（1）**前臂骨间膜**（interosseous membrane of forearm）　是一层坚韧的致密结缔组织膜，连于尺骨体与桡骨体骨间缘之间（图 3 - 51）。

（2）**桡尺远侧关节**（distal radioulnar joint）　由桡骨下端的尺切迹与尺骨头的环状关节面共同组成。

桡尺近侧关节和桡尺远侧关节同时运动时，可使前臂做旋前和旋后运动。

6. 手关节（joints of hand）　包括桡腕关节、腕骨间关节、腕掌关节、掌指关节和指骨间关节（图 3 - 52）。

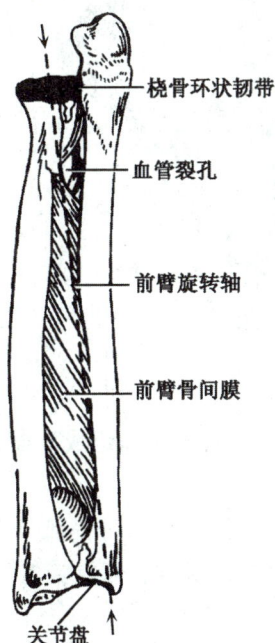

图 3 - 51　前臂骨间的连结

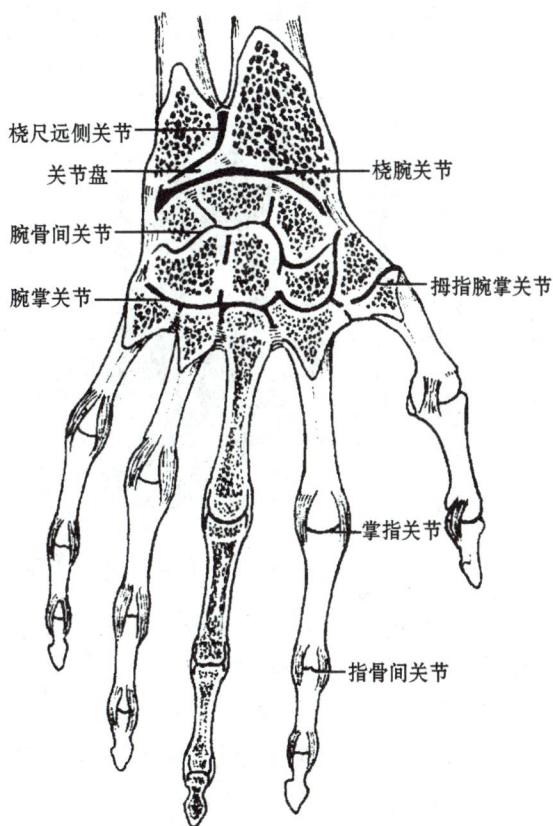

图 3 - 52　手关节（冠状切面）

（1）**桡腕关节**（radiocarpal joint）　又称**腕关节**（wrist joint），由桡骨下端的腕关节面、尺骨头下方的关节盘和手舟骨、月骨、三角骨的近侧关节面共同组成。桡腕关节可做前屈、后伸、内收、外展和环转运动。

（2）**腕骨间关节**（intercarpal joints）　为相邻腕骨之间组成的微动关节。

（3）**腕掌关节**（carpometacarpal joints）　由远侧列腕骨关节面与 5 块掌骨底组成。

除拇指腕掌关节外，其余各指的腕掌关节运动幅度很小。

拇指腕掌关节能做屈、伸、内收、外展和对掌运动。对掌运动是拇指与其余指掌面相对的运动，是人类所特有的功能。

（4）掌指关节（metacarpophalangeal joints） 共5个，由各掌骨头与近节指骨底构成。可做屈、伸、收、展和环转运动。指的收、展以中指为准，向中指靠拢为收，离开中指为展。

（5）指骨间关节（interphalangeal joints of hand） 共9个，由上一节指骨的指骨滑车与下一节指骨的指骨底组成，能做屈、伸运动。

（二）下肢骨的连结

1. 髋骨的连结 两侧髋骨的后部借骶髂关节、韧带与骶骨相连；前部借耻骨联合互相连结；两侧髋骨与骶骨和尾骨共同组成骨盆（图3-53）。

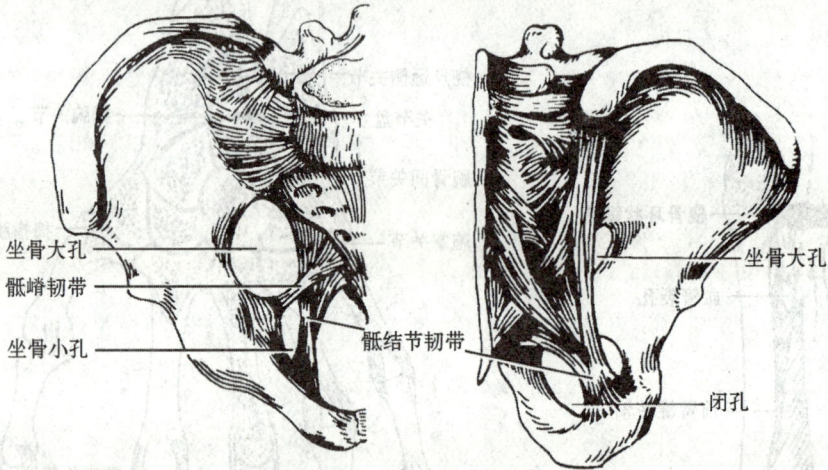

图3-53 骨盆的韧带

（1）骶髂关节（sacroiliac joint） 由骶骨的耳状面与髂骨的耳状面组成。骶髂关节的关节囊厚而坚韧，周围有韧带加强，运动范围极小。

在骶髂关节的后方，从骶、尾骨的侧缘到髋骨有两条强大的韧带：**骶结节韧带**（sacrotuberous ligament）是从骶、尾骨的外侧缘连至坐骨结节的韧带；**骶棘韧带**（sacrospinous ligament）是从骶、尾骨的外侧缘连至坐骨棘的韧带。上述两个韧带与坐骨大、小切迹分别围成坐骨大孔和坐骨小孔，两孔内有神经、血管等通过。

（2）耻骨联合（pubic symphysis） 由两侧耻骨联合面，借耻骨间盘连结而成。耻骨间盘由纤维软骨组成，女性在妊娠期，耻骨联合稍有活动性（图3-54）。

（3）骨盆（pelvis） 由两侧髋骨与骶骨、尾骨及其间的骨连结而成。

骨盆借界线分为上部的大骨盆和下部的小骨盆。界线是由骶骨岬向两侧经弓状线、耻骨梳、耻骨结节至耻骨联合上缘构成的环行线。

大骨盆较宽大，向前开放，内腔是腹腔的一部分。

小骨盆可分为骨盆上口、骨盆下口和骨盆腔。骨盆上口由界线围成，骨盆下口由尾骨尖、骶结节韧带、坐骨结节、坐骨支和耻骨下支围成，骨盆上、下口之间的腔称为骨盆腔。两侧的坐骨支和耻骨下支连成耻骨弓，其间的夹角称耻骨下角。

骨盆具有保护盆腔内脏器和支持体重、传递重力的功能。女性的骨盆还是胎儿娩出的产道。

女性骨盆在功能上与妊娠和分娩有关，所以在形态上与男性骨盆存在着明显的差异（图3-55）：①男性骨盆外形窄而长，骨盆上口呈心形，小骨盆下口狭小，骨盆腔似漏斗状，耻骨弓的夹角为70°~75°；②女性骨盆外形宽而短，骨盆上口近似圆形，小骨盆下口宽大，骨盆腔似圆桶状，耻骨弓的夹角为90°~100°。

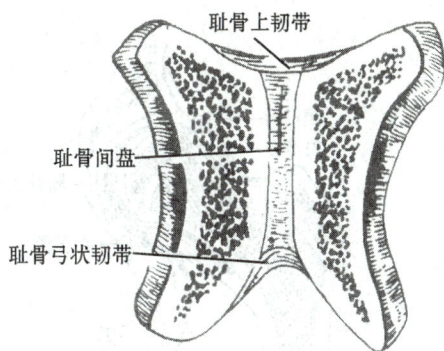

图3-54　耻骨联合（冠状切面）

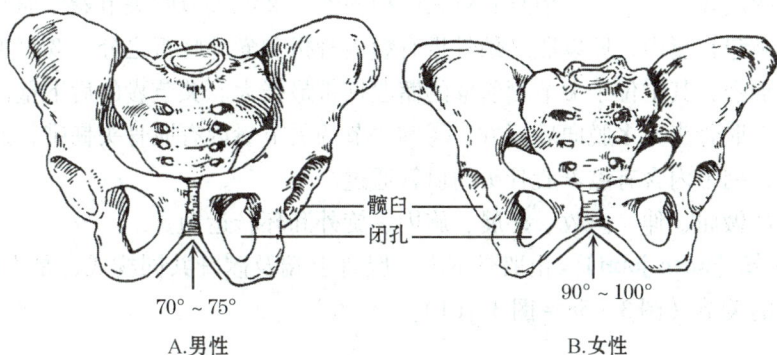

A.男性　　　　　　B.女性

图3-55　男性和女性骨盆

2. 髋关节（hip joint）　由股骨头和髋臼构成（图3-56、图3-57）。

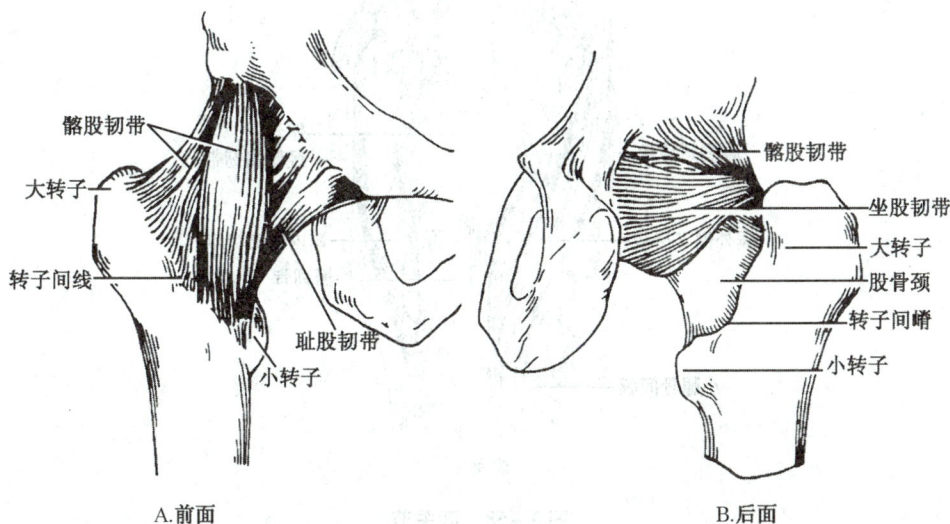

A.前面　　　　　　B.后面

图3-56　髋关节

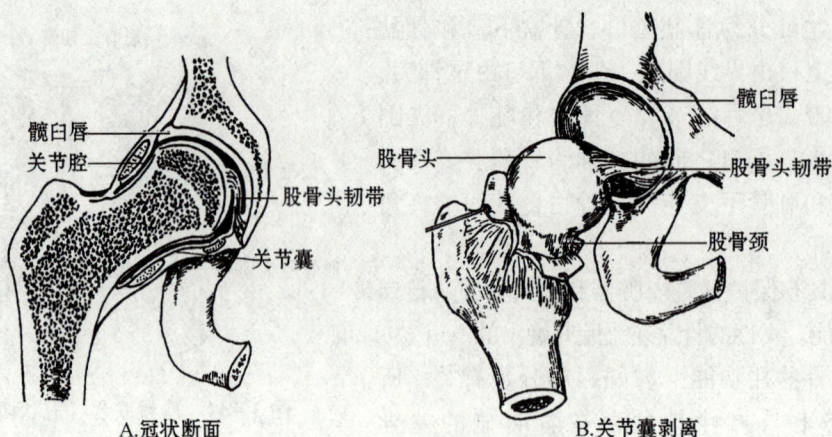

髋臼唇
关节腔
股骨头韧带
关节囊

髋臼唇
股骨头
股骨头韧带
股骨颈

A.冠状断面　　　　　　　　　　B.关节囊剥离

图 3 – 57　髋关节（冠状切面）

　　髋关节结构特点是：①髋臼窝深，股骨头有 2/3 容纳在窝内，并且受韧带限制，故髋关节运动幅度较肩关节小，但具有较大的稳固性。②髋关节的关节囊厚而坚韧。股骨颈的大部分被包在囊内，所以股骨颈骨折有囊内骨折和囊外骨折之分。③髋关节的关节囊外有韧带加强，其中位于关节囊前壁的髂股韧带最强大。关节囊的后下壁薄弱，故髋关节脱位时，股骨头大多脱向后下方。④髋关节的关节囊内有股骨头韧带，连于髋臼与股骨头之间，韧带内含有滋养股骨头的血管通过。

　　髋关节能做屈、伸、内收、外展、旋内、旋外和环转运动。

　　3. 膝关节（knee joint）　由股骨下端、胫骨上端及髌骨共同构成，是人体内最大、结构最复杂的关节（图 3 – 58 ~ 图 3 – 61）。

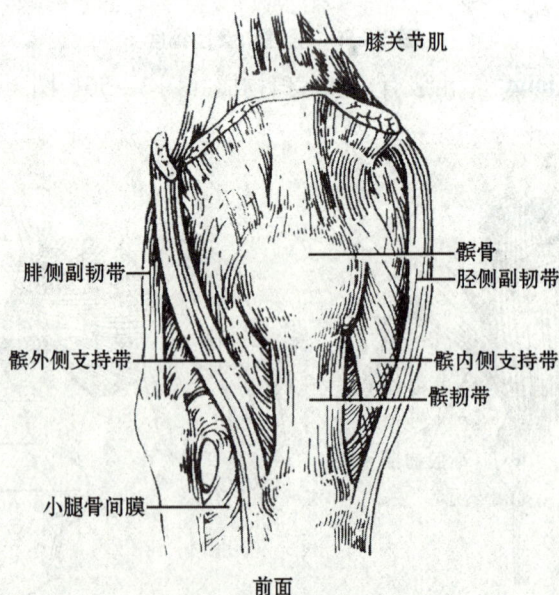

膝关节肌
髌骨
腓侧副韧带
胫侧副韧带
髌外侧支持带
髌内侧支持带
髌韧带
小腿骨间膜

前面

图 3 – 58　膝关节

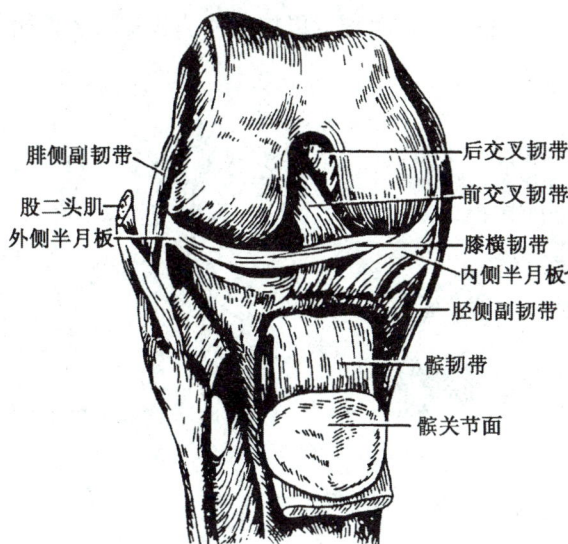

图 3-59 膝关节（示内部结构）

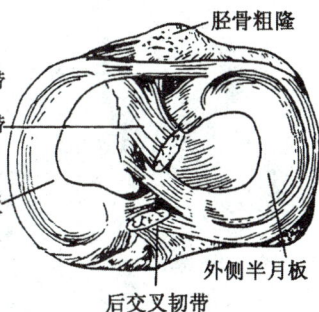

图 3-60 膝关节半月板（上面）

膝关节的结构特点是：①膝关节的关节囊宽阔而松弛，关节囊周围有韧带加强。关节囊前壁有髌韧带，它从髌骨下缘至胫骨粗隆，是股四头肌腱的延续，临床上检查的膝跳反射，即叩击此韧带。关节囊的内、外侧壁分别有胫侧副韧带和腓侧副韧带加强。②膝关节囊内有连接股骨和胫骨的前交叉韧带和后交叉韧带。前交叉韧带可限制胫骨向前移位，后交叉韧带可限制胫骨向后移位。如果前、后交叉韧带损伤，胫骨可被动前移或后移，这种现象即临床的"抽屉现象"。③膝关节囊内有关节半月板。关节半月板由纤维软骨构成，共有两块。内侧半月板较大，呈"C"形；外侧半月板较小，近似"O"形。内、外侧半月板分别位于股骨和胫骨的同名髁之间，可使股、胫两骨的关节面更为适应，从而增强关节的灵活性和稳固性。④膝关节的滑膜

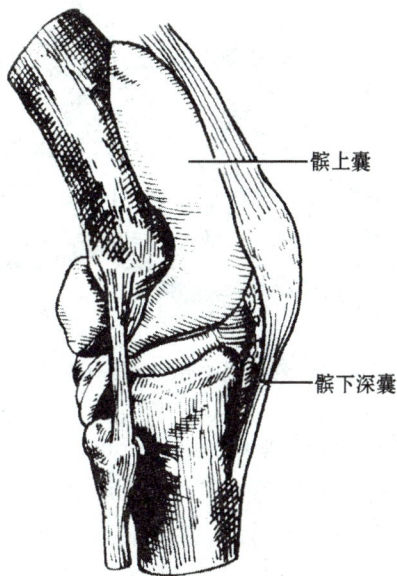

图 3-61 膝关节的滑膜囊

在髌骨的上方向上突出，形成位于股骨和股四头肌腱之间的髌上囊，囊内充满滑液，可减少肌腱与骨的摩擦。滑膜囊常因外伤而发生滑膜囊炎或囊肿。

膝关节主要能做屈、伸运动；在膝关节处于半屈位时，还可做轻度的旋内、旋外运动。

4. 小腿骨连结　胫、腓两骨之间，上端构成微动的**胫腓关节**（tibiofibular joint），两骨体之间借**小腿骨间膜**（crural interosseous membrane）互相连结，下端由韧带相连。因此胫、腓两骨之间的运动甚小。

5. 足关节（joints of foot）　包括距小腿关节、跗骨间关节、跗跖关节、跖趾关节

和趾骨间关节（图 3 - 62 ~ 图 3 - 64）。各关节的名称均以构成关节各骨的名称相应。

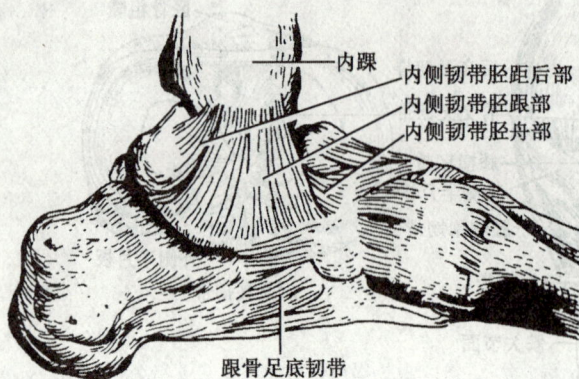

图 3 - 62 距小腿关节和跗骨间关节以及其韧带（内侧面）

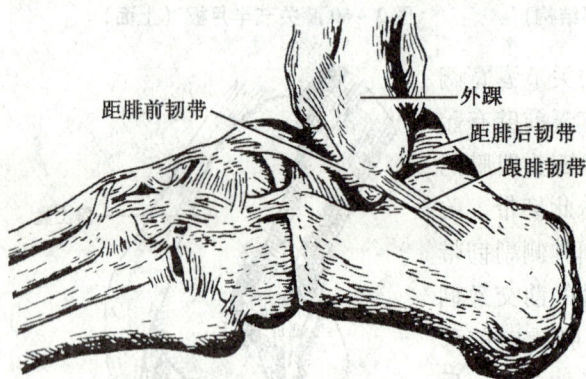

图 3 - 63 距小腿关节和跗骨间关节以及其韧带（外侧面）

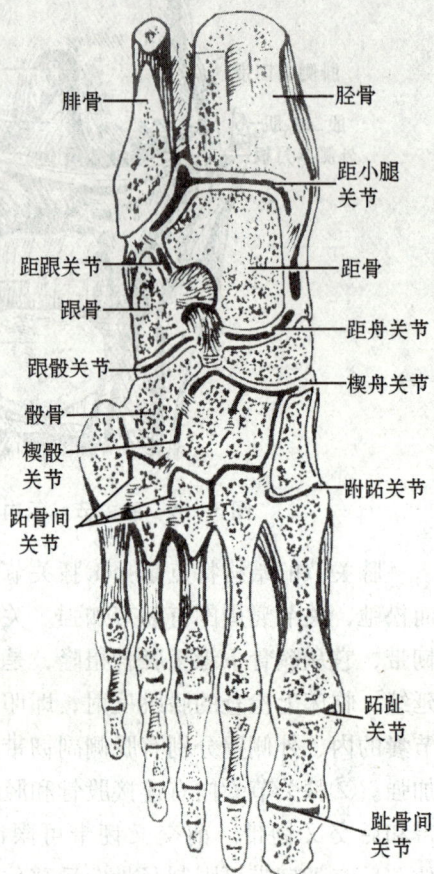

图 3 - 64 足关节水平切面

距小腿关节（talocrural joint）又称踝关节（ankle joint），由胫、腓骨下端与距骨构成。关节囊前、后壁薄而松弛，两侧有韧带加强，其中内侧韧带（medial ligament）（三角韧带）厚而坚韧，外侧韧带较为薄弱，在足过度内翻时较易发生损伤。

距小腿关节能做屈（跖屈）、伸（背屈）运动。距小腿关节与跗骨间关节协调作用时，可使足内翻和外翻。足底朝向内侧的运动称足内翻，足底朝向外侧的运动称足外翻。其他足关节的运动范围均较小。

6. 足弓（arch of foot） 跗骨和跖骨借其连结形成凸向上的弓，称足弓（图 3 - 65）。足弓可分为前后方向的纵弓和内外侧方向的横弓。当站立时，足骨仅以跟骨结节、第 1 和第 5 跖骨头三点着地。

足弓增加了足的弹性，有利于行走和跳跃，可缓冲震荡，保护体内脏器；同时可保护足底血管、神经免受压迫。

足弓的维持依靠连结足的韧带、足底肌和小腿长肌腱的牵拉等。如果以上结构发育不良或损伤，可造成足弓低平或消失，形成扁平足。

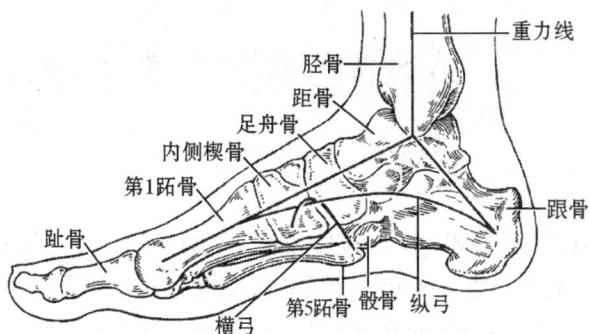

图3-65 足弓

四、颅骨的连结

颅骨之间多数是以致密结缔组织或软骨直接相连，彼此结合牢固。舌骨借韧带和肌与颅底相连，只有下颌骨与颞骨之间构成颞下颌关节。

颞下颌关节（temporomandibular joints）又称下颌关节，由颞骨的下颌窝、关节结节与下颌头构成（图3-66）。

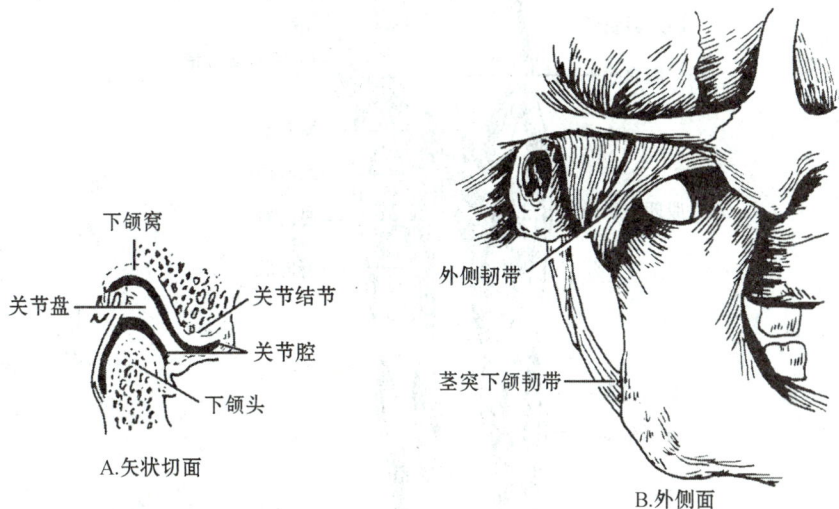

图3-66 颞下颌关节

颞下颌关节的关节囊松弛，关节囊前部较薄弱，后部较坚韧，外侧有韧带加强。关节囊内有关节盘，其周缘与关节囊相连，将关节腔分为上、下两部分。

颞下颌关节的运动是两侧颞下颌关节的联合运动，可使下颌骨上提（闭口）、下降（开口）、前移、后退及侧方运动。

颞下颌关节由于关节囊较松弛，当张口过大、过猛时，下颌头和关节盘可向前滑到关节结节的前方而不能退回关节窝，形成颞下颌关节脱位。

第四节　肌　　学

一、概述

人体全身的骨骼肌共有 600 余块，约占人体重量的 40%。每块肌都有一定的形态、结构和功能，都有丰富的血管分布和一定的神经支配，每块肌都是一个器官。

全身骨骼肌依其所在的部位可分为头肌、躯干肌和四肢肌（图 3 - 67、图 3 - 68）。

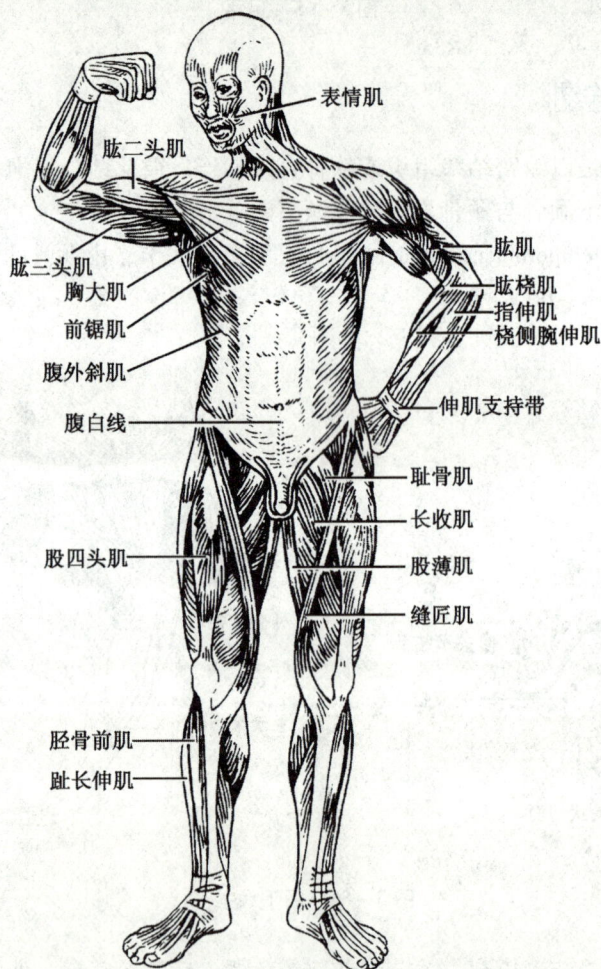

图 3 - 67　全身肌的配布（前面）

（一）肌的形态

肌的形态可分为长肌、短肌、阔肌和轮匝肌 4 种类型（图 3 - 69）。

1. 长肌（long muscle）　呈长梭形或带状，多分布于四肢，收缩时长度显著缩短，可引起较大幅度的运动。

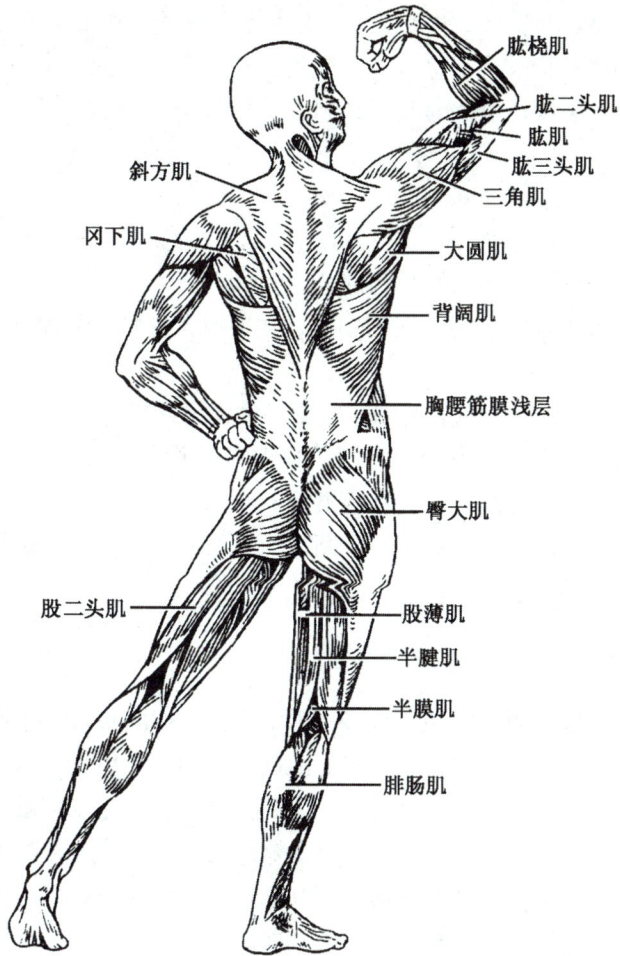

图 3-68 全身肌的配布（后面）

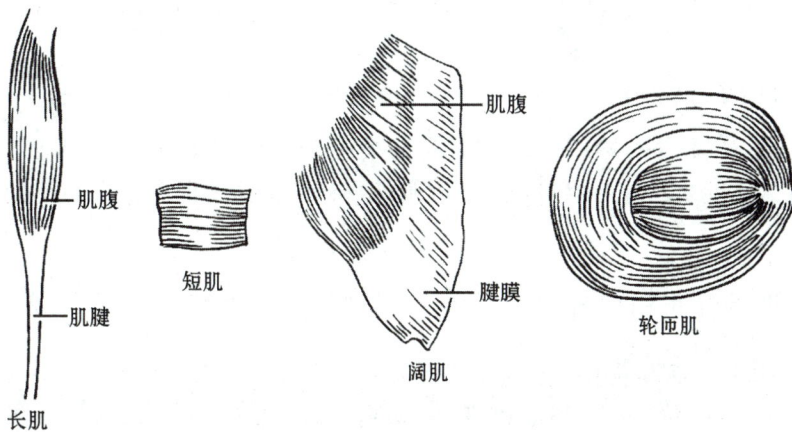

图 3-69 肌的形态

2. 短肌（short muscle） 短小，主要分布于躯干的深部，收缩时运动幅度较小。

3. 阔肌（flat muscle） 扁薄宽阔，多分布于胸腹壁，除运动功能外，还有保护和支持体内脏器的作用。

4. 轮匝肌（orbicular muscle） 呈环形，位于孔、裂的周围，收缩时可关闭孔、裂。

（二）肌的构造

每块骨骼肌都可分为肌腹和肌腱两部分。

1. 肌腹（muscle belly） 位于肌的中部，主要由大量肌纤维构成，色红而柔软，具有收缩和舒张能力。

2. 肌腱（tendon） 位于肌的两端，主要由致密结缔组织构成，色白而坚韧，抗拉力强，无收缩能力。肌借肌腱附着于骨骼，起力的传递作用。长肌的肌腱多呈条索状，扁肌的肌腱扁而宽阔，呈薄片状，又称为腱膜。

当肌受到突然暴力时，通常肌腱不致断裂而肌腹易断裂，或肌腹与肌腱的连接处或是肌腱的附着处易被拉开。

（三）肌的起止点和作用

肌通常以两端的肌腱附着于两块或多块骨的表面，中间跨过一个或多个关节。肌收缩时，一骨的位置相对固定，另一骨因受到肌的牵引而发生位置的移动。通常把肌在固定骨上的附着点称为起点或定点，在移动骨上的附着点称为止点或动点（图3-70）。

全身骨骼肌的起止点一般按如下规律确定：躯干肌通常以其靠近身体正中矢状面的附着点为起点，远离正中矢状面的附着点为止点；四肢肌的起点在四肢的近侧端或靠近躯干侧的部位，止点则在四肢的远侧端或远离躯干侧的部位。在一般情况下，肌收缩时止点向起点方向移动。肌的起点和止点是相对的，在一定条件下可以互换。

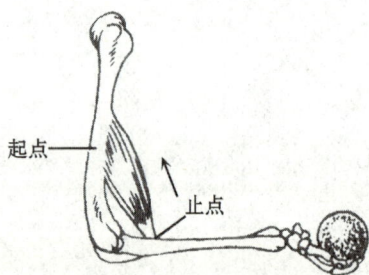

图3-70 肌的起止点

肌的作用主要有两种：一种是动力作用，使身体完成各种运动，如伸手取物、行走、跑跳等；另一种是静力作用，通过肌内少量肌纤维轮流交替收缩，使肌具有一定的张力，以维持身体的平衡和保持一定的姿势，如站立、坐位等。

（四）肌的配布和命名

1. 肌的配布 骨骼肌多成群配布在关节的周围，每一个关节至少配布有两组作用完全相反的肌。配布在关节相对侧的肌或肌群，它们可产生相反的作用，称为拮抗肌，如膝关节前方的伸肌群和后方的屈肌群。配布在关节同一侧的肌，可产生协同的动作，称为协同肌，如肘关节前方的各块屈肌。拮抗肌在功能上相互对抗，又相互协调和依存，使动作准确有序。例如屈肌收缩时，伸肌必须相应地舒张，才能产生屈的动作；伸肌收缩时，屈肌必须相应地舒张，才能完成神的动作。

2. 肌的命名　有以下几种原则：①根据肌的形态，如三角肌、菱形肌；②根据肌的功能，如屈肌、收肌、提肌；③根据肌束的方向，如直肌、横肌、斜肌；④根据肌的起止点，如胸锁乳突肌；⑤根据肌的位置，如冈上肌、胫骨前肌；⑥根据肌的构造特点，如半腱肌、半膜肌；⑦将几条原则结合起来命名，如桡侧腕长伸肌、指浅屈肌。

了解肌的命名原则有助于对肌的知识的理解。

（五）肌的辅助装置

在肌的周围有一些结构，具有保护和辅助肌活动的作用，为肌的辅助装置。肌的辅助装置包括筋膜、滑膜囊和腱鞘等。

1. 筋膜（fascia）　筋膜分浅筋膜和深筋膜两种（图3-71）。

（1）浅筋膜（superficial fascia）　又称皮下组织、皮下脂肪或皮下筋膜，位于皮肤深层，几乎遍布全身。浅筋膜由疏松结缔组织构成，内含脂肪、浅静脉、皮神经、浅淋巴结和淋巴管等。浅筋膜有维持体温和保护深部组织的作用。

（2）深筋膜（deep fascia）　又称固有筋膜，位于浅筋膜深面，由致密结缔组织构成。深筋膜除能保护肌免受摩擦外，还有利于肌或肌群的独立活动。

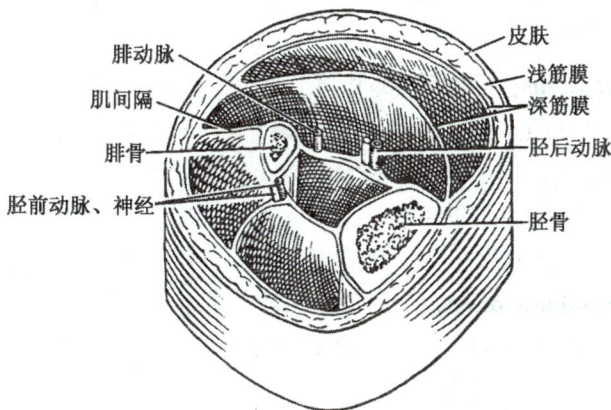

图3-71　右侧小腿中部横切面（示筋膜）

2. 滑膜囊（synovial bursa）　主要垫于肌腱与骨面之间，为密闭的结缔组织小囊，内有少量滑液。滑膜囊可减少肌运动时的摩擦。滑膜囊炎症，可致局部疼痛和功能障碍。

3. 腱鞘（tendinous sheath）　为套在长肌腱周围的鞘管，多见于手关节和足关节附近的一些长肌腱。

腱鞘为双层圆筒形结构，由外层的纤维层和内层的滑膜层组成。滑膜层又分为脏、壁两层，脏层贴附于肌腱表面，壁层紧贴于纤维层的内表面，两层相互移行，形成密闭腔隙，内含少量滑液（图3-72）。

腱鞘可约束肌腱及减少肌腱在运动时的摩擦。临床上常见的腱鞘炎，由于腱鞘损伤，可产生疼痛和影响肌腱的活动，严重时局部呈结节性肿胀。

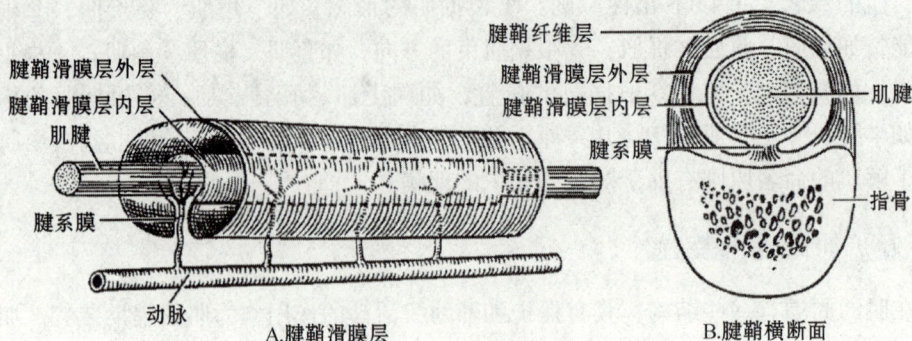

图 3 – 72　腱鞘示意图

二、躯干肌

躯干肌可分为背肌、颈肌、胸肌、膈、腹肌和盆底肌。

（一）背肌

背肌（muscles of back）可分为浅、深两群。浅群主要有斜方肌、背阔肌，深群主要有竖脊肌（图 3 – 73）。

1. 斜方肌（trapezius）　位于项部和背上部，为三角形的扁肌，两侧合在一起呈斜方形。该肌起自枕外隆凸、项韧带和全部胸椎棘突，肌束分上、中、下三部分，分别行向外下、外侧和外上方，止于锁骨外侧段、肩峰和肩胛冈。

作用：上部肌束收缩可上提肩胛骨，下部肌束收缩可使肩胛骨下降，全肌收缩使肩胛骨向脊柱靠拢，呈挺胸姿势。如肩胛骨固定，两侧斜方肌同时收缩，可使头颈后仰。

2. 背阔肌（latissimus dorsi）　位于背下部、腰部和胸侧壁，为全身最大的三角形扁肌。背阔肌起自下 6 个胸椎和全部腰椎的棘突、骶正中嵴和髂嵴。肌束向外上方集中，止于肱骨小结节嵴。

作用：背阔肌收缩时，可使肱骨（上臂、肩关节）内收、旋内和后伸，形成背手姿势，如上肢上举被固定，可上提躯干。

3. 竖脊肌（erector spinae）　又称骶棘肌，位于上述肌的深面、全部椎骨棘突的两侧。竖脊肌起自骶骨背面和髂嵴的后部，向上分出许多肌束，沿途止于椎骨、肋骨和枕骨。

作用：竖脊肌收缩时，使脊柱后伸和仰头，是维持人体直立姿势的重要肌。

竖脊肌扭伤或劳损，即临床上所谓的"腰肌劳损"，是腰痛的常见原因之一。破伤风患者，竖脊肌可痉挛性收缩，形成特有的"角弓反张"体征。

胸腰筋膜（thoracolumbar fascia）是指包被竖脊肌的筋膜，特发达。它可分浅、深两层，分别位于竖脊肌的表面和深面，共同包裹和约束竖脊肌。在日常生活中，腰部活动度大，在剧烈运动时常可造成胸腰筋膜扭伤，为腰背劳损常见原因。

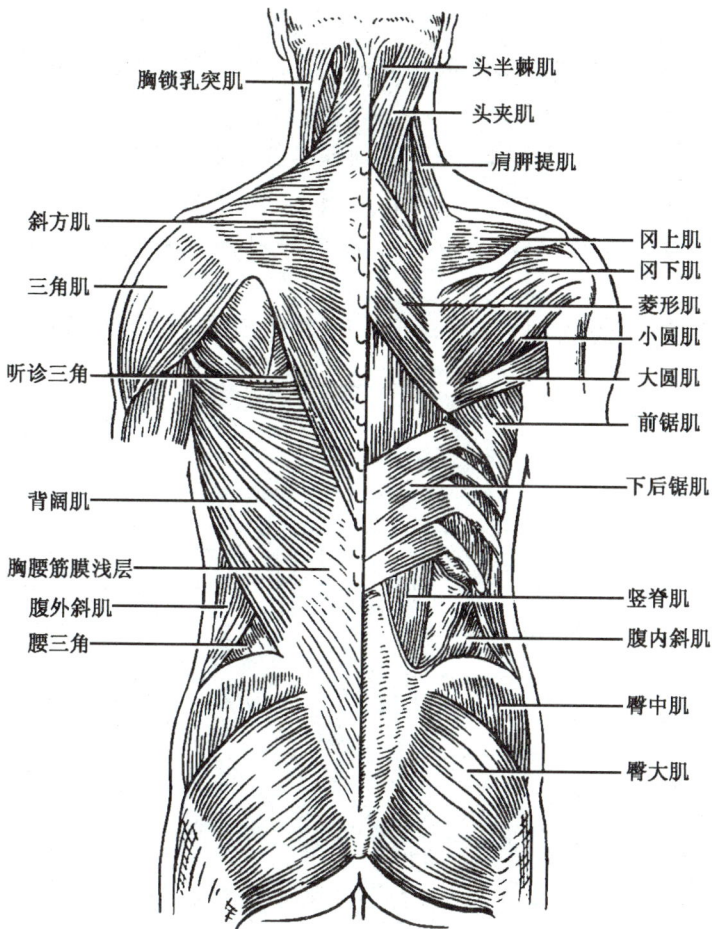

图 3 - 73　背肌（右侧斜方肌、背阔肌已切除）

（二）颈肌

颈肌（muscles of neck）位于颅和胸廓之间，按其位置可分为浅、深两群（图 3 - 74）。

1. 浅群

（1）**颈阔肌**（platysma）　位于颈前部两侧浅筋膜中，是扁薄的皮肌。其起自胸上部的深筋膜，止于面部。

作用：收缩时可下拉口角和紧张颈部皮肤。

（2）**胸锁乳突肌**（sternocleidomastoid）　位于颈的外侧部。其以两个头起自胸骨柄和锁骨的胸骨端，肌束斜向后上方，止于颞骨的乳突。

作用：胸锁乳突肌的主要作用是维持头的端正姿势，使头在水平方向上做从一侧转到另一侧的观察运动。一侧收缩，使头向同侧倾斜，面转向对侧；双侧收缩，使头向后仰。当一侧因病造成肌挛缩时，可导致斜颈。

（3）**舌骨上肌群**　舌骨上肌群位于舌骨和下颌骨及颅底之间，每侧有 4 块肌，包括**二腹肌**（digastric）、**茎突舌骨肌**（stylohyoid）、**下颌舌骨肌**（mylohyoid）和**颏舌骨肌**

（geniohyoid）。

作用：舌骨上肌群参与口腔底的构成；收缩时可上提舌骨，协助吞咽；若舌骨固定，则可下降下颌骨，协助张口。

（4）**舌骨下肌群**　舌骨下肌群位于颈前部的舌骨与胸骨柄之间，在颈前正中线两侧覆盖喉、气管和甲状腺等结构。每侧有 4 块肌，均依起止点命名，包括**肩胛舌骨肌**（omohyoid）、**胸骨舌骨肌**（sternohyoid）、**胸骨甲状肌**（sternothyroid）、**甲状舌骨肌**（thyrohyoid）。

作用：舌骨下肌群收缩时，可下降舌骨和使喉向下运动，协助完成吞咽运动。

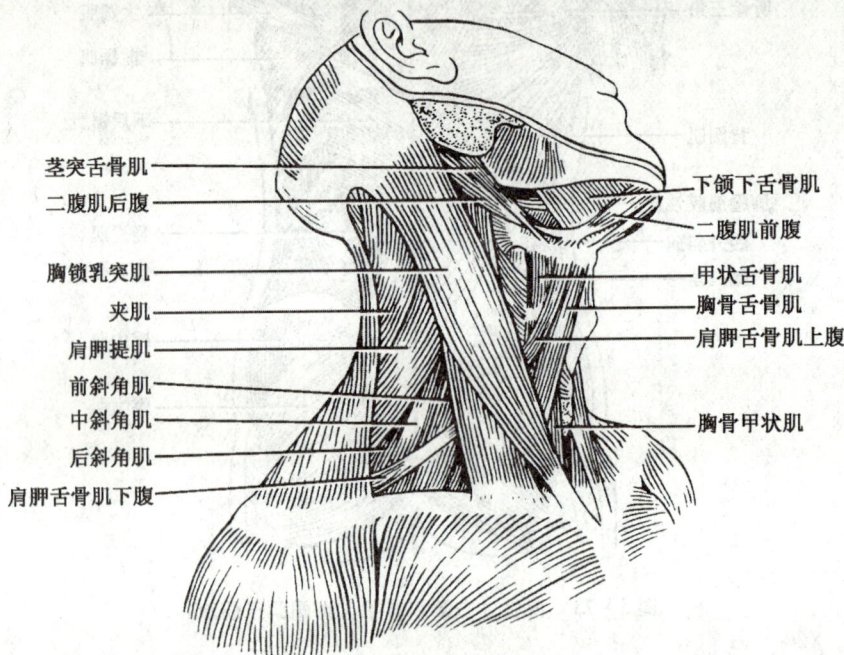

图 3 - 74　颈肌（前面观）

2. 深群　位于颈椎两侧，包括**前斜角肌**（Scalenus anterior）、**中斜角肌**（scalenus medius）、**后斜角肌**（scalenus posterior）。它们均起自颈椎横突，前、中斜角肌向下止于第 1 肋，后斜角肌止于第 2 肋。

前、中斜角肌与第 1 肋骨之间形成一个三角形裂隙，称斜角肌间隙，有臂丛和锁骨下动脉通过。

作用：斜角肌的作用为上提第 1、2 肋，协助深吸气。如肋骨固定，两侧收缩可使颈前屈，单侧收缩可使颈屈向同侧。

在病理情况下，前斜角肌肥厚或痉挛可引起斜角肌间隙狭窄，使臂丛和血管受压，产生相应的临床症状，称斜角肌综合征。临床上将麻醉药物注入斜角肌间隙，可进行臂丛阻滞麻醉。

（三）胸肌

胸肌（muscles of thorax）可分为两群：一群为胸上肢肌，起自胸廓，止于上肢骨，运动上肢；另一群为胸固有肌，起、止均在胸廓，参与胸廓的组成，收缩时运动胸廓。

1. 胸上肢肌　主要有胸大肌、胸小肌、前锯肌（图3-75）。

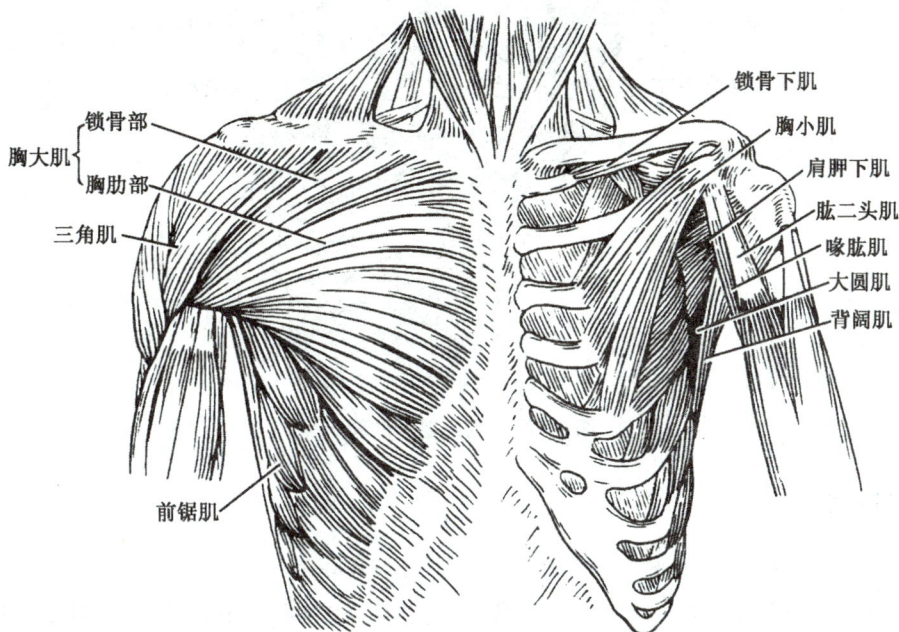

图3-75　胸肌

（1）胸大肌（pectoralis major）　覆盖于胸前壁的上部，位置表浅，呈扇形。其起自锁骨的内侧半、胸骨和第1~6肋软骨，各部肌束向外上方集中，止于肱骨大结节嵴。

作用：可使肱骨（上臂、肩关节）内收、旋内和前屈；当上肢固定时，可上提躯干，并可提肋助吸气。

（2）胸小肌（pectoralis minor）　位于胸大肌的深面，呈三角形。其起自第3~5肋，止于肩胛骨喙突。

作用：胸小肌收缩时，牵拉肩胛骨向前下方；如肩胛骨固定，可提肋助吸气。

（3）前锯肌（serratus anterior）　位于胸廓侧壁，以锯齿状的肌束起自上8个肋的外面，肌束向后上内行，经肩胛骨的前面，止于肩胛骨的内侧缘及下角。

作用：前锯肌收缩时，可拉肩胛骨向前，并使肩胛骨的下角旋外，协助上肢上举。

2. 胸固有肌　胸固有肌位于肋间隙内，主要有肋间外肌和肋间内肌（图3-76）。

（1）肋间外肌（intercostales externi）　共11对，位于各肋间隙的浅层，起自上位肋骨的下缘，肌束斜向前下方，止于下位肋骨的上缘。

作用：肋间外肌收缩时，可提肋，助吸气。

（2）肋间内肌（intercostales interni）　位于肋间外肌的深面，起自下位肋骨的上缘，肌束斜向前上方，止于上位肋骨的下缘。

作用：肋间内肌收缩时，可降肋，助呼气。

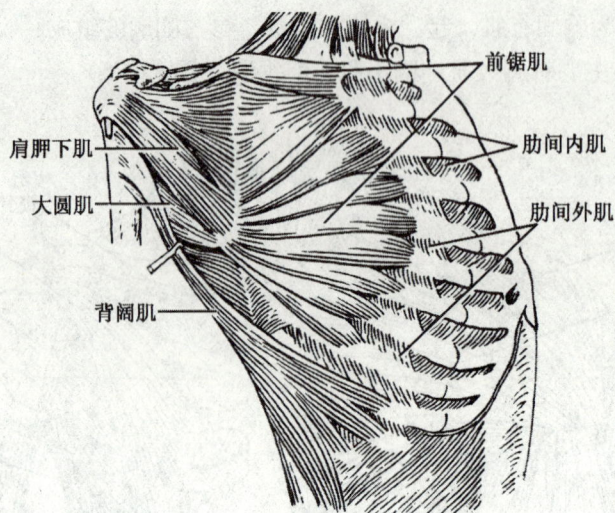

图 3 – 76　前锯肌和肋间肌

（四）膈

膈（diaphragm）封闭胸廓的下口，位于胸腔与腹腔之间。

膈为向上膨隆的扁肌。膈的周围部分是肌性部，中央部称中心腱。膈的肌纤维起自胸廓下口周缘和上 2～3 腰椎前面，肌束向中央集中移行于中心腱（图 3 – 77）。

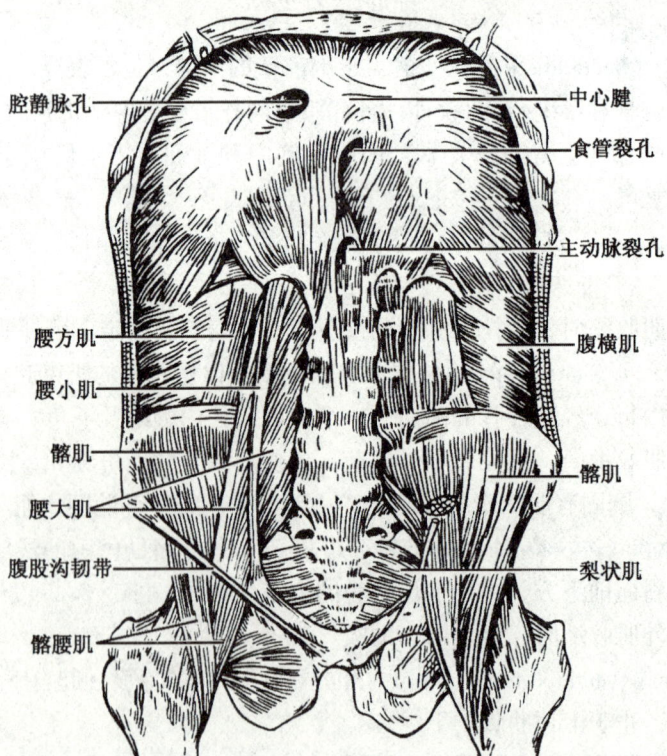

图 3 – 77　膈和腹后壁肌

膈上有三个裂孔，即主动脉裂孔、食管裂孔和腔静脉裂孔。主动脉裂孔在第 12 胸椎前方，有主动脉和胸导管通过；食管裂孔在主动脉裂孔的左前上方，约平第 10 胸椎，有食管和迷走神经通过；腔静脉孔在食管裂孔右前上方，约平第 8 胸椎，有下腔静脉通过。

作用：膈是主要的呼吸肌。膈收缩时，膈顶下降，胸腔容积扩大，引起吸气；膈舒张时，膈顶上升复位，胸腔容积减小，引起呼气。膈与腹肌同时收缩，可增加腹压，协助排便、呕吐及分娩等活动。

（五）腹肌

腹肌（muscles of abdomen）位于胸廓下缘和骨盆上缘之间，参与腹壁的组成，可分为前外侧群和后群。

1. 前外侧群　包括腹直肌、腹外斜肌、腹内斜肌和腹横肌，构成腹腔的前外侧壁（图 3–78、图 3–79）。

（1）**腹直肌**（rectus abdominis）　位于腹前壁正中线两侧，呈纵行的长带状，表面被腹直肌鞘包裹，肌的全长被 3~4 条横行的腱划分成 4~5 个肌腹。

腹直肌起自耻骨联合与耻骨结节之间的耻骨嵴，肌束向上止于胸骨剑突和第 5~7 肋软骨的前面。

（2）**腹外斜肌**（obliquus externus abdominis）　位于腹前外侧壁的浅层，为一宽阔的扁肌，起自下 8 个肋骨外面，大部分肌束由后外上方斜向前内下方，近腹直肌外侧缘时移行为腱膜，腱膜向内侧参与腹直肌鞘前层的组成，最后终于腹前壁正中的白线。

腹外斜肌腱膜的下缘卷曲增厚，附着于髂前上棘与耻骨结节之间，形成腹股沟韧带（inguinal ligament）。在耻骨结节外上方，腹外斜肌腱膜形成一个略呈三角形的裂孔，称腹股沟管浅环（皮下环）。

（3）**腹内斜肌**（obliquus internus abdominis）　位于腹外斜肌深面，肌束呈扇形展开。大部分肌束从外下方斜向前上方，近腹直肌外侧缘时移行为腱膜，分前后两层包裹腹直肌，止于白线。

（4）**腹横肌**（transversus abdominis）　位于腹内斜肌深面，肌束横行向前内侧，近腹直肌外侧缘移行为腱膜，腱膜经腹直肌后面参与构成腹直肌鞘后层，止于白线。

腹内斜肌和腹横肌的下部有少量肌束随精索入阴囊，包绕精索和睾丸，形成提睾肌，收缩时可上提睾丸。

腹前外侧群肌的作用：①保护和支持腹腔脏器；②收缩时可以增加腹压，协助完成排便、分娩、呕吐及咳嗽活动；③收缩时可降肋，助呼气；④该肌群可使脊柱前屈、侧屈和旋转运动。

2. 后群　主要有腰方肌和腰大肌。腰大肌在下肢肌中叙述。

腰方肌（quadratus lumborum）位于腹后壁腰椎两侧，起自髂嵴，向上止于第 12 肋和腰椎横突（图 3–77）。

作用：可降第 12 肋，并使脊柱腰部侧屈。

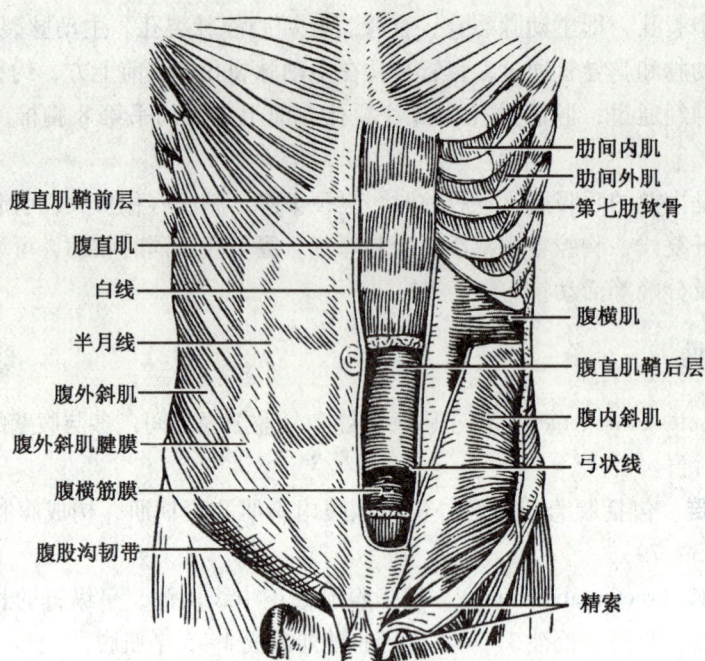

图 3 – 78　腹前壁肌

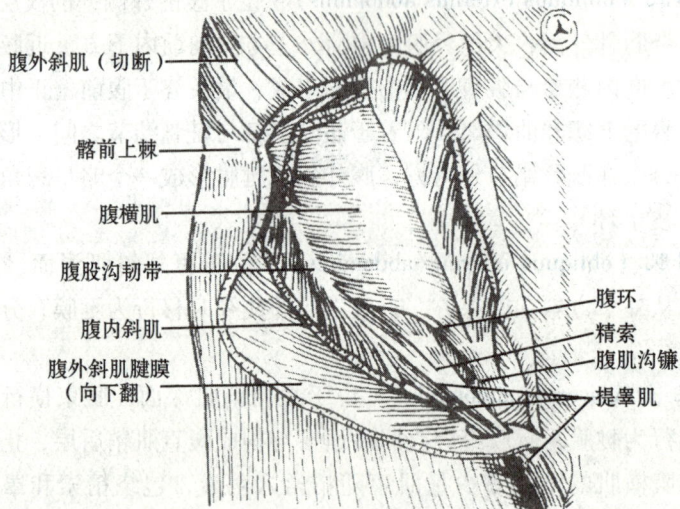

图 3 – 79　腹前壁的下部

3. 腹部的局部结构

（1）**腹直肌鞘**（sheath of rectus abdominis）　分前、后两层包裹腹直肌。前层由腹外斜肌腱膜与腹内斜肌腱膜的前层愈合而成；后层由腹内斜肌腱膜的后层与腹横肌腱膜愈合而成。在脐下 4～5cm 以下，腹内斜肌腱膜的后层与腹横肌腱膜全部转至腹直肌前面参与构成鞘的前层，使后层的下缘形成凸向上的弓形游离缘，称弓状线（半环线）。弓状线以下鞘的后层缺如，使腹直肌后面直接与腹横筋膜相贴（图 3 – 78、图 3 – 80）。

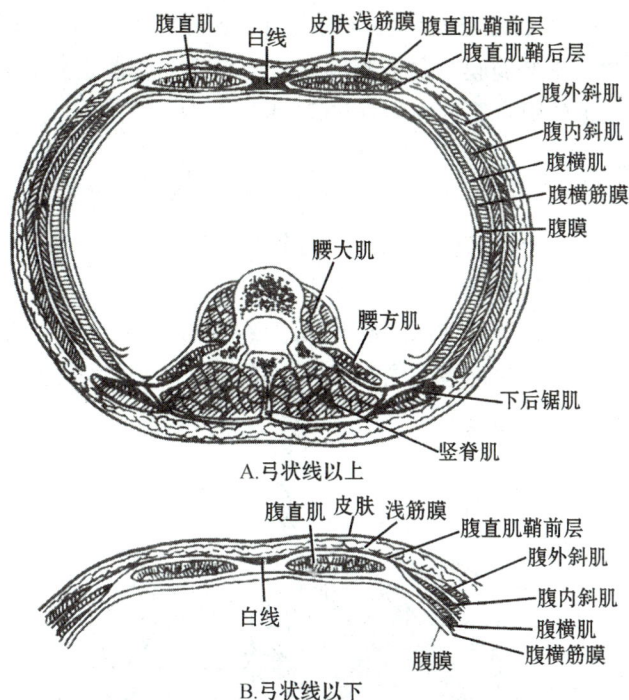

图 3-80 腹壁两个横切面（示腹直肌鞘）

（2）**白线**（linea alba） 位于两侧腹直肌之间，由两侧腹前外侧群三层扁肌腱膜，在腹前壁正中线交织而成（图 3-80）。白线上端附于剑突，下端附于耻骨联合。白线坚韧而缺少血管。白线中部有一脐环，此处是腹壁薄弱点之一，若腹腔内容物由此膨出，则形成脐疝。

（3）**腹股沟管**（inguinal canal） 位于腹股沟韧带内侧半的上方，是腹前壁下部一个斜行肌间隙（图 3-78、图 3-79）。腹股沟管长约 4~5cm。管的内口称腹股沟管深环（腹环），位于腹股沟韧带中点上方约 1.5cm 处；管的外口即腹股沟管浅环（皮下环）。腹股沟管内男性有精索通过，女性有子宫圆韧带通过。

（4）**腹股沟三角**（inguinal triangle） 又称海氏三角，位于腹前外侧壁的下部。它的内侧界是腹直肌的外侧缘，外侧界是腹壁下动脉，下界是腹股沟韧带。

腹股沟管和腹股沟三角是腹前壁下部的薄弱区，在病理情况下，腹腔内容物可由此薄弱区突出，形成疝。若腹腔内容物经腹股沟管腹环进入腹股沟管，再由腹股沟管皮下环突出，下降入阴囊，形成腹股沟管斜疝；若腹腔内容物不经腹股沟管腹环，而是从腹股沟三角突出，则为腹股沟直疝。

（5）**腹部的筋膜** 包括腹部浅筋膜、腹部深筋膜和腹内筋膜。

① 浅筋膜：在腹上部为一层，在脐以下分浅、深两层。浅层含有脂肪，称脂肪层（Camper 筋膜）；深层内有弹性纤维，称膜性层（Scarpa 筋膜）。

② 深筋膜：可分数层，分别包裹腹壁各肌。其中贴附于腹横肌和腹直肌鞘腹腔面的深筋膜，称腹横筋膜。腹横筋膜在外科学是一层重要结构。

③ 腹内筋膜：附贴在腹腔与盆腔各壁的内面，各部筋膜的名称和所覆盖的肌相同，如膈筋膜、腹横筋膜、髂腰筋膜、盆筋膜等。其中腹横筋膜范围较大，贴附于腹横肌、腹直肌鞘及半环线以下的腹直肌的内面（图3-80）。

（六）盆底肌

盆底肌是封闭小骨盆下口诸肌的总称，其中主要有肛提肌、会阴深横肌和尿道括约肌等（图3-81、图3-82）。

肛提肌及覆盖于其上、下面的深筋膜共同组成盆膈，盆膈中部有直肠通过。会阴深横肌及覆盖于其上、下面的深筋膜共同组成尿生殖膈，男性尿生殖膈有尿道通过，女性尿生殖膈分别有尿道和阴道通过。

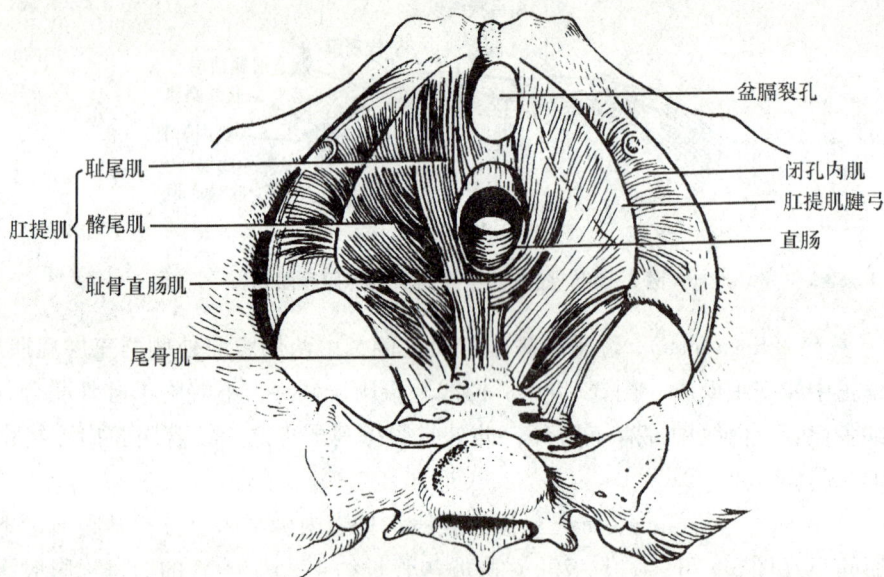

图3-81 肛提肌

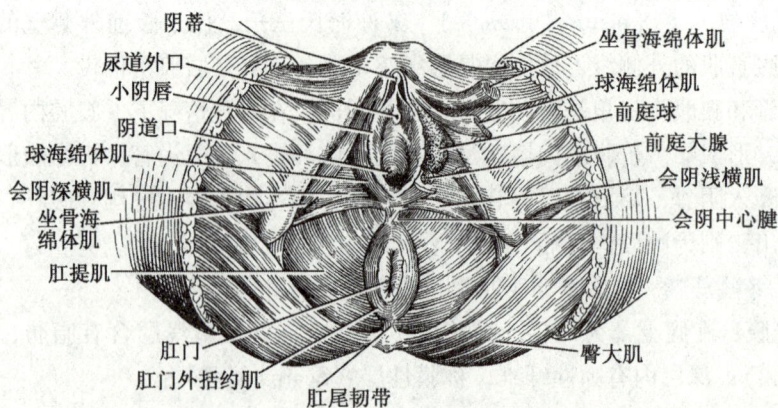

图3-82 盆底肌（女性会阴浅层肌）

躯干肌的重要肌性标志：斜方肌、背阔肌、竖脊肌、胸锁乳突肌、胸大肌、前锯肌、腹直肌。

三、四肢肌

四肢肌可分为上肢肌和下肢肌。由于上、下肢肌的功能不同，故上、下肢肌在形态和排列上也各有特点。上肢肌数目多而细小，动作精细灵活；下肢肌数目少而强大有力，适于支持体重和行走。

（一）上肢肌

上肢肌可分为肩肌、上臂肌、前臂肌和手肌。

1. 肩肌 配布在肩关节周围，能运动肩关节，并增强肩关节的稳固性。主要有三角肌、肩胛下肌、冈上肌、冈下肌、小圆肌、大圆肌（图3-83）。

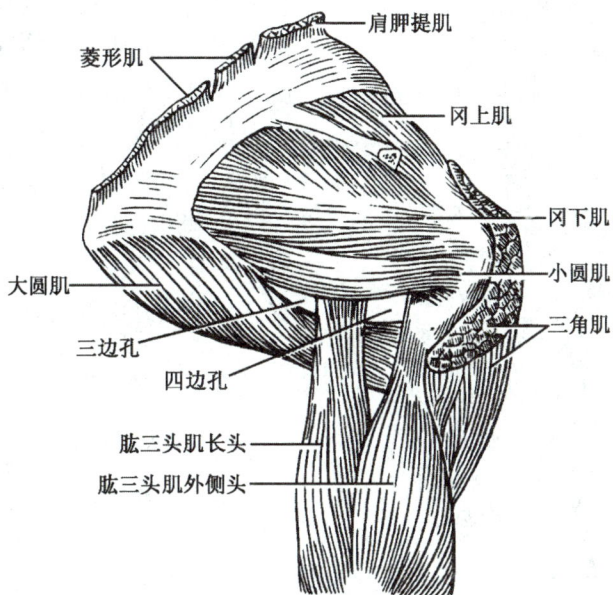

图3-83 肩肌（后面）

（1）**三角肌（deltoid）** 位于肩部，略呈三角形。其起自锁骨的外侧份、肩峰和肩胛冈，肌束逐渐向外下方集中，从前、外侧、后三面包围肩关节，止于肱骨的三角肌粗隆。

作用：三角肌收缩时，可使肩关节外展。

由于三角肌的覆盖，使肩关节呈圆隆状。如肩关节脱位，可形成"方肩"体征。三角肌是肌内注射的常用部位之一。

（2）**肩胛下肌（subscapularis）** 位于肩胛下窝和肩关节的前方，收缩时使肩关节内收和旋内。

（3）**冈上肌（supraspinatus）** 位于冈下窝和肩关节的上方，收缩时可使肩关节外展。

（4）**冈下肌**（infraspinatus） 位于冈下窝和肩关节的后方，收缩时可使肩关节旋外。

（5）**小圆肌**（teres minor） 位于冈下肌的下方，收缩时使肩关节旋外。

（6）**大圆肌**（teres major） 位于小圆肌的下方，收缩时使肩关节内收和旋内。

肌腱袖（肩袖）：冈上肌、冈下肌、小圆肌和肩胛下肌分别从肩关节的上方、后方和前方越过，它们的腱性部与肩关节囊紧贴、愈着，这些肌对肩关节起悬吊和固定作用。

2. 上臂肌 配布于肱骨周围，主要作用于肘关节，分前、后两群。

（1）**前群** 位于肱骨前方，有肱二头肌、喙肱肌和肱肌（图3-84、图3-85）。

① **肱二头肌**（biceps brachii）：位于肱骨前方，呈梭形。其起端有长、短两头：长头起自肩胛骨关节盂的上方，穿经肩关节囊，沿肱骨的结节间沟下降；短头位于内侧，起自肩胛骨喙突。两头在臂中部合成一个肌腹，向下移行为肱二头肌肌腱，经肘关节前方，止于桡骨粗隆。

作用：肱二头肌收缩时，可屈肘关节（前臂），同时也屈肩关节和使前臂旋后。

② **喙肱肌**（coracobrachialis）：位于肱二头肌短头后内侧。其起自肩胛骨喙突，止于肱骨中部内侧。

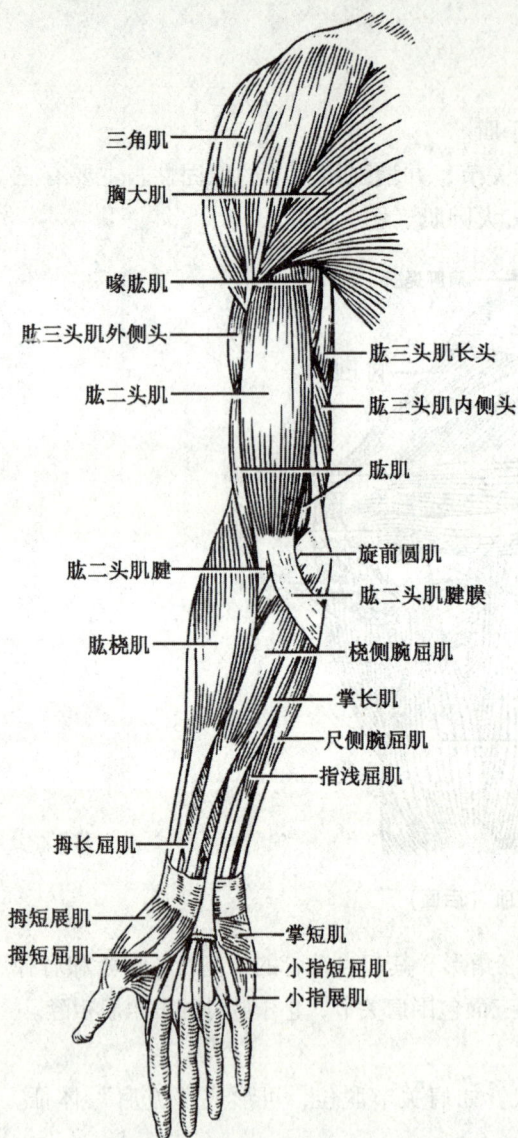

图3-84 上肢浅层肌（前面）

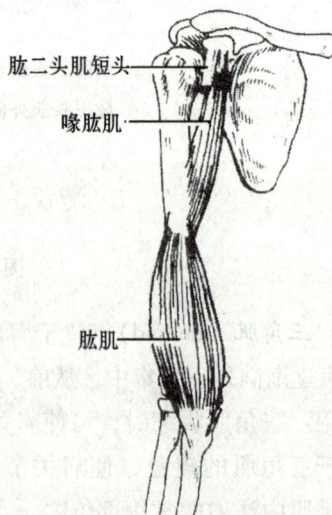

图3-85 喙肱肌和肱肌

作用：喙肱肌收缩时，可屈和内收肩关节。

③ **肱肌**（brachialis）：位于肱二头肌下半的深面。其起自肱骨体下半部的前面，止于尺骨粗隆。

作用：肱肌收缩时，可屈肘关节。

（2）**后群** 主要有肱三头肌（图 3 - 84、图 3 - 86）。

肱三头肌（triceps brachii）位于肱骨后方。其起端有三个头，长头起自肩胛骨关节盂下方，内侧头和外侧头起自肱骨后面，三头合为一个肌腹，以扁腱止于尺骨鹰嘴。

作用：肱三头肌收缩时，可伸肘关节（前臂），长头还可使肩关节后伸和内收。

3. 前臂肌 位于桡、尺骨的周围；多数起于肱骨的下端，少数起自桡、尺骨及前臂骨间膜；除少数肌外，多数肌的肌腹位于前臂的近侧部，向远侧部移行为细长的肌腱，止于腕骨或掌骨、指骨。各肌的名称与肌的作用基本一致。

前臂肌分为前、后两群，前群主要是屈肌和旋前肌，后群主要是伸肌和旋后肌。

（1）**前群** 位于前臂骨的前面，包括屈肘、屈腕、屈指和前臂旋前的肌。前群肌分浅、深两层排列。

① 浅层：有 6 块肌，自桡侧向尺侧排列依次为**肱桡肌**（brachioradialis）、**旋前圆肌**（pronator teres）、**桡侧腕屈肌**（flexor carpi radialis）、**掌长肌**（palmaris longus）、**指浅屈肌**（flexor digitorum superficialis）和**尺侧腕屈肌**（flexor carpiulnaris）（图 3 - 84）。

② 深层：有 3 块肌，即**指深屈肌**（flexor digitorum profundus）、**拇长屈肌**

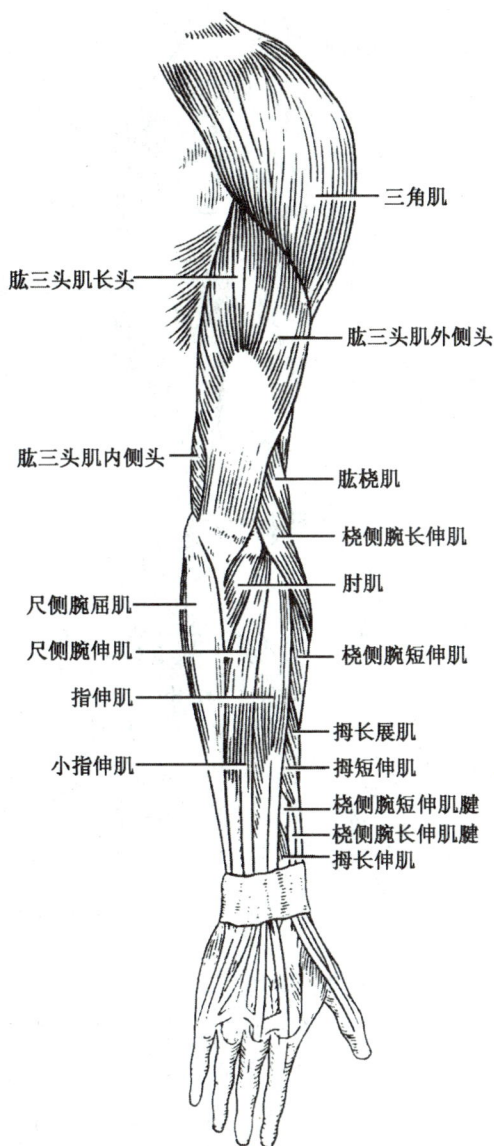

图 3 - 86 上肢浅层肌（后面）

（flexor pollicis longus）和**旋前方肌**（pronator quadratus）（图 3 - 87）。

前臂前群浅层肌除肱桡肌起自肱骨外上髁外，其他都起自肱骨内上髁；深层肌多起自桡、尺骨的前面。它们向下分别止于桡骨、腕骨、掌骨和指骨的前面。

各肌的作用多数和肌的名称相当。其中拇长屈肌止于拇指的远节指骨，主要作用是屈拇指。指浅屈肌和指深屈肌的肌腹向下都移行为四条肌腱，指浅屈肌腱止于第 2～5 指的中节指骨，指深屈肌腱止于第 2～5 指的远节指骨，两肌的主要作用是屈第 2～5 指，还兼有屈腕和屈掌指关节的功能。拇长屈肌位于指深屈肌的外侧，起自桡骨近侧端前面，肌腱经腕管止于拇指远节指骨底，作用是屈拇指的指骨间关节和掌指关节。

（2）**后群** 位于前臂骨的后面，包括伸肘、伸腕、伸指和前臂旋后的肌。后群肌

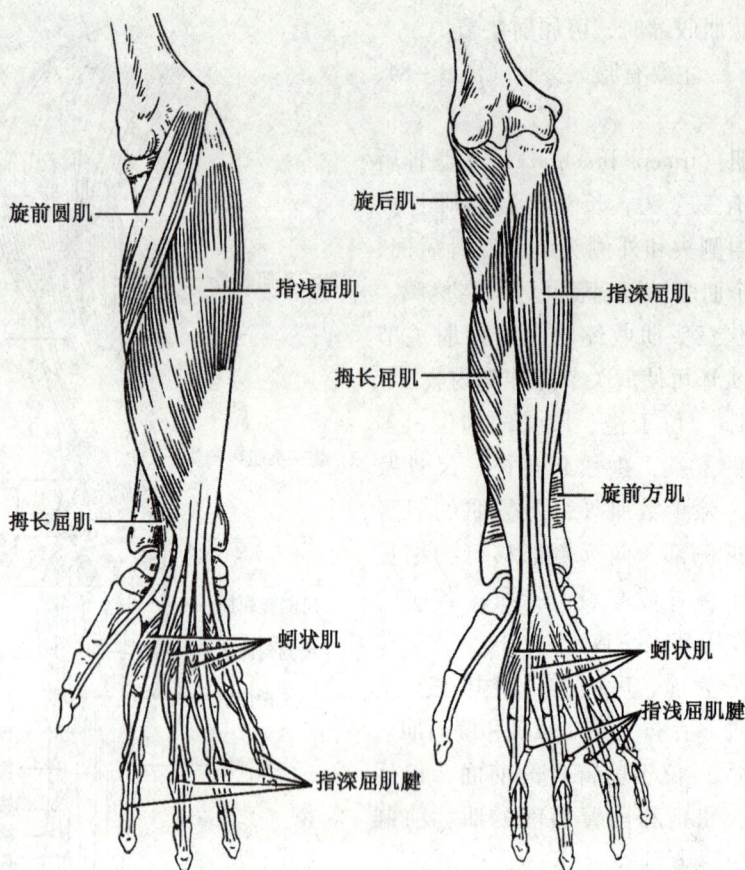

图 3 −87　前臂前群深层肌

也分浅、深两层排列。

① 浅层：有 6 块肌，由桡侧向尺侧排列依次为**桡侧腕长伸肌**（extensor carpi radialis longus）、**桡侧腕短伸肌**（extensor carpi radialis brevis）、**指伸肌**（extensor digitorum）、**小指伸肌**（extensor digiti minimi）、**尺侧腕伸肌**（extensor carpi ulnaris），以及在肘后部的**肘肌**（anconeu）（图 3 −86）。

② 深层：有 5 块肌，由外上向内下依次为**旋后肌**（supinator）、**拇长展肌**（abductor pollicis longus）、**拇短伸肌**（extensor pollicis brevis）、**拇长伸肌**（extensor pollicis longus）和**示指伸肌**（extensor indicis）（图 3 −88）。

前臂后群浅层肌多起自肱骨外上髁，深层肌多起自桡、尺骨的后面。它们分别向下止于腕骨、掌骨和指骨的背面。

各肌的作用多数和肌的名称相当。其中指伸肌的肌腹向下移行为四条肌腱，止于第 2～5 指的中节指骨和远节指骨的背面，主要作用是伸第 2～5 指。

前臂桡侧的腕屈肌和腕伸肌共同作用，可使腕外展；前臂尺侧的腕屈肌和腕伸肌共同作用，可使腕内收。

4. 手肌　位于手掌，可分为外侧群、中间群和内侧群（图 3 −89）。

（1）外侧群　位于手掌的拇指侧，构成一丰满隆起，称鱼际。此群肌有 4 块：拇短展肌、拇短屈肌、拇对掌肌和拇收肌。拇对掌肌是人类在进化过程中所独有的。

作用：外侧群肌可使拇指外展、屈、对掌和内收。

（2）内侧群　位于手掌小指侧，形成小鱼际。此群肌有 3 块：小指展肌、小指短屈肌和小指对掌肌。

作用：内侧群肌可使小指外展、屈和对掌。

（3）中间群　位于掌心和掌骨之间，共 11 块肌，包括 4 块蚓状肌、3 块骨间掌侧肌和 4 块骨间背侧肌。

作用：蚓状肌可屈第 2~5 掌指关节，伸指间关节；骨间掌侧肌可使手指内收；骨间背侧肌可使手指外展。

5. 上肢的局部结构

（1）腋窝（axillary fossa）　是位于臂上部与胸外侧壁之间的一个锥体形腔隙。腋窝内有血管、神经和淋巴结等结构。

（2）肘窝（cubital fossa）　是位于肘关节前方呈三角形的浅窝。肘窝上界为肱骨内、外上髁之间的连线；外侧界为肱桡肌；内侧界为旋前圆肌。肘窝内有神经、血管通过。

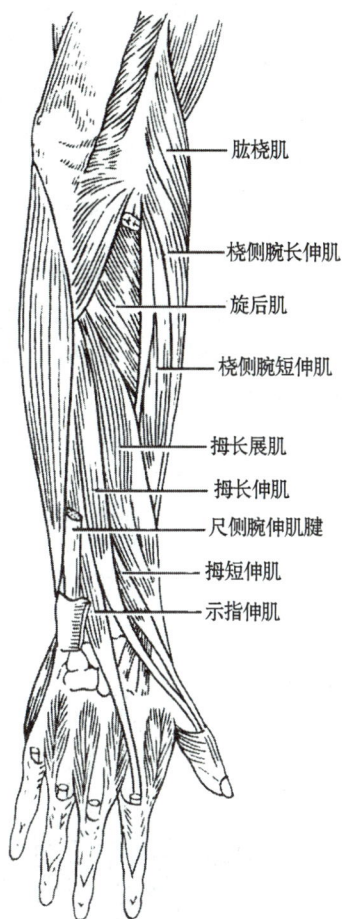

肱桡肌
桡侧腕长伸肌
旋后肌
桡侧腕短伸肌
拇长展肌
拇长伸肌
尺侧腕伸肌腱
拇短伸肌
示指伸肌

图 3 – 88　前臂后群深层肌

（二）下肢肌

下肢肌可分为髋肌、大腿肌、小腿肌和足肌。

1. 髋肌　分布于髋关节周围，起自骨盆壁的内面或外面，跨过髋关节，止于股骨，是运动髋关节的肌。按其所在部位，分为前、后两群。

（1）前群　有髂腰肌和阔筋膜张肌（图 3 – 90）。

① **髂腰肌**（iliopsoas）：由**髂肌**（iliacus）和**腰大肌**（psoas major）组成。髂肌起自髂窝，腰大肌起自腰椎体的侧面，两肌合并下行，经腹股沟韧带深面和髋关节的前内侧，止于股骨小转子。

作用：髂腰肌收缩时，可使髋关节前屈和旋外；下肢固定时，可使躯干前屈，如仰卧起坐。

② **阔筋膜张肌**（tensor fasciae latae）：位于大腿的前外侧，起自髂前上棘，肌腹被阔筋膜（大腿深筋膜）包裹，向下移行为髂胫束，止于胫骨外侧髁。临床上常选用此肌作自体移植材料，修复软组织缺损。

作用：阔筋膜张肌收缩时，可屈髋关节并紧张阔筋膜。

（2）后群　位于臀部，又称臀肌。包括臀大肌、臀中肌、臀小肌、梨状肌等（图 3 – 91、图 3 – 92）。

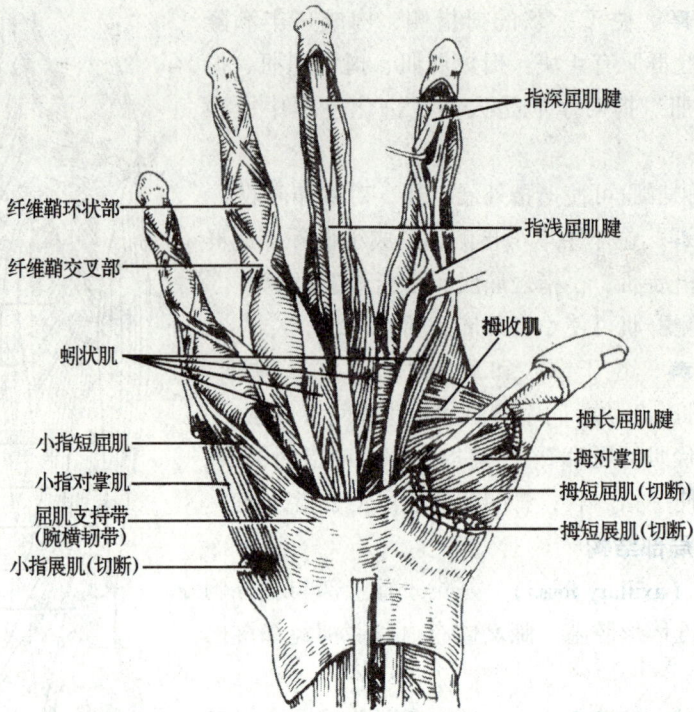

图 3 - 89　手肌（掌面观）

指深屈肌腱

纤维鞘环状部

纤维鞘交叉部

指浅屈肌腱

蚓状肌

拇收肌

小指短屈肌

拇长屈肌腱

小指对掌肌

拇对掌肌

屈肌支持带
（腕横韧带）

拇短屈肌（切断）

小指展肌（切断）

拇短展肌（切断）

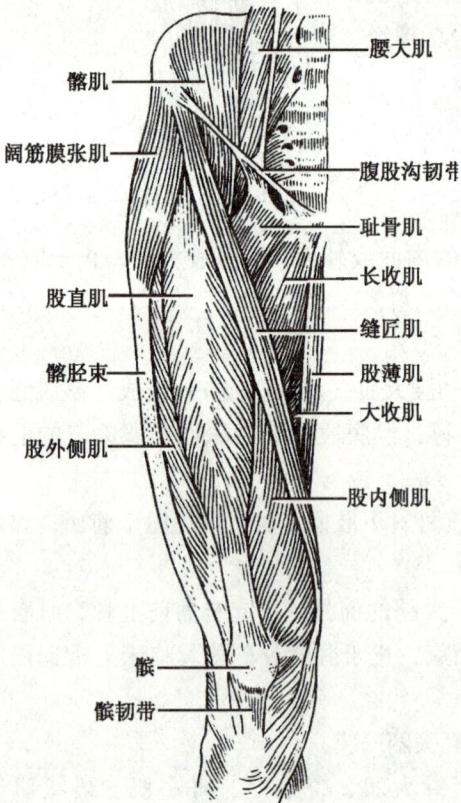

图 3 - 90　髋肌和大腿肌前群

髂肌

腰大肌

阔筋膜张肌

腹股沟韧带

耻骨肌

长收肌

股直肌

缝匠肌

髂胫束

股薄肌

大收肌

股外侧肌

股内侧肌

髌

髌韧带

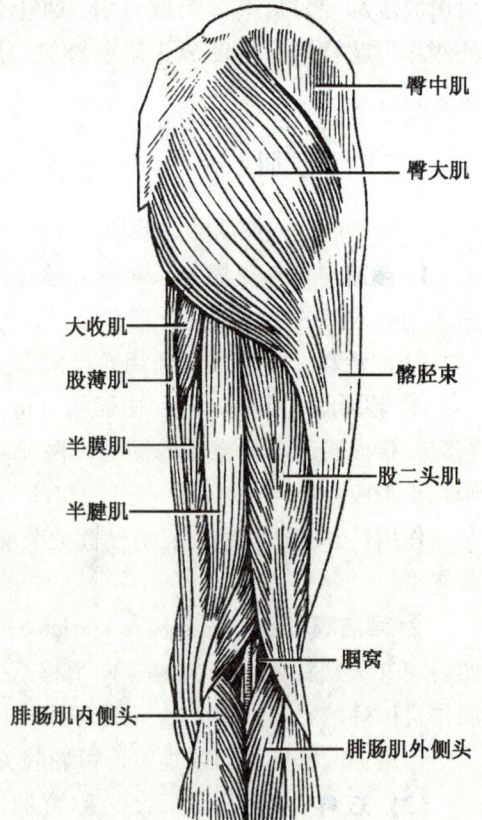

图 3 - 91　髋肌和大腿肌后群（浅层）

臀中肌

臀大肌

大收肌

股薄肌

髂胫束

半膜肌

半腱肌

股二头肌

腘窝

腓肠肌内侧头

腓肠肌外侧头

① **臀大肌**（gluteus maximus）：位于臀部皮下，略呈四边形。臀大肌起自髂骨和骶骨的后面，肌束斜向外下，止于股骨的臀肌粗隆。

作用：臀大肌收缩时，可使髋关节后伸和旋外。在人体直立时，臀大肌可固定骨盆，防止躯干前倾，对维持人体的直立有重要作用。

臀大肌位置表浅，肌质肥厚，其外上部深面无重要的血管和神经，是肌内注射的常用部位。

② **臀中肌**（gluteus medius）和**臀小肌**（gluteus minimus）：位于臀部外上部，大部分被臀大肌覆盖。臀小肌位于臀中肌深面。两肌均起自髂骨外面，向下止于股骨大转子。两肌收缩可使髋关节做外展运动。

知识链接

臀中肌步态

发病原因：髋关节外展肌群无力，不能维持髋关节的侧向稳定。

临床表现：上身向患侧弯曲，重力线通过髋关节的外侧，依靠内收肌来保持侧方稳定，并防止对侧臀部下沉，带动对侧下肢摆动。如果双侧臀中肌均无力，步行时上身左、右摇摆，形如鸭子行走步态，称臀中肌步态，又称鸭步。

③ **梨状肌**（piriformis）：位于臀大肌的深面，臀中肌的下方，起自骶骨的前面，穿坐骨大孔出骨盆至臀部，止于股骨大转子。

作用：梨状肌收缩时，可使髋关节外展和旋外。

2. 大腿肌　位于股骨周围，可分为前群、内侧群和后群。

(1) 前群　位于股骨的前方，包括缝匠肌和股四头肌（图3-90）。

① **缝匠肌**（sartorius）：呈条带状，是全身最长的肌。缝匠肌起自髂前上棘，经大腿前面转向内侧，止于胫骨上端的内侧面。

作用：缝匠肌收缩时，可屈髋关节（大腿）和屈膝关节（小腿），并使小腿旋内。

② **股四头肌**（quadriceps femoris）：是全身体积最大的肌，位于股前部。股四头肌由4块肌组成，分别为**股直肌**（rectus femoris muscle）、**股内侧肌**（vastus medialis muscle）、**股外侧肌**（vastus lateralie muscle）和**股中间肌**（vastus intermedius muscle）。股直肌起自髂前下棘，其他3个头均起自股骨，4个头向下合并形成股四头肌腱，包绕髌骨的前面和两侧，继而向下移行为髌韧带，止于胫骨粗隆。

作用：股四头肌收缩时，主要作用是伸膝关节（小腿）；股直肌尚有屈髋关节的作用，是维持人体直立的重要肌肉。

(2) 内侧群　位于大腿内侧（图3-90、图3-93），共有5块肌，自外侧向内侧排列依次为**耻骨肌**（pectineus muscle）、**长收肌**（adductor longus muscle）、**短收肌**（adductor brevis muscle）（位于长收肌深面）、**大收肌**（adductor magnus muscle）和**股薄肌**（gracilis muscle）。

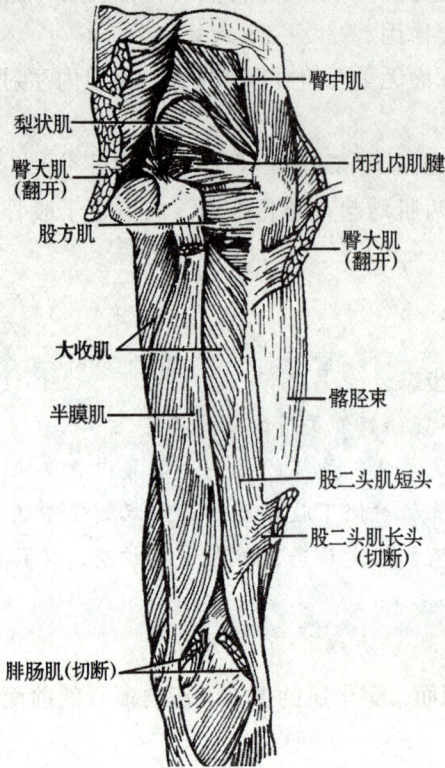

图3-92 髋肌和大腿肌后群（深层）

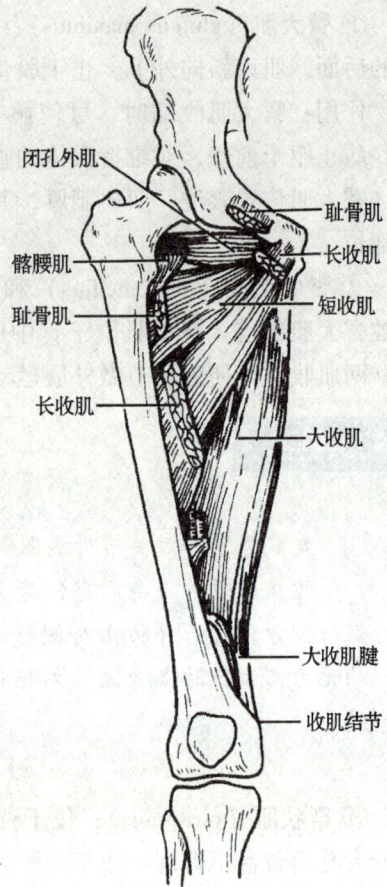

图3-93 大腿肌内侧群

内侧群肌起自坐骨和耻骨的前面，除股薄肌止于胫骨上端的内侧面外，其他各肌都止于股骨后面。

作用：内侧群肌收缩时，可使髋关节（大腿）内收。

（3）后群 位于大腿后部，有股二头肌、半腱肌和半膜肌（图3-91、图3-92）。

① 股二头肌（biceps femoris）：位于大腿后部外侧。其有长、短两个头，长头起自坐骨结节，短头起自股骨粗线，两头会合，以长腱止于腓骨头。

② 半腱肌（semitendinosus）：位于股二头肌的内侧。起自坐骨结节，止于胫骨上端内侧。该肌的下1/3为圆而细长的肌腱。

③ 半膜肌（semimembranosus）：位于半腱肌的深面。起自坐骨结节，止于胫骨内侧髁的后面。上部约1/3是扁薄的腱膜。

作用：大腿后群肌均可屈膝关节、伸髋关节。股二头肌还使小腿旋外，半腱肌和半膜肌还可使小腿旋内。

3. 小腿肌 配布于胫、腓骨的周围，分为前群、外侧群和后群（图3-94、图3-95）。

（1）前群 位于胫、腓骨的前方，从内侧向外侧依次为**胫骨前肌**（tibialis anterior）、**踇长伸肌**（extensor hallucis longus）和**趾长伸肌**（extensor digitorum longus）。3块

肌均起自胫腓骨的上端和骨间膜，下行经踝关节的前方到足背。胫骨前肌止于内侧楔骨和第一跖骨底；姆长伸肌止于姆趾远节趾骨底；趾长伸肌向下分为 4 个腱，分别止于第 2～5 趾的中节、远节趾骨底（图 3 – 94）。

作用：小腿前群肌收缩时，能伸踝关节（足背屈）。此外，胫骨前肌能使足内翻，姆长伸肌能伸姆趾，趾长伸肌能伸第 2～5 趾。

（2）**外侧群**　位于腓骨的外侧。有两块肌，浅层为**腓骨长肌**（peroneus longus），深层为**腓骨短肌**（peroneus brevis）。两肌均起自腓骨的外侧面，其肌腱都经外踝后方到足底，腓骨长肌止于第 1 跖骨底，腓骨短肌止于第 5 跖骨底（图 3 – 94）。

作用：两肌收缩时，能使足外翻和屈踝关节（足跖屈）；还有维持足弓的作用。

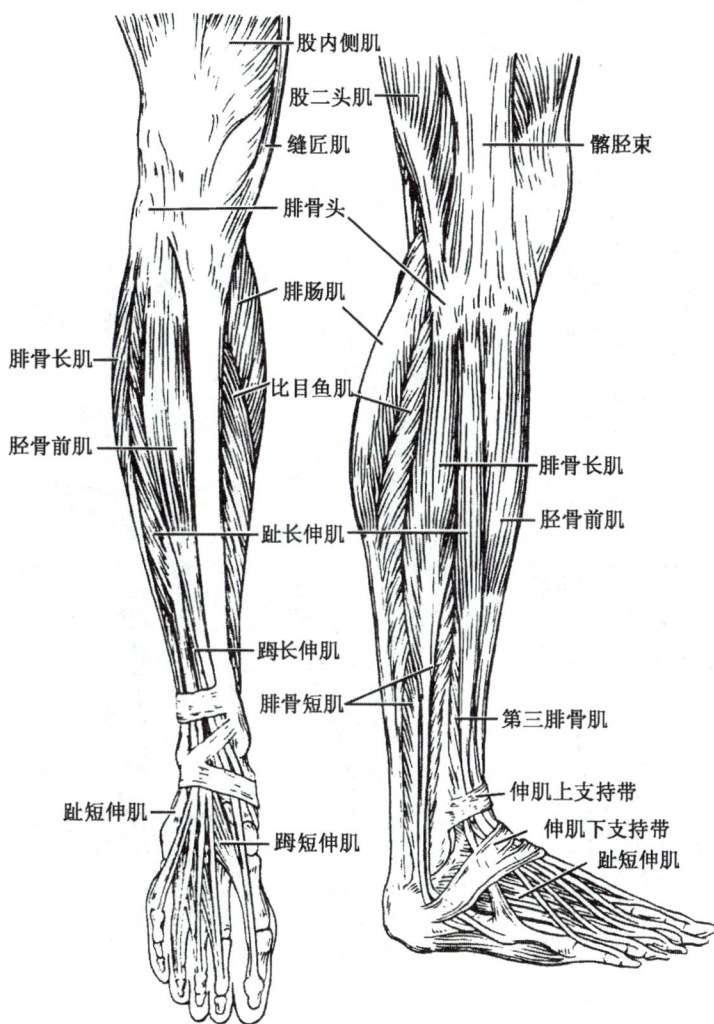

图 3 – 94　小腿肌前群和外侧群

（3）**后群**　位于胫、腓骨的后方，分为浅、深两层（图 3 – 95）。

① 浅层：为**小腿三头肌**（triceps surae），由浅层的腓肠肌和深层的比目鱼肌构成。

腓肠肌（gastrocnemius）以内侧头、外侧头，起自股骨内、外侧髁的后面。**比目鱼肌**（soleus）起自胫、腓骨上端的后面，三个头会合后，在小腿上部形成膨隆的"小腿肚"，向下移行为一个粗大的**跟腱**（tendo calcaneus），止于跟骨结节。

作用：小腿三头肌收缩时，可屈踝关节（足跖屈）和屈膝关节。在站立时，该肌能固定踝关节和膝关节，以防止身体向前倾斜，对维持人体直立姿势有重要作用。

②深层：位于小腿三头肌的深面，有 3 块肌。从内侧向外侧依次为**趾长屈肌**（flexor digitorum longus）、**胫骨后肌**（tibialisposterior）和**跗长屈肌**（flexor hallucis longus）。3 块肌均起自胫腓骨的上端和骨间膜，向下移行为肌腱，经内踝后方至足底。趾长屈肌分成 4 条腱，分别止于第 2~5 趾的远节趾骨；胫骨后肌止于足舟骨和三块楔骨；跗长屈肌止于跗趾远节趾骨。

作用：小腿后群深层的 3 块肌均可屈踝关节（足跖屈）；此外，胫骨后肌能使足内翻；跗长屈肌能屈跗趾；趾长屈肌能屈 2~5 趾。

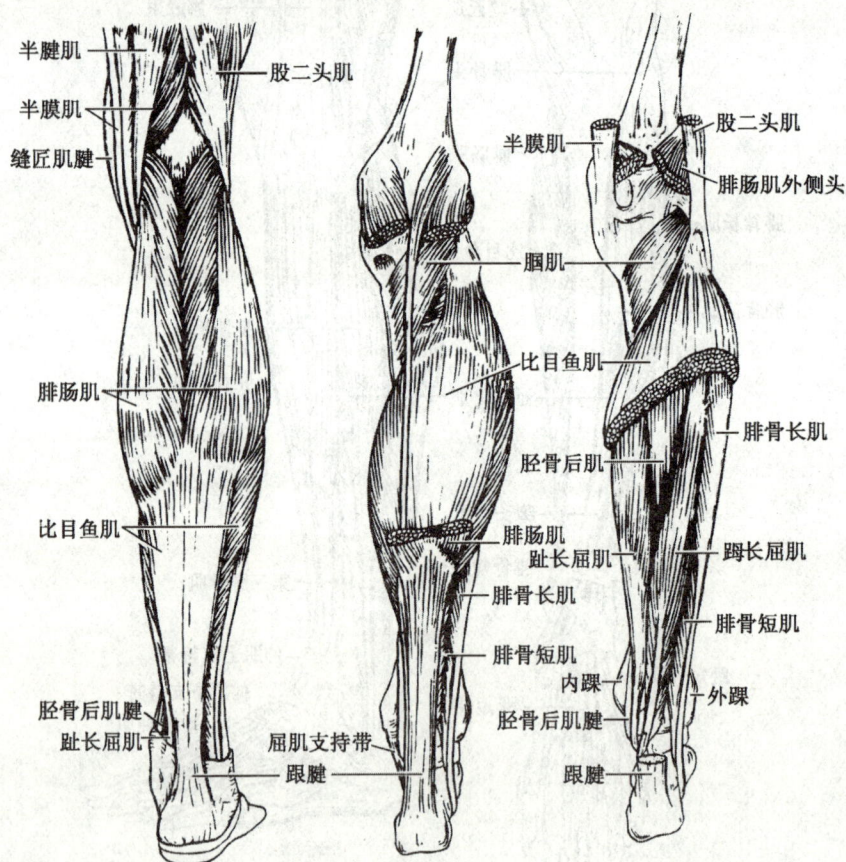

图 3-95 小腿肌后群

4. 足肌 可分足背肌和足底肌。

（1）足背肌 比较弱小，分别为伸跗趾和伸第 2~4 趾的小肌。

（2）足底肌 与手肌的分布相似，也分为内侧、中间和外侧三群，但没有对掌肌。

其主要有屈趾和维持足弓的作用（图 3 - 96）。

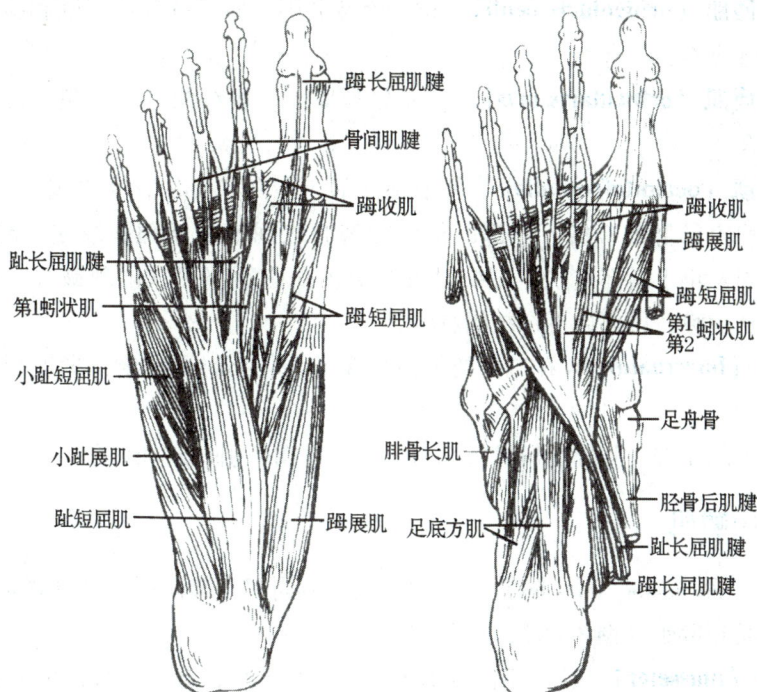

图 3 - 96 足底肌（浅、中层）

5. 下肢的局部结构

（1）**股三角**（femoral triangle） 位于大腿前面的上部，呈倒置的三角形。股三角由腹股沟韧带、长收肌的内侧缘和缝匠肌的内侧缘组成（图 3 - 90）。股三角内有股神经、股动脉、股静脉和淋巴结等。

（2）**腘窝**（popliteal fossa） 位于膝关节后方，呈菱形。腘窝的上外侧界为股二头肌，上内侧界为半腱肌和半膜肌，下外侧界和下内侧界分别为腓肠肌的两个头（图 3 - 95）。腘窝内有腘动脉、腘静脉、胫神经、腓总神经、淋巴结和脂肪组织等。

四肢肌的重要肌性标志：三角肌、肱二头肌、肱三头肌、肱桡肌、桡侧腕屈肌、掌长肌、尺侧腕屈肌、拇长展肌、拇短伸肌、拇长伸肌、指伸肌；臀大肌、股四头肌、半腱肌、半膜肌、胫骨前肌、姆长伸肌、小腿三头肌、跟腱。

四、头肌

头肌（muscles of head） 可分为面肌和咀嚼肌两部分（图 3 - 97、图 3 - 98）。

（一）面肌

面肌（facial muscles） 为扁薄的皮肌，位置表浅，大多起自颅骨的不同部位，止于面部皮肤。面肌主要分布在口裂、睑裂和鼻孔的周围，有环形肌和辐射肌两种。面肌收缩时，使面部孔裂开大或闭合，同时能牵动面部皮肤显出喜、怒、哀、乐等各种表情，故又称表情肌。

1. 眼轮匝肌（orbicularis oculi） 位于睑裂周围，肌纤维环绕于眶和睑裂周围。眼轮匝肌收缩可使睑裂闭合。

2. 口轮匝肌（orbicularis oris） 位于口裂周围，肌纤维环绕口裂。口轮匝肌收缩可使口裂闭合。

3. 枕额肌（occipitofrontalis） 位于颅顶部，左右各1块，几乎覆盖颅顶的全部。每块枕额肌均由前部的额腹、后部的枕腹和两腹之间的帽状腱膜组成。额腹（额肌）起自帽状腱膜，止于额部皮肤，收缩时可提眉，并使额部皮肤出现皱纹；枕腹起自枕骨，止于帽状腱膜，可向后下牵拉帽状腱膜。

4. 颊肌（buccinator） 在口角两侧面颊深部，收缩时可使颊部紧贴牙和牙龈，协助咀嚼和吸吮。

在口裂周围还有一些辐射肌，收缩时可向各方向牵引口唇和口角。

（二）咀嚼肌

咀嚼肌（masticatory muscles）位于颞下颌关节周围，其作用均与咀嚼动作有关。其中主要有咬肌和颞肌（图3-97、图3-98）。

1. 咬肌（masseter） 位于下颌支的外面，呈长方形，起自颧弓，止于下颌角外面。

2. 颞肌（temporalis） 位于下颌窝内，呈扇形，起自颞窝，肌束向下止于下颌骨的冠突。

咬肌和颞肌的共同作用是上提下颌骨，使上、下颌牙咬合。

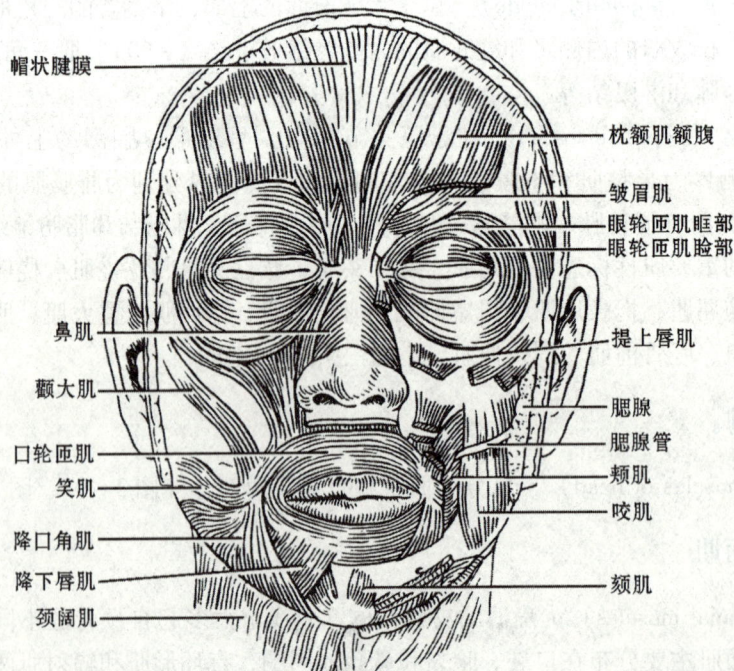

图3-97 头肌（前面）

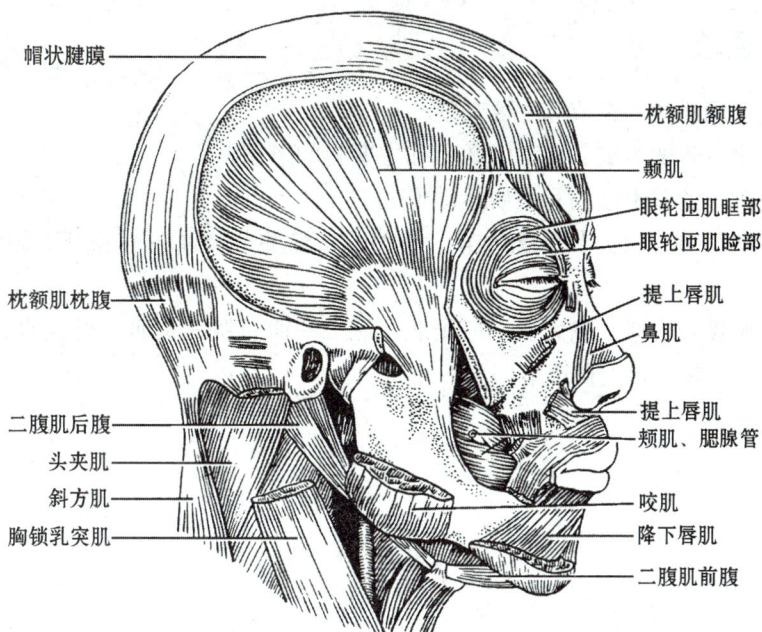

图 3-98 头肌（侧面）

（三）颅顶软组织

颅顶软组织由浅入深可分为皮肤、皮下组织、帽状腱膜、腱膜下疏松组织、颅骨外膜等五层。前三层紧密相连，不易分离，当头皮撕裂时，三层可一并撕脱，因此临床上视为一层，称头皮。头皮深面是腱膜下疏松组织，又称腱膜下间隙，间隙内有通向颅内的导血管，头皮的感染，可扩散到全部颅顶，也可经导血管向颅内扩散，因而把腱膜下间隙称为颅顶的"危险区"。

头部的重要肌性标志：咬肌、颞肌。

复习思考题

一、名词解释

1. 骨骼
2. 翼点
3. 胸骨角
4. 椎管
5. 椎间孔
6. 椎间盘
7. 腹股沟管

二、问答题

1. 简述运动系统的组成和主要功能。

2. 简述全身骨的组成、名称、数目和主要骨的形态。

3. 简述关节的基本结构和主要运动形式。

4. 试述肩关节、肘关节、腕关节、髋关节、膝关节、踝关节和颞下颌关节的组成及运动。

5. 试述胸锁乳突肌、胸大肌、三角肌、肱二头肌、肱三头肌、臀大肌、股四头肌、小腿三头肌的位置、起止和作用。

第四章 消 化 系 统

学习目标

知识学习目标

1. 掌握：消化系统的组成和主要功能；上、下消化管的概念；消化管的一般结构；口腔的构造和分部；胃的位置、形态和微细结构；小肠的分部；小肠壁的微细结构；大肠的分部及形态特点；盲肠、阑尾的位置；阑尾根部的体表投影；直肠的位置；大唾液腺的名称及其位置；肝的位置、形态、微细结构和体表投影；胆囊的位置、形态和胆囊底的体表投影；输胆管道的组成和胆汁的排出途径；胰的位置、形态和微细结构；腹膜和腹膜腔的概念。

2. 熟悉：胸、腹部标志线和腹部分区；舌、牙的形态和构造；十二指肠的位置和分部；咽的位置、分部；食管的狭窄部位；直肠的弯曲；肛管的形态；腹膜与腹盆腔器官的关系；腹膜形成的主要结构。

3. 了解：牙周组织；胃的毗邻；腹膜的功能。

能力培养目标

1. 能在活体上指出胸、腹部的标志线和腹部的分区。

2. 能结合标本描述咽、食管、胃、小肠和大肠的位置、形态和分部。

3. 能结合标本描述肝、胰的位置及形态结构。

4. 能在光镜下观察消化管各器官及肝、胰的微细结构。

第一节 概 述

一、消化系统的组成

消化系统（alimentary system）由消化管和消化腺两部分组成（图 4 – 1）。

消化管（alimentary canal）包括口腔、咽、食管、胃、小肠（十二指肠、空肠与回肠）和大肠（盲肠、阑尾、结肠、直肠与肛管）。临床上通常把口腔至十二指肠的消化管，称上消化道。把空肠以下的消化管，称下消化道。

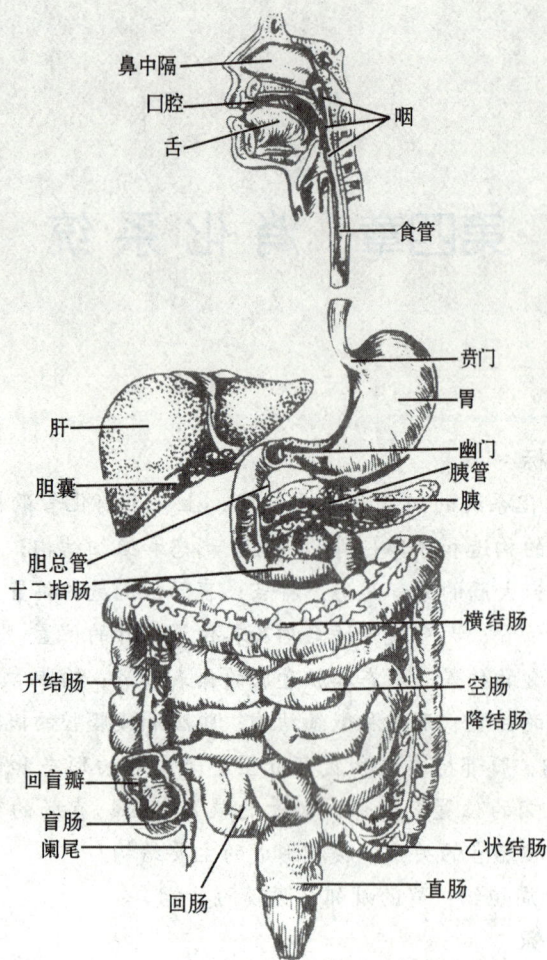

图4-1 消化系统概观

消化腺（alimentary gland）可分为大消化腺和小消化腺两种。大消化腺包括大唾液腺、肝和胰；小消化腺位于消化管壁内，如唇腺、颊腺、舌腺、食管腺、胃腺和肠腺等。

二、消化系统的主要功能

消化系统的主要功能是消化食物，吸收营养物质，排出食物残渣。此外，口腔、咽尚与呼吸和语言活动有关。

三、胸腹部标志线和腹部分区

大部分内脏器官位于胸腔和腹腔内，其位置一般相对固定。为描述各器官的正常位置和体表投影，通常在胸、腹部体表作若干标志线，并将腹部分为若干区（图4-2）。

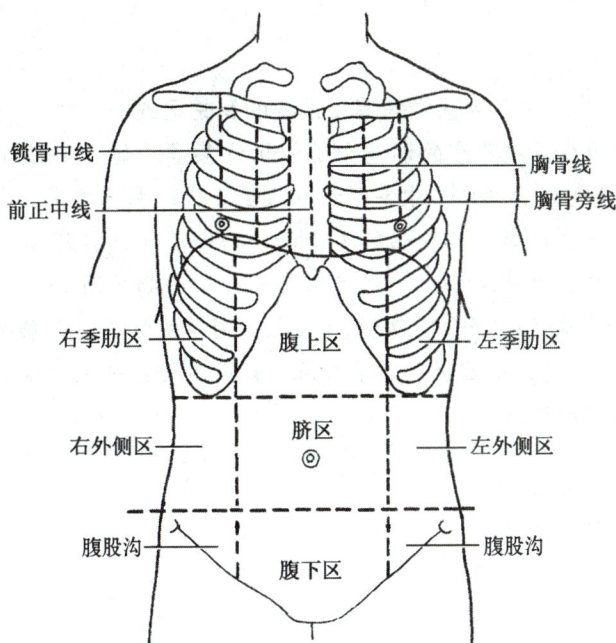

图 4-2　胸腹部的标志线与腹部分区

（一）胸部标志线

1. **前正中线（anterior median line）**　沿身体前面正中所作的垂直线。
2. **胸骨线（sternal line）**　沿胸骨外侧缘所作的垂直线。
3. **锁骨中线（midclavicular line）**　通过锁骨中点所作的垂直线。
4. **腋前线（anterior axillary line）**　通过腋前襞所作的垂直线。
5. **腋后线（posterior axillary line）**　通过腋后襞所作的垂直线。
6. **腋中线（midaxillary line）**　通过腋前、后线之间中点所作的垂直线。
7. **肩胛线（scapular line）**　通过肩胛骨下角所作的的垂直线。
8. **后正中线（posterior median line）**　沿身体后面正中所作的垂直线。

（二）腹部标志线和分区

1. **九分法**　在腹部前面，用两条横线和两条纵线将腹部分为九个区。即通过两侧肋弓最低点的连线为上横线；通过两侧髂结节的连线为下横线；通过左、右腹股沟韧带中点的垂线为纵线。上横线以上为腹上部，分右季肋区、腹上区、左季肋区；上、下横线为腹中部，分右腹外侧区、脐区、左腹外侧区；下横线以下为腹下部，分右腹股沟区、腹下区、左腹股沟区。

2. **四分法**　临床工作中，常以通过脐的横线和垂线将腹部分为左上腹部、右上腹部、左下腹部、右下腹部四个区。

中医学对消化系统的有关记载

中医学对消化系统器官的形态和功能记载甚多。如《灵枢经·肠胃》记载："唇至齿长九分。口广二寸半。齿以后至会厌，深三寸半，大容五合。舌重十两，长七寸，广二寸半。咽门重十两，广一寸半。胃纡曲屈，伸之长二尺六寸，大一尺五寸，径五寸，大容三斗五升。小肠后附脊……"《难经集注》中有对肝的描述："肝者，据大叶言之，则是两叶也。若据小叶言之，则多叶矣。"由此可见，中国古代医学家很早就对消化系统进行过解剖观察和测量，并且有深刻的认识。

第二节 消 化 管

一、消化管的一般结构

除口腔外，消化管管壁一般分为四层结构，由内向外依次为：黏膜、黏膜下层、肌层和外膜（图4-3）。

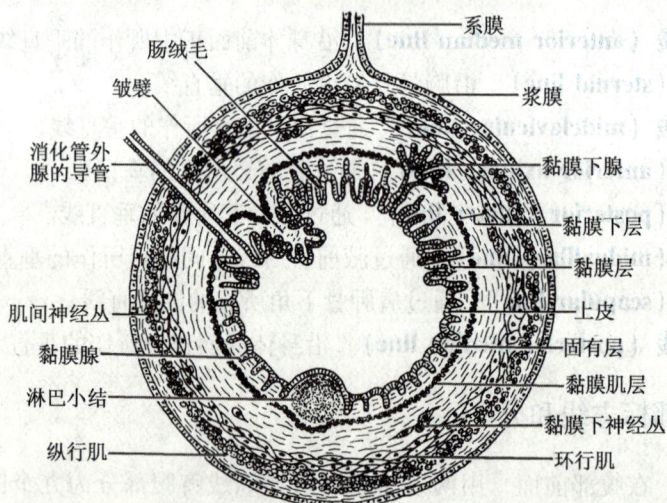

图4-3 消化管的一般结构模式图

（一）黏膜

黏膜（tunica mucosa）为消化管壁的最内层，是消化与吸收的重要结构。黏膜由上皮、固有层和黏膜肌构成。

1. 上皮 衬于消化管的腔面。口腔、咽、食管和肛管下部的上皮为复层扁平上皮，

适应摩擦，具有保护功能；胃、小肠和大肠的上皮为单层柱状上皮，以消化、吸收功能
为主。

2. 固有层 由致密结缔组织构成，含有小腺体、神经、血管、淋巴管和淋巴组
织等。

3. 黏膜肌层 由 1～2 层平滑肌组成，其收缩可以改变黏膜形态，促进腺体分泌物
的排出和促进血液、淋巴的运行，有助于食物的消化和营养物质的吸收。

（二）黏膜下层

黏膜下层（submucosa）由疏松结缔组织构成，内含较大的血管、淋巴管和神经丛。
在食管和胃肠等部位的黏膜和黏膜下层共同向管腔内突出，形成环行或纵行皱襞，扩大
了黏膜的表面面积。

（三）肌层

肌层（muscularis）在口腔、咽、食管上段和肛门外括约肌为骨骼肌，其余各段均
为平滑肌。平滑肌的肌层一般分内环行和外纵行两层。某些部位环形肌增厚形成括约
肌。肌层的收缩和舒张运动，可使消化液与食物充分混合，并将食物不断推进。

（四）外膜

外膜（adventitia）为消化管的最外层。有**纤维膜**（fibrosa）和**浆膜**（serosa）之分。
咽、食管和直肠下部的外膜，由疏松结缔组织构成，称纤维膜；胃、小肠和大肠大部分
的外膜由疏松结缔组织及其表面的间皮构成，称浆膜。浆膜表面光滑，可减少器官之间
的摩擦。

二、口腔

口腔（oral cavity）是消化管的起始部，
向前经口裂与外界相通，向后经咽峡通向
咽腔（图 4 - 4）。

（一）口腔的境界和分部

1. 口腔的境界 包括前壁、左右侧壁、
上壁和下壁。

（1）**前壁** 为**口唇**（oral lips），由皮
肤、口轮匝肌及黏膜构成。口唇分为上、
下唇，两唇间的裂隙称口裂，两唇结合处，
称**口角**（angulus oris），上唇表面正中有一
纵行的浅沟，称**人中**（philtrum）。人中的
上、中 1/3 交界处为"人中穴"，临床上常

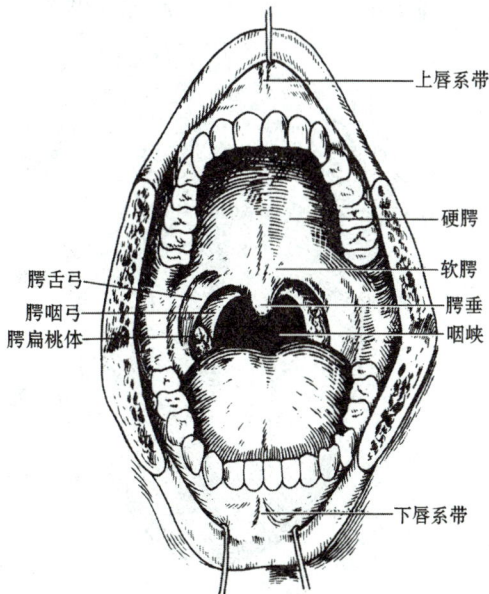

图 4 - 4 口腔与咽峡

用针刺或指压该穴的方法抢救昏迷病人。上、下唇内面的黏膜在正中线上分别形成两条纵行的黏膜皱襞，连于上、下牙龈的基部，分别称**上唇系带**（frenulum labii superioris）和**下唇系带**（frenulum labii inferioris）。上、下唇的游离缘，上皮较薄呈红色，当机体缺氧时，可变成暗红色，临床上称发绀。

（2）**侧壁**　为颊（cheek），由皮肤、颊肌和黏膜构成。从鼻翼两旁至口角两侧各有一浅沟，称**鼻唇沟**（nasolabial sulcus），是唇与颊的分界线。面肌瘫痪的病人鼻唇沟变浅或消失。

（3）**上壁**　为腭（palate），分隔口腔和鼻腔。腭分硬腭和软腭两部分。腭的前2/3以骨为基础，表面覆以黏膜，称**硬腭**（hard palate）；后1/3由骨骼肌和黏膜构成，称**软腭**（soft palate）。软腭的后缘游离，中央有一向下悬垂的突起，称**腭垂**（uvula）或称悬雍垂。自腭垂两侧向下各形成一对弓状黏膜皱襞，前方一对连于舌根，称**腭舌弓**（palatoglossal arch）；后方一对连于咽的侧壁，称**腭咽弓**（palatopharyngeal arch）。

腭垂、两侧腭舌弓及舌根共同围成**咽峡**（isthmus of fauces），它是口腔通向咽的门户。

（4）**下壁**　为口腔底，由舌和封闭口腔底的软组织构成。

2. 口腔的分部　口腔以上、下牙弓为界，分为前外侧的**口腔前庭**（oral vestibule）和后内侧的**固有口腔**（oral cavity proper）两部分。牙弓与唇和颊之间的蹄铁形腔隙，称口腔前庭；牙弓以内的腔隙为固有口腔。

当上、下颌牙咬合时，口腔前庭和固有口腔可经最后磨牙后方的间隙相通。临床上对牙关紧闭的病人，可经此间隙插管进行急救治疗。

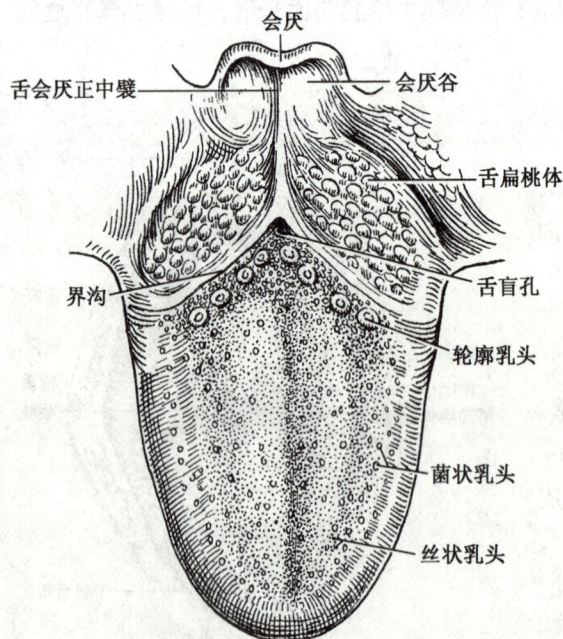

图4-5　舌的形态

（二）口腔内器官

1. 舌（tongue）　位于口腔底，具有协助咀嚼和吞咽食物、感受味觉、辅助发音等功能（图4-5）。

（1）**舌的形态**　舌分**舌尖**（apex of tongue）、**舌体**（body of tongue）和**舌根**（root of tongue）三部分。舌体占舌的前2/3，舌根占舌的后1/3，两者在舌背以"人"字形界沟为界。舌体的前端，称舌尖（图4-6）。

舌有上、下两面。舌的上面，称舌背（dorsum linguae）。

（2）**舌的构造**　舌由表面的黏膜和深面的舌肌构成。

①舌黏膜：呈淡红色，覆于舌的表面。

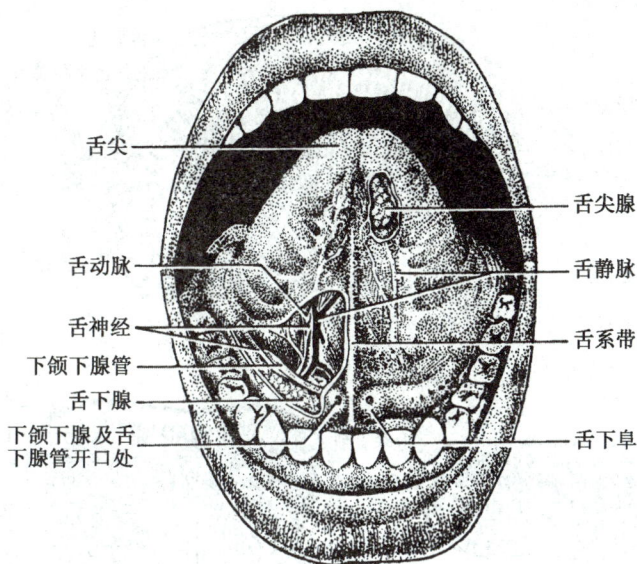

图 4 - 6　舌与口腔底

　　舌背的黏膜有许多小突起，称**舌乳头**（papillae of tongue）。舌乳头按其形态可分为**丝状乳头**（filiform papillae）、**菌状乳头**（fungiform papillae）和**轮廓乳头**（vallate papillae）等。丝状乳头数量最多，体积最小，呈白色丝绒状，遍布于舌体背面，具有一般感觉的功能；菌状乳头数量较少，为红色圆点状，散布于丝状乳头之间，以舌尖部最多；轮廓乳头最大，约有 7 ~ 11 个，排列在界沟前方。菌状乳头和轮廓乳头含有味蕾。味蕾能感受酸、甜、苦、咸等味觉刺激。

　　舌根背面的黏膜表面有许多丘状隆起，其深部有淋巴滤泡构成的大小不等的结节，称**舌扁桃体**（lingual tonsil）。

　　舌下面的黏膜在舌的正中线处，有一连于口腔底的纵行黏膜皱襞，称**舌系带**（frenulum of tongue）。在舌系带根部的两侧各有一圆形小黏膜隆起，称**舌下阜**（sublingual caruncle）。舌下阜的顶端有下颌下腺和舌下腺大导管的共同开口。由舌下阜向外侧延续形成的黏膜皱襞，称**舌下襞**（sublingual fold），其深面有舌下腺等结构。

　　舌黏膜表面的上皮细胞不断角化、脱落并与食物残渣、黏液、细菌和渗出的白细胞等混合在一起，附着于黏膜的表面，形成**舌苔**（coated tongue）。舌苔呈淡、薄、白色。舌苔的厚薄及其色泽的改变可反映人体的健康状况，因而可作为诊断疾病的依据。

　　② 舌肌：为骨骼肌，分舌内肌和舌外肌两种（图 4 - 7）。

　　舌内肌的起、止点均在舌内，构成舌的主体，其肌束排列方式分纵行、横行和垂直三种，收缩时可改变舌的形状，分别使舌缩短、变窄和变薄。

　　舌外肌起于舌周围的结构，止于舌内，收缩时可改变舌的位置。舌外肌中较为重要的是颏舌肌。

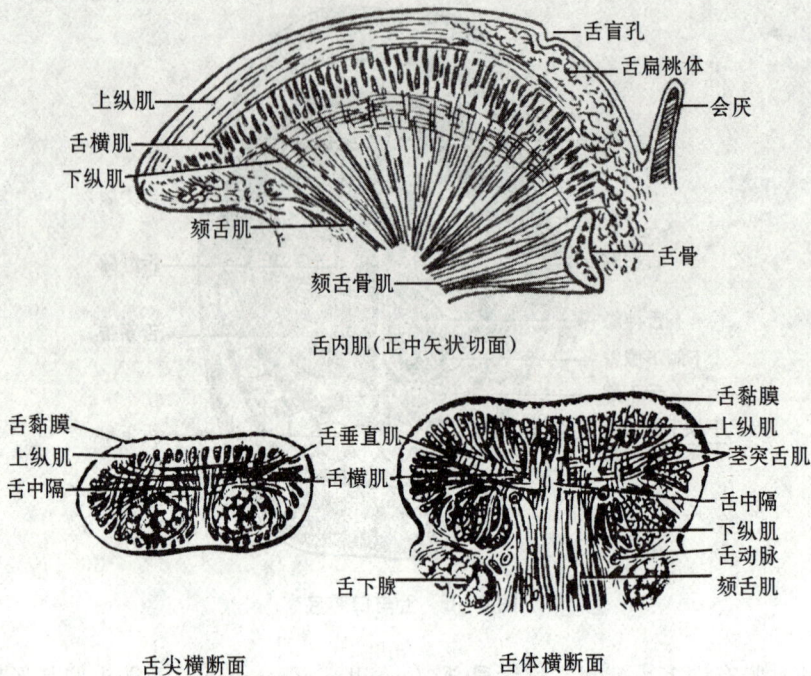

图 4 - 7　舌肌

颏舌肌（genioglossus）起自下颌骨体内面中线的两侧，肌纤维向后上呈扇形止于舌。两侧颏舌肌同时收缩时，舌伸向前；一侧颏舌肌收缩时，舌尖伸向对侧。如果一侧颏舌肌瘫痪，伸舌时，舌尖歪向患侧。

2. 牙（teeth，dentes）　是人体最坚硬的器官，镶嵌在上、下颌骨的牙槽内，分别排列成上、下牙弓。牙的主要功能是咬切、磨碎食物和辅助发音等。

（1）牙的名称和排列　人的一生中有两组牙发生，按萌出先后，分乳牙（deciduous teeth）和恒牙（permanent teeth）。

乳牙共20个，上、下颌的左、右侧各5个，按牙的形态和功能，分为乳切牙2个，乳尖牙1个，乳磨牙2个。

恒牙共32个，上、下颌的左、右侧各8个，按牙的形态和功能，分为切牙2个，尖牙1个，前磨牙2个，磨牙3个（图4-8）。

临床上，为方便记录各个牙在口腔中的位置，常以被检查者的方位为准，用"十"符号记录牙的位置，横线表示上、下牙列的分界，纵线表示左、右侧的分界。用罗马数字"Ⅰ~Ⅴ"表示乳牙，以阿拉伯数字"1~8"表示恒牙。

（2）牙的萌出　乳牙，一般在出生后6个月开始萌出，3岁左右出齐，6岁左右开始脱落。恒牙，在6岁左右开始萌出，逐渐替换乳牙，至14岁左右基本出齐，其中第三磨牙，一般在18~25岁方能萌出或终生不出，又称迟牙或智牙。因此，成年人恒牙数为28~32个均属于正常。

（3）牙的形态　每个牙都包括**牙冠**（crown of tooth）、**牙根**（root of teeth）和**牙颈**（neck of tooth）三部分（图4-9）。

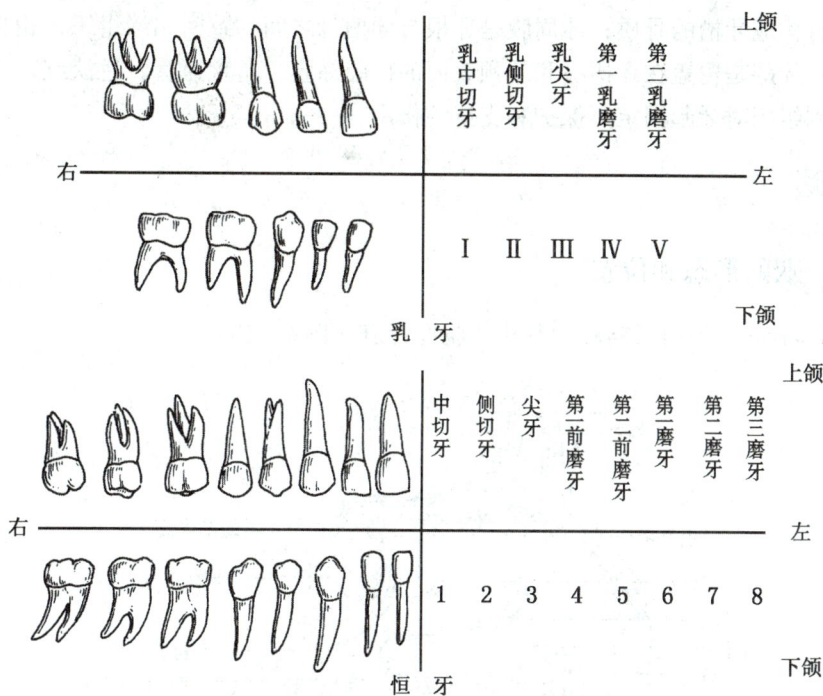

图4-8 牙的名称及符号

牙冠洁白，露于口腔内；牙根嵌入牙槽内；牙颈为牙冠和牙根之间稍细的部分，外包以牙龈。

切牙、尖牙和前磨牙均有1个牙根，下颌磨牙有2个牙根，上颌磨牙有3个牙根。

(4) 牙的构造 牙主要由**牙质**（dentine）、**釉质**（enamel）、**牙骨质**（cement）和**牙髓**（dental pulp）构成（图4-9）。

牙质位于牙的内部，构成牙的主体。在牙冠，牙质的表面覆盖有洁白坚硬的釉质。在牙根和牙颈，牙质的表面包有一层牙骨质。牙的中央有一空腔，称**牙腔**（dental cavity），腔内容纳牙髓。牙髓由结缔组织、神经、血管和淋巴管组成。贯穿牙根的小管，称**牙根管**（root canal）。牙腔借牙根管，经牙根尖端的牙根尖孔与牙槽相通。牙发生炎症，波及牙髓时，可引起牙髓炎，导致剧烈疼痛。

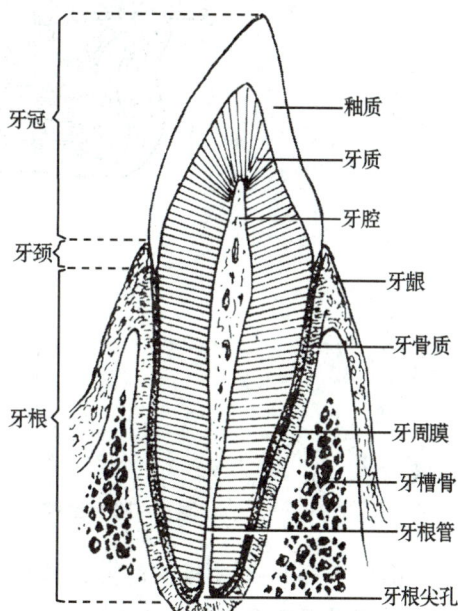

图4-9 牙的形态和构造

(5) 牙周组织 包括**牙槽骨**（alveolar bone）、**牙周膜**（periodontal membrane）和**牙龈**（gingiva）三部分（图4-9）。

牙槽骨构成牙槽的骨质；牙周膜是牙根与牙槽骨之间的致密结缔组织，相当于牙槽骨的骨膜；牙龈是覆盖在牙槽弓和牙颈表面的口腔黏膜，富含血管，色淡红，坚韧而有弹性。牙周组织对牙起固定、保护和支持的作用。

三、咽

(一) 咽的形态和位置

咽（pharynx）为前后略扁的漏斗状肌性管道（图 4-10）。

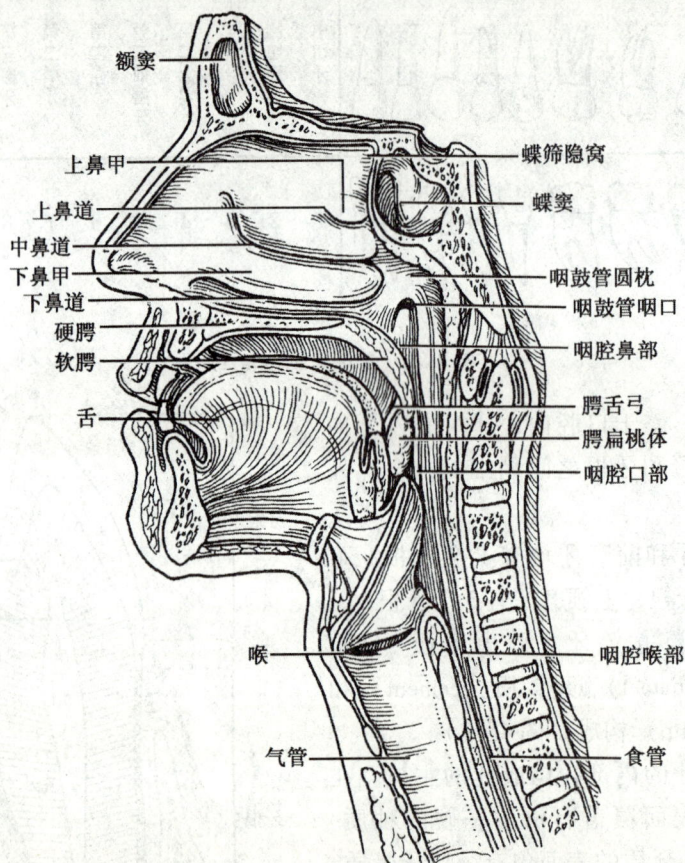

图 4-10 鼻腔、口腔、咽腔与喉的正中矢状切面

咽位于第 1~6 颈椎的前方，鼻腔、口腔和喉腔的后方，上起自颅底，下至第 6 颈椎体下缘平面连于食管，全长约 12cm。

(二) 咽的分部和结构

咽的后壁和两侧壁完整，而前壁不完整，分别与鼻腔、口腔和喉腔相通。因此，咽腔相应地分为鼻咽、口咽和喉咽三部分。

1. 鼻咽 （nasopharynx） 位于鼻腔后方，介于颅底与软腭之间。鼻咽向前经鼻后孔与鼻腔相通。在鼻咽的侧壁上正对下鼻甲后方约 1cm 处,有咽鼓管咽口,经咽鼓管通中耳鼓室。在咽鼓管咽口的后上方,有一纵行深窝,称咽隐窝(pharyngeal recess),该处是鼻咽癌的好发部位。咽部感染时,炎症可经咽鼓管蔓延到中耳鼓室,引起中耳炎。

鼻咽上壁后部的黏膜内有丰富的淋巴组织,称咽扁桃体,在幼儿时期较发达,6 ~ 7 岁时开始萎缩,至 10 岁后完全退化。

2. 口咽(oropharynx) 位于口腔后方,介于软腭与会厌上缘之间。口咽向前经咽峡与口腔相通。在口咽的侧壁上,腭舌弓与腭咽弓之间有一凹窝,称扁桃体窝,窝内容纳腭扁桃体(palatine tonsil)。腭扁桃体是淋巴器官,呈椭圆形,具有防御功能。

咽扁桃体、腭扁桃体和舌扁桃体等共同构成咽淋巴环,是消化道和呼吸道上端的防御结构。

3. 喉咽(laryngopharynx) 位于喉的后方,为会厌上缘平面至第 6 颈椎体下缘之间的结构。喉咽向前经喉口与喉腔相通,向下与食管相续。在喉口两侧各有一深凹,称**梨状隐窝**(piriform recess),是异物易滞留的部位。

咽是消化管和呼吸道的共用通道,食物经口腔、咽和食管进入胃;空气经鼻腔、咽、喉、气管和主支气管进入肺。

四、食管

(一)食管的位置和分部

食管(esophagus)上端在平第 6 颈椎体下缘处续接咽,向下沿脊柱前方下行,经胸廓上口入胸腔,穿过膈的食管裂孔入腹腔,下端在第 11 胸椎体的左侧与胃的贲门相连。

食管依其行程分为颈部、胸部和腹部三段(图 4 – 11)。颈部,长约 5cm,位于颈椎之前,气管之后,两侧有颈部的大血管;胸部,长 18 ~ 20cm,前方自上而下依次有气管、左主气管和心包;腹部,长 1 ~ 2cm,在膈的下方与胃的贲门相续。

(二)食管的形态和狭窄

食管是前后略扁的肌性管道,长约 25cm(图 4 – 11)。

食管全长有三处生理性狭窄:第一处在食管的起始处,距切牙约 15cm;第二处在食管与左主支气管交叉处,距切牙约 25cm;第三处在食管穿过膈的食管裂孔处,距切牙约 40cm。食管的生理性狭窄是食管异物易滞留的部位,也是食管炎症、肿瘤的好发部位。

临床上进行食管插管时,应注意食管的狭窄处,并根据食管镜插入的距离可测知器械已到达的部位。

(三)食管壁的微细结构

食管腔面有 7 ~ 10 条纵行黏膜皱襞,食物通过时,管腔扩张,皱襞变平。食管壁由黏膜、黏膜下层、肌层和外膜组成。

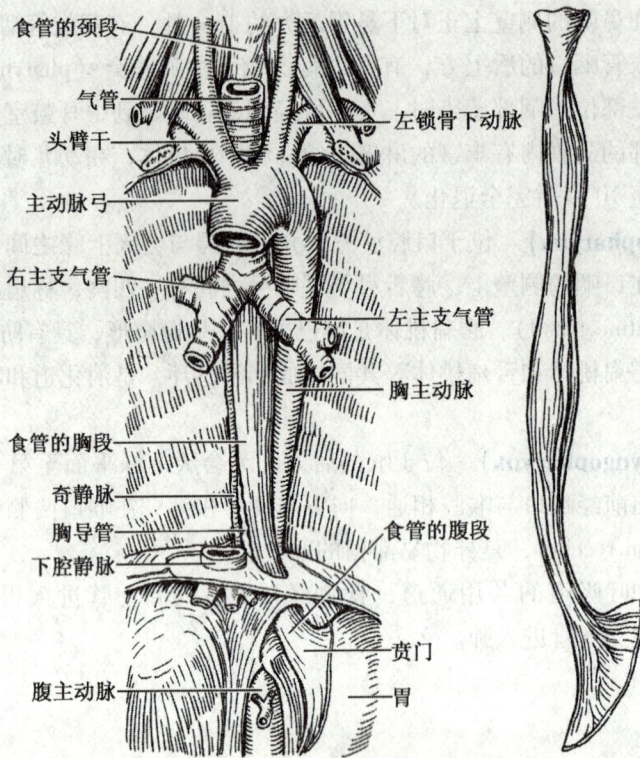

图 4-11 食管

1. 黏膜 食管的黏膜上皮为复层扁平上皮，具有保护作用；固有层为富含小血管和淋巴管的疏松结缔组织；黏膜肌层由一层纵行平滑肌组成。

2. 黏膜下层 为疏松结缔组织，含有血管、淋巴管和大量的食管腺。食管腺分泌黏液，润滑食管内表面，使食团易于下行。

3. 肌层 食管壁的肌层分为内环行、外纵行两层。食管壁的肌层上 1/3 段为骨骼肌，中 1/3 段为平滑肌与骨骼肌混合存在，下 1/3 段为平滑肌。

4. 外膜 为纤维膜，由疏松结缔组织构成。

五、胃

胃（stomach）是消化管各段中最膨大的部分，具有受纳食物、分泌胃液和初步消化食物的功能。成人胃的容量约 1500mL，新生儿胃的容量约为 30mL。

（一）胃的形态和分部

胃的形态可受体位、体型、性别、年龄和胃的充盈程度等多种因素的影响。胃在完全空虚时呈管状，高度充盈时呈球囊状。

胃有前、后两壁，上、下两缘，入、出两口。胃的前壁朝向右前上方，胃的后壁朝向左后下方；胃的上缘较短，凹向右上方，称**胃小弯**（lesser curvature of stomach），其最低点的转角处，称**角切迹**（angular incisure）；胃的下缘较长，凸向左下方，称**胃大弯**

（greater curvature of stomach）；胃的入口，称**贲门**（cardia），与食管相接；胃的出口，称**幽门**（pylorus），与十二指肠相续。

胃可分为四部分：①**贲门部**（cardiac part），是位于贲门附近的部分，与其他部分无明显分界；②**胃底**（fundus of stomach），是位于贲门平面左侧向上膨出的部分；③**胃体**（body of stomach），是介于胃底与角切迹之间的部分；④**幽门部**（pyloric part），是位于角切迹与幽门之间的部分，临床上称此部为胃窦。幽门部在胃大弯侧有一不明显的浅沟，称中间沟，此沟将幽门部分为左侧的**幽门窦**（pyloric antrum）和右侧的**幽门管**（pyloric canal）两部分（图 4 − 12）。胃小弯和胃窦部是胃溃疡和胃癌的好发部位。

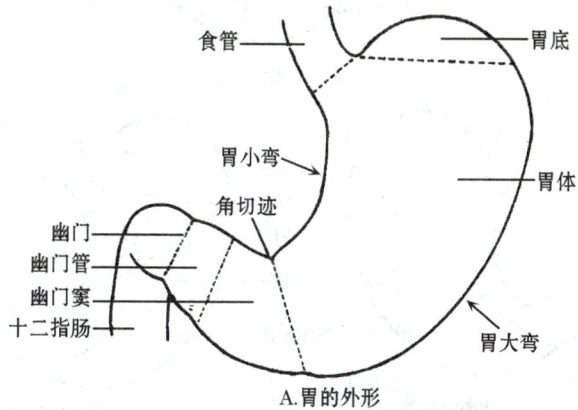

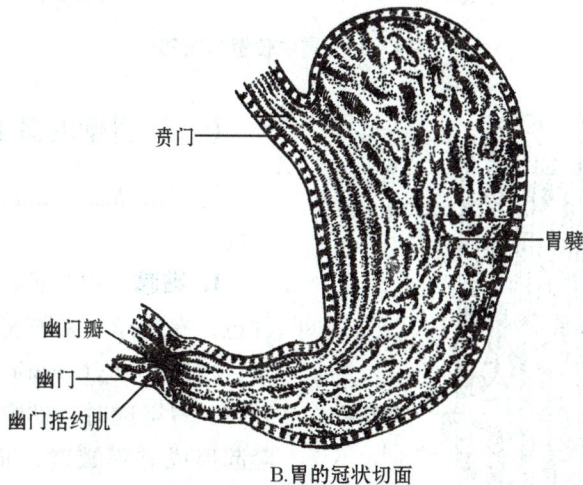

图 4 − 12 胃

（二）胃的位置与毗邻

胃的位置常随体型、体位和胃的充盈程度而发生变化。

胃在中等充盈程度时，大部分位于左季肋区，小部分位于腹上区。胃的贲门和幽门的位置比较固定，贲门位于第 11 胸椎体的左侧，幽门约在第 1 腰椎体的右侧。

胃的前壁右侧份邻肝左叶；左侧份邻膈，并被左肋弓所遮盖；在剑突下方，胃前壁直接与腹前壁相贴，是临床进行胃触诊的部位；胃的后壁与横结肠、胰、脾、左肾、左肾上腺等器官相邻；胃底与膈、脾相邻（图4-13）。

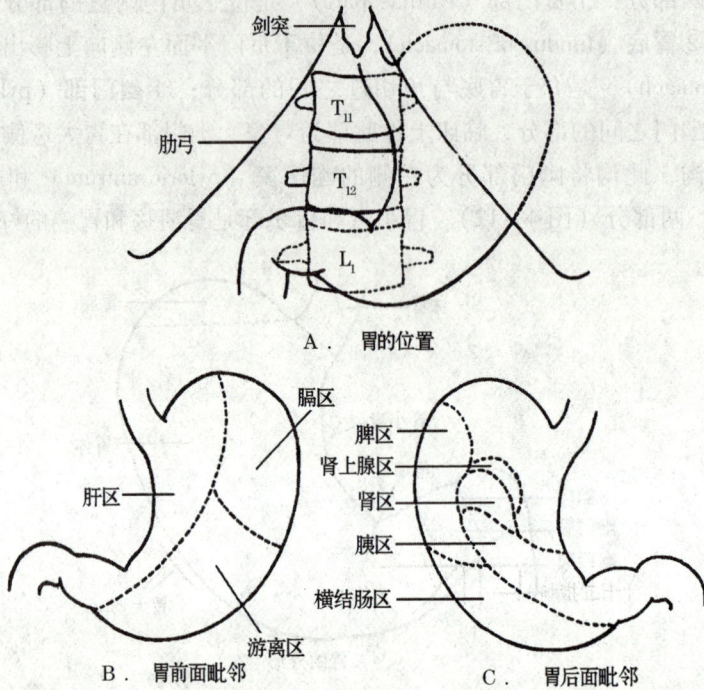

A. 胃的位置

B. 胃前面毗邻

C. 胃后面毗邻

图4-13 胃的位置与毗邻

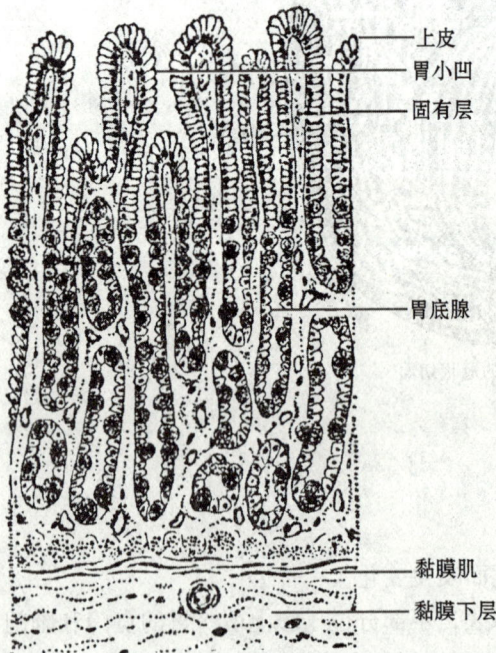

图4-14 胃壁的微细结构

（三）胃壁的微细结构

胃壁由黏膜、黏膜下层、肌层和外膜组成。

1. 黏膜 胃黏膜较厚，肉眼观察为橘红色，有光泽。黏膜表面有许多针孔样小窝，称胃小凹（gastric pit），凹底有胃腺开口。胃空虚时，黏膜和黏膜下层向腔内隆起形成黏膜皱襞，充盈时皱襞变低平，但胃小弯处有4~5条纵行皱襞较恒定。幽门处的黏膜皱襞呈环形，称为**幽门瓣**（pyloric valve），此瓣可调节胃内容物进入十二指肠的速度（图4-14）。

（1）**上皮** 为单层柱状上皮，能分泌黏液，保护胃黏膜。

（2）**固有层** 由疏松结缔组织构成，内有许多胃腺。根据胃腺分布部位和结构不同，可分为贲门腺、幽门腺和胃底腺。

贲门腺、幽门腺分别位于胃的贲门部和幽门部，分泌黏液和溶菌酶等。

胃底腺（gastric gland）位于胃底与胃体部，是分泌胃液的主要腺体。胃底腺主要有三种细胞组成。

① **颈黏液细胞**（neck mucous cell）：数量少，主要分布于胃底腺的颈部。细胞呈柱状，细胞核呈扁圆形，位于基底部。颈黏液细胞分泌黏液。

② **主细胞**（chief cell）：又称**胃酶细胞**（zymogenic cell），数量最多，分布于胃底腺的中、下部。细胞呈柱状，细胞核呈圆形，位于细胞基底部，细胞质呈嗜碱性。主细胞分泌**胃蛋白酶原**（pepsinogen）。胃蛋白酶原经盐酸作用成为有活性的**胃蛋白酶**（pepsin），参与蛋白质的分解。

③ **壁细胞**（parietal cell）：又称**泌酸细胞**（oxyntic cell），分布于胃底腺的上、中部。细胞体积较大、呈圆形或锥体形，细胞核呈圆形，位于细胞的中央，细胞质呈嗜酸性。

壁细胞有合成与分泌盐酸的功能。盐酸是胃液的主要组成成分，有杀菌作用，还能激活胃蛋白酶原成胃蛋白酶。壁细胞还能分泌一种糖蛋白，称内因子，内因子能促进回肠对维生素 B_{12} 的吸收，供红细胞生成所需。

患萎缩性胃炎时，内因子缺乏，维生素 B_{12} 吸收障碍，影响骨髓内红细胞的生成，可导致恶性贫血。

（3）**黏膜肌层** 由内环行和外纵行两层平滑肌组成。

2. 黏膜下层 由疏松结缔组织构成，含有较大的血管、淋巴管和神经丛。

3. 肌层 较厚，由内斜行、中环行和外纵行三层平滑肌组成。环行肌在幽门处明显增厚，形成**幽门括约肌**（pyloric sphincter），它能调节胃内容物进入小肠的速度，也可防止小肠内容物逆流至胃（图 4 – 15）。

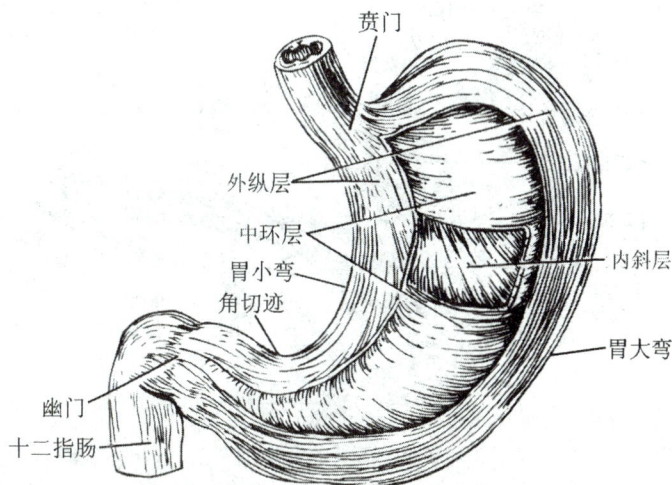

图 4 – 15 胃壁的肌层

4. 外膜 为浆膜。

六、小肠

小肠（small intestine）是消化管最长的一段，成人全长 5～7m，是消化食物和吸收营养物质的主要器官。

小肠盘曲在腹腔的中、下部，上接幽门，下续盲肠，自上而下依次分为十二指肠、空肠和回肠三部分（图 4-16）。

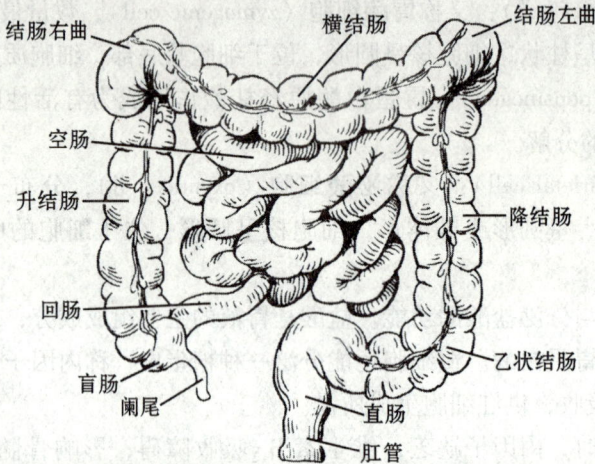

图 4-16 小肠和大肠

（一）十二指肠

十二指肠（duodenum）为小肠的起始段，全长 25cm，上端起于幽门，下端至十二指肠空肠曲与空肠相续。十二指肠呈"C"字形包围胰头，紧贴腹后壁。十二指肠按其位置不同可分为上部、降部、水平部和升部四部分（图 4-17）。

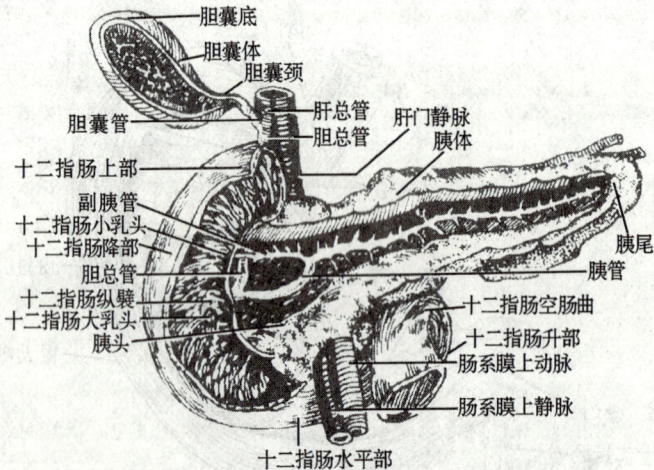

图 4-17 胆道、十二指肠和胰

1. 上部（superior part） 长约 5cm，在第 1 腰椎右侧起于幽门，行向右后，至胆囊颈附近转折向下，移行为降部。上部靠近幽门约 2.5cm 的一段肠管，管腔较大，黏膜较平滑无皱襞，在 X 射线下观察呈球形，称**十二指肠球**（duodenum bulb），是十二指肠溃疡的好发部位。

2. 降部（descending part） 长 7～8cm，在第 1～3 腰椎和胰头的右侧下降，至第 3 腰椎下缘平面转向左，续接水平部。在十二指肠降部的后内侧壁上有一纵行皱襞，称十二指肠纵襞，其下端有一圆形隆起，称**十二指肠大乳头**（major duodenal papilla），为胆总管和胰管的共同开口，距切牙 75cm。

3. 水平部（horizontal part） 又称下部，长约 10cm，自右向左横行，越过下腔静脉和腹主动脉前方，至第 3 腰椎体左侧移行为升部。

4. 升部（ascending part） 长 2～3cm，在第 3 腰椎体左侧斜向左上方，至第 2 腰椎左侧转折向前下方，续于空肠。十二指肠与空肠转折处的弯曲称**十二指肠空肠曲**（duodenojejunal flexure）。十二指肠空肠曲被十二指肠悬肌固定于腹后壁。十二指肠悬肌和包绕其下段表面的腹膜皱襞共同构成**十二指肠悬韧带**（suspensory ligament duodenum），又称 Treitz 韧带，在手术时可作为确认空肠起始部的重要标志。

（二）空肠和回肠

空肠（jejunum）上接十二指肠，**回肠**（ileum）下续盲肠，迂回蟠曲在腹腔的中、下部。空肠和回肠均由肠系膜连于腹后壁，其活动范围较大。

空肠和回肠两者无明显的分界。空肠约占空、回肠全长近侧的 2/5，位于腹腔的左上部，管径较大，管壁较厚，血供丰富，在活体呈淡红色；回肠约占空、回肠全长远侧的 3/5，位于腹腔的右下部，管径略小，管壁较薄，血管不如空肠丰富，颜色较淡（图 4–18）。

（三）小肠壁的微细结构

小肠壁的结构包括黏膜、黏膜下层、肌层和外膜四层。

1. 黏膜 上皮为单层柱状上皮，固有层由富含血管和淋巴管的结缔组织构成，黏膜肌层由内环形和外纵行两层平滑肌组成。小肠黏膜形态和结构的主要特点是腔面有许多环行皱襞和小肠绒毛，固有层中含有大量的小肠腺和淋巴组织。

（1）**环行皱襞** 小肠的内面，除十二指肠球部和回肠末端外，其余各部都有由黏膜和黏膜下层向肠腔内突出而形成的环行皱襞。

（2）**肠绒毛** 小肠黏膜的游离面有许多细小的指状突起，称肠绒毛。肠绒毛由黏膜上皮和固有层向肠腔内突出而成（图 4–19）。

绒毛的上皮主要由柱状细胞和杯状细胞构成，柱状细胞表面有大量密而整齐排列的微绒毛。固有层形成绒毛的中轴，内含毛细血管网、毛细淋巴管（中央乳糜管）和散在的平滑肌纤维等。

小肠黏膜的皱襞、绒毛和微绒毛等结构，扩大了小肠的表面面积，有利于小肠的消化吸收功能。

（3）**小肠腺** 是黏膜上皮下陷至固有层而形成的小消化腺，腺管开口于相邻绒毛根部之间（图 4–20）。

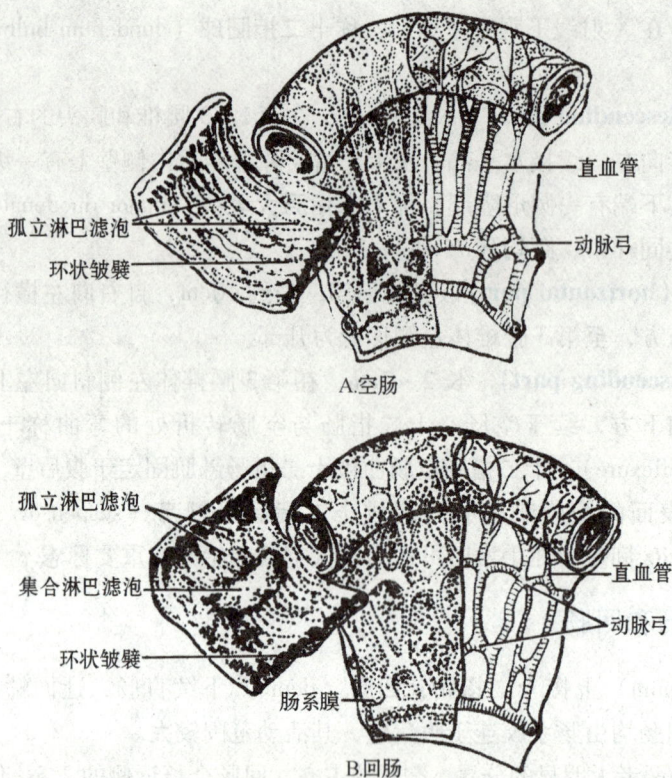

A.空肠

B.回肠

图 4-18 空肠与回肠比较

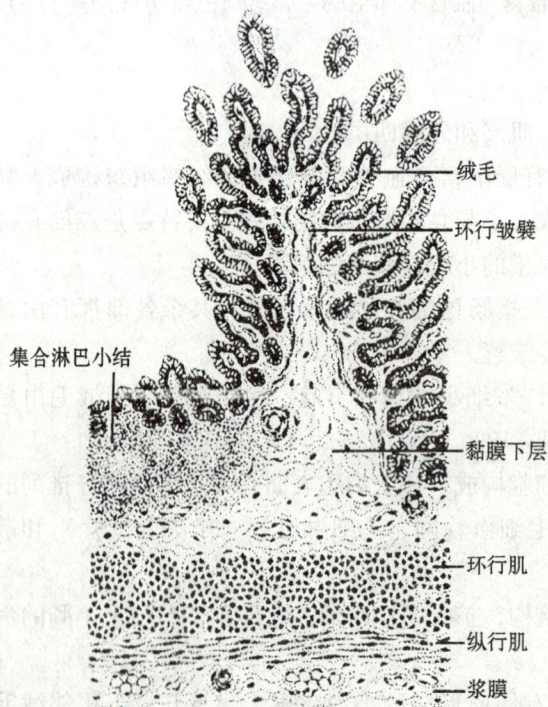

图 4-19 小肠绒毛

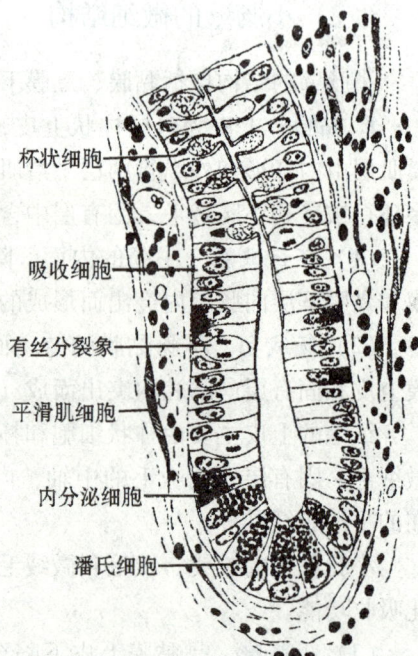

图 4-20 小肠腺模式图

小肠腺主要由柱状细胞（吸收细胞）、杯状细胞和帕内特细胞（潘氏细胞）构成。其中柱状细胞最多，分泌多种消化酶；杯状细胞分泌黏液，对小肠黏膜起润滑和保护作用；帕内特细胞常三五成群，分布在小肠腺基部，细胞呈锥体形，细胞质内含有粗大的嗜酸性颗粒，内含溶菌酶等，颗粒内容物释放入小肠腺腔，对肠道微生物有杀灭作用，故帕内特细胞是一种具有免疫功能的细胞。

（4）**淋巴组织** 小肠黏膜的固有层内散布有许多淋巴组织，是小肠壁重要的防御结构。在十二指肠和空肠中含有散在的淋巴组织，称孤立淋巴滤泡；在回肠中的淋巴组织常聚集成群，称集合淋巴滤泡。患肠伤寒时细菌常侵犯集合淋巴滤泡，引起局部坏死，并发肠出血或肠穿孔。

2. 黏膜下层 由疏松结缔组织构成，内含较大的血管、淋巴管和神经丛。

3. 肌层 由内环行和外纵行两层平滑肌构成。

4. 外膜 十二指肠后壁为纤维膜，其余小肠均为浆膜。

七、大肠

大肠（large intestine）是消化管的下段，全长约 1.5m。大肠的主要功能是吸收水分、维生素和无机盐，分泌黏液，并将食物残渣形成粪便排出体外。

大肠可分为盲肠、阑尾、结肠、直肠和肛管五部分。

除直肠、肛管和阑尾外，盲肠和结肠在外形上有以下三个特征性结构：①肠壁的纵行肌聚集而形成三条带状结构，称**结肠带**（colic bands），在肠管表面纵轴排列；②由于结肠带的长度短于肠管的长度，使肠管形成许多囊状膨出，称**结肠袋**（haustra of colon）；③在结肠带附近，脂肪组织聚集形成大小不等的脂肪突起，称**肠脂垂**（epiploicae appendices）。这三种结构是肉眼区别盲肠、结肠与小肠的重要依据（图 4 - 21）。

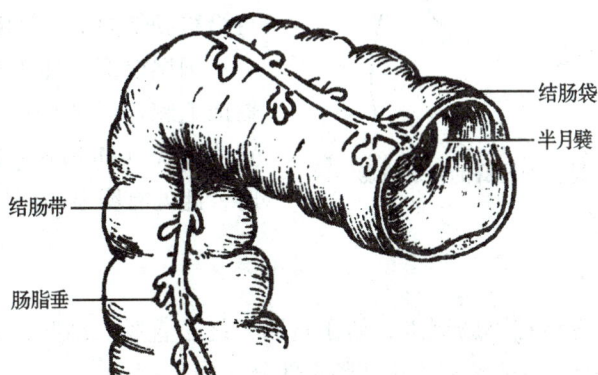

图 4 - 21 盲肠与结肠的特征

（一）盲肠

盲肠（cecum）是大肠的起始部，呈囊袋状，长 6 ~ 8cm。盲肠位于右髂窝内，左接回肠，向上续于升结肠。回肠末端开口于盲肠，开口处有上、下两片唇状黏膜皱襞，称

回盲瓣（ileocecal valve）。回盲瓣既可控制小肠内容物进入盲肠的速度，以便食物在小肠内得以充分消化吸收，又可防止大肠的内容物逆流入小肠。在盲肠末端的后内侧壁，回盲瓣下方约2cm处，有阑尾的开口（图4－22）。

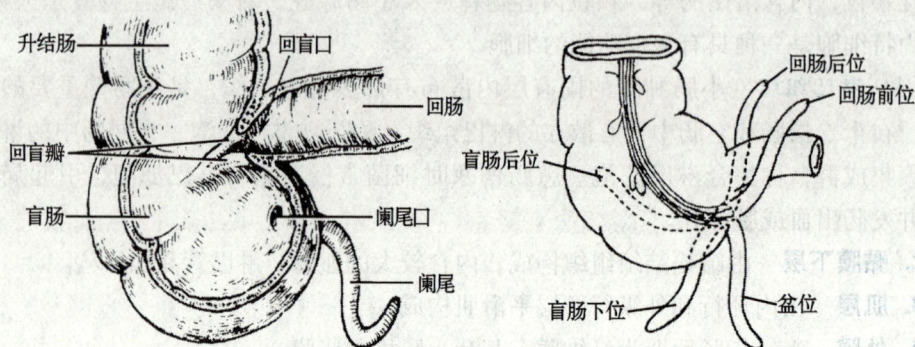

图4－22 盲肠与阑尾

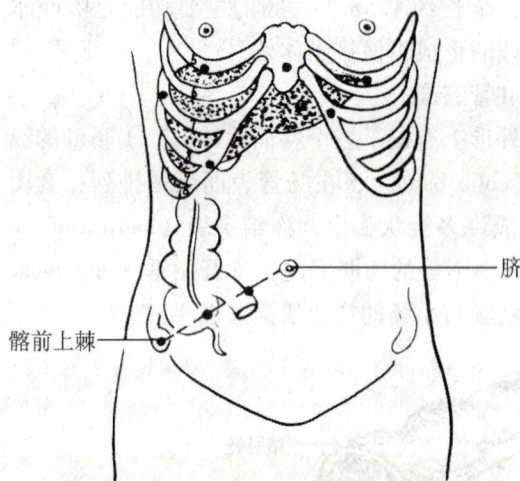

图4－23 阑尾根部及肝的体表投影

（二）阑尾

阑尾（vermiform appendix）为一蚓状盲管，长6~8cm。阑尾位于右髂窝内（图4－22），以根部连于盲肠的后内侧壁，远端游离。

阑尾的位置变化较大。但阑尾根部位置较固定，盲肠的三条结肠带恰在阑尾根部汇合，在临床上进行阑尾手术时，可沿结肠带向下寻找阑尾。

阑尾根部的体表投影，约在脐与右髂前上棘连线的中、外1/3交点处，此点称**麦氏**（McBurney）点。急性阑尾炎时，此处有明显的压痛（图4－23）。

（三）结肠

结肠（colon）围绕在小肠周围，始于盲肠，终于直肠。结肠按其位置和形态，可分为升结肠、横结肠、降结肠和乙状结肠4部分（图4－16）。

1. 升结肠（ascending colon） 长约15cm，在右髂窝内始于盲肠，沿腹后壁右侧上升，至肝右叶下方转向左，形成结肠右曲（或称肝曲），移行为横结肠。

2. 横结肠（transverse colon） 长约50cm，起于结肠右曲，向左横行至脾的下方，以锐角转折向下，形成结肠左曲（或称脾曲），移行为降结肠。

3. 降结肠（descending colon） 长约20cm，起于结肠左曲，沿腹后壁左侧下行至左髂嵴处，移行为乙状结肠。

4. 乙状结肠（sigmoid colon） 长约45cm，在左髂区内，上接降结肠，呈"乙"字形弯曲，向下进入盆腔，至第3骶椎平面移行为直肠。

（四）直肠

直肠（rectum）长10～14cm，位于盆腔内，其上端在第3骶椎平面续接乙状结肠，沿骶骨和尾骨前面下行，穿过盆膈移行为肛管（图4-24）。

直肠并非直管，在矢状面上有两个弯曲：上部弯曲沿着骶骨盆面凸向后，称为骶曲；下部弯曲绕尾骨尖凸向前，称为会阴曲。临床上进行直肠镜或乙状结肠镜检查时，须注意直肠的弯曲，以避免损伤肠壁。

直肠下段肠腔膨大，称**直肠壶腹**（ampulla of rectum）。直肠壶腹内面有3个半月形皱襞，称直肠横襞，其中中间的直肠横壁最大，位置较恒定，位于直肠右前壁，距肛门约7cm，可以作为直肠镜检查时的定位标志。

直肠的毗邻男女不同，男性直肠的前方有膀胱、前列腺和精囊，女性直肠的前方有子宫和阴道，直肠指诊可触及这些器官。

图4-24 直肠与肛管的外形

（五）肛管

肛管（anal canal）是盆膈以下的消化管，上接直肠，末端终于肛门（anus），长约4cm（图4-25）。

肛管内面的黏膜形成6～10条纵行的纵行皱襞，称**肛柱**（anal columns）。各肛柱下端之间连有半月形的皱襞，称**肛瓣**（anal valves）。两个相邻肛柱下端与肛瓣共同围成开口向上的凹窝，称**肛窦**（anal sinuses），窦内常积存粪便，易诱发肛窦炎。

各肛瓣的游离缘和肛柱下端共同连成一锯齿状的环行线，称**齿状线**（dentate line）或**肛皮线**（anocutaneous line），是皮肤和黏膜的分界线。齿状线以下有一宽约1cm的环状带，表面光滑而略有光泽，称**肛梳**（anal pecten）。肛梳下缘距肛门约1.5cm处有一环状浅沟，称**白线**（white line），此线恰为肛门内括约肌和肛门外括约肌的交界处，肛门指诊时可以触及。肛管的下口是肛门。

在肛管的黏膜下层和皮下组织中有丰富的静脉丛，病理情况下静脉丛瘀血曲张则形成痔。发生在齿状线以上的，称内痔；齿状线以下的，称外痔；跨越齿状线上、下的，称混合痔。

肛管周围有肛门内括约肌和肛门外括约肌环绕。**肛门内括约肌**（sphincter ani internus）属平滑肌，由直肠壁的环行平滑肌增厚而成，有协助排便的作用。**肛门外括约肌**

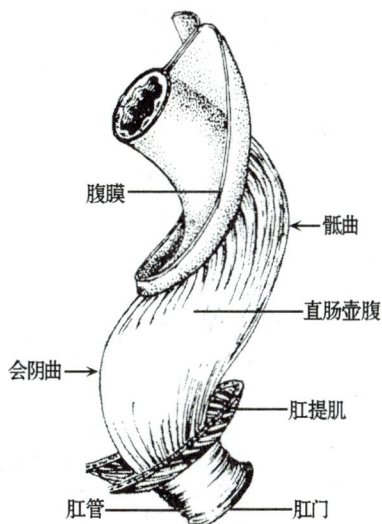

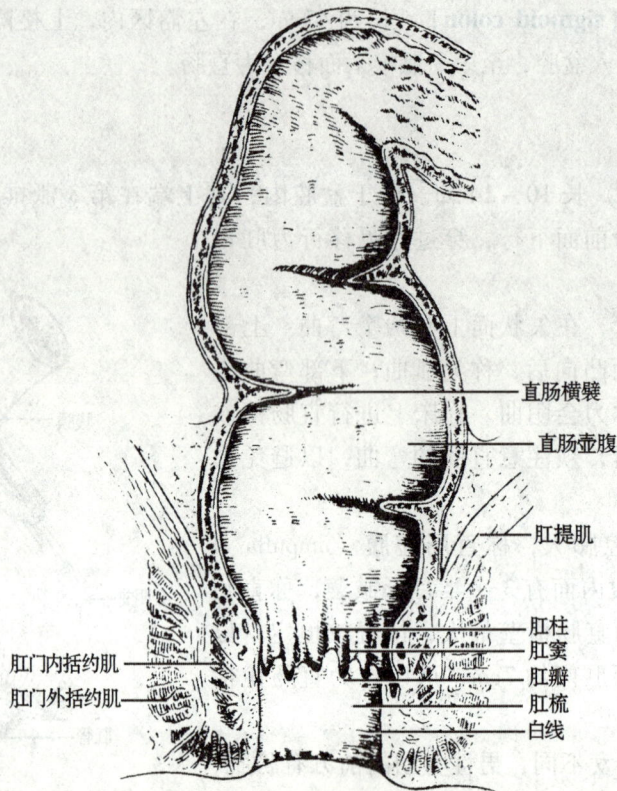

图 4 – 25　直肠与肛管内面的形态

（sphincter ani externus）属骨骼肌，位于肛门内括约肌周围，它受意识支配，有括约肛门、控制排便的作用。手术中应注意避免损伤肛门外括约肌，以免造成大便失禁。

第三节　消 化 腺

消化腺包括大消化腺和小消化腺。大消化腺包括大唾液腺、肝和胰。消化腺的主要功能是分泌消化液，对食物进行化学性消化。

一、唾液腺

唾液腺（salivary gland）又称**口腔腺**（oral gland），分泌唾液，排入口腔，具有湿润口腔黏膜、有助于消化食物等功能。唾液腺可分大、小两种。小唾液腺数目多，如唇腺、颊腺、腭腺等。大唾液腺有腮腺、下颌下腺和舌下腺三对（图 4 – 26）。

（一）腮腺

腮腺（parotid gland）是最大的唾液腺，呈不规则的三角形，位于耳郭的前下方。腮腺管从腮腺前缘发出，在颧弓下方一横指处沿咬肌表面水平前行，至咬肌前缘转向深部穿过颊肌，开口于上颌第 2 磨牙相对应颊黏膜上。小儿麻疹早期可在腮腺管开口周围

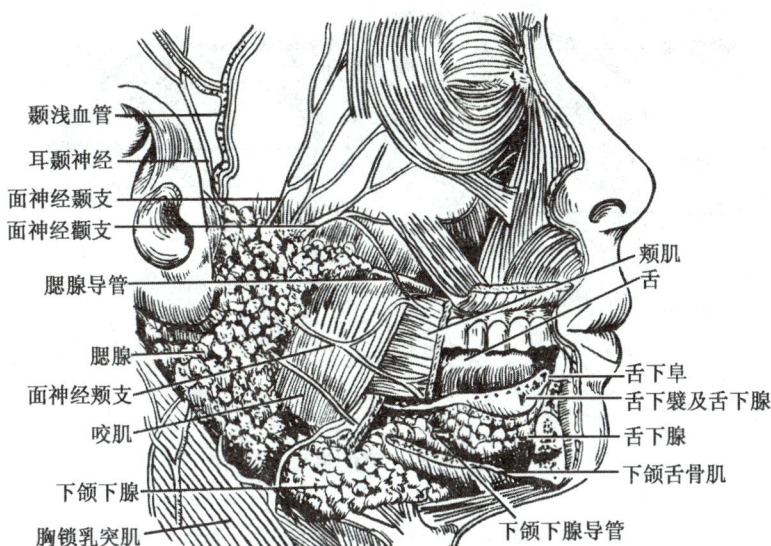

图 4-26　大唾液腺

出现灰白色的斑点。

（二）下颌下腺

下颌下腺（submandibular gland）呈卵圆形，位于下颌骨体的内面，其腺管沿腺体向内侧前行，开口于舌下阜。

（三）舌下腺

舌下腺（sublingual gland）呈扁长圆形，位于口腔底舌下襞深面。腺管有大、小两种：大腺管有 1 条，与下颌下腺管共同开口于舌下阜；小导管约有 10 条，开口于舌下襞。

二、肝

肝（liver）通常称肝脏，是人体最大的消化腺，重量约为 1350g，相当于体重的 2%。肝具有分泌胆汁、参与物质代谢、贮存糖原、合成血浆蛋白、灭活激素、解毒和防御等功能，在胚胎时期还有造血功能。

（一）肝的形态

肝呈红褐色，质软而脆，受到暴力冲击易破裂。肝呈不规则的楔形，可分为前、后两缘和上、下两面。

肝的前缘（也称下缘）锐利，后缘钝圆。

肝的上面光滑隆凸与膈相贴，又称膈面（diaphragmatic surface），借一矢状位的镰状韧带分为大而肥厚的肝右叶和小而薄锐的肝左叶（图 4-27）。

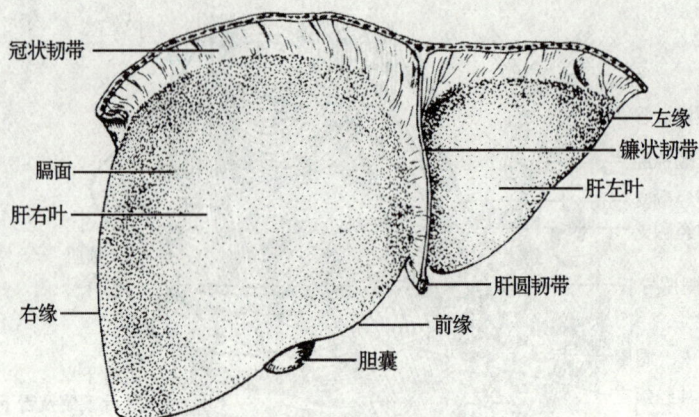

图 4 - 27　肝的膈面

　　肝的下面凹凸不平，与腹腔器官相邻，又称**脏面**（visceral surface）。肝脏面有排列呈 "H" 形的两条纵沟和一条横沟。横沟称**肝门**（porta hepatis），是肝固有动脉、肝门静脉、肝管、神经和淋巴管等出入肝的部位。出入肝门的结构被结缔组织包裹，称肝蒂。左侧纵沟前部有肝圆韧带，是胎儿时期脐静脉闭锁后的遗迹；后部有静脉韧带，是胎儿时期静脉导管闭锁后的遗迹。右侧纵沟前部为胆囊窝，容纳胆囊；后部为腔静脉沟，有下腔静脉通过。肝的脏面借 "H" 形的沟分为四叶：即右侧纵沟右侧为肝右叶；左侧纵沟左侧为肝左叶；在左、右纵沟之间，肝门前方的为肝方叶；肝门后方的为肝尾状叶（图 4 - 28）。

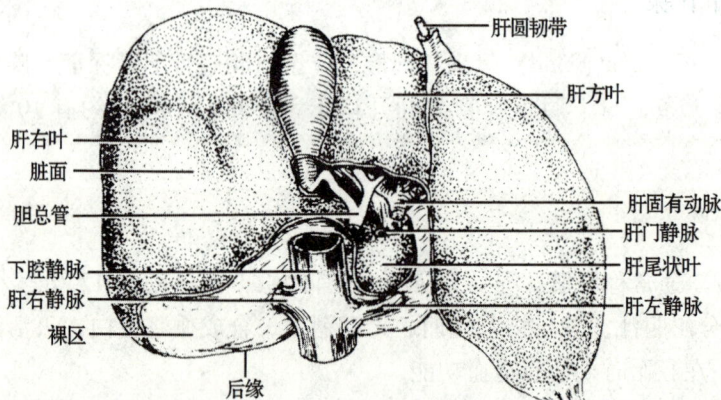

图 4 - 28　肝的脏面

（二）肝的位置和体表投影

　　肝位于腹腔内，大部分位于右季肋区及腹上区，小部分位于左季肋区。肝大部分被肋弓所遮盖，仅在腹上区左、右肋弓之间有小部分露出，直接与腹前壁相贴。

　　肝的脏面邻近腹腔脏器，右叶下面邻近结肠右曲、十二指肠、右肾和右肾上腺；左叶下面与胃前壁相邻。

肝的上界与膈一致，在右锁骨中线平第5肋，在前正中线平胸骨体末端，在左锁骨中线平第5肋间隙。肝的下界，右侧大致与右肋弓一致，在腹上区可达剑突下方约3cm（图4-23）。因此，正常成年人，在右肋弓下不应触到肝，但在腹上区的左、右肋弓之间，剑突下方约3cm内可触及。7岁以下的幼儿，肝的体积相对较大，肝的前缘常低于右肋弓下缘1~2cm。7岁以上的儿童，肝在右肋弓下已不能触及，若能触及时，则应考虑为病理性肝肿大。

肝的位置可随膈的呼吸运动而上、下移动，在平静呼吸时，肝可上、下移动2~3cm。

（三）肝的微细结构

肝表面大部分有浆膜覆盖，浆膜下面为薄层致密结缔组织。在肝门处，结缔组织随出入肝门的结构伸入肝实质，将肝实质分隔成50万~100万个**肝小叶**（hepatic lobule）。相邻肝小叶之间有门管区。

1. 肝小叶 肝小叶是肝结构和功能的基本单位。肝小叶呈多角棱柱体，高约2mm，宽约1mm，主要由肝细胞构成。肝小叶的中央有一条纵行的中央静脉。肝细胞以中央静脉为中心向周围呈放射状排列成板状结构，称肝板，在切片上肝板的断面呈索状，称肝索。肝板之间的不规则腔隙，称肝血窦。相邻肝细胞之间有胆小管（图4-29、图4-30）。

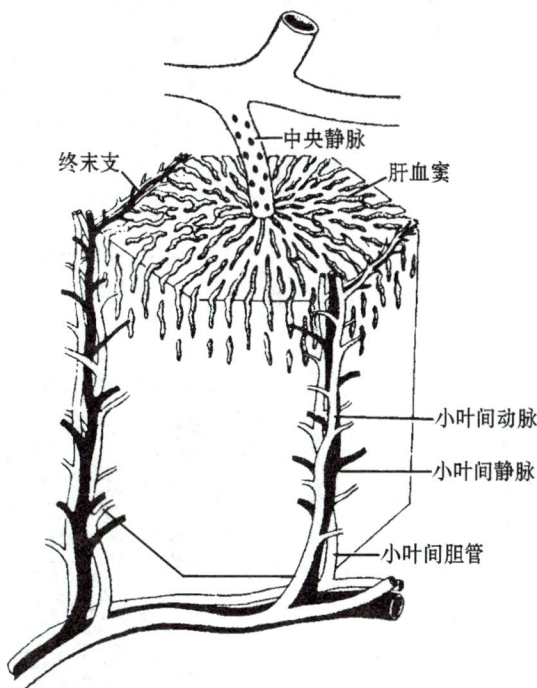

图4-29 肝小叶模式图

（1）**肝细胞**（hepatocyte） 呈多边形，体积较大；细胞核呈圆形，位于细胞的中央，核仁明显；细胞质呈嗜酸性，富含多种细胞器和内含物，如线粒体、内质网、高尔基复合体、溶酶体、糖原颗粒及少量脂滴和色素等。

肝细胞内的线粒体为肝细胞的功能活动提供能量；粗面内质网合成多种血浆蛋白质，如白蛋白、纤维蛋白原、凝血酶原等；滑面内质网具有合成胆汁、参与糖类和脂肪代谢、固醇类激素的灭活及解毒等多方面的功能；高尔基复合体参与肝细胞分泌活动；溶酶体能消化分解肝细胞吞噬的物质和衰老的细胞成分，参与细胞内"消化"，还参与胆色素的代谢及铁的贮存（图4-31）。

（2）**肝血窦**（hepatic sinusoid） 位于肝板之间，是扩大了的形状不规则的毛细血管。肝血窦壁由一层有孔内皮细胞构成，细胞连接松散，细胞外面无基膜，因此，肝血窦壁的通透性较大，有利于肝细胞和血液之间的物质交换。肝血窦内散在有肝巨噬细

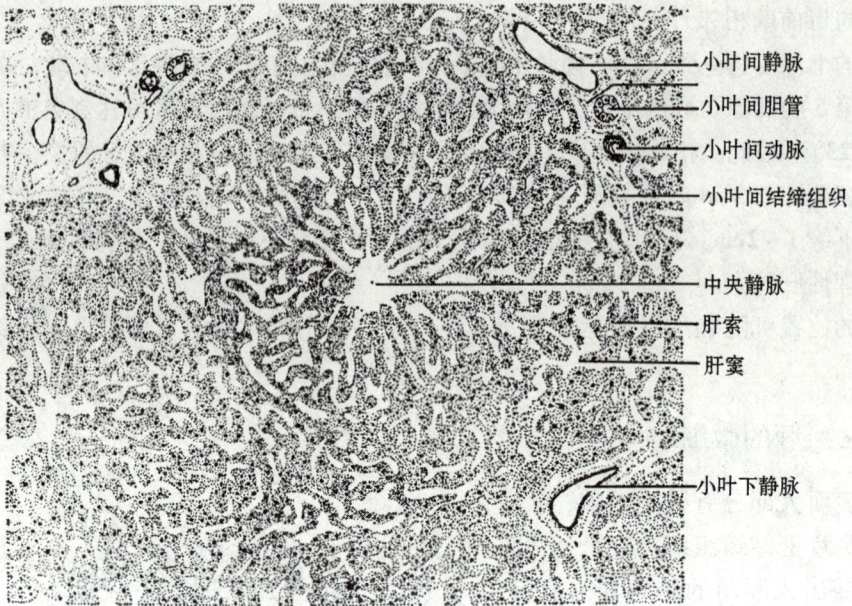

图 4 – 30 肝的微细结构（低倍）

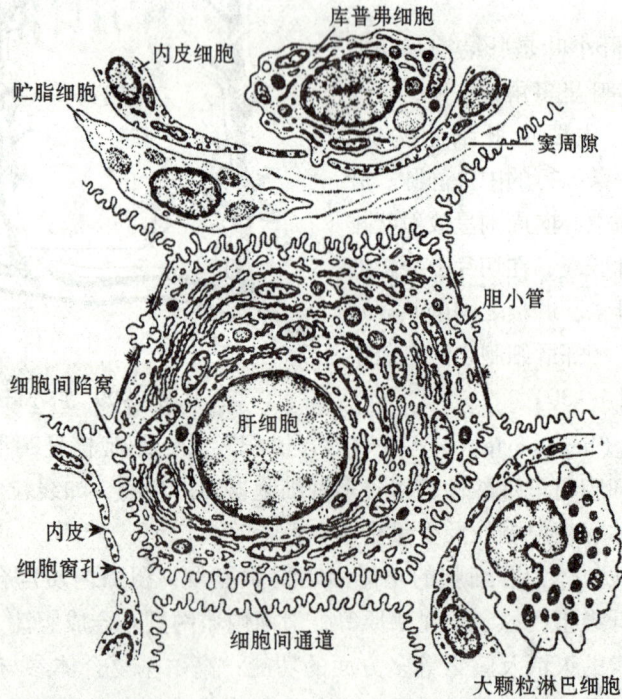

图 4 – 31 肝细胞、肝血窦、窦周隙及胆小管的关系模式图

胞，又称**库普弗细胞**（Kupffer cell），胞体较大，形态不规则，可吞噬、清除血液中的细菌、异物及衰老的红细胞等。

（3）**窦周隙**（perisinusoidal space） 电镜观察显示，肝血窦的内皮细胞与肝细胞之间有狭窄的间隙，称窦周隙，又称 Disse 间隙。窦周隙内充满来自肝血窦的血浆，肝细胞的微绒毛浸于之中，所以窦周隙是肝血窦内的血液与肝细胞之间进行物质交换的场所。窦周隙内有一种贮脂细胞，有贮存维生素 A 和合成网状纤维的功能。

（4）胆小管（bile canaliculi）　是位于相邻肝细胞之间的微细管道，管壁由相邻肝细胞邻接面的细胞膜局部凹陷而形成，在肝板内穿行并互相吻合成网。肝细胞分泌的胆汁直接进入胆小管。胆小管以盲端起于中央静脉附近，向肝小叶周边延伸，出肝小叶后汇成小叶间胆管。

在病理情况下，如肝细胞变性、坏死或胆道阻塞时，胆小管的正常结构被破坏，胆汁可进入窦周隙，继而经肝血窦，进入血液循环，形成黄疸。

2. 门管区（portal canal area）　为相邻肝小叶之间的疏松结缔组织，内有小叶间动脉、小叶间静脉和小叶间胆管通过。

小叶间动脉是肝固有动脉的分支，管径细，管壁厚；小叶间静脉是肝门静脉的分支，管腔大而不规则，管壁薄；小叶间胆管由胆小管汇集而成，管径较小，管壁由单层立方上皮构成，小叶间胆管向肝门汇集，最后形成肝左管、肝右管出肝。

（四）肝的血管及肝内血液循环

入肝的血管有肝门静脉和肝固有动脉，出肝的血管是肝静脉。

1. 肝门静脉　是肝的功能性血管，主要收集胃肠静脉和脾静脉的血液，将胃肠道吸收的营养物质和某些有害物质输入肝内进行代谢和处理。肝门静脉在肝门处分为左、右两支入肝，在肝内反复分支后，在门管区形成小叶间静脉，把血液导入肝血窦。

2. 肝固有动脉　是肝的营养性血管。血液内富含氧和营养物质，供肝细胞代谢需要。肝固有动脉经肝门入肝后反复分支，与肝门静脉的分支相伴行，至门管区形成小叶间动脉，把血液导入肝血窦。

肝血窦内含有来自肝门静脉和肝固有动脉的混合血。

3. 肝静脉　肝血窦内的血液与肝细胞进行物质交换后，汇入中央静脉，中央静脉汇合成肝小叶基底部的小叶下静脉，小叶下静脉经多次汇合，最后汇合成三条肝静脉，在肝的后缘出肝，汇入下腔静脉。

肝内血液循环参见图 4－32。

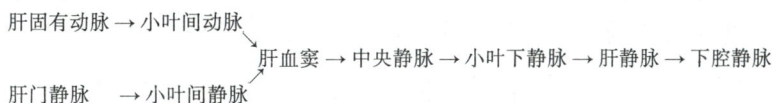

```
肝固有动脉 → 小叶间动脉
                        肝血窦 → 中央静脉 → 小叶下静脉 → 肝静脉 → 下腔静脉
肝门静脉　　→ 小叶间静脉
```

图 4－32　肝内血液循环示意图

（五）胆囊和输胆管道

1. 胆囊（gallbladder）　位于右季肋区，肝下面的胆囊窝内，上面借结缔组织与肝相连，下面被以腹膜。

胆囊呈长梨形，可分为**胆囊底**（fundus of gallbladder）、**胆囊体**（body of gallbladder）、**胆囊颈**（neck of gallbladder）和**胆囊管**（cystic duct）四部分（图4-33）。

胆囊的前端钝圆，称胆囊底；介于胆囊底、胆囊颈之间的大部分，称胆囊体；胆囊后端变细的部分，称胆囊颈；自胆囊颈弯曲向左下的部分，称胆囊管。

胆囊底常露于肝的前缘，与腹前壁相贴，其体表投影在右锁骨中线与右肋弓下缘交点处。当胆囊病变时，此处有明显压痛。

胆囊具有贮存和浓缩胆汁的作用。胆囊容量约为40～60mL。

胆囊内面衬有黏膜，胆囊颈和胆囊管的黏膜呈螺旋状突入管腔，形成**螺旋襞**（spiral fold），有控制胆汁出入的作用。

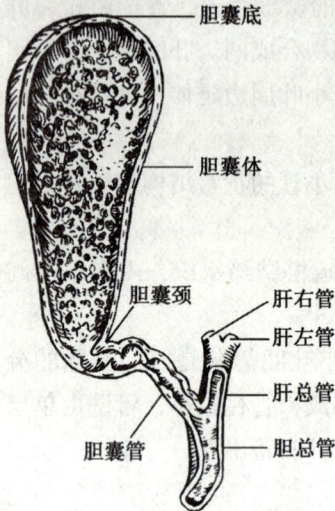

图4-33 胆囊与输胆管道

（图中标注：胆囊底、胆囊体、胆囊颈、胆囊管、肝右管、肝左管、肝总管、胆总管）

2. 输胆管道 输胆管道是将肝细胞分泌的胆汁输送到十二指肠的管道，简称为胆道。输胆管道由肝内和肝外两部分组成。肝内胆道包括胆小管和小叶间胆管；肝外胆道由肝左管、肝右管、肝总管、胆囊和胆总管等组成。

胆小管汇合成小叶间胆管，小叶间胆管逐级汇合成肝左管和肝右管，肝左管和肝右管出肝门后汇合成**肝总管**（common hepatic duct）。肝总管下行与胆囊管汇合成**胆总管**（common bile duct）。

胆总管长4～8cm，在肝十二指肠韧带内下行，经十二指肠上部后方，至胰头与十二指肠降部之间与胰管汇合，斜穿十二指肠降部中份的后内侧壁，两者汇合处形成膨大的**肝胰壶腹**（hepatopancreatic ampulla）（Vater壶腹），共同开口于十二指肠大乳头。在胆总管、胰管的末端及肝胰壶腹的周围有增厚的环行平滑肌，称**肝胰壶腹括约肌**（sphincter of hepatopancreatic ampulla）（Oddis括约肌）。肝胰壶腹括约肌具有控制胆汁和胰液排出的作用。

3. 胆汁的产生及排出途径 肝胰壶腹括约肌平时保持收缩状态，而胆囊舒张，肝细胞分泌的胆汁流经胆小管、小叶间胆管，汇入到肝左管和肝右管、肝总管、胆囊管进入胆囊进行贮存并浓缩。进食后，尤为进脂肪食物，在神经体液因素的调节下，肝胰壶腹括约肌舒张，使胆囊内的胆汁经胆总管排入十二指肠，参与食物的消化（图4-34、图4-35）。

输胆管道可因肿瘤、结石或蛔虫等造成阻塞，使胆汁排出受阻，引起胆囊炎或阻塞性黄疸。

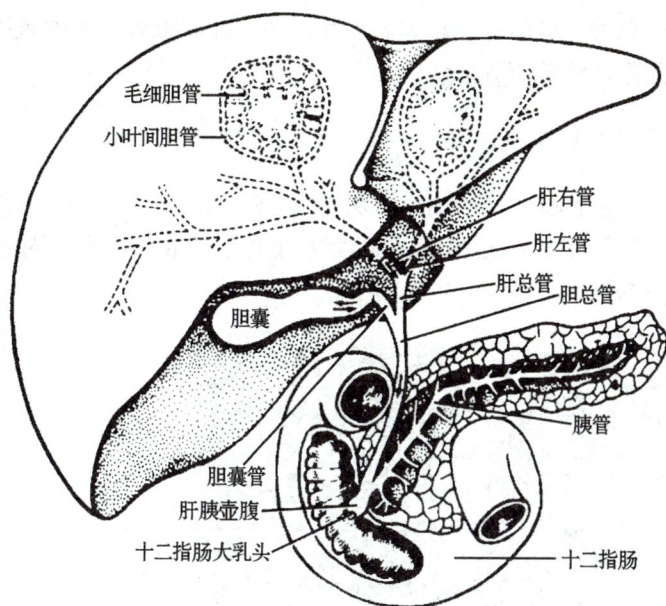

图 4 – 34 胆汁的产生及排出途径

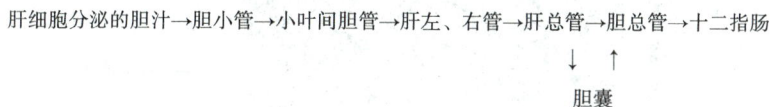

肝细胞分泌的胆汁→胆小管→小叶间胆管→肝左、右管→肝总管→胆总管→十二指肠

$$\downarrow \quad \uparrow$$

胆囊

图 4 – 35 胆汁的产生及排出途径示意图

三、胰

（一）胰的位置

胰（pancreas）又称胰腺，位于胃的后方，在第 1、2 腰椎的高度横贴于腹后壁，其前面被腹膜覆盖，是腹膜外位器官。由于胰的位置较深，前方邻有胃、横结肠和大网膜等器官，故胰发生病变时，在早期，腹部体征常不明显，从而增加了早期正确诊断的困难性。

（二）胰的形态

胰呈长条形，质柔软，色灰红，长 17 ~ 20cm，宽 3 ~ 5cm，厚 1.5 ~ 2.5cm。可分为**胰头**（head of pancreas）、**胰体**（body of pancreas）和**胰尾**（tail of pancreas）三部分，各部分之间无明显分界。胰头为右端膨大部分，被十二指肠环抱；胰体位于胰头与胰尾之间，呈棱柱状，占胰的大部分；胰尾为伸向左上方较细的部分，紧贴脾门（图 4 – 17）。

在胰的实质内有胰的输出管，称**胰管**（pancreatic duct）。胰管始于胰尾，沿胰长轴向右行至胰头，沿途收集许多支管的注入，最后与胆总管汇合成肝胰壶腹，共同开口于十二指肠大乳头。

胰头后方与胆总管、肝门静脉相邻。因此，胰头肿瘤患者可因肿瘤压迫胆总管，影响胆汁排出，引起阻塞性黄疸等症状。

（三）胰的微细结构

胰是人体第二大消化腺。胰表面有薄层结缔组织被膜，胰腺实质由外分泌部和内分泌部两部分组成。外分泌部分泌胰液，对食物消化具有重要作用；内分泌部分泌的激素，主要参与调节糖代谢（图4-36）。

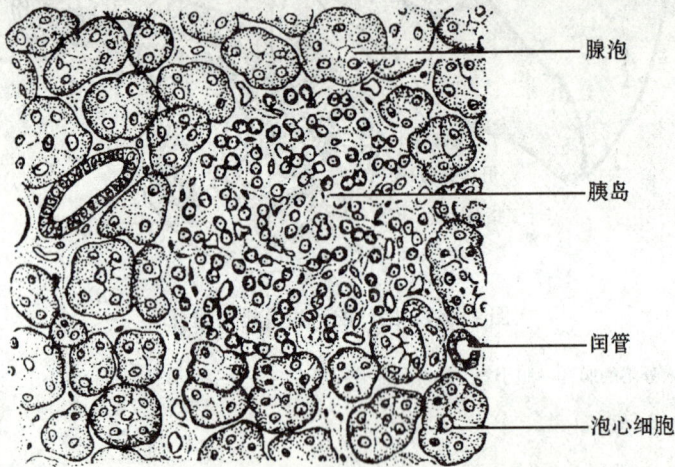

腺泡
胰岛
闰管
泡心细胞

图4-36　胰的微细结构

1. 外分泌部（exocrine portion）　占胰的大部分，包括腺泡和导管两部分。腺泡由腺细胞组成，腺细胞呈锥体形，细胞核呈圆形，位于细胞的基底部；导管起始于腺泡腔，逐级汇合成小叶内导管、小叶间导管和胰管。胰腺细胞分泌胰液，内含多种消化酶（如胰蛋白酶原、胰淀粉酶、胰脂肪酶等），经胰管排入十二指肠，参与糖、脂肪和蛋白质的消化。

胰腺细胞还分泌一种胰蛋白酶抑制因子，可防止胰蛋白酶原在胰腺内被激活。在病理情况下，如胰腺损伤或导管阻塞时，胰蛋白酶抑制因子的作用受到约束，胰蛋白酶原在胰腺内被激活，可致胰腺组织迅速被分解破坏，导致急性胰腺炎。

2. 内分泌部（endocrine portion）　又称胰岛（pancreatic islet），是散在于胰外分泌部腺泡之间大小不等的内分泌细胞团。成年人胰腺约有100万个胰岛。胰岛内分泌细胞主要有A、B、D 3种。

（1）A细胞　约占胰岛细胞总数的20%，细胞体积较大，呈多边形，多分布于胰岛的外周部。A细胞分泌胰高血糖素，使血糖浓度升高。

（2）B细胞　为胰岛的主细胞，约占胰岛细胞总数的75%，细胞体积略小，多位于胰岛中央部。B细胞分泌胰岛素（insulin），使血糖浓度降低。

（3）D细胞　数量较少，约占胰岛细胞总数的5%，细胞呈卵圆形或梭形，散布在A、B细胞之间。D细胞分泌生长抑素，对A、B细胞的分泌活动具有调节作用。

机体的血糖水平，在胰岛素与胰高血糖素协同作用下，保持相对稳定。若胰岛发生病变，胰岛素分泌不足，可致血糖浓度升高，并不断从尿中排出，临床上称糖尿病。胰岛的 B 细胞功能亢进时，胰岛素分泌过多，可发生低血糖症。

知识链接

胰岛细胞移植治疗糖尿病

19 世纪 70 年代，华盛顿大学医学院病理学教授 Lacy 与外科专家协作，从近亲繁殖的大白鼠体内分离出胰岛移植到患糖尿病的大白鼠体内，实验结果是，移植物使病鼠血糖恢复正常，并能长久维持。该实验的成功使学术界对胰岛移植治疗糖尿病充满了希望。胰岛移植术是将近亲供体者胰腺经过分离、提取、培养后的胰岛细胞（主要是 β 细胞）通过穿刺注射、介入等方法移植到受者体内。胰岛移植不仅能纠正糖尿病患者的代谢异常，维持血糖浓度稳定，解除糖尿病患者皮下注射胰岛素和定量饮食之苦，而且能防止糖尿病微血管病变的发生发展，这是其他任何药物和方法都不能比拟的。近 30 年来，世界各地已有较多患者接受了胰岛移植，移植的疗效得到充分肯定，移植的方法也在不断地改进。

第四节　腹　　膜

一、概述

腹膜（peritoneum）是被覆于腹、盆腔壁内面和腹、盆腔脏器表面的一层薄而光滑、半透明状的浆膜。依腹膜分布位置不同，可分为壁腹膜与脏腹膜两部分。被覆在腹、盆壁内面的腹膜，称**壁腹膜**（parietal peritoneum）；被覆在腹、盆腔脏器表面的腹膜，称**脏腹膜**（visceral peritoneum）。壁腹膜与脏腹膜互相延续移行所围成的潜在性腔隙，称**腹膜腔**（peritoneal cavity）。男性腹膜腔是封闭的，女性腹膜腔可借输卵管腹腔口、子宫、阴道与外界相通。腹膜腔内仅有少量的浆液（图 4 - 37）。

腹膜具有分泌浆液、吸收、保护、防御、修复、支持和固定脏器等功能。

二、腹膜与腹盆腔器官的关系

根据腹膜覆盖器官的程度不同，可将腹盆腔器官分为三类，即腹膜内位器官、腹膜间位器官和腹膜外位器官（图 4 - 38、图 4 - 39）。

（一）腹膜内位器官

表面几乎全部被腹膜覆盖的器官为腹膜内位器官，如胃、十二指肠上部、空肠、回肠、盲肠、阑尾、横结肠、乙状结肠、脾、输卵管和卵巢等。这类器官活动性较大。

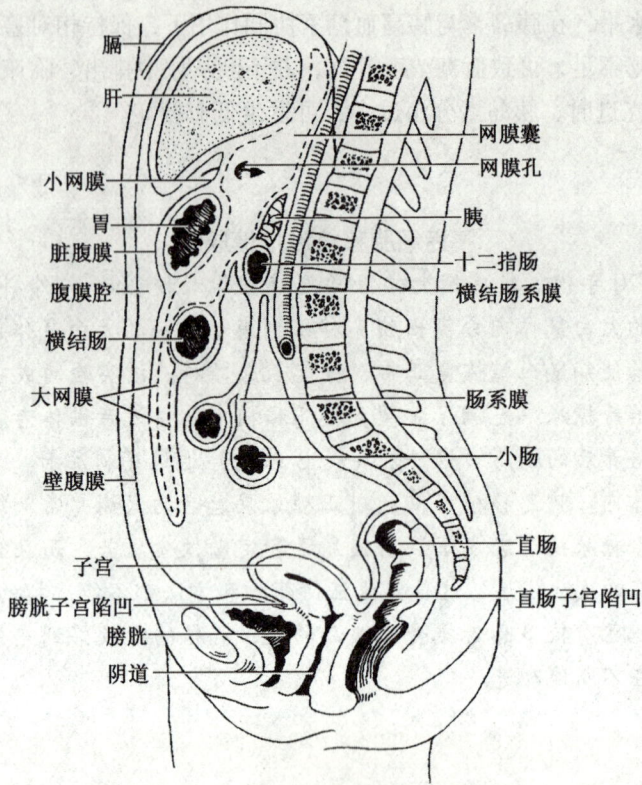

图 4 - 37 腹膜的配布（矢状切面）

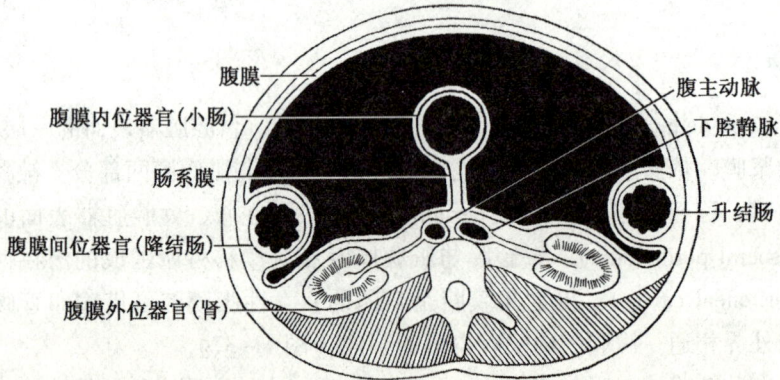

图 4 - 38　腹膜与脏器的关系

（二）腹膜间位器官

表面大部分或三面被腹膜覆盖的器官为腹膜间位器官，如肝、胆囊、升结肠、降结肠、直肠上段、子宫和充盈的膀胱等。这类器官活动性较小。

（三）腹膜外位器官

表面仅有一面被腹膜覆盖的器官为腹膜外位器官，如十二指肠降部和水平部、胰、肾、肾上腺、输尿管和空虚的膀胱等。这类器官位置较固定，几乎不能活动。

了解腹膜与器官的关系，对临床工作有指导意义。如对腹膜内位器官进行手术，必须通过腹膜腔，但对肾、输尿管等腹膜外位器官和膀胱等腹膜间位器官进行手术，可不通过腹膜腔，而于腹膜外进行，从而避免损伤腹膜而引起腹膜腔的感染和术后器官的粘连。

三、腹膜形成的结构

腹膜在器官与腹壁或盆壁之间及器官与器官之间相互移行，形成韧带、系膜、网膜和陷凹等腹膜结构（图4-39）。这些结构不仅对器官起连接和固定作用，也是血管、神经出入器官的途径。

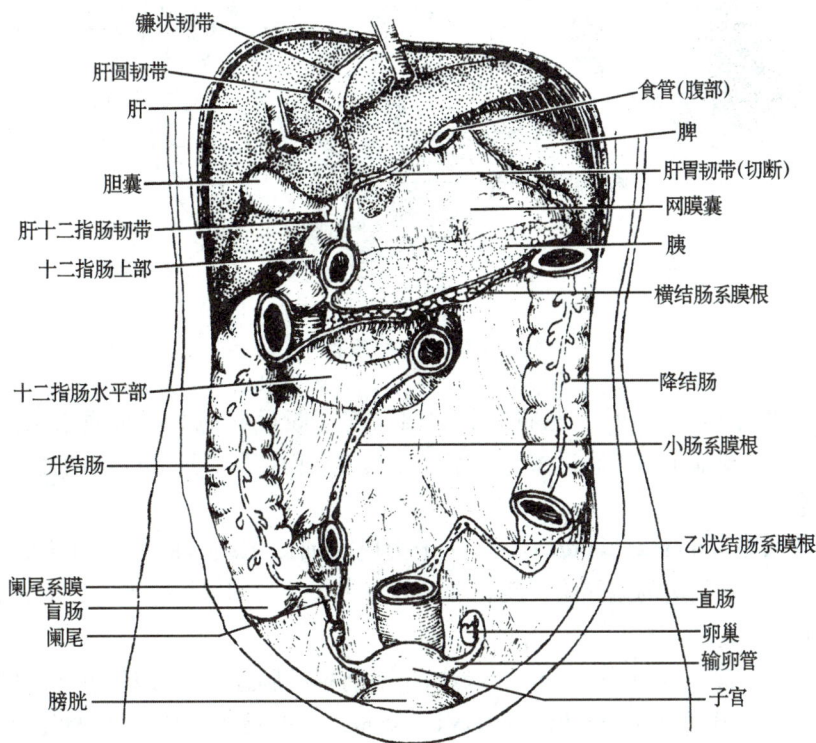

图4-39 腹膜形成的结构

（一）韧带

韧带是连于腹、盆壁与器官之间或连接相邻器官之间的腹膜结构，有悬吊和固定器官的作用。如**肝镰状韧带**（falciform ligament of liver）是位于膈下面与肝上面之间，呈矢状位的双层腹膜结构；**胃脾韧带**（gastrosplenic ligament）是连于胃底与脾门之间的双层腹膜皱襞；**脾肾韧带**（lienorenal ligament）是连于脾门与左肾前面之间的双层腹膜皱襞；肝下方有肝胃韧带和肝十二指肠韧带；子宫的两侧有子宫阔韧带等。

（二）系膜

系膜是指将肠管连于腹后壁的双层腹膜结构（图4-40）。

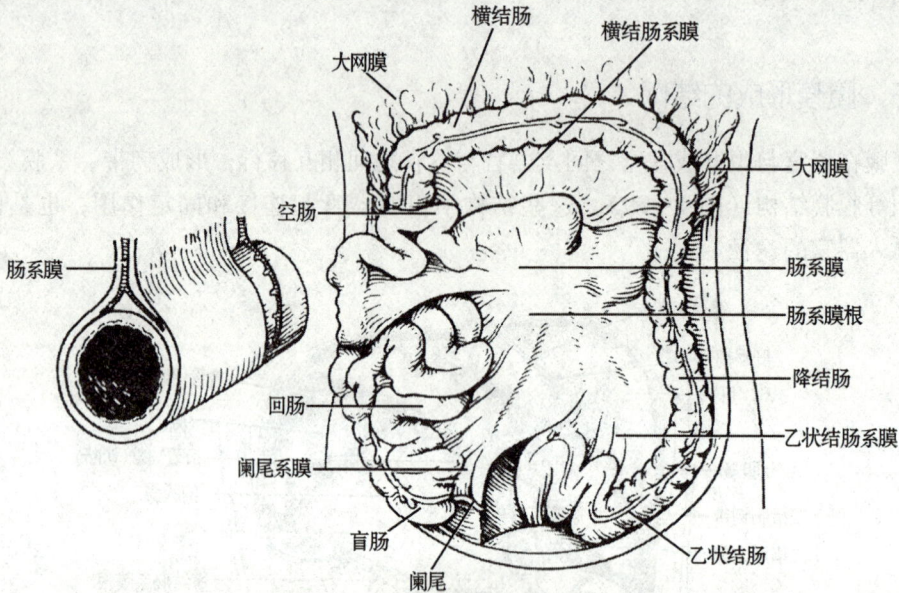

图4-40 肠系膜

1. 肠系膜（mesentery） 是将空肠、回肠连于腹后壁的双层腹膜结构，面积大，整体呈扇形，其根部附着于腹后壁。肠系膜较长，因而空肠、回肠的活动性较大，容易发生肠扭转。

2. 阑尾系膜（mesoappendix） 是连于阑尾与回肠末端之间的三角形双层腹膜皱襞，其游离缘内有阑尾的血管、神经和淋巴管通过。故行阑尾切除术时，应在系膜游离缘内进行血管结扎。

3. 横结肠系膜（transverse mesentery） 是将横结肠连于腹后壁的双层腹膜结构。

4. 乙状结肠系膜（sigmoidmesentery） 是将乙状结肠连于左下腹的双层腹膜结构。乙状结肠系膜较长，使乙状结肠活动度较大，容易发生乙状结肠扭转。

（三）网膜

网膜（omentum）是与胃大弯、胃小弯相连的腹膜结构，包括小网膜和大网膜。

1. 小网膜（lesser omentum） 是肝门至胃小弯和十二指肠上部的双层腹膜结构，分为肝胃韧带和肝十二指肠韧带两部分：连于肝门和胃小弯之间的部分，称**肝胃韧带**（hepatogastric ligament）；连于肝门和十二指肠上部之间的部分，称**肝十二指肠韧带**（hepatoduodenal ligament）。肝十二指肠韧带内有肝门静脉、肝固有动脉和胆总管通过。小网膜的右缘游离，其后方为网膜孔，经此孔可进入网膜囊（图4-41）。

2. 网膜囊（omental bursa） 为小网膜和胃后面的腹膜间隙，又称小腹膜腔，是腹

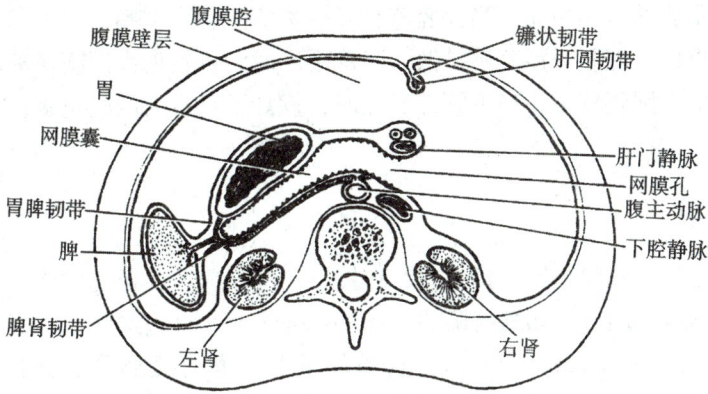

图 4 - 41 腹膜腔横断面（经网膜孔）

膜腔的一部分。网膜囊的前壁是小网膜和胃后壁，后壁是覆盖在胰、左肾和左肾上腺表面的腹膜。网膜囊经网膜孔与腹膜腔的其他部位相通。网膜囊位置较深，胃后壁穿孔时，胃内容物常聚集于囊内，给早期正确诊断带来一定困难（图 4 - 41）。

3. 大网膜（greater omentum） 是连于胃大弯和横结肠之间的腹膜结构（图 4 - 42）。大网膜形似围裙，悬垂于横结肠和小肠的前方。

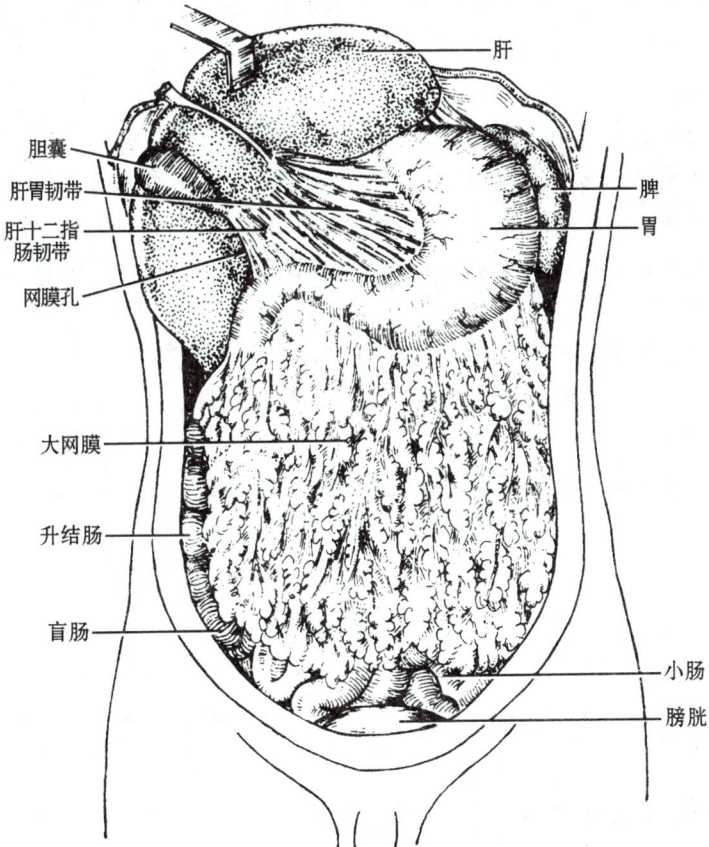

图 4 - 42 网膜

大网膜有重要的防御功能。当腹腔器官发生炎症时，大网膜的下垂部可向病灶处移动，将病灶包裹，以限制炎症蔓延扩散。腹部手术时，可根据大网膜移动的位置探查病变部位。小儿的大网膜较短，当下腹部炎症时，病灶不易被大网膜包裹，常形成弥漫性腹膜炎。

（四）陷凹

盆腔脏器之间的腹膜相互转折移行，在器官之间形成大而恒定的陷凹（图 4 - 37）。男性在直肠与膀胱之间有**直肠膀胱陷凹**（rectovesical pouch）；女性在膀胱与子宫之间有**膀胱子宫陷凹**（vesicouterine pouch）、直肠与子宫之间有**直肠子宫陷凹**（rectouterine pouch），也称 Douglas 腔。直肠子宫陷凹较深，与阴道穹后部之间隔以阴道后壁和腹膜。

站立或半卧位时，男性直肠膀胱陷凹和女性直肠子宫陷凹是腹膜腔的最低部位，腹膜腔内如有积液时易在这些陷凹内积存。临床上当腹膜腔积液、积血或积脓时，可进行直肠穿刺或阴道穹后部穿刺以进行诊断和治疗。

> **知识链接**
>
> #### 腹膜腔穿刺术
>
> 腹膜腔穿刺术是用穿刺针经腹壁刺入腹膜腔的一种诊疗技术。腹膜腔穿刺术常用于确定腹膜腔积液的性质；抽出腹水，减轻压迫症状；向腹膜腔内注入药物等。
>
> 腹膜腔穿刺术的穿刺点可选择：①下腹部正中旁穿刺点：脐与耻骨联合上缘连线的中点上方 1.0cm 旁开 1.5cm 处，此处无重要器官，穿刺较安全；②左下腹部穿刺点：脐与左髂前上棘连线的中、外 1/3 交点处，此处不易损伤腹壁下动脉；③侧卧位穿刺点：在脐与腋前线或腋中线交点处，此处常用于诊断性穿刺。
>
> 腹膜腔穿刺穿经层次：①下腹部正中旁穿刺点的穿经层次为：皮肤、浅筋膜、腹白线或腹直肌内缘、腹横筋膜、腹膜外脂肪、壁腹膜，进入腹膜腔；②左下腹部穿刺点和侧卧位穿刺点穿经层次为：皮肤、浅筋膜、腹外斜肌、腹内斜肌、腹横肌、腹横筋膜、腹膜外脂肪、壁腹膜，进入腹膜腔。

复习思考题

一、名词解释

1. 上消化道
2. 咽峡
3. 胃窦

4. 回盲瓣

5. 肝血窦

6. 肝胰壶腹

7. 胰岛

8. 腹膜腔

二、问答题

1. 简述消化系统的组成和主要功能；消化管的一般结构；咽的位置、分部及其通向；食管生理性狭窄的位置及其距切牙的距离；胃的形态、分部和位置；胃壁的微细结构；小肠的分部和位置；大肠的分部；阑尾根部的体表投影。

2. 试述肝的位置、体表投影、形态和微细结构。

3. 简述肝的血液循环途径及胆汁产生和排出途径。

第五章　呼吸系统

学习目标

知识学习目标

1. 掌握：呼吸系统的组成、主要功能；上、下呼吸道的概念；鼻旁窦的组成和开口部位；喉的位置和结构；气管的形态、位置和分部；左、右主支气管的特点；肺的位置、形态、微细结构和体表投影；胸膜和胸膜腔的概念；胸膜的分部、胸膜隐窝和胸膜的体表投影。

2. 熟悉：鼻腔的分部和结构；喉肌；支气管肺段；纵隔的概念和内容。

3. 了解：气管和主支气管的微细结构。

能力培养目标

1. 能结合标本描述呼吸系统的组成。

2. 能结合标本描述肺的位置和形态。

3. 能在活体上确定肺和胸膜的体表投影。

4. 能在光镜下辨认气管、肺的微细结构。

第一节　概　　述

一、呼吸系统的组成

呼吸系统（respiratory system）由呼吸道和肺两部分组成（图 5 - 1）。呼吸道包括鼻、咽、喉、气管、左主支气管、右主支气管及肺内各级支气管。肺由肺实质和肺间质组成，肺实质由肺内各级支气管的分支和肺泡构成，肺间质由肺内的结缔组织、血管、淋巴管和神经等构成。

临床上通常把鼻、咽、喉称为上呼吸道，而将气管、左主支气管、右主支气管以及肺内各级支气管称为下呼吸道。

二、呼吸系统的主要功能

呼吸道是传送气体的管道，肺是完成气体交换的器官。呼吸系统的主要功能是进行

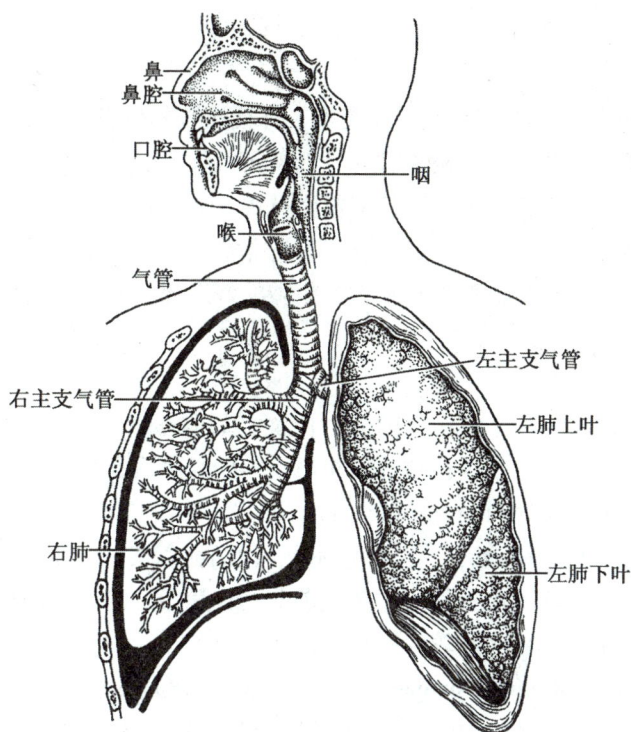

图 5-1　呼吸系统模式图

机体与外界环境之间的气体交换，即吸入氧气、呼出二氧化碳。此外，鼻尚有嗅觉功能，喉还有发音的功能等。

知识链接

中医学对呼吸系统的有关记载

《灵枢·脉度》曰："肺气通于鼻，肺和则鼻能知香臭矣。"《灵枢·邪客》谓："故宗气积于胸中，出于喉咙，以贯心脉，而行呼吸焉。"清代王清任在《医林改错》中指出："肺管至肺分两杈，入肺两叶……枝之尽头处并无孔窍……亦无行气之二十四孔。"《灵枢·忧恚无言》中记载："会厌者，音声之户也。"说明前人对呼吸系统的解剖、生理知识早有认识和记载。

第二节　呼　吸　道

一、鼻

鼻（nose）是呼吸道的起始部，又是嗅觉器官，并辅助发音。鼻可分外鼻、鼻腔和鼻旁窦三部分。

（一）外鼻

外鼻（external nose）由骨和软骨作支架，外覆皮肤和少量皮下组织。

外鼻位于面部的中央，呈三棱锥体形，上端两眶之间狭窄部分称鼻根，中部称鼻背，下端称鼻尖。鼻尖两侧半圆形隆起部位称鼻翼。在平静呼吸时鼻翼无明显活动，当呼吸困难时，可出现鼻翼翕动。外鼻下方有一对鼻孔，是气体进出呼吸道的门户。鼻尖和鼻翼处皮肤较厚，富含皮脂腺和汗腺，是疖肿的好发部位。

（二）鼻腔

鼻腔（nasal cavity）由骨和软骨围成，内面衬以黏膜或皮肤。鼻腔被鼻中隔分为左、右两腔，每侧鼻腔向前以鼻孔与外界相通，向后经鼻后孔与鼻咽相通。

每侧鼻腔可分为鼻前庭和固有鼻腔两部分。

1. 鼻前庭（nasal vestibule） 由鼻翼围成，内面衬以皮肤，生有鼻毛，可滤过空气中的灰尘和阻挡异物，有净化空气的功能。鼻前庭也是疖肿的好发部位，由于该处缺乏皮下组织，故发生疖肿时，疼痛较为剧烈。

2. 固有鼻腔（nasal cavity proper） 由骨性鼻腔内覆黏膜构成。

固有鼻腔的外侧壁有上、中、下三个鼻甲，各鼻甲的下方有相应上、中、下鼻道（图 5－2）。上鼻甲的后上方与鼻腔顶壁之间的陷凹，称蝶筛隐窝。

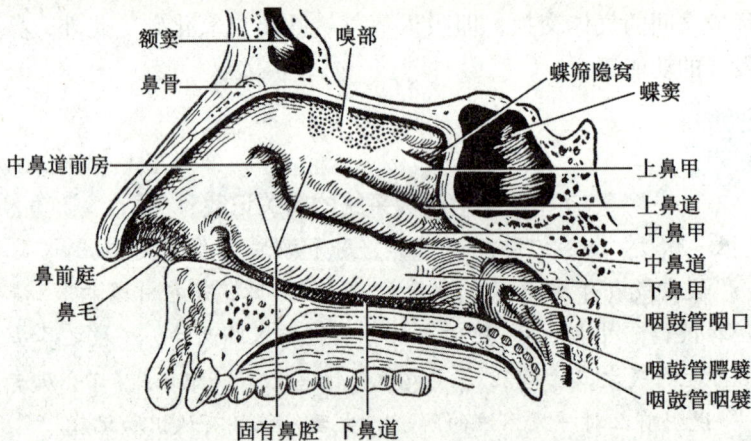

图 5－2　鼻腔外侧壁（右侧）

鼻腔的内侧壁为鼻中隔，鼻中隔由筛骨垂直板、犁骨和鼻中隔软骨等覆以黏膜构成。鼻中隔前下部的黏膜下层有丰富的血管丛，约 90% 的鼻出血发生于此区域，临床上称该区为"易出血区"（Little 区）。

固有鼻腔的黏膜可因其结构和功能不同，分为嗅区和呼吸区两部分。嗅区是指位于上鼻甲及其相对应的鼻中隔上部黏膜，活体上呈淡黄色，黏膜内含有嗅细胞，有感受嗅觉刺激的功能；呼吸区是指除嗅区以外的黏膜，活体上呈粉红色，表层为假复层纤毛柱状上皮，黏膜内含有丰富的血管和腺体，对吸入的空气有温暖、湿润和净化作用。

（三）鼻旁窦

鼻旁窦（paranasal sinuses），又称副鼻窦，由骨性鼻旁窦衬以黏膜而成。鼻旁窦共四对：即上颌窦、额窦、筛窦和蝶窦，分别位于同名颅骨内，各窦都开口于鼻腔。其中上颌窦、额窦及筛窦的前群和中群均开口于中鼻道；筛窦的后群开口于上鼻道；蝶窦开口于蝶筛隐窝。

鼻旁窦可调节吸入空气的温、湿度，并对发音起共鸣作用。

鼻旁窦的黏膜与鼻腔黏膜相延续，故鼻腔黏膜的炎症可蔓延至鼻旁窦，引起鼻旁窦炎。上颌窦是鼻旁窦中最大的一对，其开口位置位于鼻腔内侧壁最高处，窦口高于窦底，窦腔内的分泌物不易排出，所以在临床上上颌窦炎较为多见。

二、咽

咽是消化道与呼吸道共有的器官，见消化系统。

三、喉

喉（larynx）既是呼吸道，又是发音器官。

（一）喉的位置

喉位于颈前部正中，喉咽的前方。成年人的喉相当于第 3 ~ 6 颈椎的高度。

喉的上部借韧带和肌与舌骨相连，向下续接气管。喉可随吞咽或语言活动而上、下移动。

（二）喉的结构

喉由软骨、韧带、喉肌及喉黏膜构成。

1. 喉软骨（laryngeal cartilages）　主要有甲状软骨、环状软骨、杓状软骨和会厌软骨（图 5 - 3）。

（1）**甲状软骨**（thyroid cartilage）　位于舌骨的下方，环状软骨的上方。甲状软骨是喉软骨中最大的一块，形似盾牌，构成喉的前壁和外侧壁。

甲状软骨由左、右两块略呈方形的软骨板合成，其前缘结合处构成凸向前方的前角，前角上端向前的突起，形成**喉结**（laryngeal prominence），成年男性尤为明显。甲状软骨板的后缘游离，向上和向下各有一对突起，上方的一对称上角，下方的一对称下角。上角借韧带与舌骨大角连接，下角与环状软骨构成环甲关节。

（2）**环状软骨**（cricoid cartilage）　位于甲状软骨的下方，下与气管相续接。环状软骨呈环形，前部位置低窄呈弓状，称环状软骨弓；后部位置高宽呈方形板状，称环状软骨板。环状软骨是喉软骨中唯一完整的软骨环，对维持呼吸道的通畅具有重要作用。环状软骨弓在活体可被触及，它平对第 6 颈椎，是重要的体表标志。

（3）**杓状软骨**（arytenoid cartilage）　左、右各一，位于环状软骨板的上方。杓状软

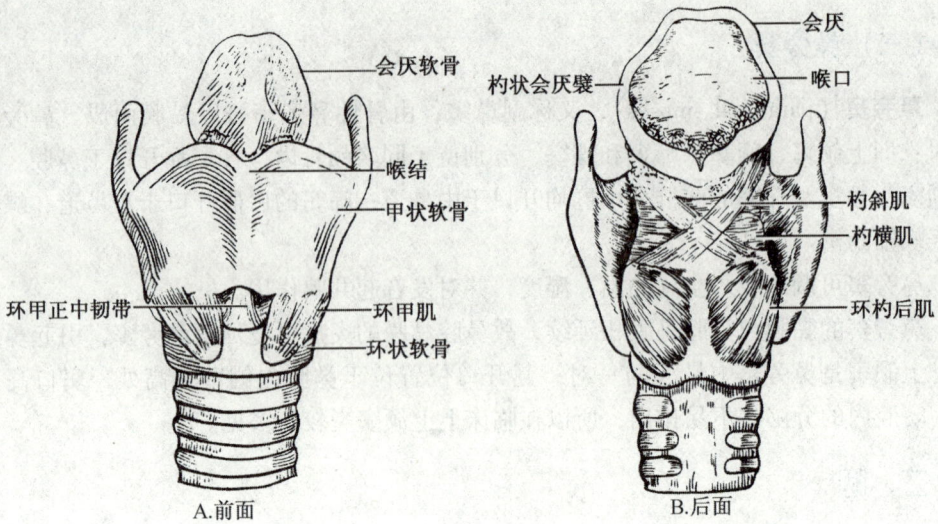

图 5-3 喉软骨及其连结

骨略呈三棱锥体形，尖向上，底朝下。杓状软骨底有两个突起：一个称为声带突，与甲状软骨前角的内面连有声韧带；另一个向外侧伸出的突起，称为肌突，有喉肌附着。

（4）**会厌软骨**（epiglottic cartilage）　上端游离，下端附着于甲状软骨前角的后面。会厌软骨形似树叶，上宽下窄，外覆黏膜形成**会厌**（epiglottis）。当吞咽时，喉上提，会厌遮盖喉口，防止食物进入喉腔。

2. 喉的连结　包括喉软骨间的连结、喉与舌骨和气管之间的连结。

（1）**甲状舌骨膜**　是连于甲状软骨上缘与舌骨之间的结缔组织膜。

（2）**弹性圆锥**（conus elasticus）　又称环甲膜，为圆锥形弹性纤维膜，上缘游离，张于甲状软骨前角的后面与杓状软骨声带突之间，称声韧带，为声带的基础（图 5-4）。弹性圆锥前份较厚，位于甲状软骨下缘与环状软骨弓上缘之间，称环甲正中韧带。急性喉阻塞时，可在此进行切开或穿刺，建立暂时的通道，以抢救病人生命。

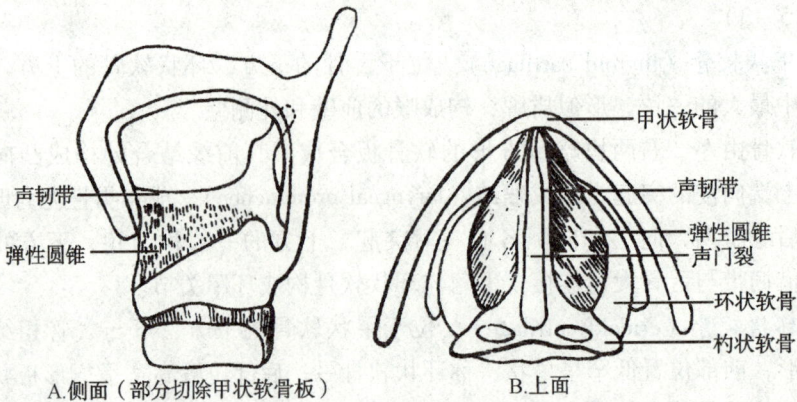

图 5-4　弹性圆锥

（3）**环杓关节**　由杓状软骨底与环状软骨板上缘的关节面构成。杓状软骨可沿环构关节的垂直轴做旋转运动，使声带突向内、外侧转动，从而使声门裂缩小或开大。

(4) **环甲关节** 由甲状软骨下角与环状软骨两侧的关节面构成。甲状软骨可沿环甲关节的冠状轴做前倾或复位运动，从而使声带紧张或松弛。

3. 喉腔（laryngeal cavity） 喉的内腔称喉腔，内衬以黏膜。喉腔向上与喉咽相通，向下与气管相续。喉腔的上口称**喉口**（aditus laryngis）（图5-5、图5-6）。

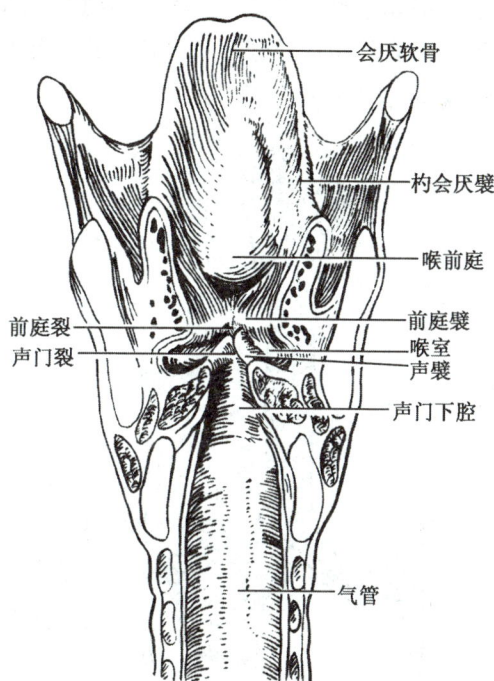

图5-5 喉腔冠状切面　　　　图5-6 喉正中矢状切面

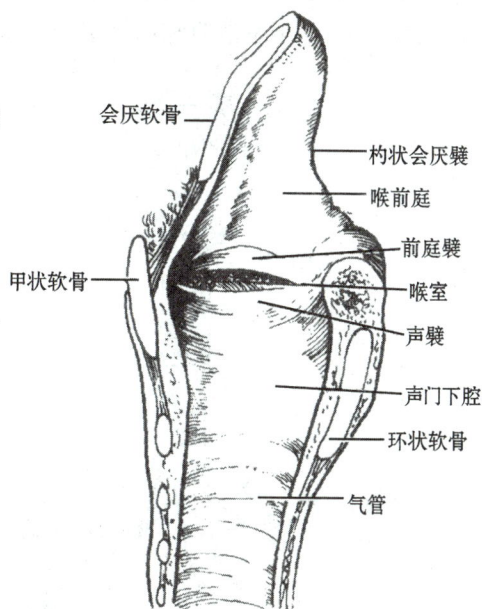

在喉腔中部的侧壁上，有上、下两对呈前后方向的黏膜皱襞。上方的一对，称**前庭襞**（vestibular fold），活体观察呈粉红色；下方的一对，称**声襞**（vocal fold），活体观察呈苍白色。两侧前庭襞之间的裂隙，称**前庭裂**（rima vestibuli）；两侧声襞及杓状软骨底声带突之间的裂隙，称**声门裂**（fissure of glottis）。声门裂是喉腔中最狭窄的部位。

声襞与声韧带和声带肌共同构成**声带**（vocal cord）。肺内呼出的气流通过声门裂时振动声带而发音。

喉腔可分为3部分：①喉口至前庭裂平面之间的部分，称**喉前庭**（laryngeal vestibule）；②前庭襞和声襞之间的部分，称**喉中间腔**（intermedial cavity of larynx），喉中间腔向两侧突出的隐窝，称**喉室**（ventricle of larynx）；③声门裂平面至环状软骨下缘的部分，称**声门下腔**（infraglottic cavity）。声门下腔的黏膜下层结构疏松，炎症时易发生水肿，尤其幼儿因喉腔较窄小，水肿时易引发喉阻塞，导致呼吸困难。

4. 喉肌（muscles of larynx） 为数块短小的骨骼肌，附着于喉软骨，是发音的动力器官。喉肌按功能可分为两群：一群作用于环甲关节，使声带紧张或松弛，以调节音调的高低；另一群作用于环杓关节，使声门裂开大或缩小，以调节音量的大小。

四、气管与主支气管

气管与主支气管是连通喉和肺之间的呼吸道。

(一) 气管

1. 气管的形态结构　**气管**（trachea）为后壁略扁的圆筒状管道。气管由 16～20 个气管软骨环和连接各环中间的平滑肌与结缔组织构成。气管软骨环呈"C"形，为透明软骨，后壁缺口处由平滑肌和结缔组织形成的膜所封闭（图 5-7）。

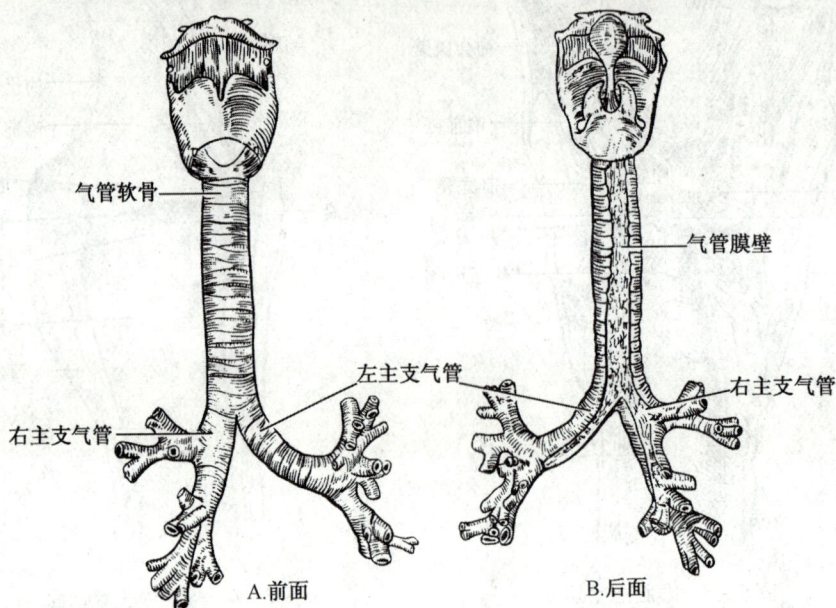

气管软骨

气管膜壁

左主支气管

右主支气管

右主支气管

A. 前面　　　　B. 后面

图 5-7　气管和主支气管

2. 气管的位置和分部　气管位于食管前方，上端平第 6 颈椎体下缘高度续接环状软骨，经颈部正中，向下入胸腔，至胸骨角平面分为左、右主支气管，其分杈处称气管杈。气管杈形成向上凸的纵嵴称气管隆嵴，是气管镜检查的定位标志。

气管根据其行程和位置，可分为气管颈部和气管胸部两段。气管颈部位于颈前部正中，较短，位置表浅，可在体表触及。气管颈部两侧有甲状腺侧叶和颈部的大血管、神经，后面与食管相贴，在第 2～4 气管软骨环前方有甲状腺峡。气管胸部位于胸腔内，较长，前面与胸骨之间有大血管和胸腺，后面与食管相贴。临床做气管切开术时，常选取第 3～5 气管软骨处施行。

(二) 主支气管

支气管是指由气管分出的各级分支。气管分出的一级分支为**左主支气管**（left principal bronchus）和**右主支气管**（right principal bronchus）。

左、右主支气管自气管分出后，行向下外方，各自经肺门入左、右肺内。

左主支气管较细而长，4～5cm，走向较倾斜；右主支气管略粗而短，2～3cm，走向较垂直。所以临床上气管内异物多坠入右主支气管（图5-7）。

（三）气管与主支气管的微细结构

气管与主支气管的管壁由内向外依次由黏膜、黏膜下层和外膜构成（图5-8）。

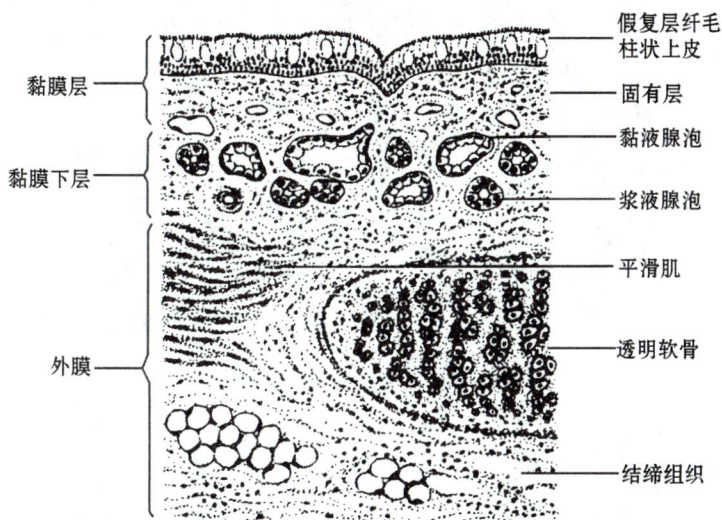

图5-8　气管的微细结构

1. 黏膜　由上皮和固有层构成。上皮为假复层纤毛柱状上皮，含有杯状细胞；固有层为疏松结缔组织，含有小血管、淋巴管、大量的弹性纤维和弥散的淋巴组织。

2. 黏膜下层　由疏松结缔组织构成，内有血管、淋巴管、神经和腺体。

黏膜下层的腺体和黏膜上皮中的杯状细胞分泌的黏液可润滑黏膜表面，并黏附吸入空气中的尘埃和细菌等。黏膜上皮的纤毛有节律地向喉部、咽部摆动，将黏附物排出。

3. 外膜　较厚，主要由"C"形透明软骨环和疏松结缔组织构成。软骨有支撑作用，保持管道开放，气流通畅。气管软骨环后壁缺口处由结缔组织连接，内含平滑肌束。

第三节　肺

一、肺的位置和形态

肺（lungs）左、右各一，位于胸腔内，纵隔的两侧。

肺似海绵状，质轻而柔软，富有弹性，小儿的肺呈淡红色，随年龄的增大，因不断吸入尘埃，肺的颜色由暗红色逐渐变为灰黑色。

每侧肺的形态近似半圆锥形，左肺因心偏左而狭长，右肺因肝的影响而宽短。肺具有一尖、一底、两面和三缘（图5-9、图5-10）。

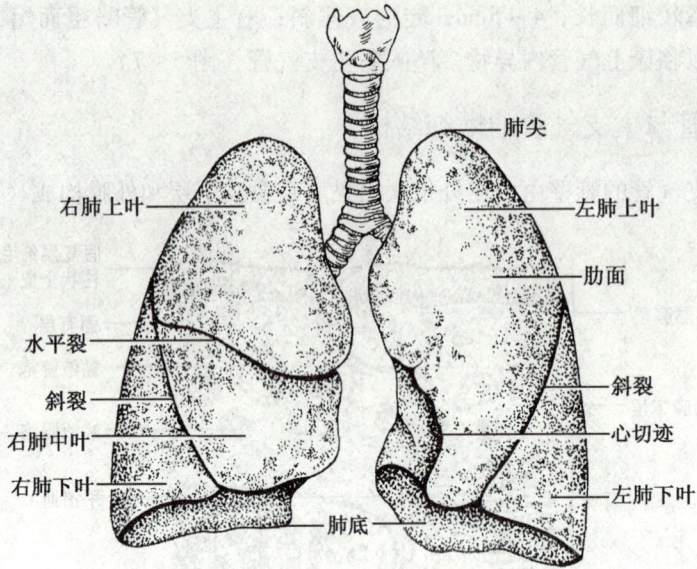

图 5 - 9　气管、主支气管和肺

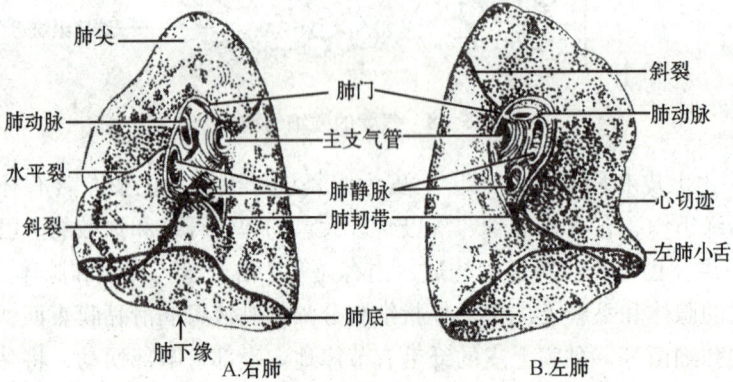

图 5 - 10　肺内侧面

1. 一尖　一尖是指肺上端的钝圆部分，称肺尖，经胸廓上口突入颈根部，高出锁骨内侧 1/3 段上方 2 ~ 3cm。

2. 一底　一底是指肺与膈相贴并向上凹陷的部分，称肺底，又称膈面。

3. 两面　肺的外侧面邻接肋和肋间肌，称肋面；内侧面邻接纵隔，称纵隔面。肺内侧面中部的凹陷，称**肺门**（hilum of lung），是主支气管、肺动脉、肺静脉、支气管动脉、支气管静脉、淋巴管和神经等出入肺的部位。所有出入肺门的结构被结缔组织包绕，称**肺根**（root of lung）。

4. 三缘　三缘是指肺的前缘、后缘和下缘。肺的前缘和下缘薄而锐利；右肺前缘近于垂直，左肺前缘下部有一弧形凹陷，称心切迹；肺的后缘较圆钝，贴于脊柱的两旁（图 5 - 9、图 5 - 10）。

每侧肺均有深入肺内的肺裂，并借肺裂分成肺叶。左肺被一由后上斜向前下的斜裂分成上、下两叶；右肺除斜裂外，还有一似水平方向走向的水平裂，右肺借斜裂和水平裂分为上、中、下三叶（图5-9、图5-10）。

二、肺段支气管和支气管肺段

左、右主支气管在肺门处入肺后，首先分出**肺叶支气管**（lobar bronchi），左主支气管分为上、下两支，右主支气管分为上、中、下三支，分别进入相应的肺叶。肺叶支气管在各肺叶内再分支为**肺段支气管**（segmental bronchi）。

每一肺段支气管及其所属的肺组织，构成一个支气管肺段，简称肺段。肺段呈圆锥形，尖朝向肺门，底朝向肺表面。左、右肺各分为10个肺段。每个肺段可视为一个结构和功能单位，所以临床上常以肺段进行定位诊断及肺段切除。

三、肺的微细结构

肺的表面覆以浆膜。肺组织分肺实质和肺间质两部分。

（一）肺实质

肺实质即肺内各级支气管的分支和肺泡。主支气管经肺门入肺后逐级分支，顺序分支为肺叶支气管、肺段支气管、小支气管、细支气管（管径小于1mm）、终末细支气管（管径小于0.5mm）、呼吸性细支气管、肺泡管、肺泡囊和肺泡。其中，从肺叶支气管到终末细支气管，只能传送气体，不能进行气体交换，构成肺导部；呼吸性细支气管以下各段管壁上连有肺泡，是进行气体交换的部位，构成肺呼吸部（图5-11）。

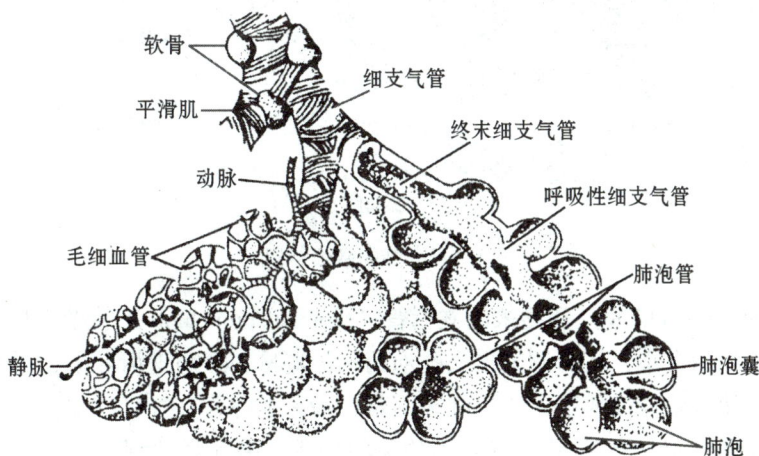

图5-11 肺小叶模式图

每个细支气管及其所属肺泡构成一个**肺小叶**（pulmonary lobule）。临床上所说的小叶性肺炎，是指肺小叶范围内的病变。

1. 肺导气部 肺导气部是肺内传送气体的管道，包括肺叶支气管、肺段支气管、小支气管、细支气管和终末细支气管。

肺导气部随着支气管的反复分支，其管径逐渐由大变小，管壁逐渐由厚变薄，其组织结构也发生了相应的变化，其主要变化是：①黏膜逐渐变薄，上皮由假复层纤毛柱状上皮逐渐移行为单层纤毛柱状上皮或单层柱状上皮，杯状细胞逐渐减少，至终末细支气管消失；②黏膜下层的腺体逐渐减少至完全消失；③外膜中的软骨由"C"形逐渐变为软骨碎片，直至完全消失，而平滑肌相对逐渐增多，至终末细支气管，形成完整的环形肌层（图5-12）。

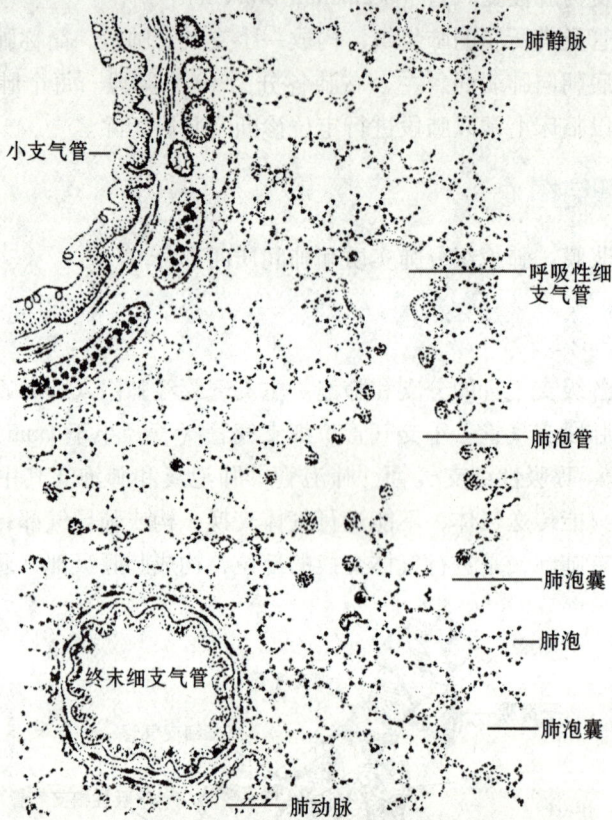

图5-12 肺的微细结构

细支气管（bronchiole）和**终末细支气管**（terminal bronchiole）管壁中环行平滑肌的舒缩可改变管径的大小，从而调节出入肺泡的气体流量。在病理情况下，平滑肌发生痉挛性收缩，可使管腔持续狭窄，造成呼吸困难，临床上称为支气管哮喘。

2. 肺呼吸部 肺呼吸部是进行换气功能的场所，由呼吸性细支气管、肺泡管、肺泡囊和肺泡等构成。

（1）**呼吸性细支气管**（respiratory bronchiole） 呼吸性细支气管是终末细支气管的分支，管壁连有少量肺泡，故管壁不完整，上皮为单层柱状上皮或单层立方上皮，上皮下的结缔组织内有少量平滑肌纤维。

（2）**肺泡管**（alveolar duct） 肺泡管是呼吸性细支气管的分支，管壁连有大量肺泡，故管壁自身的结构很少，仅存在于相邻肺泡开口之间，呈结节状膨大。

（3）**肺泡囊**（alveolar sac）　肺泡囊与肺泡管相连，每个肺泡管分支形成 2~3 个肺泡囊。肺泡囊是许多肺泡共同开口而成的管腔，囊壁由肺泡围成。

（4）**肺泡**（pulmonary alveoli）　肺泡为多面形有开口的囊泡，开口于肺泡囊、肺泡管或呼吸性细支气管，是气体交换的场所。每侧肺内有 3 亿~4 亿个肺泡，总表面积可达 70~80m² （图 5-13）。

肺泡壁主要由肺泡上皮和基膜构成。肺泡上皮为单层上皮，由Ⅰ型、Ⅱ型两种细胞构成。

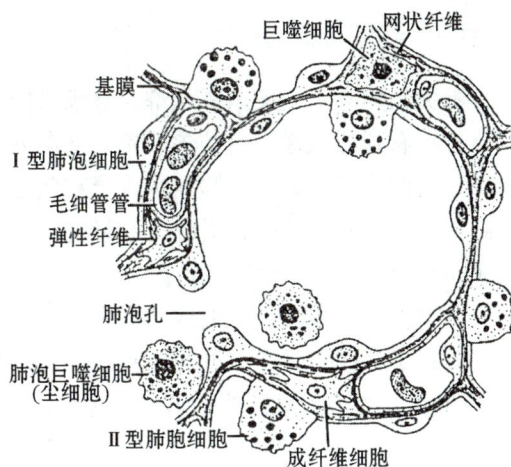

图 5-13　肺泡及肺泡孔模式图

① **Ⅰ型肺泡细胞**（type Ⅰ alveolar cell）：为扁平细胞，数量多，约占肺泡表面积的 95%。Ⅰ型肺泡细胞的主要作用是构成一个薄而广阔的气体交换面，有利于气体交换。

② **Ⅱ型肺泡细胞**（type Ⅱ alveolar cell）：为立方形或圆形细胞，数量少，位于Ⅰ型肺泡细胞之间。Ⅱ型肺泡细胞能分泌**表面活性物质**（surfactant）（磷脂类物质），布于肺泡腔面形成一层很薄的液面。

表面活性物质的主要功能是降低肺泡表面张力。呼气时肺泡缩小，表面活性物质密度增加，表面张力降低，使肺泡在呼气之末不致过度塌陷；吸气时肺泡扩张，表面活性物质密度减小，表面张力增大，可防止肺泡过度膨胀。

（二）肺间质

肺间质由肺内结缔组织、血管、淋巴管和神经等构成。

1. 肺泡隔（alveolar septum）　是相邻肺泡之间的薄层结缔组织。肺泡隔内含有丰富的毛细血管网、大量的弹性纤维和散在的巨噬细胞等。

毛细血管网与肺泡上皮紧密相贴，有利于毛细血管内的血液与肺泡内的气体之间进行气体交换。

弹性纤维有助于保持肺泡的弹性回缩，如果弹性纤维退化变性或被破坏，肺泡弹性会减弱，影响肺的换气功能，导致肺气肿。

肺泡隔内的肺巨噬细胞具有活跃的吞噬功能。吞噬尘埃颗粒后的肺巨噬细胞，称**尘细胞**（dust cell）。

2. 呼吸膜（respiratory membrane）　又称**气 – 血屏障**（blood – air barrier），是肺泡内的气体与肺泡隔内血液携带的气体进行交换时所必须通过的结构。呼吸膜主要由肺泡上皮细胞、肺泡上皮细胞的基膜、毛细血管内皮细胞的基膜和毛细血管内皮细胞四层组成。

四、肺的体表投影

肺尖经胸廓上口突入颈根部，达锁骨内侧 1/3 段上方 2 ~ 3cm。

左、右肺的前缘，自肺尖开始，斜向内下，经过胸锁关节的后方至第 2 胸肋关节的水平，由此垂直下降。右肺前缘降至右侧第 6 胸肋关节处，移行为右肺的下缘；左肺前缘降至第 4 胸肋关节处，沿肺的心切迹向左下作弧形弯曲至第 6 肋软骨中点（距前正中线 4cm），移行于左肺的下缘。

两肺下缘的体表投影大致相同。在平静呼吸时，两肺下缘均沿第 6 胸肋软骨下缘向外下方行走，在锁骨中线处与第 6 肋相交，在腋中线处与第 8 肋相交，在肩胛线处与第 10 肋相交，在接近脊柱处平第 10 胸椎棘突高度（图 5 - 14）。

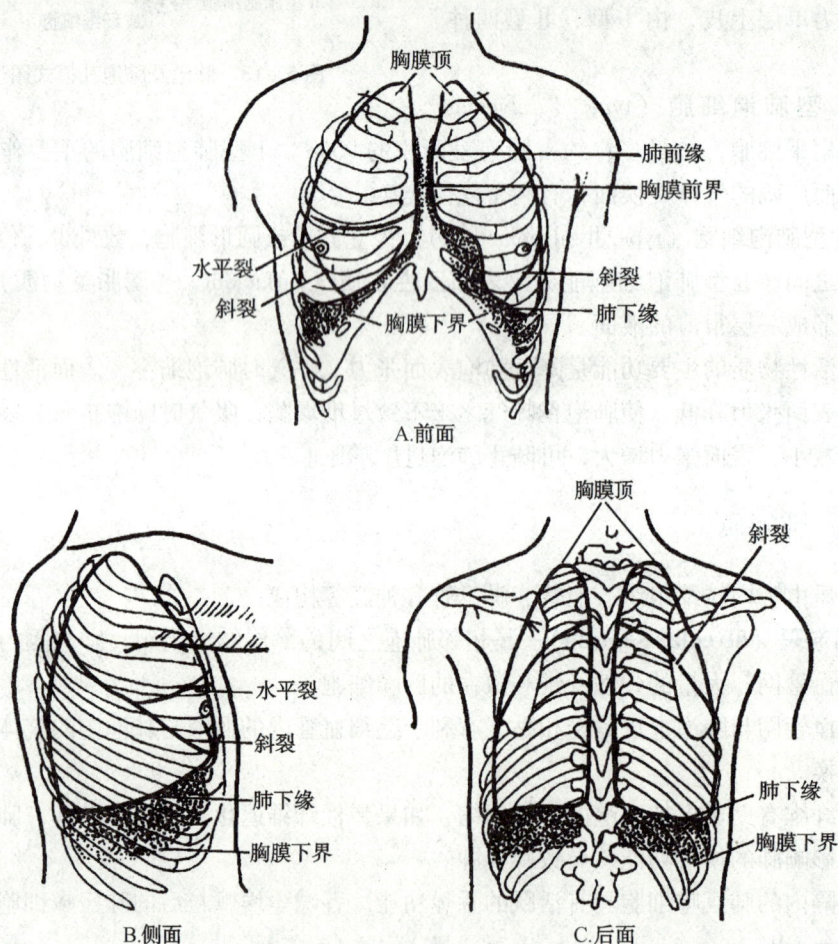

图 5 - 14 肺和胸膜的体表投影

在深呼吸时，两肺的下缘均可向上、向下移动 2 ~ 3cm。

五、肺的血管

肺有两套血管系统。一套是肺进行气体交换的功能性血管，由肺循环的肺动脉和肺静脉组成；另一套是肺的营养性血管，是营养各级支气管和肺组织的血管，由体循环的支气管动脉和支气管静脉组成。

第四节　胸膜与纵隔

一、胸膜

（一）概述

1. 胸膜的概念胸膜（pleura） 是被覆于肺表面和胸腔各壁内面的一层薄而光滑的浆膜。胸膜分壁胸膜、脏胸膜两部分：被覆于肺表面，并伸入肺叶间裂内的胸膜，称**脏胸膜**（visceral pleura）；被覆于胸腔各壁内面的胸膜，称**壁胸膜**（parietal pleura）。

2. 胸膜腔的概念 脏胸膜和壁胸膜在肺根处互相移行，二者之间形成密闭的腔隙，称**胸膜腔**（pleural cavity）。胸膜腔左、右各一，互不相通。腔内呈负压，含少量浆液，以减少呼吸时胸膜间的相互摩擦。由于胸膜腔内负压的作用，使脏胸膜和壁胸膜相互贴附在一起，故胸膜腔是一个潜在性的腔隙（图5－15）。

任何因素导致胸膜破裂，空气进入胸膜腔，可产生气胸。故针刺胸壁的穴位时，不宜直刺或深刺，以免损伤胸膜与肺组织，造成气胸。病理情况下，胸膜腔液体增多，可形成胸腔积液。

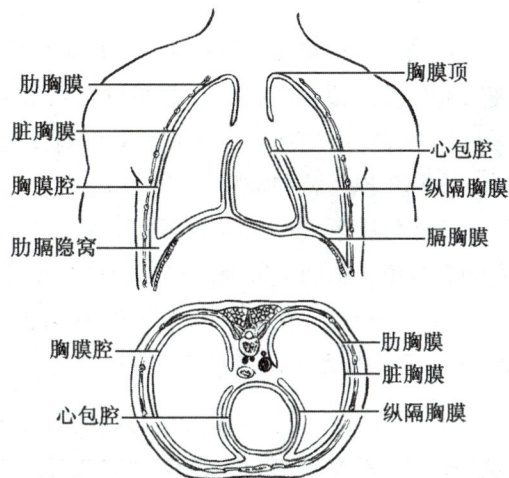

图5－15　胸膜和胸膜腔示意图

（二）壁胸膜的分部和胸膜隐窝

1. 壁胸膜的分部 壁胸膜依其被覆部位可分四部分：①**肋胸膜**（costal pleura）贴附于肋和肋间肌的内面；②**纵隔胸膜**（mediastinal pleura）贴附于纵隔的两侧面；③**膈胸膜**（diaphragmatic pleura）覆盖于膈的上面；④**胸膜顶**（cupula of pleura）是包被肺尖的部分，向下与肋胸膜和纵隔胸膜相互延续，向上突出胸廓上口达颈根部，高出锁骨内侧1/3段上方2~3cm。

2. 胸膜隐窝 胸膜腔在壁胸膜转折处形成较大的潜在性腔隙，即便在深吸气时，肺的边缘也不伸入其内，胸膜腔的这些部分称**胸膜隐窝**（pleural recesses）。其中最大的胸膜隐窝是**肋膈隐窝**（costodiaphragmatic recess）（又称肋膈窦）。

肋膈隐窝是肋胸膜与膈胸膜的转折处而成的一个半环状深隙（图5－15）。肋膈隐窝是胸膜腔的最低部位，在深吸气时，肺下缘亦不会伸入其内。当胸膜腔有积液时，可首先积聚于此。肋膈隐窝是临床上胸腔穿刺抽液或引流的部位。

知识链接

胸膜腔穿刺术

胸膜腔穿刺术是用于检查胸腔积液的性质、抽液、抽气减压，或通过穿刺向胸膜腔内注射给药的一种诊疗技术。

胸腔积液的穿刺部位应在胸部叩诊实音最明显处及 X 线检查结果确定，常选取肩胛线或腋后线第 7、8 肋间隙或腋中线第 6、7 肋间隙，也可取腋前线第 5 肋间隙为穿刺点。气胸的穿刺点常取锁骨中线第 2 肋间隙。

胸膜腔穿刺术时，穿刺针经过的层次由浅入深为皮肤、浅筋膜、深筋膜和胸壁的肌层、肋间隙、肋间肌、胸内筋膜、壁胸膜。胸壁肌层因部位不同而有差异，胸前外侧壁的肌有胸大肌和胸小肌，胸侧壁的肌有前锯肌和腹外斜肌，胸后壁有斜方肌、背阔肌和肩部诸肌。

为避免对肋间血管和神经的损伤，胸后外侧部胸膜腔穿刺时，穿刺针应沿下位肋骨的上缘进针，胸前部穿刺时，穿刺针应在上、下肋之间进针。

（三）壁胸膜的体表投影

两侧胸膜顶和胸膜前界的体表投影分别与肺尖和肺前缘的体表投影大致相同。两侧胸膜前界的下段，在胸骨体下部与左侧第 4～5 肋软骨后方形成一个无胸膜区，称心包区。其间显露心包和心。临床上常在胸骨左缘第 4 或第 5 肋间隙进行心包穿刺或心内注射，以避免损伤肺和胸膜。

两侧胸膜下界的体表投影左、右一致，约比两肺下缘位置低两个肋（图 5-14）。右侧起自第 6 胸肋关节处，左侧起自第 6 肋软骨后方，两侧均斜向外下方，在锁骨中线处与第 8 肋相交，在腋中线处与第 10 肋相交，在肩胛线处与第 11 肋相交，在接近脊柱时平第 12 胸椎棘突高度（表 5-1）。

表 5-1　肺下缘与胸膜下界的体表投影对照表

	锁骨中线	腋中线	肩胛线	接近脊柱处
肺下界	第 6 肋	第 8 肋	第 10 肋	平第 10 胸椎棘突
胸膜下界	第 8 肋	第 10 肋	第 11 肋	平第 12 胸椎棘突

二、纵隔

（一）纵隔的概念和境界

纵隔（mediastinum）是两侧纵隔胸膜之间的所有器官、结构和结缔组织的总称。

纵隔的上界是胸廓上口，下界为膈，前界为胸骨，后界为脊柱胸段，两侧界为纵隔胸膜。

（二）纵隔的分部和内容

纵隔通常以胸骨角平面将其分为**上纵隔**（superior mediastinum）和**下纵隔**（inferior mediastinum）。下纵隔以心包为界分为**前纵隔**（anterior mediastinum）、**中纵隔**（middle mediastinum）和**后中隔**（posterior mediastinum）三部分（图5-16）。

上纵隔内主要有胸腺、头臂静脉、上腔静脉、主动脉弓及其分支、气管、食管、淋巴结、迷走神经、膈神经及胸导管等。

前纵隔位于胸骨与心包之间，内有少量结缔组织和淋巴结等。

中纵隔位于前纵隔和后纵隔之间，主要有心包、心及出入心的大血管根部、膈神经和主支气管的起始部等。

后纵隔位于心包与脊柱之间，主要有食管、主支气管、胸主动脉、奇静脉、迷走神经、交感干、胸导管和淋巴结等。

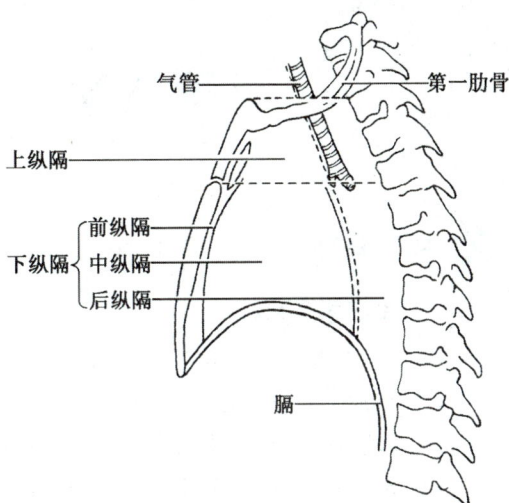

图5-16 纵隔分部示意图

复习思考题

一、名词解释

1. 上呼吸道
2. 声门裂
3. 肺门
4. 呼吸膜
5. 胸膜腔
6. 肋膈隐窝

二、问答题

1. 简述呼吸系统的组成和主要功能。
2. 试述肺的位置、形态和微细结构。
3. 外界气体经哪些结构到达肺泡？

第六章　泌尿系统

学习目标

知识学习目标

1. 掌握：泌尿系统的组成、主要功能；肾的形态、位置和微细结构；输尿管的行程和狭窄；膀胱的形态、位置和膀胱壁的结构；女性尿道的特点。

2. 熟悉：肾的被膜；肾的剖面结构；膀胱的毗邻。

3. 了解：肾的血管和血液循环特点。

能力培养目标

1. 能结合标本描述肾的形态、位置、剖面结构和被膜。

2. 能结合标本描述膀胱的形态、位置。

3. 能在光镜下观察肾、膀胱的微细结构。

第一节　概　述

一、泌尿系统的组成

泌尿系统（urinary system）由肾、输尿管、膀胱及尿道组成（图6-1）。

二、泌尿系统的主要功能

泌尿系统的主要功能是形成尿液，通过尿液排出体内溶于水的代谢产物。人体在新陈代谢过程中所产生的废物，如尿素、尿酸及多余的水、无机盐等，由血液输送至肾，在肾内形成尿液，尿液经输尿管输送到膀胱暂时储存，当尿液达到相应数量时，在神经调节下，经尿道排出体外。

泌尿系统是排出人体代谢废物的最主要途径，对调节机体的水盐代谢、酸碱平衡和维持机体内环境的相对稳定具有重要作用。此外，肾尚能分泌促红细胞生成素和肾素，对促进红细胞的生成和调节血压有重要作用。

在病理情况下，肾的泌尿功能障碍，代谢废物将蓄积于体内，破坏了机体内环境的相对稳定，影响人体新陈代谢的正常进行，严重时导致肾衰竭，出现尿毒症，危及生命。

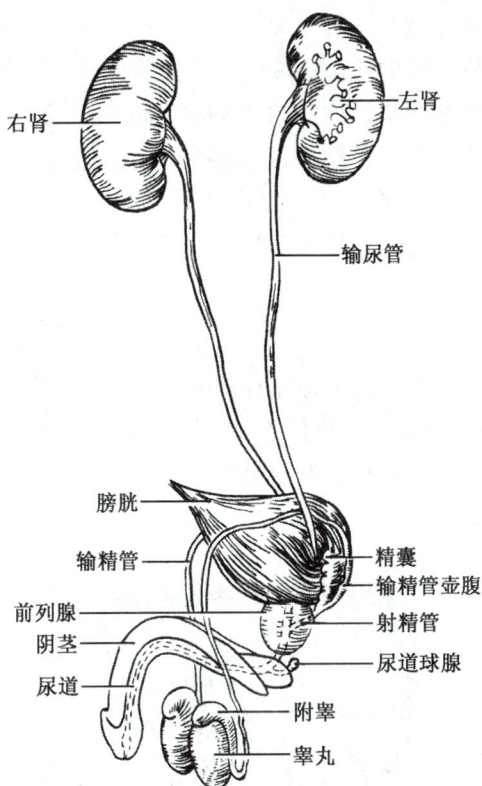

图 6-1 男性泌尿、生殖系统概观

知识链接

中医学对泌尿系统的有关记载

中医学对泌尿系统的记载甚多，其中关于肾的描述，如隋·巢元方等著《诸病源候论》："肾主水而开窍在阴，阴为溲便之道"，"津液之所余者，入胞脾则为小便"。明·张介宾著《类经图翼》："肾有两枚，形如豇豆，相并而曲，附于脊之两傍，相去各一寸五分，外有黄脂包裹……各有带二条。"清·王清任《医林改错》："膀胱有下口……下口归玉茎，精道下口亦归玉茎。"可见中医学对泌尿系统早就进行过系统的研究。

第二节　肾

一、肾的形态

肾（kidney）通常称肾脏，是成对的实质性器官，形似蚕豆，前后略扁。新鲜肾呈红褐色，质地柔软，表面光滑。肾可分为上、下两端，前、后两面和内、外侧两缘。

肾的上、下两端钝圆；肾的前面较隆凸，朝向前外侧，后面平坦，紧贴腹后壁；肾的外侧缘隆凸，内侧缘中部凹陷，称**肾门**（renal hilum），是肾动脉、肾静脉、淋巴管、神经和肾盂等出入的部位。出入肾门的结构被结缔组织包裹合称肾蒂（renal pedicle）。肾门向肾实质内凹陷扩大所成的腔隙，称**肾窦**（renal sinus），窦内含有肾小盏、肾大盏、肾盂、肾的血管、淋巴管、神经和脂肪组织等。

二、肾的位置

肾位于腹腔内，腹后壁的后上部，在脊柱的两侧，为腹膜外位器官。一般左肾上端平第 12 胸椎体上缘，下端平第 3 腰椎体上缘；右肾由于受肝的影响比左肾略低，第 12 肋分别斜过左肾后方的中部和右肾后方的上部（图 6-2、图 6-3）。肾门约平第 1 腰椎体平面，距前正中线约 5cm。

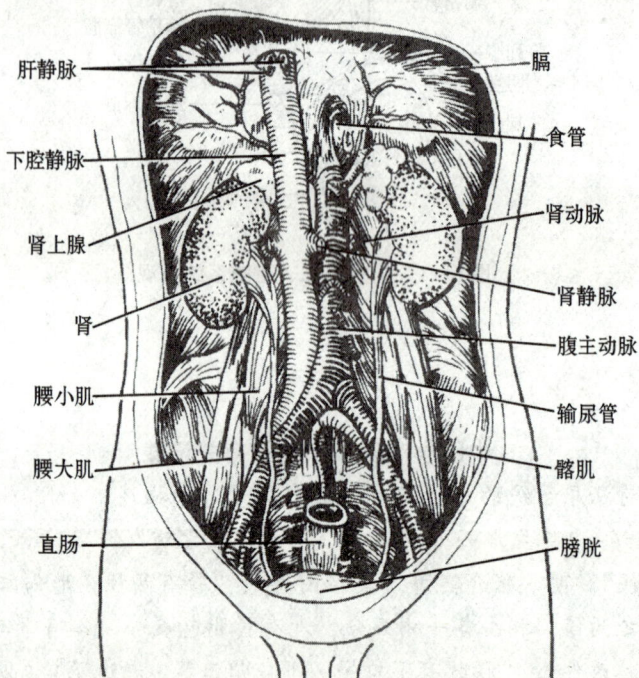

图 6-2 肾和输尿管（前面观）

在躯干背面，竖脊肌外侧缘与第 12 肋之间的区域，称**肾区**（renal region）。当患肾病时，叩击或触压该区时，常可引起疼痛。

两肾的内上方紧邻肾上腺。

三、肾的被膜

肾的表面有三层被膜，由内向外依次为纤维囊、脂肪囊和肾筋膜（图 6-4）。

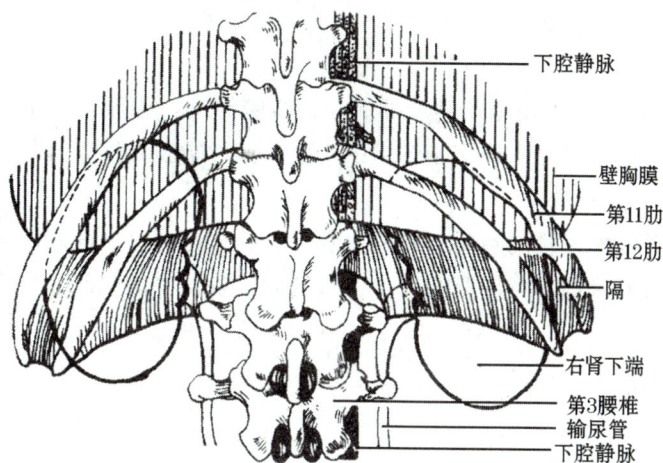

图6-3 肾和椎骨、肋骨的位置关系（后面观）

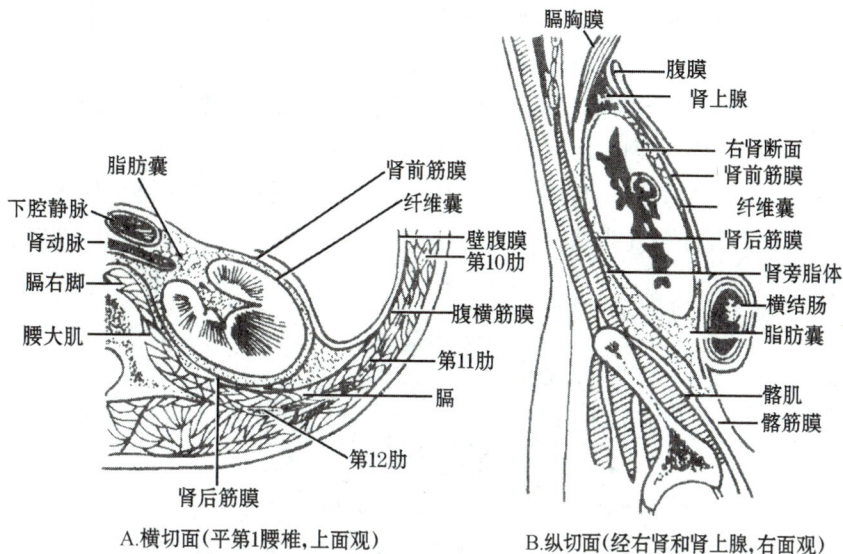

A.横切面(平第1腰椎,上面观)　　　B.纵切面(经右肾和肾上腺,右面观)

图6-4 肾的被膜

（一）纤维囊

纤维囊（fibrous capsule）是薄而坚韧的致密结缔组织膜，覆盖于肾实质的表面。正常状态下，纤维囊与肾连结疏松，容易与肾实质剥离；但患肾病时，则可与肾实质发生粘连，不易剥离。

（二）脂肪囊

脂肪囊（fatty capsule）是位于纤维囊外周囊状脂肪层。脂肪囊对肾起弹性垫样的保护作用。临床上行肾囊封闭，就是将药物注入脂肪囊内。

（三）肾筋膜

肾筋膜（renal fascia）位于脂肪囊外面，是致密结缔组织膜。肾筋膜分前、后两层包被肾及肾上腺。肾筋膜发出许多结缔组织小束，穿过脂肪囊连于纤维囊，对肾起固定作用。

肾的正常位置依赖于肾的被膜、肾的血管、肾的邻近器官、腹膜及腹内压等多种因素维持。当腹壁肌力薄弱，肾周脂肪较少，肾的固定装置不健全时，可发生肾下垂或游走肾。

四、肾的结构

（一）肾的剖面结构

在肾额状切面上，可见肾实质分为肾皮质和肾髓质两部分（图6-5）。

1. 肾皮质（renal cortex）   主要位于肾的浅层，富含血管，新鲜标本呈红褐色。肾皮质主要由肾小体和肾小管组成。肾皮质深入肾髓质的部分称肾柱。

2. 肾髓质（renal medulla）   位于肾皮质的深层，血管较少，颜色浅淡，约占肾实质厚度的2/3。肾髓质主要由15~20个肾锥体等组成。

肾锥体（renal pyramids）呈圆锥形，其底朝向肾皮质；尖端钝圆，伸入肾小盏，称肾乳头。肾乳头上有许多乳头孔，为乳头管向肾小盏的开口。肾生成的尿液经乳头孔流入肾小盏内。

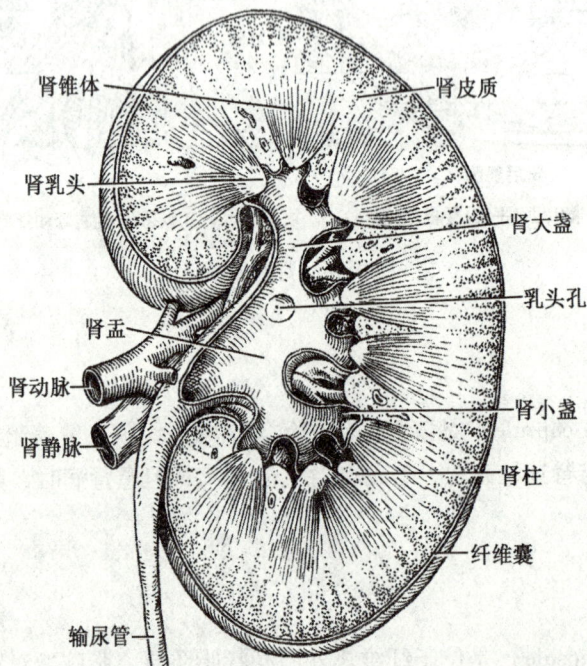

图6-5   肾的剖面结构（额状切面）

肾小盏（minor renal calices）是漏斗状的膜性短管，包绕肾乳头。每侧肾有7～8个肾小盏，每2～3个肾小盏汇合成一个**肾大盏**（major renal calices）。每侧肾有2～3个肾大盏。肾大盏汇合成**肾盂**（renal pelvis）。肾盂呈前后略扁的漏斗状，出肾门后逐渐变细，向下弯行，移行为输尿管。

（二）肾的微细结构

肾实质主要由大量泌尿小管构成，其间的少量结缔组织、血管、淋巴管和神经等构成肾间质。

泌尿小管是形成尿的结构，可分为**肾单位**（nephron）和**集合管**（collecting duct）两部分。肾单位是尿液形成的结构和功能单位；集合管是收集、浓缩尿液的部位。

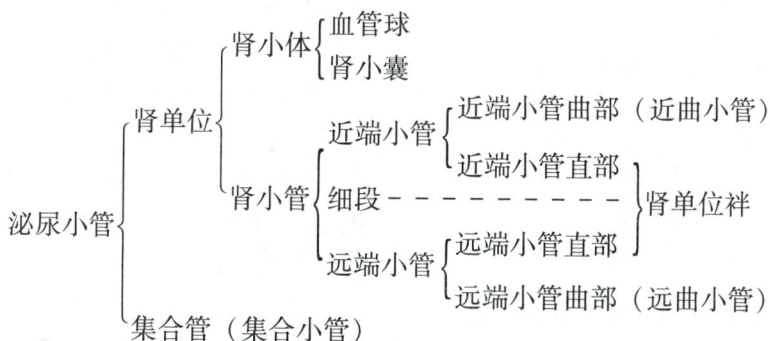

泌尿小管 { 肾单位 { 肾小体 { 血管球 / 肾小囊 } / 肾小管 { 近端小管 { 近端小管曲部（近曲小管）/ 近端小管直部 } / 细段 ——————— 肾单位袢 / 远端小管 { 远端小管直部 / 远端小管曲部（远曲小管）} } } / 集合管（集合小管） }

1. 肾单位（nephron）　肾单位是肾结构和功能的基本单位，每侧肾有100万～150万个肾单位。正常情况下，肾单位交替进行活动，10%以下肾单位损伤不会影响到尿的生成。肾具有较强的代偿能力，只有肾单位损害较严重时，才会出现临床表现，这也是肾病早期不易被发现的原因。

肾单位由**肾小体**（renal corpuscle）和**肾小管**（renal tubule）两部分组成（图6-6）。

（1）**肾小体**　主要位于肾皮质内，由**血管球**（glomerulus）和**肾小囊**（renal capsule）组成（图6-6）。肾小体的主要作用是滤过血浆形成原尿。

① 血管球：又称肾小球，是位于肾小囊内的一团盘曲成球状的毛细血管。

近曲小管
肾小体
远曲小管
弓形集合小管
近直小管
直集合小管
远直小管
细段
乳头管

图6-6　肾单位结构模式图

血管球的一侧连有入球微动脉和出球微动脉。入球微动脉进入肾小囊内反复分支，形成

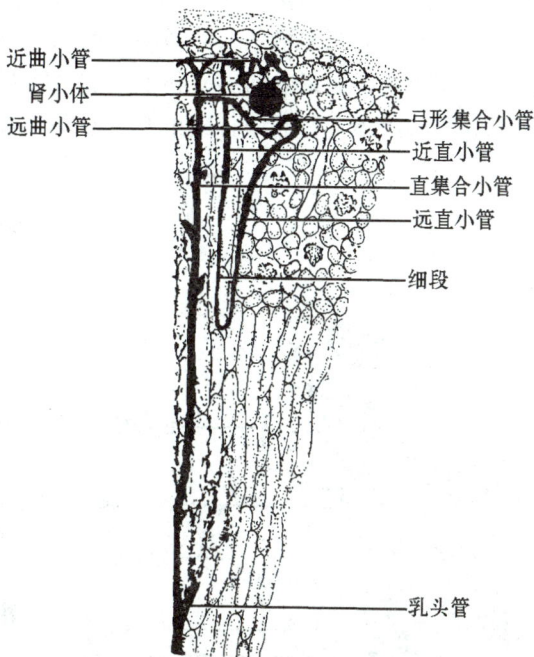

血管球，毛细血管汇合成一条出球微动脉离开肾小囊。入球微动脉的管径较出球微动脉粗，所以血管球内的压力较高。当血液流经血管球时，大量的水分和小分子物质滤出血管壁而进入肾小囊。在电镜下观察，血管球的毛细血管由一层内皮细胞及其外面的基膜组成，内皮有孔呈筛状，小孔的直径为 50～100nm。所以，毛细血管内血液中的水分和小分子物质可经此孔流向肾小囊（图6-7）。

② 肾小囊：是肾小管的起始部膨大并凹陷形成的双层囊。两层囊壁之间的腔隙，称肾小囊腔。肾小囊的外层是单层扁平上皮，与近端小管相续；内层紧贴于血管球的毛细血管基膜的外面，由单层有突起的**足细胞**（podocyte）构成。电镜观察：足细胞的胞体较大，从细胞体上伸出几个较大的初级突起，每个初级突起又发出许多次级突起。相邻足细胞交错，突起之间有宽约25nm的裂隙，称**裂孔**（slit pore）。裂孔上覆盖一层薄膜，称**裂孔膜**（slitmembrane）（图6-8）。

③ 滤过膜：血管球有孔的内皮细胞、

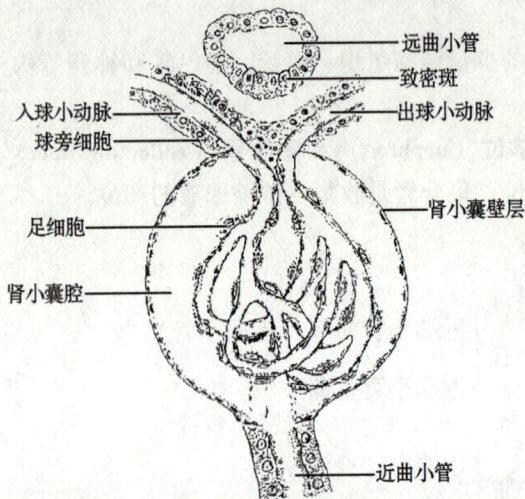

图6-7 肾单位和球旁复合体结构模式图

基膜和足细胞裂孔膜这三层结构，称**滤过膜**（filtration membrane）或称**滤过屏障**（filtration barrier）。当血液从入球微动脉流经血管球时，血液中除了血细胞、蛋白质和一些大分子物质外，血浆内的水分和小分子物质可透过滤过膜而入肾小囊腔。经滤过膜进入肾小囊腔的液体，称原尿。成年人，每24小时两肾可产生原尿量为180L（图6-9）。

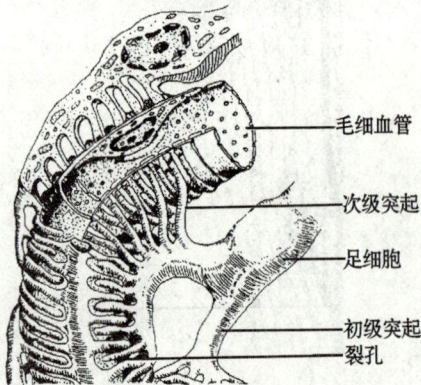

图6-8 足细胞电镜模式图

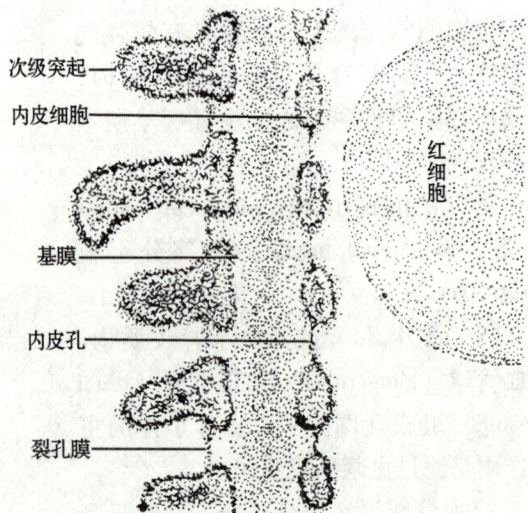

图6-9 滤过屏障结构模式图

在病理情况下，若滤过膜受损，则血液中的大分子物质，甚至蛋白质和血细胞都可滤出到肾小囊腔内，形成蛋白尿或血尿。

（2）**肾小管** 肾小管是由单层上皮细胞围成的小管，与肾小囊外层相连续，并与肾小囊腔相通。肾小管分为近端小管、细段和远端小管三部分。近端小管与肾小囊相连，远端小管续接集合管。肾小管有重吸收和分泌功能。

① **近端小管**（proximal tubule）：按其行程可分近端小管曲部（近曲小管）和近端小管直部两段。

近端小管曲部：位于皮质内，是肾小管中最长、最粗的一段。管壁细胞为单层立方或锥体形，胞体较大，胞质呈嗜酸性，胞核呈圆形，位于细胞的基底部。细胞分界不清，游离面有排列紧密的刷状缘，扩大了细胞表面积。正常情况下，原尿中大部分的水、钠离子和全部的葡萄糖、氨基酸等营养物质均在此重吸收回到血液中。

近端小管直部：是近端小管曲部由皮质进入髓质内直行的一段，与细段相连。管壁细胞结构与曲部基本相似，但上皮较矮，刷状缘不如曲部发达，故重吸收功能也较曲部差。

② **细段**（thin segment）：细段为肾小管中最细的一段，管壁为单层扁平上皮。细段一端与近端小管直部相连，另一端与远端小管直部相接，三者共同形成肾单位袢（髓袢）。

肾单位袢的主要功能是减缓原尿在肾小管中的流速，有利于吸收原尿中的水分和无机盐，与尿液的浓缩有关。

③ **远端小管**（distal tubule）：按其行程可分远端小管直部和远端小管曲部（远曲小管）两段。

远端小管直部：是细段变粗后，在髓质内直行的部分。管壁上皮为单层低立方形，胞质弱嗜酸性，胞核圆形，位于细胞中央。细胞境界明显，游离面无刷状缘。此段仅可重吸收小管液部分的钠离子、水等成分。

远端小管曲部：是远端小管直部进入皮质后的部分，盘曲于肾小体周围，末端汇入集合管。其管壁上皮结构与远端小管直部相似。它除重吸收小管液中少部分水、钠离子外，还能向小管液中分泌钾离子等物质。

2. 集合管（collecting tubule） 又称集合小管，由远端小管曲部汇合而成，由肾皮质行向肾髓质，管径由细变粗，管壁上皮由低立方形逐渐变为高柱状，胞质着色浅，胞核呈圆形，位于细胞中央，细胞境界清楚。集合管沿途有多条远端小管曲部汇入，在肾锥体靠近肾小盏处移行为乳头管，开口于肾乳头的乳头孔。

集合管仅可重吸收小管液中少部分的水分和钠离子。

肾小体形成的原尿，流经肾小管各段和集合管后，原尿中约99%的水、营养物质和无机盐等被重吸收入血液，部分离子在此进行交换，肾小管还分泌和排泄部分代谢产物。原尿经浓缩后形成终尿，经乳头管排入肾小盏。终尿量仅为原尿量的1%，成年人每日为1.5~2.0L。

3. 球旁复合体（juxtaglomerular complex） 又称肾小球旁器，由球旁细胞、致密斑和球外系膜细胞组成（图6-7）。

（1）球旁细胞（juxtaglomerularcell） 是入球微动脉近肾小体处管壁平滑肌特化而成的上皮样细胞。球旁细胞体积较大，呈立方形，胞质中有丰富的分泌颗粒，颗粒内含肾素。

球旁细胞的主要功能是合成与分泌肾素和促红细胞生成素。肾素能引起小动脉收缩，使血压升高；肾素还促使肾上腺皮质分泌醛固酮，使远端小管和集合管重吸收钠离子和排出钾离子，同时重吸收水，致血容量增大，血压升高。促红细胞生成素能促进骨髓红细胞的生成。

某些肾病伴有高血压，与肾素分泌有关。肾病晚期常伴有贫血，这与促红细胞生成素的合成障碍有关。

（2）致密斑（macula densa） 是远端小管曲部在近肾小体一侧的管壁上皮细胞变形所形成的椭圆形结构。致密斑的细胞增高，变窄，成柱状，排列紧密，细胞核多位于细胞的顶部。

一般认为致密斑是化学感受器，有调节球旁细胞分泌肾素的作用。

（3）球外系膜细胞（extraglomerular mesangial cell） 又称极垫细胞。位于入球微动脉、出球微动脉和致密斑围成的三角形区域内。球外系膜细胞在球旁复合体的功能活动中，起信息传递作用。

五、肾的血管和血液循环特点

（一）肾的血管

肾动脉直接由腹主动脉发出，经肾门入肾后分为数支叶间动脉，叶间动脉分支为弓形动脉，弓形动脉分出若干小叶间动脉，行向肾皮质，小叶间动脉沿途分出许多入球微动脉进入肾小体，形成血管球，血管球汇合成出球微动脉出肾小体，出球微动脉离开肾小体后在肾小管周围再分支形成球后毛细血管网，球后毛细血管网依次汇合成小叶间静脉、弓形静脉、叶间静脉，最后形成肾静脉出肾门后注入下腔静脉。

（二）肾的血液循环特点

肾的血液循环有两种作用，一是营养肾组织，二是参与尿的生成。肾的血液循环特点有：①肾动脉直接发自腹主动脉，血管粗短，血压高，流速快，血流量大，人体内血液每4～5分钟全部流经肾并被滤过一遍；②血管球的入球微动脉较出球微动脉粗，使血管球内形成较高的压力，有利于血管球的滤过作用，可以及时清除血液中的废物和有害物质；③肾动脉在肾内形成两次毛细血管网，第一次是入球微动脉形成血管球，第二次是出球微动脉在肾小管周围形成的球后毛细血管网，前者有利于原尿的生成，后者有利于肾小管重吸收的物质进入血液。

当急性肾功能不全时，常由于肾内小动脉发生痉挛性收缩，使肾皮质供血不足，导致血管球滤过作用低下，病人出现少尿甚至无尿等症状。

何谓"人工肾"

在正常情况下，人体内血液每4～5分钟全部流经肾并被滤过一遍，相当于全身血液要在这里进行"清洗"。而滤过屏障通透性的强弱对血液的净化起着重要作用，体内某些代谢废物如肌酐、尿素等可被大量滤出。若患肾病时，会导致滤过屏障通透性增大或减小，引起血尿、蛋白尿，或体内代谢废物不能被滤过，严重时导致机体中毒（尿毒症）。这时，就需用一种机器——血液透析机，来代替肾对血液进行"清洗"。即人们常说的"人工肾"。"人工肾"只能清除体内部分废物，且无分泌功能，只可延缓病人的生命。欲根治尿毒症，只有实施肾移植术。

第三节　输　尿　管

输尿管（ureter）是一对细长的肌性管道，起于肾盂，终于膀胱，全长25～30cm（图6-10）。

一、输尿管的位置

输尿管上端起于肾盂，在腹膜的后方沿腰大肌前面下降，至小骨盆上口处，越过髂血管的前方，进入盆腔，男性输尿管沿骨盆侧壁弯曲向前，在输精管后方并与之交叉后转向前内，而后达膀胱底；女性输尿管行于子宫颈的外侧，在子宫颈外侧约2cm处，从子宫动脉后下方向内至膀胱底。在膀胱底的外上角处，输尿管向内下斜穿膀胱壁，开口于膀胱（图6-10）。

二、输尿管的分段和狭窄

根据输尿管的行程，可将其分为腹段、盆段和壁内段。腹段为起始处至越过髂血管处的一段；盆段为越过髂血管处与膀胱壁之间的一段；壁内段为位于膀胱壁内的一段。

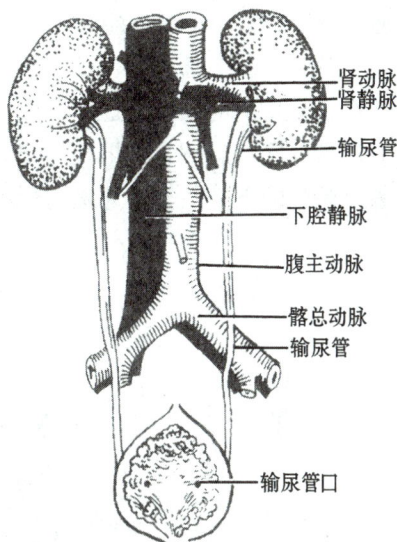

图6-10　肾、输尿管和膀胱

输尿管全长粗细不一，有三处生理性狭窄：第一处狭窄在输尿管起始处；第二处狭窄在越过髂血管处，即位于小骨盆上口处；第三处狭窄在穿膀胱壁处。这些狭窄是尿路结石滞留的部位，当结石在狭窄处通过或阻塞输尿管时，可引起剧烈疼痛及尿路梗阻等症状。

第四节　膀　胱

膀胱（urinary bladder）是一个肌性囊状的贮尿器官，有较大的伸缩性。成人膀胱的容量为 300~500mL，最大容量可达 800mL。新生儿膀胱的容量约为成人的 1/10。膀胱的形态、位置随尿液的充盈程度而异。

一、膀胱的形态

膀胱充盈时略呈卵圆形，膀胱空虚时则呈锥体形，可分为**膀胱尖**（apex of bladder）、**膀胱底**（fundus of bladder）、**膀胱体**（body of bladder）和**膀胱颈**（neck of bladder）四部分。膀胱尖细小，朝向前上方；膀胱底呈三角形，朝向后下方；膀胱尖与膀胱底之间的大部分，称膀胱体；膀胱的最下部，称膀胱颈。膀胱颈的下端有尿道内口与尿道相接（图 6-11）。膀胱各部之间无明显界限。

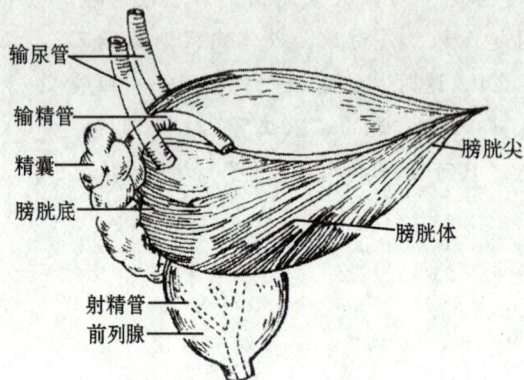

图 6-11 膀胱形态

二、膀胱的位置和毗邻

成年人的膀胱位于盆腔的前部，居耻骨联合的后方。膀胱空虚时，全部位于盆腔内，膀胱尖一般不超过耻骨联合上缘；膀胱充盈时，其上部可膨入腹腔，膀胱的前下壁直接与腹前壁相贴。新生儿的膀胱位于腹腔内，随年龄的长大，逐渐下降，至青春期达成人位置。

膀胱底的后方，在男性与精囊、输精管末端和直肠相邻，在女性则与子宫和阴道相邻。膀胱的下方，男性邻接前列腺，女性邻接尿生殖膈（图 6-12）。

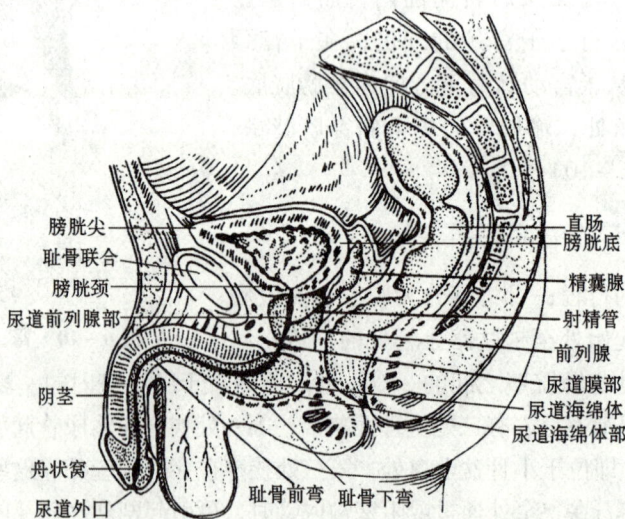

图 6-12 男性骨盆腔正中矢状切面

膀胱空虚时只有上面覆有腹膜。膀胱充盈时，膀胱尖上升至耻骨联合上缘以上，膀胱大部分覆有腹膜，由于腹前壁的腹膜也随膀胱的充盈上移，致膀胱的前下壁与腹前壁直接相贴。此时，在耻骨联合上方进行膀胱穿刺或行膀胱手术，可不经过腹膜腔直接进入膀胱，以避免损伤腹膜和污染腹膜腔（图 6－13）。

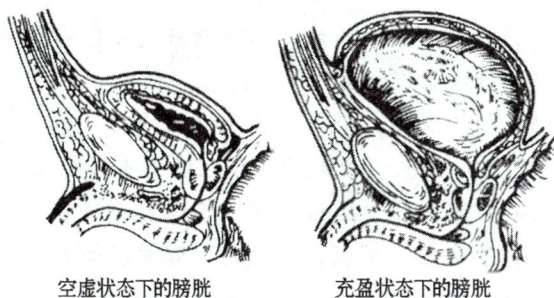

空虚状态下的膀胱　　　　充盈状态下的膀胱

图 6－13　膀胱和腹膜的关系

三、膀胱壁的结构

膀胱壁分三层，由内向外依次为黏膜、肌层和外膜。

（一）黏膜

黏膜由上皮和固有层构成。黏膜的上皮是变移上皮，膀胱空虚时，有 8～10 层；膀胱充盈时，上皮变薄，仅有 3～4 层。固有层内含丰富的胶原纤维和弹性纤维。

膀胱空虚时，黏膜形成许多皱襞，充盈时则消失。但在膀胱底的内面，左、右输尿管口和尿道内口之间的三角形区域，称**膀胱三角**（trigone of bladder）。此区无论膀胱处于空虚或充盈时，黏膜均光滑无皱襞。膀胱三角是炎症、结核和肿瘤的好发部位。两个输尿管口之间的横行皱襞，称**输尿管间襞**（interuretericfold），膀胱镜下所见一苍白带，是临床上膀胱镜检时的定位标志。

（二）肌层

膀胱的肌层由平滑肌组成，大致分为外纵、中环、内纵三层。平滑肌束相互交错，共同构成逼尿肌。在尿道内口处，环行平滑肌增厚形成膀胱括约肌，有控制排尿的作用。

（三）外膜

膀胱上面的外膜为浆膜（腹膜），其他部分均为纤维膜（图 6－14）。

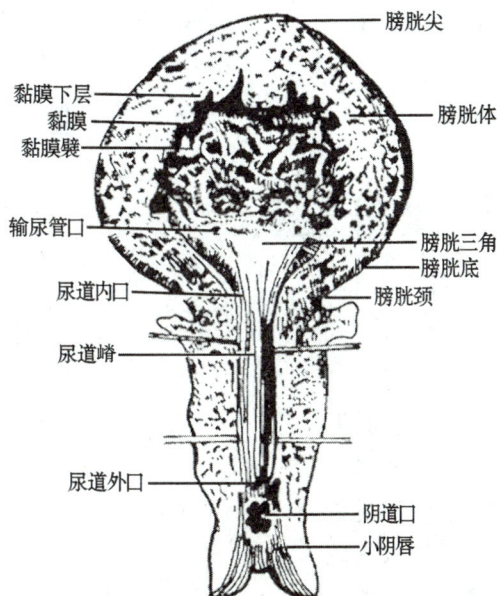

图 6－14　女性膀胱及尿道冠状切面（前面观）

知识链接

膀胱穿刺术

膀胱穿刺术是将穿刺针刺入膀胱，以解除尿道梗阻所致的尿潴留或经穿刺抽出膀胱内尿液进行检验或细菌培养的技术。

膀胱穿刺术的穿刺点选取在耻骨联合上缘正中部。由于膀胱充盈，腹膜上移，穿刺针可不经过腹膜腔。在耻骨联合上缘垂直进针 2~3cm，穿刺针依次经过皮肤、浅筋膜、腹白线、腹横筋膜、膀胱前壁进入膀胱腔。在耻骨联合上缘进针时，针尖勿向后下穿刺，以免刺伤耻骨联合后方的静脉丛，也勿向后上穿刺，以免进入腹膜腔。

第五节 尿 道

尿道是膀胱通往体外的排尿管道。尿道起于膀胱的尿道内口，终于尿道外口。

女性尿道（female urethra）较男性尿道宽而短、行程直，长约 5cm，仅有排尿功能。女性尿道始于尿道内口，穿过尿生殖膈，终于尿道外口。尿道外口开口于阴道前庭，位于阴道口的前方。女性尿道穿尿生殖膈处周围有尿道阴道括约肌（骨骼肌）环绕，可控制排尿。由于女性尿道的结构特点，且尿道外口开口于阴道前庭，距离阴道和肛门较近，故易引起逆行性泌尿系统感染（图6-14）。

男性尿道除有排尿功能外，尚有排精功能，也是男性生殖系统的一部分，故在男性生殖系统中叙述。

复习思考题

一、名词解释

1. 肾门
2. 肾窦
3. 肾区
4. 肾乳头
5. 肾单位
6. 滤过膜
7. 致密斑
8. 膀胱三角

二、问答题

1. 简述泌尿系统的组成和主要功能。
2. 试述肾的形态、位置和结构。
3. 输尿管有哪些生理性狭窄？分别位于何处？
4. 简述尿液的产生和排出途径。

第七章 生殖系统

■ 学习目标

知识学习目标

1. 掌握：男、女性生殖系统的组成、主要功能；睾丸的位置、形态和微细结构；前列腺的位置、形态和功能；男性尿道的分部和形态特点；卵巢的位置、形态和微细结构；输卵管的位置、形态；子宫的形态、位置、固定装置和子宫壁的微细结构。

2. 熟悉：附睾的位置、形态和功能；输精管的行程；射精管的组成和开口部位；女性乳房的结构；会阴的概念和分部。

3. 了解：精索的概念；精囊的位置、形态和功能；阴茎、阴囊的形态、结构；阴道的形态、毗邻关系；女阴的形态结构。

能力培养目标

1. 能结合标本描述男、女性生殖系统的组成。

2. 能结合标本描述输精管、精囊、前列腺、输卵管、子宫的位置和形态。

3. 能在光镜下辨认生精小管、间质细胞、卵巢皮质的各级卵泡。

第一节 概 述

一、生殖系统的组成

生殖系统（reproductive system）分男性生殖系统和女性生殖系统。男、女性生殖系统都包括内生殖器和外生殖器。内生殖器多位于盆腔内，包括生殖腺、生殖管道和附属腺体；外生殖器显露于体表。

男性生殖腺为睾丸，是产生男性生殖细胞（精子）和分泌男性激素的器官；生殖管道包括附睾、输精管、射精管和尿道；附属腺包括精囊、前列腺和尿道球腺。男性外生殖器包括阴囊和阴茎。睾丸产生的精子，先储存于附睾内，当射精时经输精管、射精管和尿道排出体外。附属腺的分泌物与精子共同组成精液，供应精子营养并有利于精子的发育和活动。

女性生殖腺为卵巢，是产生女性生殖细胞（卵子）和分泌女性激素的器官；生殖管道包括输卵管、子宫和阴道；附属腺是前庭大腺。女性外生殖器包括阴阜、大阴唇、小阴唇、阴道前庭、阴蒂和前庭球等。青春期开始，卵巢内卵泡开始生长发育，卵泡成熟并排卵，卵子进入输卵管，在输卵管内受精后移至子宫腔，在子宫内膜内发育成胎儿。成熟的胎儿分娩时由子宫口经阴道娩出。

二、生殖系统的主要功能

生殖系统的主要功能是产生生殖细胞，繁殖后代，绵延种族；分泌性激素，促进生殖器官的发育、维持性的功能，激发和维持第二性征。

> **知识链接**
>
> ### 中医学对生殖系统的有关记载
>
> 中医学关于生殖系统的记载甚多，如《素问·上古天真论》曰："丈夫……二八肾气盛，精气溢泻"；"女子……二七而天癸至，任脉通，太冲脉盛，月事以时下，故有子……七七任脉虚，太冲脉衰少，天癸竭……故形坏而无子也"。说明男子在16岁、女子在14岁开始具备生育能力；女性到49岁左右为绝经期，月经停止，失去生育能力。

第二节　男性生殖系统

一、内生殖器

（一）睾丸

1. 睾丸的位置和形态　**睾丸**（testis)左、右各一，位于阴囊内。

睾丸呈椭圆形，表面光滑，分上、下两端，前、后两缘和内、外侧两面。睾丸的上端和后缘有附睾贴附，血管、神经和淋巴管经后缘进出睾丸（图7-1、图7-2）。

睾丸除后缘外均被覆以浆膜，称为**睾丸鞘膜**（tunica vaginalis of testis）。睾丸鞘膜分脏、壁两层，脏层紧贴睾丸的表面，壁层贴附于阴囊的内面。睾丸鞘膜的脏、壁两层在睾丸后缘处相互移行，构成一个封闭的腔，称鞘膜腔。鞘膜腔内含有少量的浆液，起润滑作用。如鞘膜腔内因病理因素致液体增多，临床上称睾丸鞘膜腔积液。

2. 睾丸的微细结构　睾丸表面有一层厚而坚实的致密结缔组织膜，称**白膜**（tunica albuginea）。白膜坚韧而缺乏弹性，当睾丸发生急性炎症肿胀或受外力冲击时，由于白膜的限制而产生剧痛。

白膜在睾丸后缘处增厚，并伸入睾丸内形成**睾丸纵隔**（mediastinum testis）。从睾丸纵隔发出许多睾丸小隔，呈放射状伸入睾丸实质，将睾丸实质分隔成许多呈锥体形的睾丸小叶（lobules of testis）。

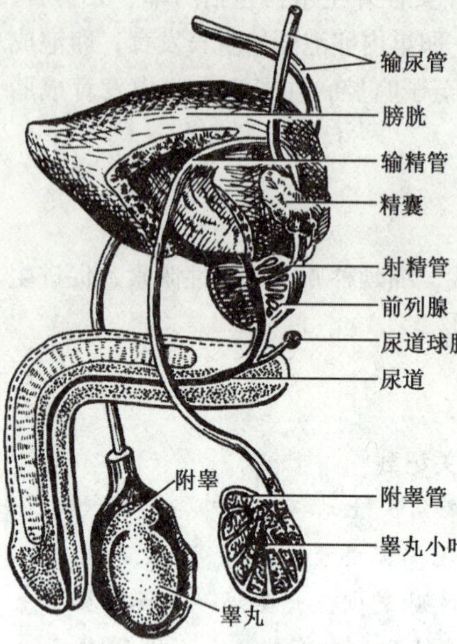

图 7-1　男性生殖器模式图

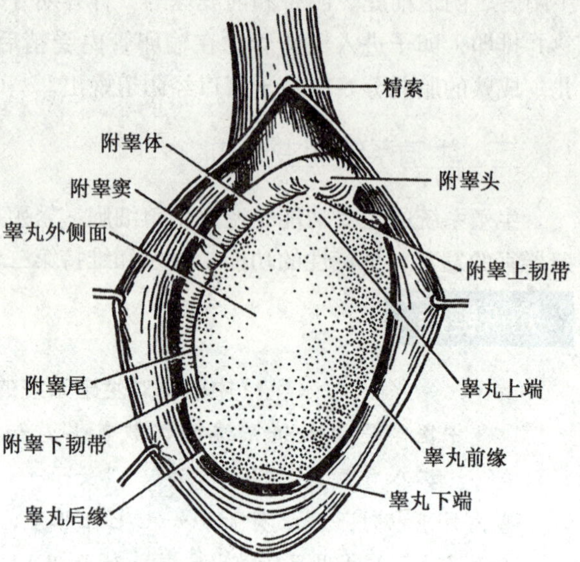

图 7-2　睾丸和附睾形态

每个睾丸小叶内含有 1~4 条细长而弯曲的**生精小管**（seminiferous tubules）。生精小管在近睾丸纵隔处变为短而直的**直精小管**（tubulus rectus）。直精小管进入睾丸纵隔相互吻合成**睾丸网**（rete testis），由睾丸网形成 12~15 条**睾丸输出小管**（efferent ductules of testis）进入附睾。生精小管之间的结缔组织，称睾丸间质（图 7-3）。

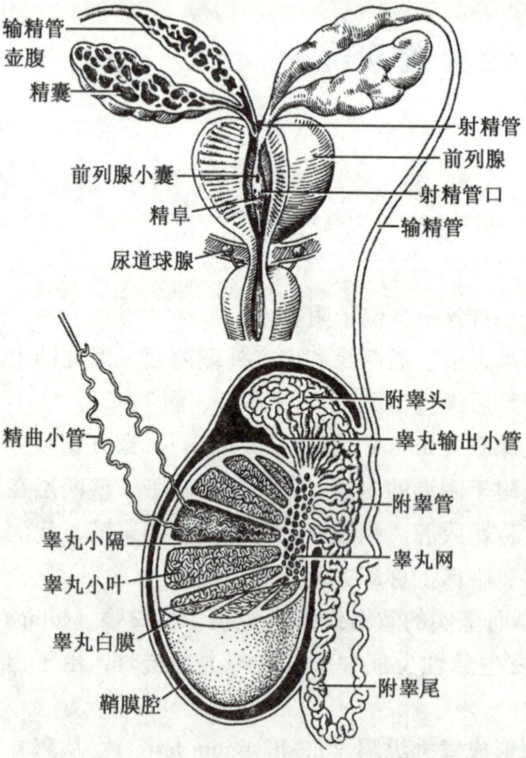

图 7-3　睾丸和附睾结构及精子排出途径模式图

（1）**生精小管**　是产生精子的部位。生精小管的管壁上皮由支持细胞和生精细胞构成（图 7-4）。

① **支持细胞**（sustentacular cell）：细胞体积较大，略呈长锥体形，细胞基部贴于基膜，顶端伸向生精小管管腔。支持细胞对生精细胞具有支持和营养作用。

② **生精细胞**（spermatogenic cell）：是一系列不同发育阶段的男性生殖细胞的总称。细胞呈圆形，由基膜到管腔面，呈多层排列，依次为精原细胞、初级精母细胞、次级精母细胞、精子细胞和精子。

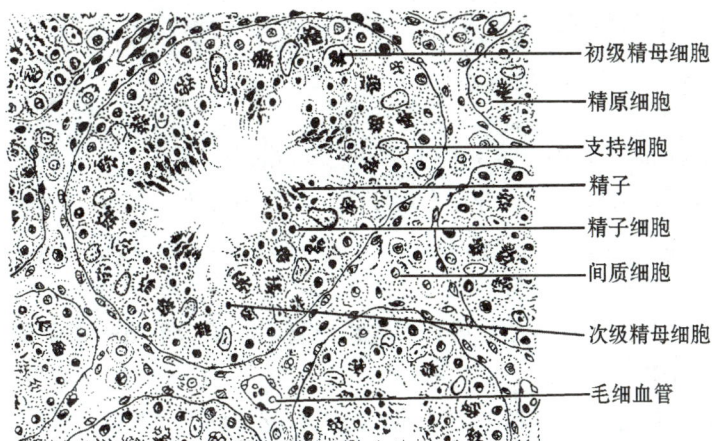

图 7 - 4 生精小管和睾丸间质的结构

从青春期开始，在垂体促性腺激素的作用下，精原细胞经不断分裂，其中一部分经初级精母细胞、次级精母细胞的发育阶段，发育成为精子细胞，精子细胞经过变态，成为精子。一个初级精母细胞经过两次成熟分裂和一次变态，形成四个精子。其中两个精子的染色体核型为 23，X；另两个精子的染色体核型为 23，Y。精子生成后，游动于生精小管内，经直精小管、睾丸网、睾丸输出小管，入附睾储存。

精子形似蝌蚪，可分为头、尾两部分。精子头前 2/3 有顶体覆盖。顶体为一扁平囊，囊内含有透明质酸酶和蛋白分解酶等。在受精时，精子释放顶体内的酶，分解卵细胞的表面结构，使精子进入卵子。精子的尾细长，能摆动，使精子向前游动（图 7 - 4、5）。

生精细胞的增殖比较活跃，容易受一些理化因素、环境因素和激素的影响，

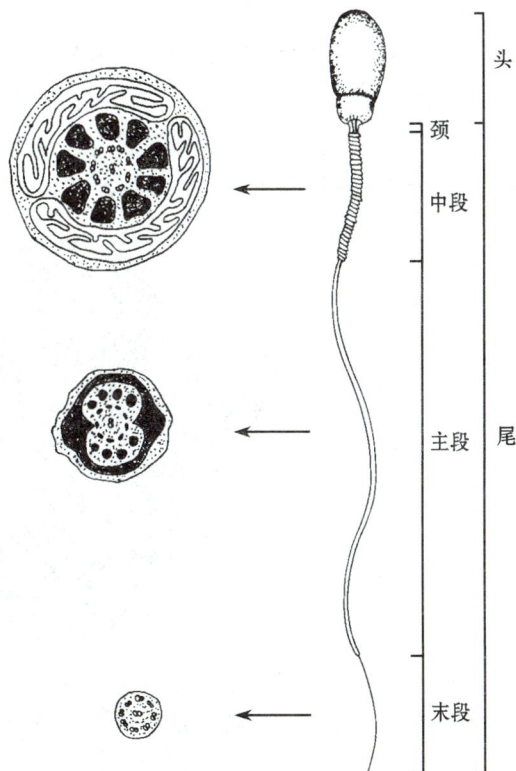

图 7 - 5 精子超微结构模式图

如放射线照射、酒精中毒、高温、内分泌失调等都可直接或间接地影响生殖细胞的增殖分化过程，可导致精子畸形或功能障碍，引起不育症。

（2）睾丸间质 是生精小管之间富含血管和淋巴管的疏松结缔组织。在睾丸间质内含有睾丸间质细胞。睾丸间质细胞单个或成群分布，细胞体积较大，呈圆形或多边形。

从青春期开始，睾丸间质细胞能合成和分泌**雄激素**（androgen）。雄激素有促进男性

生殖器官的发育、促进精子的发生及发育、激发和维持男性性功能及第二性征的作用。

（二）附睾

附睾（epididymis）贴附于睾丸的上端和后缘（图7-2）。

附睾呈新月形，可分为三部分：上端膨大，称为**附睾头**（head of epididymis）；中部扁圆，称为**附睾体**（body of epididymis）；下端较细，称为**附睾尾**（tail of epididymis）。附睾尾向后上弯曲移行为输精管。

附睾头由睾丸输出小管盘曲而成，各输出小管相互汇合形成一条附睾管。附睾管迂回盘曲构成附睾体和附睾尾。

附睾具有暂时储存和输送精子的功能，还可分泌液体，供精子营养，并促进精子进一步发育成熟。

（三）输精管和射精管

输精管和射精管是输送精子的生殖管道。

1. 输精管（ductusdeferens）　是附睾管的延续，长约50cm。输精管沿睾丸后缘和附睾内侧上行，经阴囊根部和腹股沟管进入腹腔，继而弯向内下进入小骨盆，至膀胱底的后方，与精囊的排泄管汇合成射精管（图7-6）。

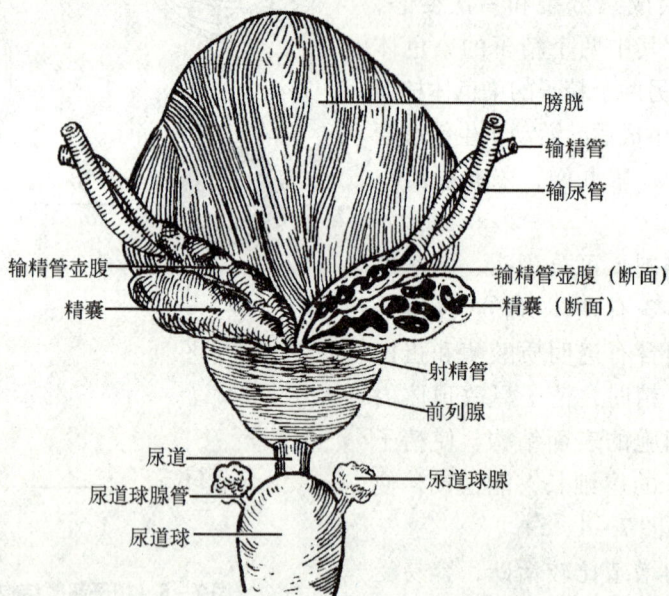

图7-6　精囊、前列腺及尿道球腺

输精管的管壁较厚，管腔细小，活体触摸时呈细而较硬的圆索。输精管在阴囊根部，睾丸的后上方，位置表浅，是临床输精管结扎术（男性绝育术）常选部位。

2. 射精管（ejaculatoryduct）　是输精管末端与精囊的排泄管汇合而成的管道，长约2cm，向前下穿入前列腺实质，开口于尿道的前列腺部。

3. 精索（spermatic cord） 为柔软的圆索状结构，从腹股沟管深环经腹股沟管沿至睾丸上端。精索的主要结构包括输精管、睾丸动脉、蔓状静脉丛、淋巴管和神经等。精索外面包有三层被膜，从内向外依次为精索内筋膜、提睾肌和精索外筋膜。

（四）精囊

精囊（seminal vesicle）又称精囊腺，位于膀胱底的后方、输精管末端的外侧（图7-6）。

精囊是一对长椭圆形的囊状器官，表面有许多囊状膨出，下端缩细为排泄管，与输精管末端汇合成射精管。精囊分泌淡黄色液体，参与精液的组成。

（五）前列腺

前列腺（prostate）位于膀胱与尿生殖膈之间，包绕尿道起始部。前列腺的后面与直肠相邻，所以经直肠指诊可以触及前列腺。

前列腺形似前后略扁的板栗状，底向上，尖向下，后面正中有一浅的纵沟，称前列腺沟（图7-6）。

前列腺为实质性器官，主要由腺组织、平滑肌和结缔组织构成，其内部有射精管和前列腺排泄管的开口。

小儿前列腺很小，腺组织不发育，主要由平滑肌和结缔组织构成。至青春期，腺组织迅速生长。老年人，腺组织逐渐退化，前列腺体积缩小。中年以后，如果前列腺内尿道周围的组织增生，则形成前列腺肥大，压迫尿道，引起排尿困难。

前列腺分泌乳白色液体，参与精液的组成。

（六）尿道球腺

尿道球腺（bulbourethral gland）是一对豌豆大的球形腺体，位于尿生殖膈内（图7-6），排泄管细长，开口于尿道球部，其分泌物参与精液的组成。

精液（spermatic fluid）为乳白色的液体，呈弱碱性。精液由生殖管道和附属腺体的分泌物与精子共同组成。正常成年男性，一次射精排出的精液为2~5mL，含精子3亿~5亿个。

输精管结扎后，阻断了精子的排出途径，但生殖管道和附属腺体分泌物的排出不受影响，因此，射精时仍有不含精子的精液排出。

二、外生殖器

（一）阴囊

阴囊（scrotum）位于阴茎的后下方，为一皮肤囊袋。阴囊由阴囊中隔分为左、右两腔，分别容纳睾丸、附睾和精索下部。

阴囊壁由皮肤和肉膜构成。阴囊的皮肤薄而柔软，颜色深暗。肉膜是阴囊的浅筋膜，内含平滑肌纤维。平滑肌纤维的舒缩，可使阴囊皮肤松弛或皱缩，以调节阴囊内的温度，使阴囊内的温度低于体温1℃～2℃，以适应精子的生存和发育（图7-7）。

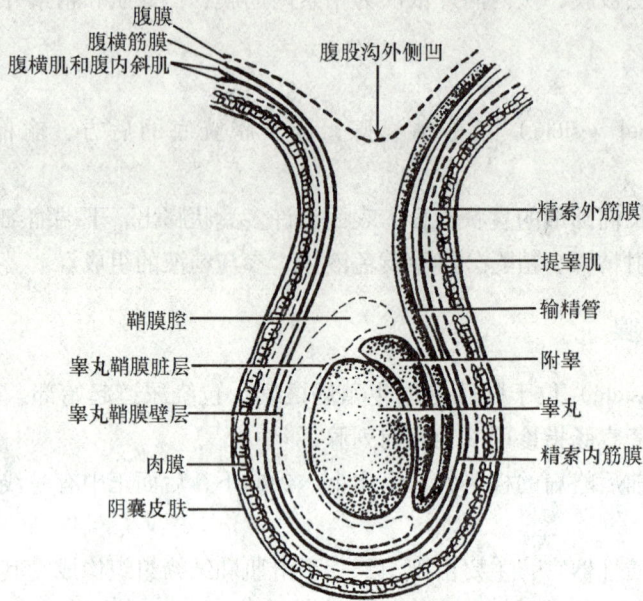

图7-7　阴囊的结构

（二）阴茎

阴茎（penis）悬垂于耻骨联合的前下方。

阴茎呈圆柱状，可分为阴茎根、阴茎体和阴茎头三部分。阴茎后端为阴茎根，附于耻骨下支和尿生殖膈；阴茎前端膨大，称阴茎头，其尖端有尿道外口；阴茎根与阴茎头之间的部分为阴茎体（图7-8）。

阴茎主要由两条阴茎海绵体和一条尿道海绵体构成，外面包被筋膜和皮肤（图7-9）。

阴茎海绵体（cavernous body of penis），左、右各一，位于阴茎的背侧。**尿道海绵体**（cavernous body of urethra）位于阴茎海绵体的腹侧，尿道贯穿其全长。尿道海绵体中部呈圆柱形，其前、后端均膨大，前端膨大为阴茎头，后端膨大为尿道球。海绵体内部由许多海绵状小梁和腔隙构成，腔隙与血管相通。当海绵体充血时，阴茎可变粗变硬，称为勃起（图7-8、图7-9）。

阴茎的皮肤薄而柔软，富有伸展性。阴茎的皮肤在阴茎体前端，向前延伸形成双层的环形皱襞，包绕阴茎头，称**阴茎包皮**（prepuce of penis）。阴茎包皮与阴茎头的腹侧中线连有一条皮肤皱襞，称**包皮系带**（frenulum of prepuce）。

幼儿的包皮较长，包裹着整个阴茎头。若成年男性阴茎头仍被包皮包覆，但能够上翻者，称包皮过长；不能上翻者称包茎。包茎易积存包皮垢，长期刺激易诱发阴茎癌变，故包茎患者应进行包皮环切术。

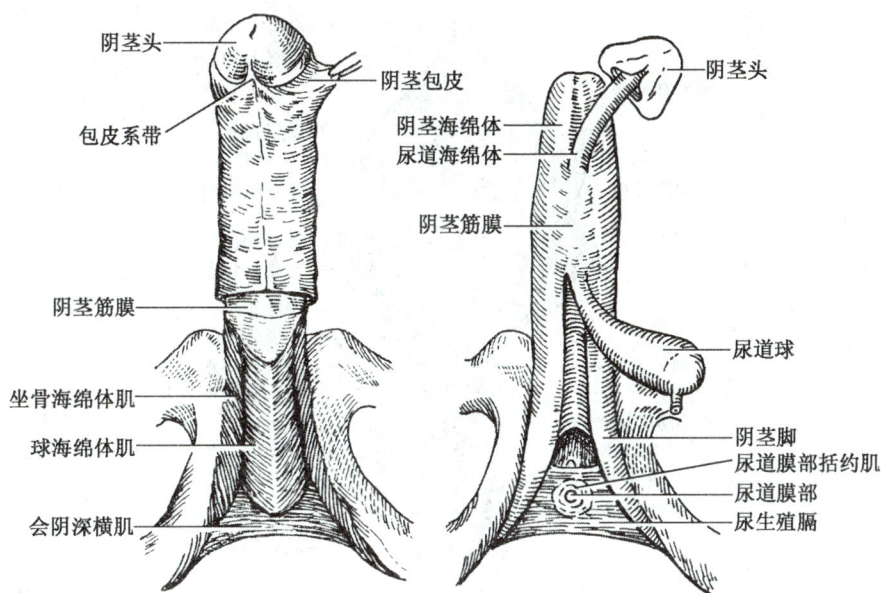

图 7 - 8　阴茎

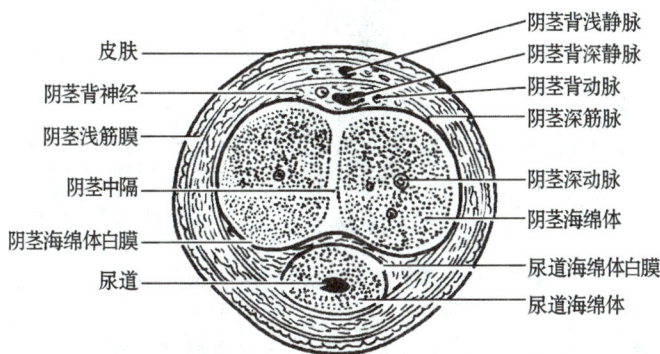

图 7 - 9　阴茎横切面

（三）男性尿道

男性尿道（male urethra）是尿液和精液排出体外所经过的管道。男性尿道起始于膀胱的尿道内口，终于阴茎头的尿道外口，长 16 ~ 22cm（图 7 - 10）。

1. 尿道的分部　男性尿道全长分为前列腺部、膜部和海绵体部三部分。临床上将海绵体部称为前尿道，将前列腺部和膜部合称为后尿道。

（1）**前列腺部**（prostatic part）　为尿道通经前列腺的部分，长约 2.5cm，其后壁上有射精管和前列腺排泄管的开口。

（2）**膜部**（membranous part）　为尿道穿经尿生殖膈的部分，长约 1.5cm，其周围有尿道括约肌（骨骼肌）环绕。尿道括约肌舒缩，可控制排尿。

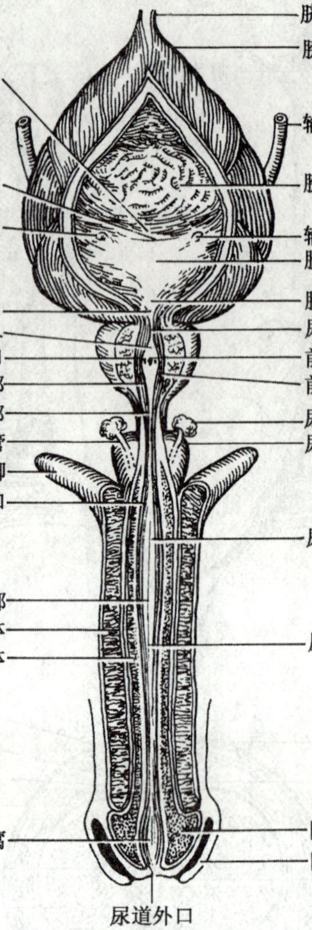

图 7 - 10　膀胱和尿道额状切面（前面观）

（3）**海绵体部**（cavernous part）为尿道穿经尿道海绵体的部分，长 12～17cm。此部的起始段位于尿道球内，管腔相对扩大，称尿道球部，有尿道球腺的开口。在阴茎头处尿道扩大，称尿道舟状窝。

2. 尿道的形态特点　男性尿道管径粗细不一，全长有三处狭窄、三处扩大和两个弯曲。

（1）**三处狭窄**　分别位于尿道内口、膜部和尿道外口，其中以尿道外口最为狭窄。尿道结石时常容易滞留于这些狭窄部位。

（2）**三处扩大**　分别位于尿道前列腺部、尿道球部和尿道舟状窝。

（3）**两个弯曲**　当阴茎自然悬垂时，尿道呈现两个弯曲。一个弯曲为耻骨下弯，在耻骨联合下方，凹向前上方，由尿道前列腺部、膜部和海绵体部的起始段构成，此弯曲恒定不变；另一个弯曲为耻骨前弯，在耻骨联合的前下方，凹向后下方，由尿道海绵体部构成，如将阴茎向上提起，此弯曲即消失。

临床上在使用导尿器械或插入导尿管时，应注意尿道的形态特点（图 7-11）。

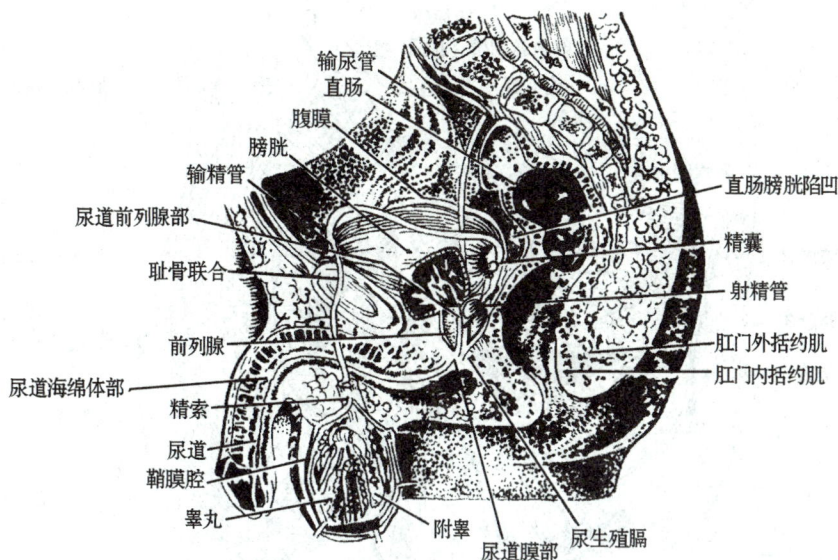

图 7-11 男性盆腔正中矢状切面（示尿道）

第三节 女性生殖系统

一、内生殖器

（一）卵巢

1. 卵巢的位置和形态 卵巢（ovary）左、右各一，位于盆腔内，在子宫的两侧，紧贴小骨盆侧壁的卵巢窝内（图7-12、图7-13）。

卵巢为实质性器官，呈扁卵圆形，灰红色。卵巢可分上、下两端，前、后两缘和内、外侧两面。卵巢前缘借系膜连于子宫阔韧带，卵巢的血管、神经和淋巴管都经系膜出入卵巢（图7-13）。

2. 卵巢的微细结构 卵巢的表面被覆有单层扁平上皮。上皮的深面有一薄层致密结缔组织，称为白膜。

卵巢实质可分为皮质和髓质两部分。皮质位于卵巢实质的周围部，含有不同发育阶段的**卵泡**（follicle）；髓质位于中央，为富含血管、淋巴管和神经的疏松结缔组织（图7-14）。

青春期时两侧卵巢约有原始卵泡4万个。从青春期至更年期30~40年的生育期内，卵巢在垂体促性腺激素的作用下，每个月有15~20个卵泡生长发育，但通常只有1个发育成熟。女子一生总共排卵400~500个，其余卵泡均在发育的不同阶段退化为闭锁卵泡。绝经期后，卵巢不再排卵。

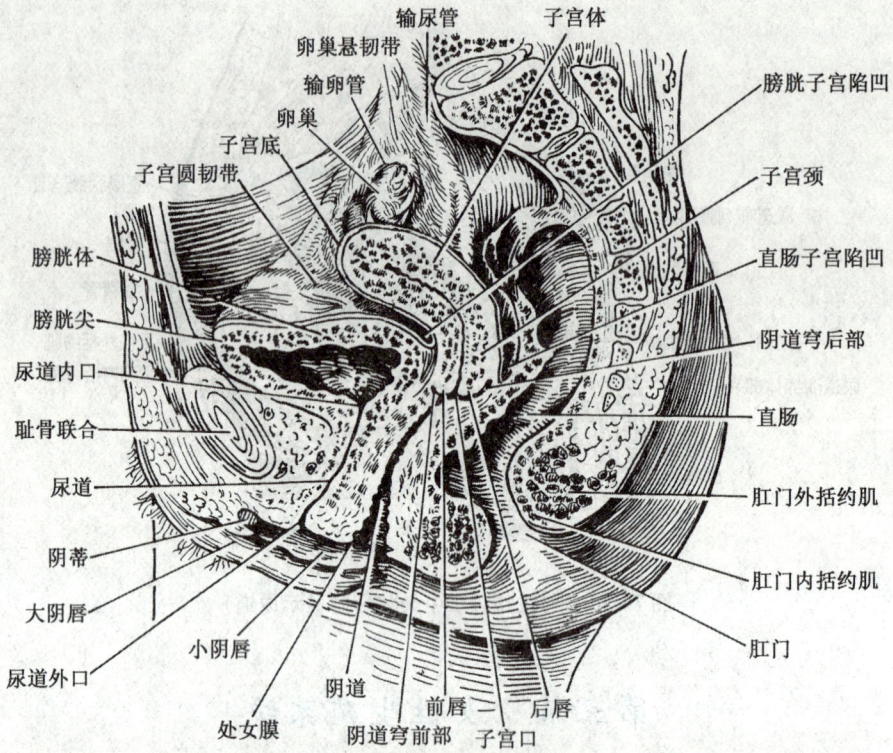

图 7 – 12　女性盆腔正中矢状切面

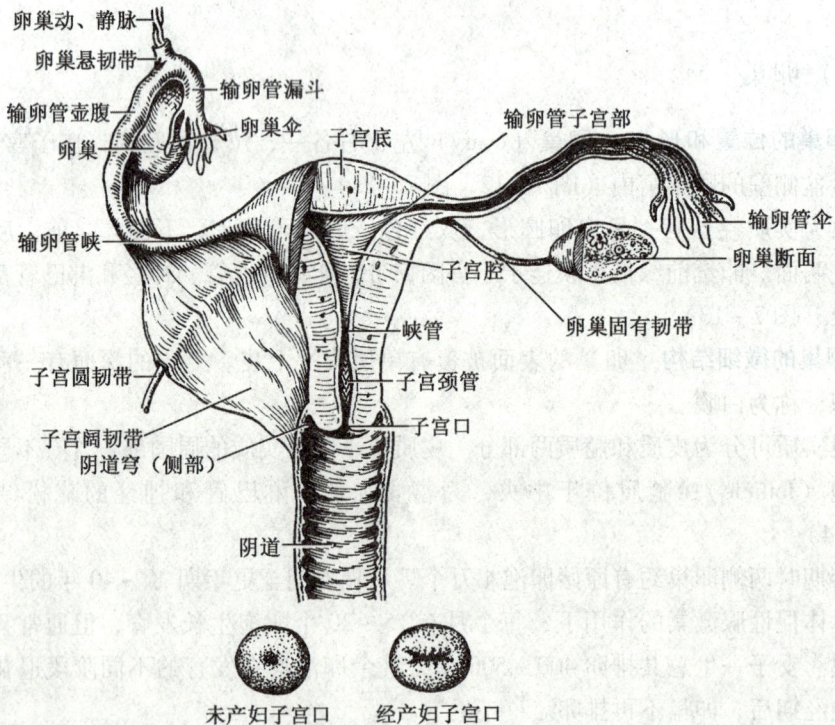

图 7 – 13　女性内生殖器（前面）

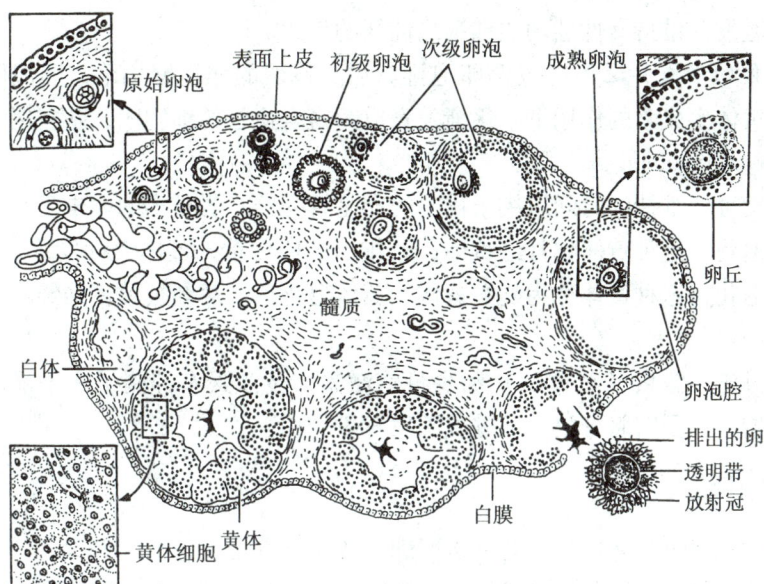

图 7 - 14 卵巢切面模式图

（1）卵泡的发育 卵泡由中央的一个**卵母细胞**（oocyte）和包绕在其周围的多个**卵泡细胞**（follicular cell）组成。卵泡的生长发育是一个连续不断的过程，大致可分为原始卵泡、生长卵泡和成熟卵泡三个阶段。

①原始卵泡：原始卵泡位于皮质浅层，体积小，数量多。原始卵泡由中央一个较大的初级卵母细胞和周围一层较小的卵泡细胞构成。初级卵母细胞为圆形，是卵细胞的初级阶段。卵泡细胞呈扁圆形，对卵母细胞有支持和营养作用。

②生长卵泡：自青春期开始，在垂体促性腺激素的作用下，部分原始卵泡开始生长发育，体积逐渐增大，表现为内部的卵细胞增大，周围的卵泡细胞和结缔组织形成透明带、放射冠、卵泡腔、卵泡壁和卵泡膜等结构。卵泡腔内含有卵泡液。

③成熟卵泡：在卵泡发育的最后阶段，卵泡体积显著增大，直径可达 2cm 左右，并向卵巢表面隆起。在排卵前 36～48 小时，初级卵母细胞完成第一次减数分裂，形成一个次级卵母细胞和一个第一极体。次级卵母细胞迅速进入第二次减数分裂，停滞于分裂中期。

（2）排卵 卵泡发育成熟，突向卵巢表面，随着卵泡腔内卵泡液的剧增，使卵泡腔内的压力增加，导致卵泡壁、卵泡膜和卵巢的被膜破裂，次级卵母细胞连同透明带、放射冠和卵泡液一起从卵巢排出的过程，称**排卵**（ovulation）。

次级卵母细胞在排卵后 24 小时内不受精，便退化并被吸收；若受精，则继续完成第二次减数分裂，产生一个成熟的卵细胞和一个第二极体。经过两次减数分裂的卵细胞，其染色体核型为 23，X。

在生育年龄，一般每隔 28 天排卵一次，通常发生在**月经周期**（menstrual cycle）的第 14 天左右。

卵泡细胞和卵泡膜细胞分泌雌激素。雌激素有促进女性生殖器官的发育、促进子宫内膜增生、激发并维持女性性功能和第二性征的作用。

（3）黄体的形成和退化　成熟卵泡排卵后，残留的卵泡壁塌陷，卵泡膜和血管随之陷入，在黄体生成素的作用下，逐渐发育成为富含血管的细胞团，新鲜时呈黄色，故称为**黄体**（corpus luteum）。

黄体的发育、维持的时间取决于排出的卵是否受精。若排出的卵未受精，黄体在排卵后两周便退化，这种黄体称月经黄体；若排出的卵受精，黄体继续发育，大约维持6个月后开始退化，这种黄体称为妊娠黄体。黄体退化后，逐渐被致密结缔组织代替，称为白体。

黄体能分泌孕激素（黄体酮）和少量雌激素。孕激素有抑制子宫平滑肌收缩，促使子宫内膜增生、子宫腺分泌，促进乳腺发育等作用。

（二）输卵管

输卵管（uterine tube）是一对输送卵细胞的肌性管道，长 10～12cm。

1. 输卵管的位置　输卵管连于子宫底的两侧，包裹在子宫阔韧带上缘内（图7-13）。输卵管内侧端以输卵管子宫口与子宫腔相通，外侧端以输卵管腹腔口开口于腹膜腔。故女性腹膜腔经输卵管、子宫、阴道与外界相通。

2. 输卵管的形态和分部　输卵管呈长而弯曲的喇叭形，可分为输卵管子宫部、输卵管峡、输卵管壶腹和输卵管漏斗4部分。

（1）**输卵管子宫部**（uterine part）　为输卵管穿子宫壁内的部分，以输卵管子宫口与子宫腔相通。

（2）**输卵管峡**（isthmus of uterine）　为紧贴子宫底外侧，短而狭细的部分，水平向外移行为输卵管壶腹部，临床上输卵管结扎术（女性绝育术）常选此部进行。

（3）**输卵管壶腹**（ampulla of uterine tube）　约占输卵管全长的2/3，管径粗而弯曲。卵细胞通常在此部受精，受精卵经输卵管子宫口入子宫，植入子宫内膜中发育成胎儿；若受精卵未能移入子宫，而在输卵管或腹膜腔内发育，即形成宫外孕。

（4）**输卵管漏斗**（infundibulum of uterine tube）　是输卵管外侧端膨大的部分，呈漏斗状。漏斗末端的中央有输卵管腹腔口；漏斗末端的边缘有许多细长突起，称**输卵管伞**（fimbriae of uterine tube），临床手术时，常以输卵管伞作为识别输卵管的标志。

知识链接

异 位 妊 娠

当受精卵于子宫体腔以外的部位着床时，称异位妊娠。异位妊娠发生的部位有输卵管、卵巢、腹腔、子宫阔韧带及残角子宫等处，但最常见的部位为输卵管。输卵管妊娠占异位妊娠的95%以上，其发生部位又以壶腹部妊娠最为常见，其次为峡部，伞部妊娠少见。异位妊娠是妇产科常见的急腹症之一，当异位妊娠破裂或流产后，可造成急性盆腔内出血，甚至危及患者生命。据报道异位妊娠约占妊娠相关死亡率的10%左右。

（三）子宫

子宫（uterus）是产生月经和孕育胎儿的场所。

1. 子宫的形态　成人未孕的子宫，呈前后略扁的倒置梨形（图7-13）。

子宫可分为三部分：①两侧输卵管子宫口水平以上圆凸的部分，称**子宫底**（fundus of uterus）。②下端缩细呈柱状的部分，称**子宫颈**（neck of uterus）。子宫颈可分为两部分：子宫颈伸入阴道内的部分，称**子宫颈阴道部**（vaginal part of cervix），是宫颈癌的好发部位；子宫颈在阴道以上的部分，称**子宫颈阴道上部**（supravaginal part of cervix）。③子宫底与子宫颈之间的大部分，称**子宫体**（body of uterus）。在子宫颈与子宫体相接的部位稍狭细，称**子宫峡**（isthmus of uterus）。在非妊娠期，子宫峡不明显；在妊娠期，子宫峡逐渐伸展延长，形成子宫下段，妊娠末期可长达7~11cm。产科常在子宫下段进行剖宫取胎术，可避免进入腹膜腔，以减少感染机会。

子宫内腔较狭窄，可分为上、下两部。子宫内腔的上部，称子宫腔。子宫腔呈前后略扁的三角形，两侧角以输卵管子宫口通输卵管，尖向下通子宫颈管；子宫内腔的下部，称子宫颈管，呈梭形。子宫颈管上口通子宫腔，下口通阴道，称**子宫口**（orifice of uterus）。未产妇的子宫口呈圆形，边缘光滑整齐，经产妇的子宫口则呈横裂状（图7-13、图7-15）。

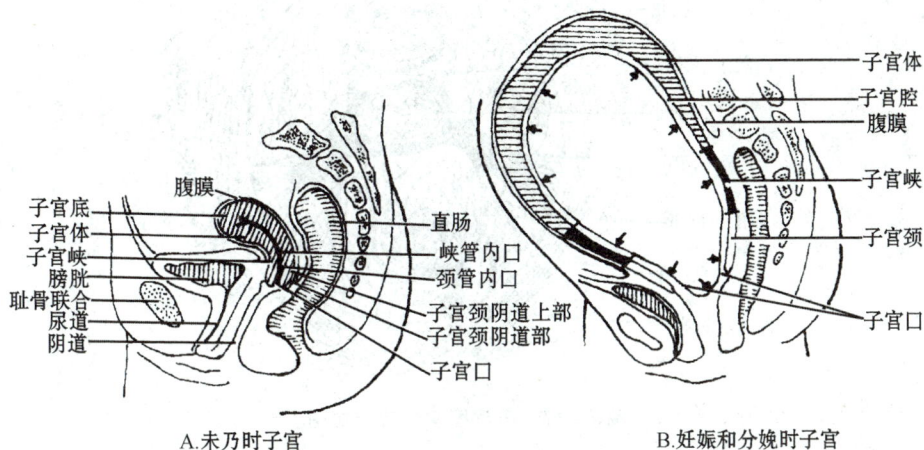

A.未乃时子宫　　　　　　　　B.妊娠和分娩时子宫

图7-15　子宫的位置与分部

2. 子宫的位置和固定装置

（1）**子宫的位置**　子宫位于骨盆腔的中央，膀胱与直肠之间，下端突入阴道，成年女性子宫的正常位置呈前倾前屈位。前倾是指子宫整体向前倾斜，子宫的长轴与阴道的长轴形成一个向前开放的钝角；前屈是指子宫体与子宫颈之间向前开放的钝角（图7-16）。

子宫的两侧有输卵管和卵巢。临床上将输卵管和卵巢统称为子宫附件，附件炎即指输卵管炎和卵巢炎。

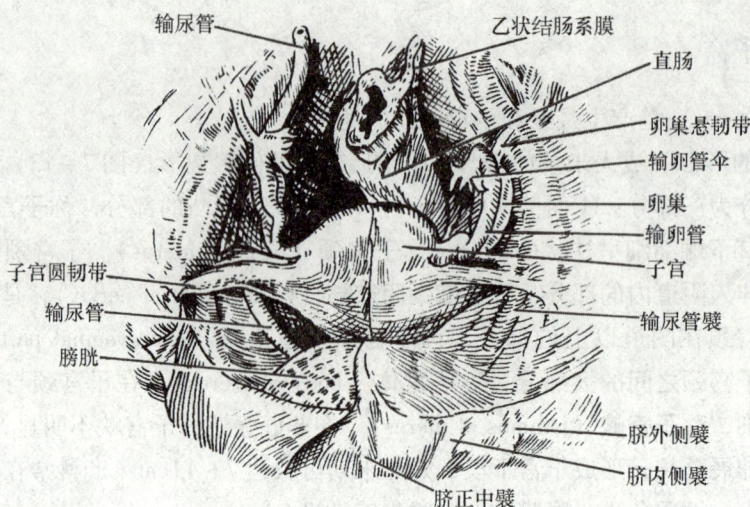

图 7 - 16 女性盆腔器官（上面观）

（2）**子宫的固定装置**　子宫的正常位置依赖于盆底肌的承托和韧带的牵拉与固定（图 7 - 17）。维持子宫正常位置的韧带有：

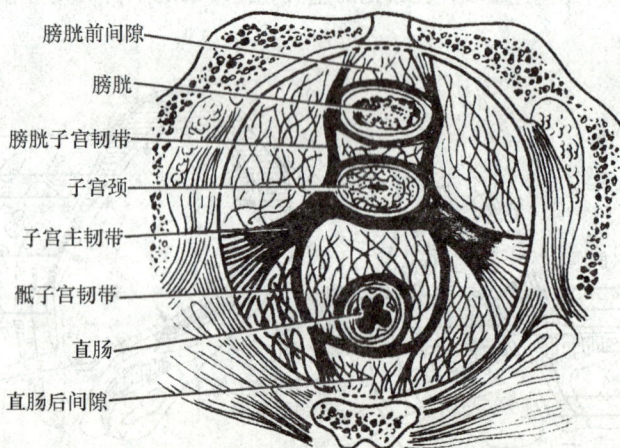

图 7 - 17 子宫固定装置模式图

① **子宫阔韧带**（broad ligament of uterus）：为子宫两侧的双层腹膜皱襞，由子宫前、后面的腹膜向两侧延伸至盆壁，其上缘游离，包裹输卵管。子宫阔韧带可限制子宫向两侧移动。

② **子宫圆韧带**（round ligament of uterus）：由结缔组织和平滑肌构成，呈圆索状。它起于子宫外上角，在子宫阔韧带两层之间行向前外侧，通过腹股沟管，止于阴阜和大阴唇的皮下。子宫圆韧带是维持子宫前倾主要结构。

③ **子宫主韧带**（cardinal ligament of uterus）：由平滑肌和结缔组织构成。子宫主韧带自子宫颈阴道上部两侧连于骨盆腔侧壁。该韧带的主要作用是固定子宫颈，防止子宫向下脱垂。

④ **骶子宫韧带**（uterosacral ligament）：由平滑肌和结缔组织构成。骶子宫韧带起于子宫颈阴道上部的后面，向后绕过直肠的两侧，附着于骶骨前面。骶子宫韧带牵引子宫颈向后上，有维持子宫前屈的作用。

3. 子宫壁的微细构造 子宫壁由内向外分为内膜、肌层和外膜三层（图 7-18）。

内膜为黏膜，称子宫内膜。子宫底和子宫体的内膜从青春期到绝经期内，在卵巢分泌的性激素作用下，呈周期性的增生和脱落，脱落的子宫内膜和血液一起经阴道流出，称为月经，约 28 天为一个月经周期。子宫颈黏膜不随月经周期而变化。肌层为肥厚的平滑肌层。外膜为浆膜，由脏腹膜构成。

（1）**内膜** 即子宫内膜，由单层柱状上皮和固有层组成。上皮由纤毛细胞和分泌细胞构成。上皮向固有层内下陷形成子宫腺。固有层由增殖能力较强的结缔组织构成，内含子宫腺和丰富的血管，其小动脉呈螺旋状走行，称螺旋动脉。

子宫内膜按其功能可分为浅、深两层。浅层称功能层，深层称基底层。功能层较厚，自青春期始，在卵巢激素的作用下，可发生周期性脱落。受精卵也在功能层植入并在其中生长发育为胎儿。基底层较薄，不发生脱落，有增生、修复功能层的能力。

（2）**肌层** 主要由分层排列的平滑肌构成。平滑肌的收缩，有助于经血排出和胎儿的娩出。

（3）**外膜** 大部分为浆膜，只有子宫颈以下部分为纤维膜。

4. 子宫内膜的周期性变化 从青春期开始，在卵巢分泌的激素的作用下，子宫内膜发生周期性变化，即每 28 天左右发生一次子宫内膜剥脱、出血、修复和增生，称**月经周期**（menstrual cycle）。每个月经周期是从月经的第 1 天起至下次月经来潮的前 1 天止。每一个月经周期中，子宫内膜可分为月经期、增生期和分泌期（图 7-19）。

（1）**月经期**（menstrual phase） 为月经周期的第 1~4 天。由于卵巢排出的卵未受精，黄体退化，雌激素和孕激素含量急剧下降，子宫内膜的螺旋动脉持续收缩，导致子宫内膜功能层坏死。子宫内膜的功能层脱落，与血液一起从阴道排出，即为月经。在月经期末，子宫内膜基底层残留的子宫腺细胞开始分裂增生，向表面铺展，修复内膜上皮，进入增生期。

月经期内，子宫内膜有创面形成，容易发生感染，故应注意保持月经期卫生。

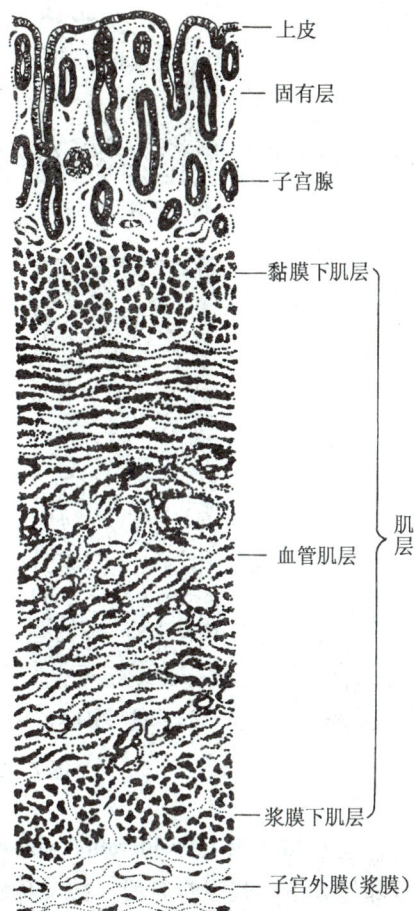

上皮
固有层
子宫腺
黏膜下肌层
血管肌层 ⎫ 肌层
浆膜下肌层
子宫外膜（浆膜）

图 7-18 子宫壁的结构

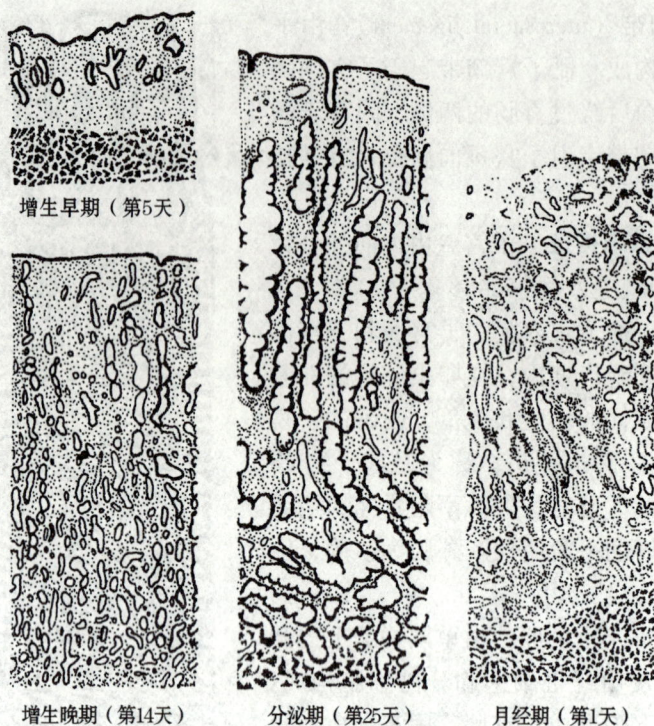

增生早期（第5天）

增生晚期（第14天）　　　分泌期（第25天）　　　月经期（第1天）

图 7-19　子宫内膜的周期性变化

（2）**增生期**（proliferation phase）　为月经周期的第 5~14 天。此期正值卵巢内的部分卵泡处于生长发育阶段，故又称卵泡期。在卵泡分泌的雌激素作用下，脱落的子宫内膜功能层由基底层修复，逐渐增厚；子宫腺增多、增长；螺旋动脉也增长、弯曲。至增生期末，卵巢内的卵泡已趋于成熟、排卵。

（3）**分泌期**（secretory phase）　为月经周期的第 15~28 天。此期内卵巢已排卵，黄体形成，故又称黄体期。在黄体分泌的雌激素和孕激素的作用下，子宫内膜继续增厚，可达至 5~7mm；子宫腺继续增长、弯曲，腺腔内充满腺细胞分泌的分泌物，内含大量糖原；螺旋动脉增长，更加弯曲。固有层内组织液增多呈生理性水肿状态。子宫内膜的这些变化，适于胚泡的植入和发育。如果卵细胞受精，子宫内膜在孕激素的作用下继续发育、增厚。如果卵细胞未受精，黄体退化，孕激素和雌激素水平下降，子宫内膜脱落，转入月经期。

（四）阴道

阴道（vagina）是连接子宫和外生殖器之间的肌性管道，是排出月经和娩出胎儿的通道。

1. 阴道的位置　阴道位于骨盆腔的中央，前邻膀胱和尿道，后邻直肠。

2. 阴道的形态　阴道为前后略扁的肌性管道，富有伸展性。阴道前壁较短，后壁较长，前、后壁经常处于相贴状态（图 7-12）。

阴道上部环抱子宫颈阴道部，两者之间形成环状间隙，称**阴道穹**（fornix of vagina）。阴道穹可分前部、后部和两侧部。阴道穹后部较深，与直肠子宫陷凹紧邻，两者之间仅隔阴道后壁和腹膜。当直肠子宫陷凹有积液时，可经阴道后部穿刺，以助诊断和引流。阴道的下端以阴道口开口于阴道前庭。处女的阴道口周围有处女膜。处女膜破裂后，阴道口周围留有处女膜痕。

（五）前庭大腺

前庭大腺（greater vestibular gland）又称 Bartholin 腺，形如豌豆，位于阴道口后外侧的深部（图 7 - 20）。

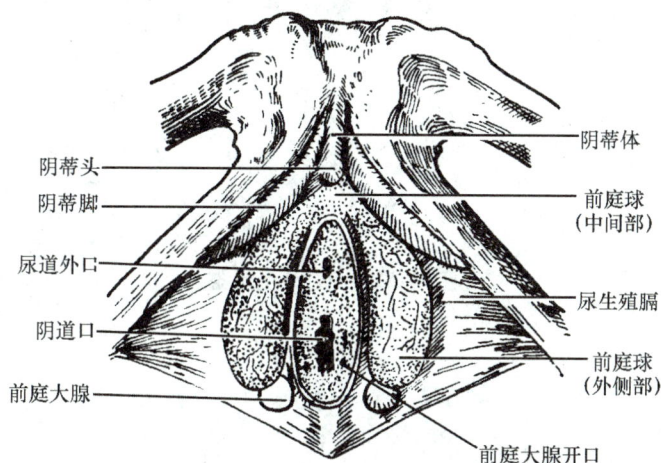

图 7 - 20　阴蒂、前庭大腺和前庭球

前庭大腺分泌黏液，经导管至阴道前庭，有润滑阴道的作用。如果炎症导致前庭大腺导管阻塞，可形成前庭大腺囊肿。

二、外生殖器

女性外生殖器又称**女阴**（vulva），由阴阜、大阴唇、小阴唇、阴道前庭、阴蒂和前庭球组成（图 7 - 20、图 7 - 21）。

1. 阴阜　是位于耻骨联合前面的皮肤隆起区，青春期后皮肤生有阴毛。

2. 大阴唇　位于阴阜的后下方，是一对纵行隆起的皮肤皱襞。

3. 小阴唇　是位于大阴唇内侧的一对较薄而光滑的皮肤皱襞。

4. 阴道前庭　是位于两侧小阴唇之间的裂隙，其前部有尿道外口，后部有阴道口。

5. 阴蒂　位于尿道外口的前方，由一对阴蒂海绵体构成，相当于男性的阴茎海绵体。阴蒂露于表面的部分为阴蒂头，富有感觉神经末梢，感觉敏锐。

6. 前庭球　相当于男性的尿道海绵体，呈蹄铁形，位于尿道外口与阴蒂体之间的皮下和大阴唇的深面。

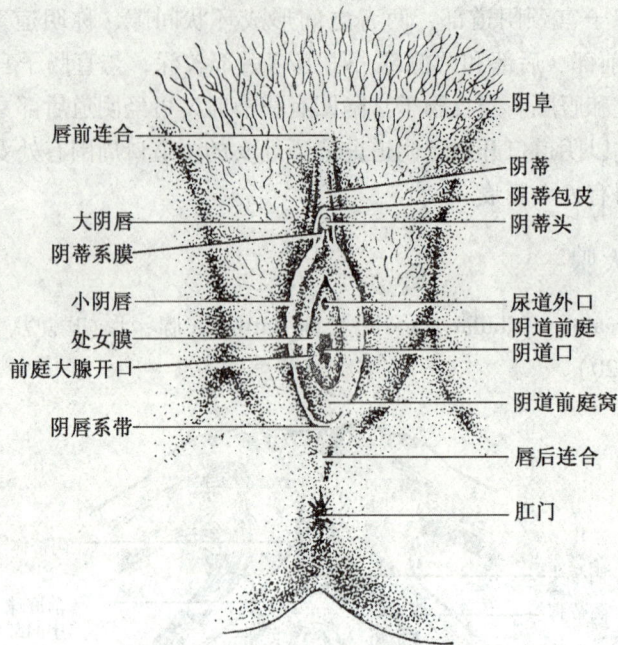

图 7-21　女性外生殖器

第四节　乳　房

乳房（breast）为人类和哺乳类动物特有的结构。人的乳房为成对器官。女性乳房于青春期后开始发育生长，妊娠和哺乳期有分泌活动。

一、乳房的位置和形态

乳房位于胸前部，在胸大肌和胸筋膜的表面。乳头的位置通常约在第 4 肋间隙或第 5 肋与锁骨中线相交处。

成年未哺乳女子的乳房呈半球形，紧张而富有弹性。乳房中央有乳头，其顶端有输乳管的开口。乳头周围的色素沉着区，称为乳晕。乳头和乳晕的皮肤薄弱，易于损伤，哺乳期尤应注意卫生，以防感染（图 7-22）。

二、乳房的结构

乳房由皮肤、乳腺、致密结缔组织和脂肪组织构成。乳腺被脂肪组织和致密结缔组织分隔成 15~20 个乳腺叶，乳腺叶以乳头为中心呈放射状排列。每个乳腺叶有一条排出乳汁的输乳管，开口于乳头。乳房手术时，应尽量采取放射状切开，以减少对乳腺叶和输乳管的损伤（图 7-23）。

乳房表面的皮肤、胸肌筋膜和乳腺之间连有许多结缔组织小束，称为**乳房悬韧带**（suspensory ligament of breast），或称 Cooper 韧带，对乳房有支持和固定作用。乳腺癌患

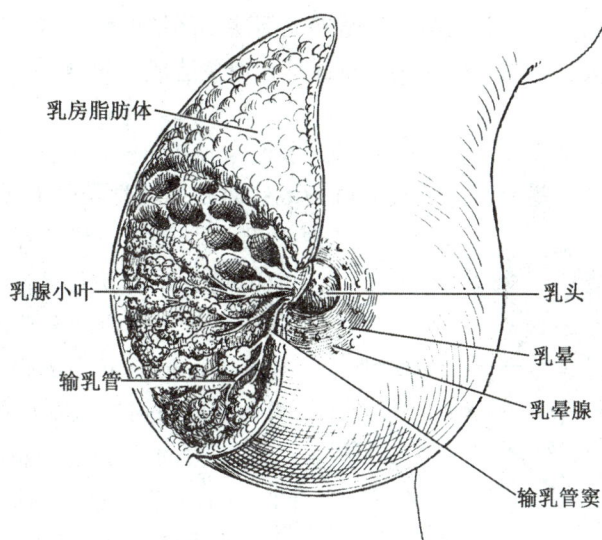

图 7 - 22　乳房

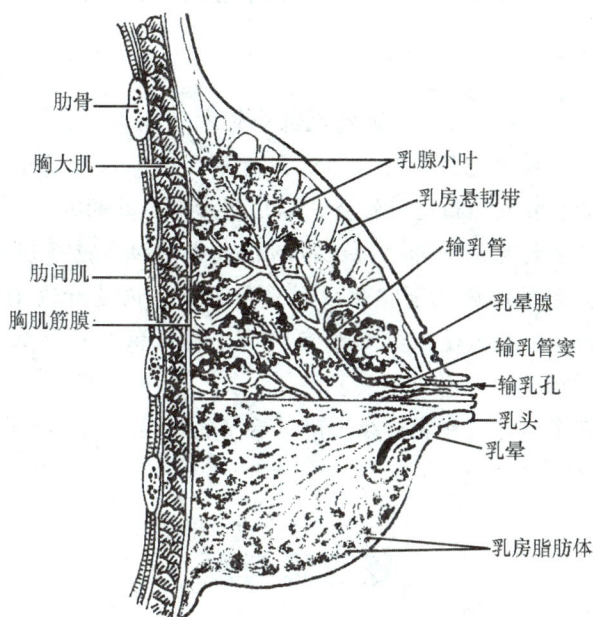

图 7 - 23　女性乳房的矢状切面

者，由于癌组织浸润，乳房悬韧带可受侵犯而缩短，牵拉皮肤向内凹陷，使皮肤表面形成许多小凹，类似橘皮，临床上称为橘皮样变，是乳腺癌常有的临床体征之一。

第五节　会　　阴

一、会阴的概念

会阴（perineum）有广义和狭义之分。广义会阴是指封闭骨盆下口的所有软组织。

狭义会阴即产科会阴，是指肛门与外生殖器之间狭小区域的软组织。狭义会阴在产妇分娩时伸展扩张性较大，结构变薄，应注意保护，避免造成会阴撕裂。

二、会阴的分区

广义会阴的境界呈菱形，与骨盆下口一致：前方为耻骨联合下缘，后方为尾骨尖，两侧为耻骨弓、坐骨结节和骶结节韧带。以两侧坐骨结节之间的连线为界，可将会阴分为前、后两个三角区。前方的是**尿生殖区**（urogenital region）（尿生殖三角），男性有尿道通过，女性则有尿道和阴道通过；后方的是**肛区**（anal region）（肛门三角），有肛管穿过（图7-24）。

会阴的结构，除了男、女性外生殖器外，主要是肌和筋膜。

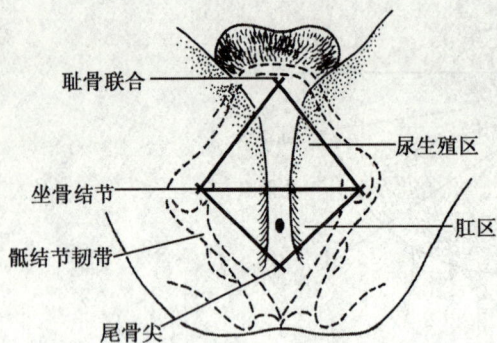

图7-24 会阴的分区

知识链接

阴道穹后部穿刺术

阴道穹后部穿刺术是将穿刺针通过阴道穹后部刺入直肠子宫陷凹，抽出直肠子宫陷凹的积液或积血进行检查，以达到诊疗疾病的目的。

阴道穹后部穿刺时，患者取膀胱截石位或半卧位。选择阴道穹后部中央作为穿刺部位，穿刺针应与子宫颈方向平行进针，边进针边抽吸，刺入1~2cm有空落感时，即表示进入直肠子宫陷凹，抽出积液或积血，穿刺针不宜过深，以免伤及直肠。

阴道穹后部穿刺时，穿刺针经过阴道后壁和腹膜进入直肠子宫陷凹。

复习思考题

一、名词解释

1. 前尿道
2. 子宫腔
3. 阴道后穹
4. 乳房悬韧带
5. 狭义会阴

二、问答题

1. 生殖系统的组成和主要功能如何？

2. 精子由何处产生？经何途径排出？
3. 简述前列腺的位置、形态和结构。
4. 简述男性尿道的分部、狭窄和弯曲。
5. 何谓子宫附件？分别位于何处？有何主要功能？
6. 试述子宫的形态、位置和固定装置。

第八章　循环系统

▌学习目标

知识学习目标

1. 掌握：循环系统的组成、主要功能；心血管系统的组成；体循环、肺循环的途径；心的位置、外形、心腔、心的传导系统；主动脉的起始、分部；主动脉各部的主要分支概况；上肢主要动脉的名称、位置和分布；胸主动脉、腹主动脉的位置和分支概况；腹腔干、肠系膜上动脉、肠系膜下动脉的分支和分部概况；下肢主要动脉的名称、位置和分布；上腔静脉的组成和收集范围；上肢浅静脉的名称、起始行程、注入部位；下腔静脉的组成和收集范围；下肢浅静脉的名称、起始行程、注入部位；肝门静脉的组成、主要属支及侧支循环；胸导管的起始、行程、注入部位；脾的位置和形态。

2. 熟悉：血管的微细结构；微循环的组成；心壁的构造；心的血管；心包；心的体表投影；肺循环的血管；颈外动脉的主要分支及分布；盆部动脉干的名称及其主要分支、分布；子宫动脉行程及其与输尿管的关系；全身主要淋巴结群的名称、位置和收集范围。

3. 了解：颈内静脉、颈外静脉的起始、注入部位；四肢深静脉的名称及移行关系；淋巴干的名称及其收集范围；右淋巴导管的组成及注入部位；淋巴结、脾的微细结构和功能；单核吞噬细胞系统的概念、组成和功能。

能力培养目标

1. 能结合标本描述心的位置、外形和心腔结构；全身各部动脉干的位置和名称。

2. 能在活体上找出颈总动脉、面动脉、颞浅动脉、锁骨下动脉、肱动脉、桡动脉、手指的动脉、股动脉和足背动脉的摸脉点和压迫止血点。

3. 能在活体上找出测量血压、切脉的部位。

4. 能在活体上找出触摸颈部、腋窝及腹股沟管淋巴结。

5. 能在光镜下辨认心壁、血管壁、淋巴结、脾的微细结构。

第一节 概 述

一、循环系统的组成

循环系统是人体内一套密闭而连续的管道系统，包括心血管系统和淋巴系统两部分。心血管系统由心和血管组成，其内流动着血液；淋巴系统由淋巴管道、淋巴器官和淋巴组织组成，其管道内流动着淋巴，淋巴最后注入心血管系统。

二、循环系统的主要功能

循环系统的主要功能是运输物质，即将消化系统吸收的营养物质、肺吸入的氧气和内分泌腺分泌的激素等输送到全身各部，同时将器官、组织和细胞的代谢产物如二氧化碳、尿素和水等运送到肺、肾和皮肤等器官排出体外，以维持机体内环境的相对稳定，保证人体新陈代谢的正常进行。

知识链接

中医学对循环系统的有关记载

中医学在 2000 多年前就对循环系统有过记载。如《灵枢》记载："经络之相贯，如环无端。"《素问》记载："心者声之本……其华在面，其充在血脉。"《难经》记载："脉有三部九候，各何主之？然，三部者，寸关尺也。九候者，浮中沉也。"这些描述对循环系统作了较深刻的论述。

第二节 心血管系统

一、概述

（一）心血管系统的组成

心血管系统（cardiovascular system）由心和血管两部分组成。

1. 心（heart） 又称心脏，是中空的肌性器官，是推动血液向前流动的动力器官。

2. 血管 可分为动脉、静脉和毛细血管。

（1）**动脉**（artery） 是由心室发出输送血液出心的管道。动脉自心室发出后，在行程中不断分支为大动脉、中动脉和小动脉，最后移行为毛细血管。

（2）**静脉**（vein） 是输送血液回心的管道。小静脉起于毛细血管的静脉端，在回心途中逐渐汇集成中静脉、大静脉，最后注入右心房。

（3）**毛细血管**（capillary） 是连通于小动脉和小静脉之间的微血管，相互连通成网状，是血液与组织细胞间进行物质交换的场所。

（二）血液循环的途径

血液由心射出，经动脉、毛细血管和静脉，再返回心，周而复始，形成血液循环。根据血液在心血管系统中循环途径的不同，可将血液循环分为体循环和肺循环两部分，两者彼此连通，同步进行（图8-1）。

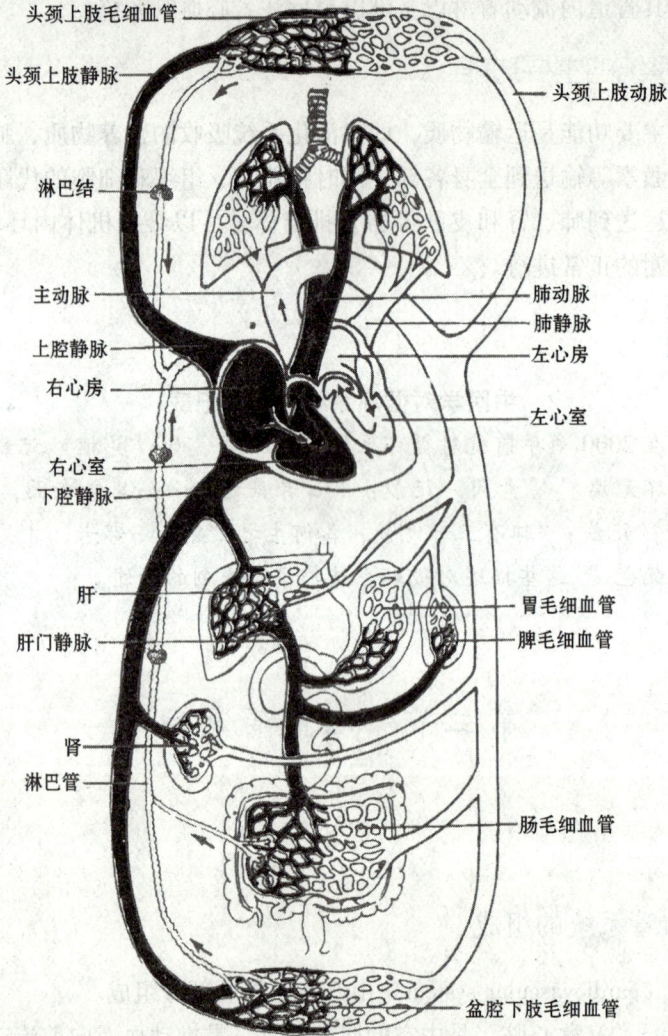

图8-1 血液循环示意图

1. 体循环（systemic circulation） 当左心室收缩时，由左心室射出的富含氧和营养物质的动脉血入主动脉，经主动脉的各级分支到达全身各部的毛细血管网，血液在此与周围的组织细胞进行物质交换，把氧和营养物质输送给组织细胞，同时又把组织细胞在代谢过程中产生的二氧化碳及其他废物回收入血液，于是鲜红色的动脉血转化为暗红色的静脉血。静脉血经过小静脉、中静脉，最后经上、下腔静脉流回右心房。这一循环途径称体循环。

体循环的特点是行程长、流经范围广，血液流经全身各部，故又称大循环。体循环的主要功能是实现物质交换。

2. 肺循环（pulmonary circulation）　当右心室收缩时，由右心室射出的静脉血入肺动脉，经肺动脉的各级分支到达肺泡周围的毛细行血管网，血液在此与肺泡内的气体进行气体交换，吸收氧气，排出二氧化碳，使暗红色的静脉血转化为鲜红色的动脉血。动脉血经肺静脉的各级属支，再经肺静脉流回左心房。这一循环途径称肺循环。

肺循环的特点是流程较短，血液只流经肺，故又称小循环。肺循环的主要功能是实现气体交换。

（三）血管吻合及侧支循环

人体的血管除经动脉、毛细血管和静脉相通连外，在动脉与动脉之间，静脉与静脉之间，动脉与静脉之间，可借吻合支彼此连结，分别形成动脉间吻合（如动脉网、动脉弓、动脉环）；静脉间吻合（如静脉网、静脉弓、静脉丛）和动静脉吻合。血管吻合对保证器官的血液供应，维持血液循环的正常进行具有重要作用。

有些较大的动脉在行程中发出与其平行的侧副管。侧副管自主干的近侧端发出，与同一主干远侧端发出的侧副管吻合，形成侧支吻合。在正常情况下，侧副管的管腔很小，血流量也很小。如果血管主干血流受阻（如结扎或血栓形成），侧副管代偿性增粗，血流量增大，血流可经扩大了的侧支吻合到达阻塞部位以下的血管主干，使血管受阻区的血液供应得到不同程度的恢复，这种通过侧支吻合建立的循环，称侧支循环。侧支循环的建立，对于器官在病理情况下的血液供应具有重要意义（图8－2）。

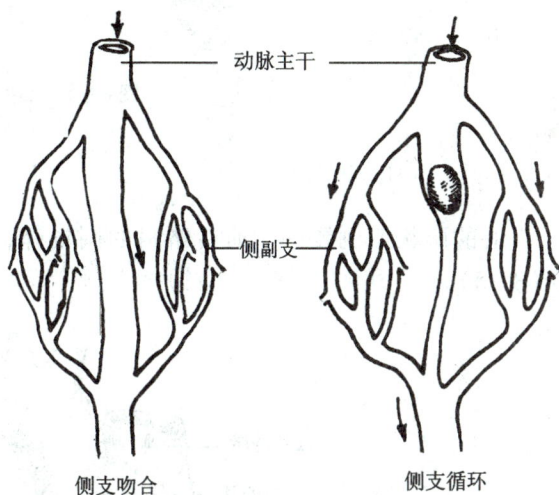

图 8－2　侧支吻合与侧支循环

二、心

（一）心的位置

心位于胸腔的中纵隔内，约2/3在身体正中线的左侧，1/3在身体正中线的右侧。

心的上方与出入心的大血管相连；下方邻膈；心的前方大部分被肺和胸膜所遮盖，只有小部分与胸骨体和左侧第3～6肋软骨相邻，临床上进行心内注射时，为不伤及肺和胸膜，常在左侧第 4 肋间隙或第 5 肋间隙靠近胸骨左缘处进针，将药物注射到右心室内；心的后方有食管、迷走神经和胸导管等；心的两侧与纵隔胸膜、胸膜腔和肺相邻（图 8 - 3）。

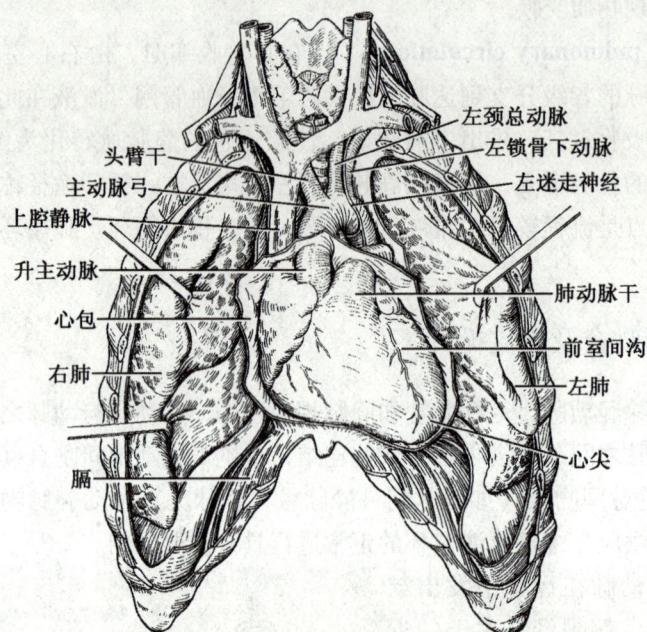

图 8 - 3 心的位置

（二）心的外形

心的形状似倒置的、前后略扁的圆锥体，大小约相当于本人的拳头（图 8 - 4、图 8 - 5）。

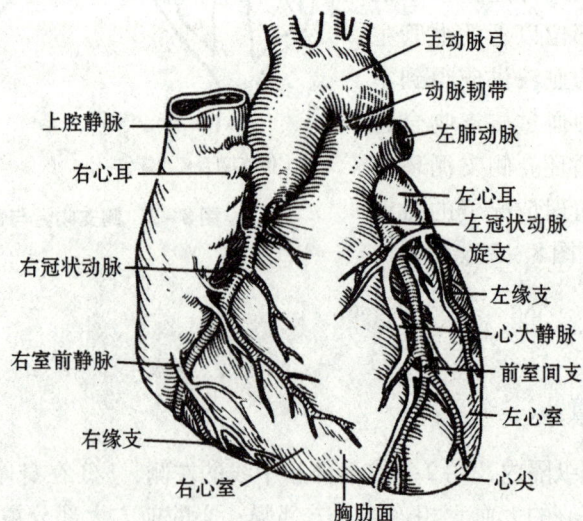

图 8 - 4 心的外形和血管（胸肋面）

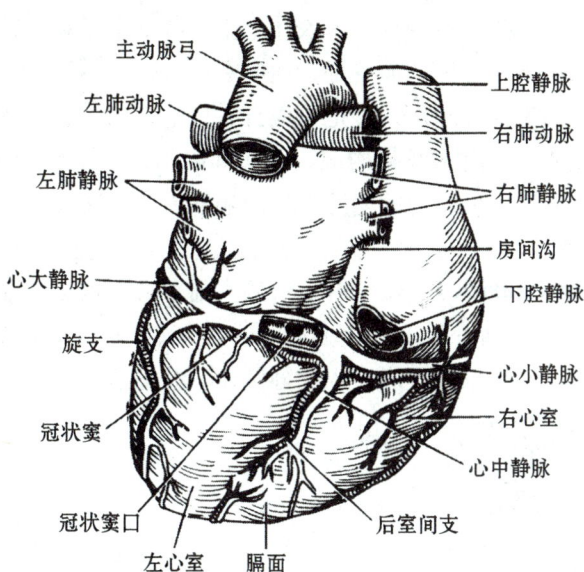

图8-5 心的外形和血管（膈面）

心具有一尖、一底、两面、三缘和三条沟。

1. 一尖 即**心尖**（cardiac apex），朝向左前下方，由左心室构成。心尖的体表投影位置在左侧第5肋间隙左锁骨中线内侧1～2cm处，在此处可看到或摸到心尖搏动。

2. 一底 即**心底**（cardiac base），朝向右后上方，主要由左心房和小部分右心房构成，并与出入心的大血管相连。上、下腔静脉分别从上、下方开口于右心房，左、右两对肺静脉分别从两侧注入左心房。

3. 两面 心的前面朝向胸骨体和肋软骨的部分，称胸肋面，大部分由右心房和右心室构成，小部分由左心耳和左心室构成；心的下面邻膈的部分，称膈面，大部分由左心室构成，小部分由右心室构成。

4. 三缘 心的右缘垂直向下，由右心房构成；左缘钝圆，主要由左心室构成；下缘接近水平位，由右心室和心尖构成。

5. 三条沟 心表面近心底处有一近似环行的沟，称冠状沟，是心房和心室在心表面的分界标志。心的胸肋面和膈面各有一条自冠状沟延伸到心尖稍右侧的浅沟，分别称前室间沟和后室间沟。前、后室间沟是左、右心室在心表面的分界标志。

（三）心腔

心是中空的肌性器官，心有右心房、右心室、左心房和左心室四个腔。左、右心房之间有房间隔分隔，左、右心室之间有室间隔分隔，因此，左、右心房之间及左、右心室之间互不相通。同侧的心房与心室之间有房室口相通，即右心房与右心室之间、左心房与左心室之间，分别有右房室口和左房室口相通。

1. 右心房（right atrium） 位于心的右上部。右心房向左前方突出的部分称右心耳。右心房有三个入口：上部有上腔静脉口；下部有下腔静脉口；在下腔静脉口与右房室口之间有冠状窦口。这些入口分别导入人体上半身、下半身和心壁的静脉血。右心房的出口为右房室口，位于右心房的前下部，通向右心室。

右心房接受全身回流的静脉血，并把血液自右房室口输入右心室。

右心房的后内侧壁主要由房间隔构成，在房间隔下部有一卵圆形浅窝，称卵圆窝，是胎儿时期的卵圆孔于出生后闭合的遗迹。房间隔缺损多在卵圆窝处发生，是先天性心脏病的一种（图8-6）。

2. 右心室（right ventricle） 位于右心房的左前下方，构成胸肋面的大部分。右心室的入口即右房室口。右心室的出口位于右心室的前上部，称肺动脉口，通向肺动脉干。

右心室经右房室口接受由右心房流入的静脉血，并把血液自肺动脉口射入肺动脉干（图8-7）。

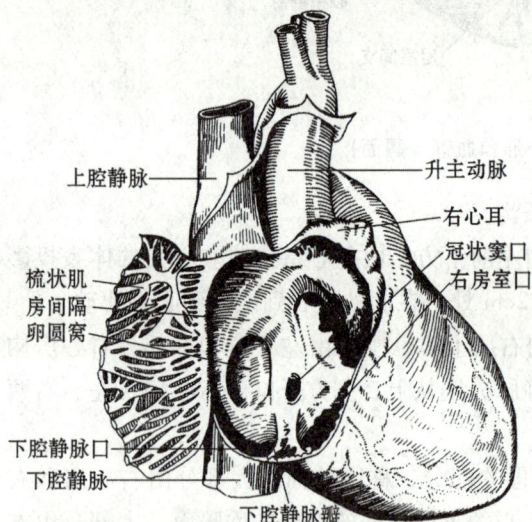

图8-6 右心房

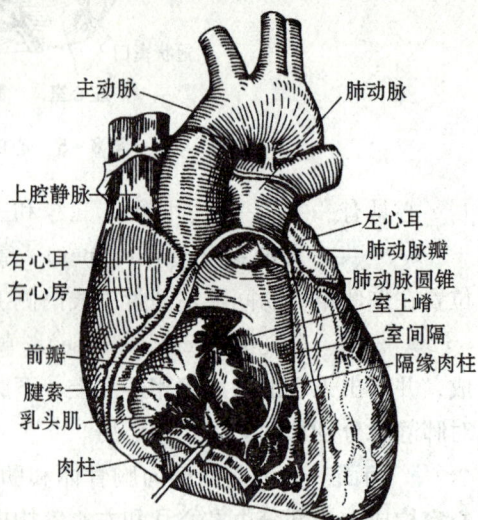

图8-7 右心室

3. 左心房（left atrium） 位于右心房的左后方，构成心底的大部分。左心房向右前方突出的部分，称左心耳。左心房有四个入口，位于左心房后壁的两侧，左右各一对，称肺静脉口，分别为左肺上、下静脉口和右肺上、下静脉口。左心房的出口为左房室口，在左心房的前下部，通向左心室（图8-8）。

左心房接受由肺回流至心的动脉血，并把血液自左房室口输入左心室。

4. 左心室（left ventricle） 位于右心室的左后下方。左心室的入口即左房室口。左心室的出口，称主动脉口，位于左房室口的右前方，通向主动脉（图8-8）。左心室经左房室口接受由左心房流入的动脉血，并把血液自主动脉口射入主动脉。

5. 心的瓣膜 在心的房室口和动脉口周缘附有**心瓣膜**（cardiac valves）。右房室口的周缘附有三片瓣膜，称三尖瓣（右房室瓣）；左房室口的周缘附有两片瓣膜，称二尖瓣（左房室瓣）；肺动脉口的周缘附有三片瓣膜，称肺动脉瓣；主动脉口的周缘附有三片瓣膜，称主动脉瓣。

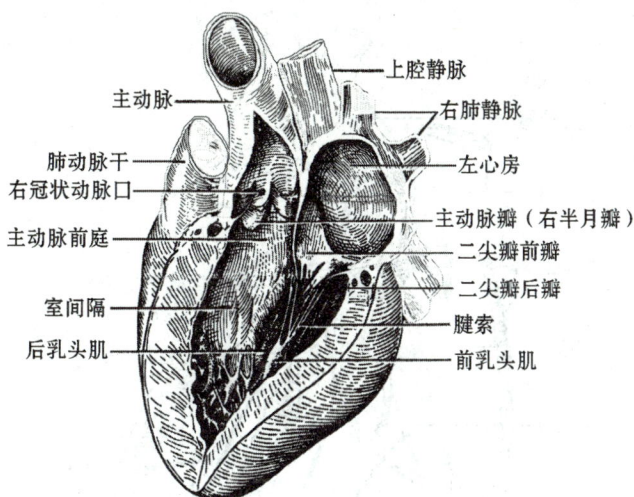

图8-8　左心房和左心室

　　房室瓣的每片瓣膜都略呈三角形，瓣膜的基底部附于房室口的周缘，瓣膜的游离缘均有数条细长的腱索连于心室壁的乳头肌上。乳头肌为心室壁突入室腔的锥体形肌隆起。动脉瓣的每片瓣膜都呈袋口向上的半月形，瓣膜的基底部附于动脉口的周缘，袋口的方向朝向动脉（图8-9）。

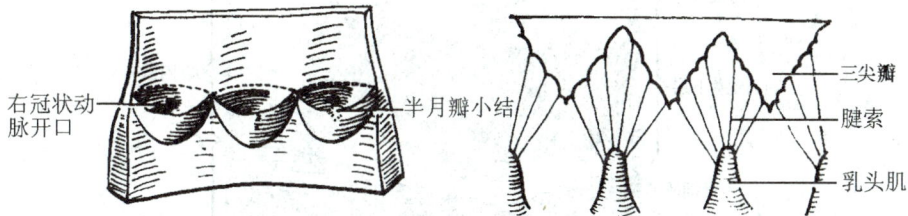

图8-9　心瓣膜示意图

　　心瓣膜可顺血流方向开放，逆血流方向关闭，保证了血液在心腔内的定向流动。心室收缩时，房室瓣（三尖瓣和二尖瓣）关闭，动脉瓣（肺动脉瓣和主动脉瓣）开放，心室内血液射入动脉；心室舒张时，动脉瓣（肺动脉瓣和主动脉瓣）关闭，房室瓣（三尖瓣和二尖瓣）开放，心房内血液流入心室（图8-10）。

（四）心壁的微细构造

　　心壁由心内膜、心肌膜和心外膜构成（图8-11）。

　　1. 心内膜（endocardium）　　心内膜是衬于心各腔内面的一层光滑的薄膜，由内皮和结缔组织构成，与血管内膜相连续。心内膜在房室口和动脉口处折叠形成心的瓣膜。

　　2. 心肌膜（myocardium）　　主要由心肌纤维构成，是构成心壁的主要组成部分。心肌膜包括心房肌和心室肌两部分，心室肌比心房肌厚，尤以左心室肌最厚。心房肌与心室肌不相连续，分别附着于左、右房室口周缘的心纤维环上，因此，心房肌和心室肌不同时收缩（图8-12）。

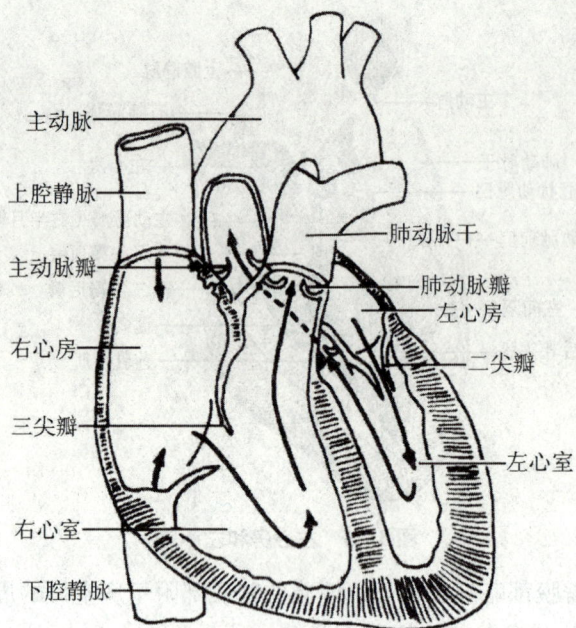

图 8－10　心各腔的血流方向

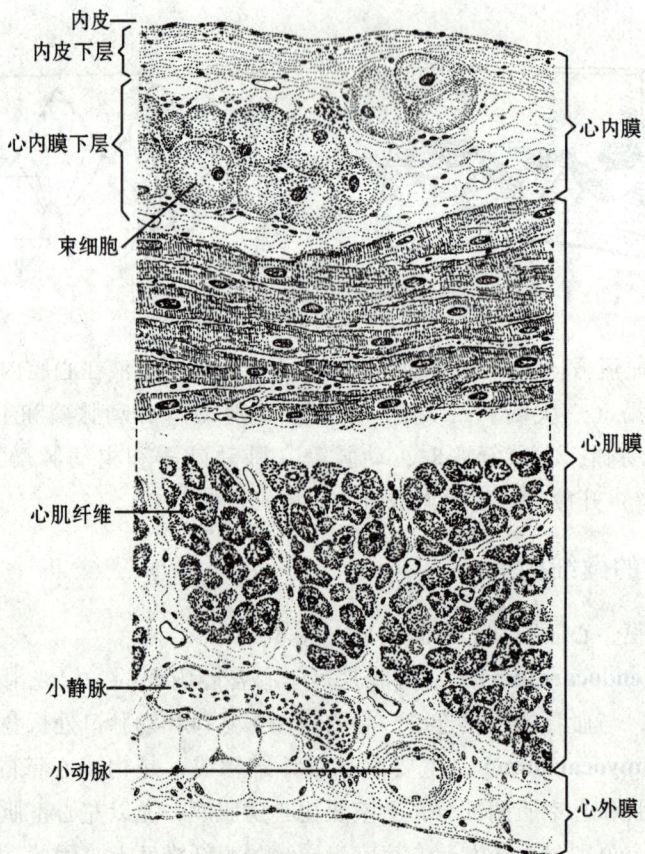

图 8－11　心壁的结构

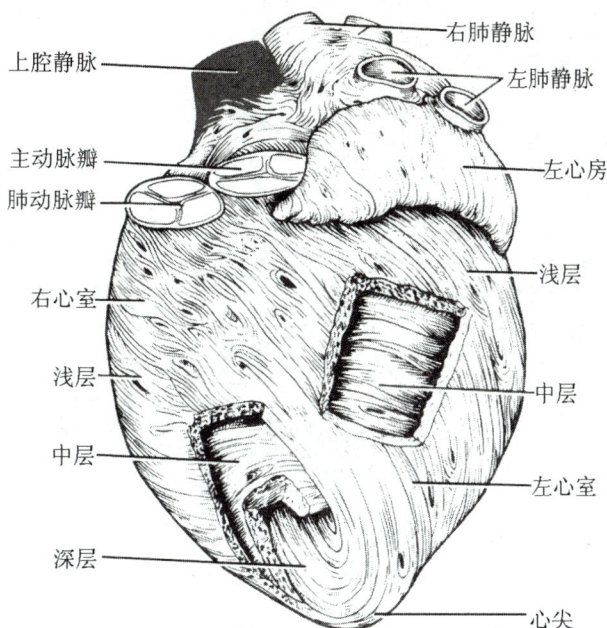

图 8-12　心肌

心的纤维环由致密结缔组织构成，共四个，分别位于肺动脉口、主动脉口和左、右房室口的周围，环上除附有心房肌和心室肌外，还附有心瓣膜（图 8-13）。

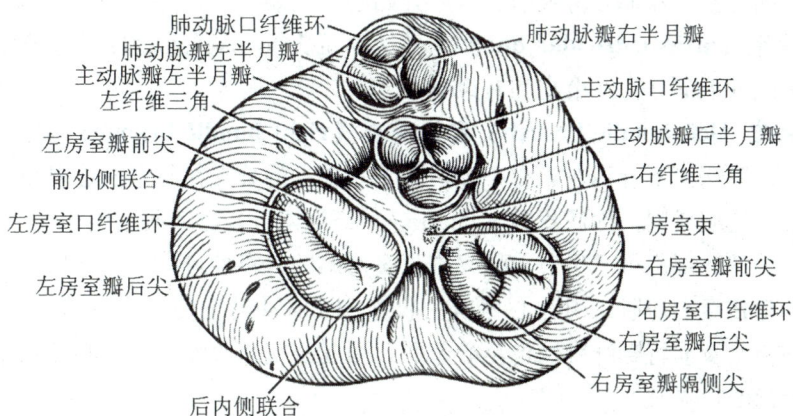

图 8-13　心瓣膜和纤维环

3. 心外膜（epicardium）　是被覆在心肌膜外面的一层光滑的浆膜，为浆膜心包的脏层。其表面为一层间皮，间皮深面为薄层结缔组织。

（五）心的传导系统

心的传导系统位于心壁内，由特殊分化的心肌细胞构成。心传导系统的主要功能是产生兴奋和传导冲动，维持心正常的节律性搏动。心的传导系统包括窦房结、房室结、房室束及其分支（图 8-14）。

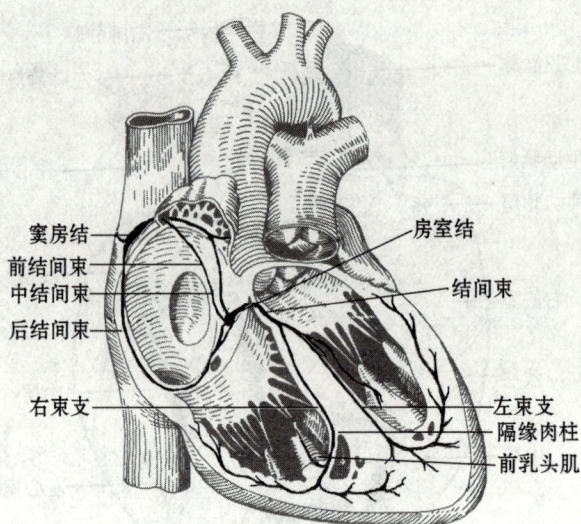

图 8 – 14　心的传导系统

1. 窦房结（sinuatrial node）　位于上腔静脉与右心耳之间的心外膜深面，略呈椭圆形。窦房结是心自动节律性兴奋的发源地，是心的正常起搏点。

2. 房室结（atrioventricular node）　位于房间隔下部、冠状窦口与右房室口之间的心内膜深面，呈扁椭圆形。房室结发出房室束入室间隔。房室结主要功能是将窦房结传来的冲动传向心室，保证心房收缩之后才开始心室收缩。

3. 房室束（atrioventricular bundle）　又称希氏（His）束，自房室结发出入室间隔，在室间隔的上部分为左束支和右束支。

4. 左束支（left bundle branch）和右束支（right bundle branch）　分别沿室间隔左、右侧心内膜深面下行到左、右心室。左、右束支的分支在心室的心内膜深面分出许多细小分支，交织成网，称**浦肯野（Purkinje）纤维网**，与心室肌细胞相连。

心传导系统各部都可产生节律性兴奋，窦房结的兴奋性最高。正常情况下，由窦房结发出的冲动传至心房肌，引起心房肌的收缩，同时冲动也传至房室结，再经房室束、左束支和右束支及浦肯野纤维网传至心室肌，引起心室肌收缩。如果心传导系统功能失调，就会导致心律失常。

（六）心的血管

1. 动脉　营养心的动脉来自左、右冠状动脉（图 8 – 4、图 8 – 5）。

（1）**左冠状动脉（left coronary artery）**　起自升主动脉起始部的左侧壁，经左心耳与肺动脉干根部之间向左行，至冠状沟后，立即分为前室间支和旋支。前室间支沿前室间沟下行；旋支沿冠状沟向左行，绕过心左缘至心的膈面。

左冠状动脉分支分布到左心房、左心室、室间隔前 2/3 和右心室前壁的一部分。

（2）**右冠状动脉（right coronary artery）**　起自升主动脉起始部的右侧壁，经右心耳与肺动脉干根部之间向右行，进入冠状沟后，绕心右缘至心的膈面，分为后室间支和左室后支。后室间支沿后室间沟下行，至后室间沟下部；左室后支向左行，分支分布于左心室后壁。

右冠状动脉分支分布到右心房、右心室、室间隔后 1/3 和左室后壁的一部分，还发出分支到窦房结和房室结。

2. 静脉　心壁的静脉大部分汇入冠状窦，经冠状窦口注入右心房（图 8 - 4、图 8 - 5）。

冠状窦（coronary sinus）位于心膈面的冠状沟内，其右端开口于右心房。冠状窦的主要属支有沿前室间沟上行的心大静脉、沿后室间沟上行的心中静脉和走行于冠状沟右侧半内的心小静脉。

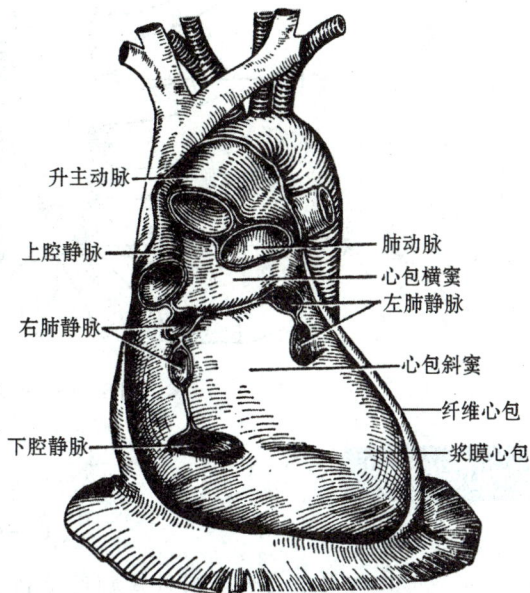

图 8 - 15　心包

（七）心包

心包（pericardium）为包裹心和出入心的大血管根部的纤维浆膜囊，可分为纤维心包和浆膜心包两部分（图 8 - 15）。

1. 纤维心包（fibrous pericardium）　为心包外层，是坚韧的致密结缔组织囊，其上部与出入心的大血管外膜相延续，下部附于膈的中心腱。

2. 浆膜心包（serous pericardium）　位于纤维心包的内面，薄而光滑，可分为脏、壁两层。脏层覆盖于心肌表面，即心外膜；壁层贴附于纤维心包内面。

浆膜心包的脏层和壁层在出入心的大血管根部相互移行，两层之间的潜在性腔隙，称**心包腔**（pericardial cavity）。心包腔内有少量浆液，起润滑作用，可减少心搏动时的摩擦。

心包有约束心过度扩张和固定心位置的作用。

（八）心的体表投影

心在胸前壁的体表投影可用 4 个点及其连线来确定（图 8 - 16）。

1. 左上点　在左侧第 2 肋软骨下缘，距胸骨左缘约 1.2cm 处。

2. 右上点　在右侧第 3 肋软骨上缘，距胸骨右缘约 1cm 处。

3. 右下点　在右侧第 6 胸肋关节处。

4. 左下点　在左侧第 5 肋间隙，左锁骨中线内侧 1～2cm 处（距前正中线 7～9cm 处）。

左上点与右上点的连线为心上界；左下点与右下点的连线为心下界；右上点与右下点之间的连线为心右缘，微向右凸；左上点与左下点之间的连线为心左缘，微向左凸。了解心在胸前壁的投影，对心界叩诊有实用意义。

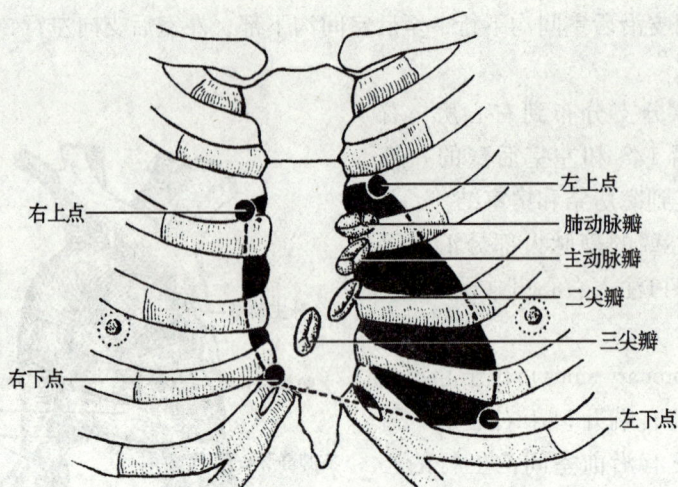

图 8-16　心的体表投影

知识链接

心内注射术

　　心内注射术是将穿刺针经胸前壁刺入右心室内，向心室腔内注射药物的一种复苏术，主要用于抢救心跳骤停的患者。

　　进行心内注射时，应在左侧第 4 肋间隙或第 5 肋间隙，距离胸骨左缘 0.5 ~ 2cm 处，沿肋骨上缘垂直刺入 3 ~ 4cm，进入右心室。

　　心内注射穿刺针经过的结构依次为：皮肤、浅筋膜、深筋膜、胸大肌、肋间肌、胸内筋膜、心包、右心室前壁至右心室。穿刺点不可偏外，以免穿破胸膜，造成气胸。

三、血管

（一）血管壁的微细结构

根据血管管径的大小，动脉和静脉都可分为大、中、小三级。

大动脉是指接近心的动脉，如主动脉和肺动脉等；管径小于 1mm 的动脉属小动脉，其中接近毛细血管的小动脉称微动脉；除大动脉外，凡是在解剖学中有名称的动脉属中动脉，其管径介于大、小动脉之间，如股动脉和桡动脉等。

大静脉的管径大于 10mm，如上腔静脉和下腔静脉等；管径小于 2mm 的静脉属小静脉，其中与毛细血管相连的小静脉称微静脉；除大静脉外，凡是在解剖学中有名称的静脉属中静脉，管径介于大、小静脉之间，如股静脉和桡静脉等。

除毛细血管外，其血管壁结构由内向外可分为内膜、中膜和外膜三层。

1. 动脉（artery）　管壁较厚，管径较小，弹性大（图 8-17、图 8-18、图 8-19）。

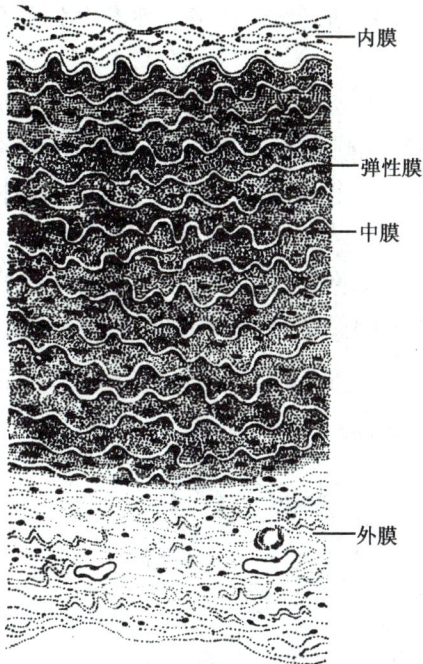

大动脉三层结构（低倍）

图 8 - 17　大动脉

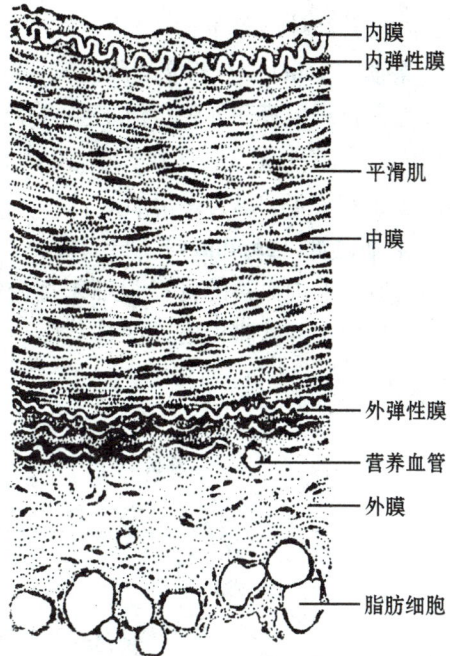

图 8 - 18　中动脉

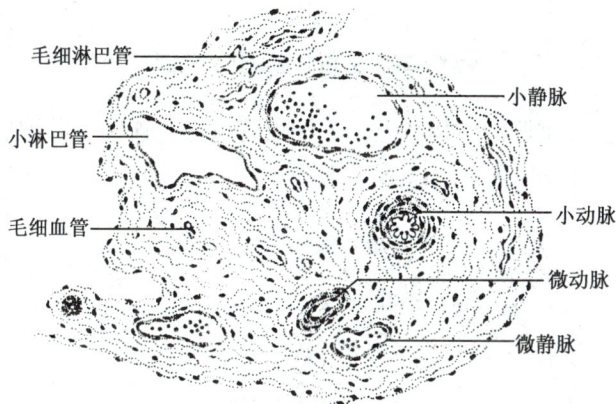

图 8 - 19　小动脉和小静脉

（1）**内膜**（tunica intima）　最薄，由内皮、内皮下层和内弹性膜组成。内皮是单层扁平上皮，可减少血液流动的阻力；内皮下层是薄层结缔组织，内含少量胶原纤维、弹性纤维和少许平滑肌纤维；内弹性膜是一层由弹性蛋白构成的膜，富有弹性。

（2）**中膜**（tunica media）　最厚，由平滑肌和弹性纤维构成。大动脉的中膜以弹性纤维为主，故管壁有较大的弹性，因而大动脉也称弹性动脉。当心室收缩射血时，大动脉舒张；当心室舒张射血停止时，大动脉可借弹性回缩，推动血管内的血液持续流动。中、小动脉的中膜以平滑肌为主，故中、小动脉也称肌性动脉。小动脉平滑肌的舒缩，可改变血管的口径，影响器官的血流灌注量，而且可改变血液流动的外周阻力，影响血压。

（3）外膜（tunica adventitia） 较厚，主要由疏松结缔组织构成。外膜中分布有小血管、淋巴管和神经分布。

2. 静脉（vein） 与相应动脉比较，静脉的管径较大，管壁较薄，弹性小。静脉管壁也分为内膜、中膜和外膜，但三层的分界不明显。静脉的内膜薄，由一层内皮和结缔组织构成；中膜稍厚，主要由平滑肌构成；外膜最厚，由疏松结缔组织构成。大静脉的外膜内还含有较多的纵行平滑肌。

3. 毛细血管（capillary） 分布广泛，互相连通成网，是血液与组织细胞进行物质交换的场所。毛细血管的管径很细，直径一般为 $6 \sim 8 \mu m$。毛细血管的管壁结构简单，主要由一层内皮和基膜构成（图 8 - 20）。

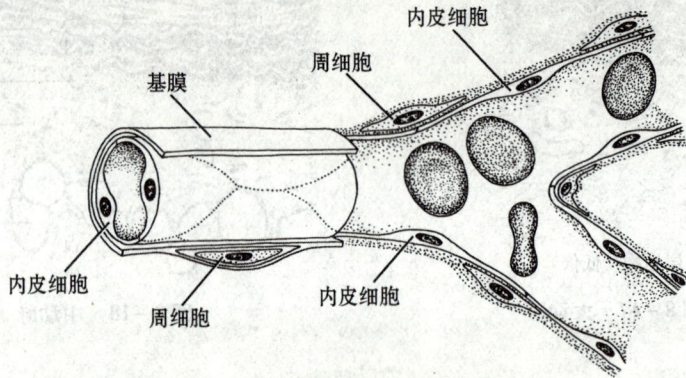

图 8 - 20 毛细血管纵切模式图

根据毛细血管内皮细胞的结构特点，毛细血管可分为连续性毛细血管、有孔毛细血管和窦状毛细血管（血窦）3 类（图 8 - 21）。

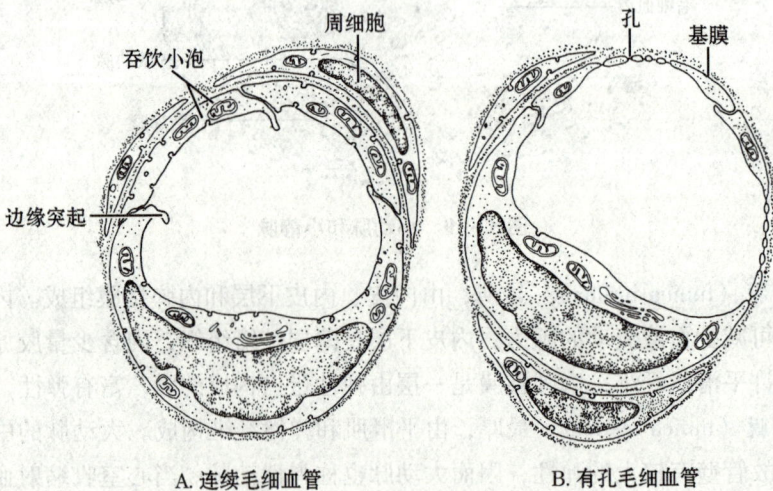

A. 连续毛细血管　　B. 有孔毛细血管

图 8 - 21 毛细血管的超微结构图

（1）**连续毛细血管** 其特点是内皮细胞紧密连接成一层连续性内皮，基膜完整。

连续毛细血管主要分布于结缔组织、肌组织、肺和中枢神经系统等处。

(2) **有孔毛细血管** 其特点是内皮细胞不含核的部分很薄，有许多贯穿细胞的孔，孔的直径为 60~80nm。有孔毛细血管主要分布于某些内分泌腺、胃肠黏膜和肾血管球等处。

(3) **血窦** 又称窦状毛细血管。其特点是管腔较大，形状不规则。血窦主要分布于肝、脾、骨髓和某些内分泌腺中。

（二）微循环的血管

微循环（microcirculation）是指微动脉和微静脉之间微细血管中的血液循环。通过微循环，血液向组织细胞提供氧和营养物质，运走细胞代谢所产生的代谢产物。所以微循环是实施循环系统功能的基本单位。

微循环一般包括微动脉、中间微动脉、真毛细血管、直捷通路、动静脉吻合和微静脉 6 个部分（图 8-22）。

1. 微动脉 是小动脉的分支，管壁结构由内向外主要为内皮、1~2 层平滑肌和少量结缔组织。微动脉管壁平滑肌的舒缩可调节出入微循环的血流量，有总闸门之称。

2. 中间微动脉 是微动脉的分支，管壁的平滑肌稀少，不连续成层。

3. 真毛细血管 即通常所说的毛细血管，是中间微动脉的分支。在真毛细血管起始处有少量环行平滑肌，称毛细血管前括约肌，它的舒缩可以调节真毛细血管内的血流量，是调节微循环的分闸门。一般情况下，只有小部分真毛细血管开放。当局部组织代谢增强时，毛细血管前括约肌松弛，真毛细血管的血流量增加。

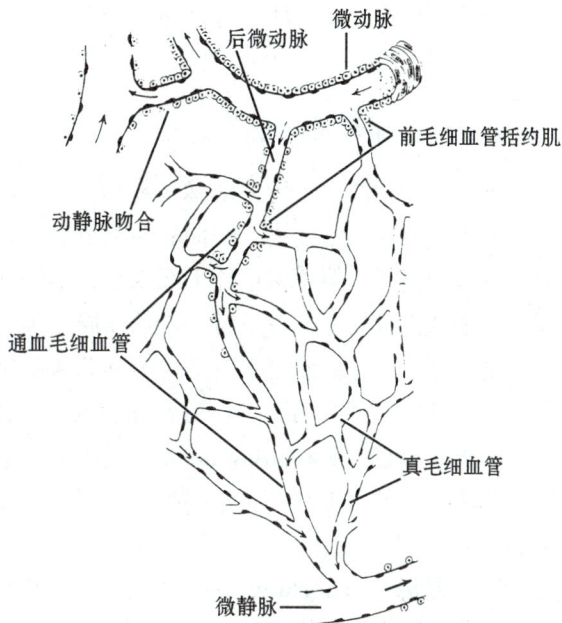

图 8-22 微循环的血管

4. 直捷通路 是中间微动脉直接和微静脉相通的部分，其管壁结构与毛细血管相同。直捷通路较短而直，血流量较快。当组织处于静止状态时，中间微动脉内的血液大部分经直捷通路进入微静脉。

5. 动静脉吻合 是微动脉和微静脉之间直接连通的血管。动静脉吻合收缩时，血液由微动脉进入毛细血管；动静脉吻合舒张时，微动脉血液经此直接流入微静脉。动静脉吻合也是调节局部组织血流量的重要结构。

6. 微静脉 收集真毛细血管、直捷通路和动静脉吻合等处的血液。

（二）肺循环的血管

1. 肺动脉干（pulmonary trunk） 是一短而粗的动脉干，起自右心室，在升主动脉的前方向左后上斜行，至主动脉弓下方分为左、右肺动脉。

左肺动脉（left pulmonary artery）较短，水平向左至左肺门，分上、下两支进入左肺上、下叶。

右肺动脉（right pulmonary artery）较长，水平向右至右肺门，分三支进入右肺上、中、下叶。

左、右肺动脉在肺内反复分支，最后到达肺泡周围形成毛细血管网。

在肺动脉干分叉处稍左侧与主动脉弓下缘之间连有一条结缔组织索，称**动脉韧带**（arterial ligament）（图 8–4）。动脉韧带是胎儿时期动脉导管闭锁后的遗迹。如果动脉导管在出生后 6 个月不闭锁，则称为动脉导管未闭，是常见的先天性心脏病之一。

2. 肺静脉（pulmonary vein） 肺的静脉起自肺泡壁的毛细血管网，在肺内逐级汇合，最后形成左、右各两条肺静脉，分别为左肺上、下肺静脉和右肺上、下肺静脉，出肺门后，注入左心房（图 8–5）。

（三）体循环的动脉

体循环的动脉主干为**主动脉**（aorta），是全身最粗的动脉。

主动脉由左心室发出，先向右前上方斜行，达右侧第 2 胸肋关节高度，然后向左后方呈弓状弯曲，达第 4 胸椎体下缘水平，沿脊柱的左前方下行，经膈的主动脉裂孔进入腹腔，继续沿脊柱左前方下行，至第 4 腰椎体下缘分为左、右髂总动脉。

主动脉全长以右侧第 2 胸肋关节和第 4 胸椎体下缘为界分为升主动脉、主动脉弓和降主动脉三段。降主动脉以膈为界分为胸主动脉和腹主动脉（图 8–23）。

1. 升主动脉（ascending aorta） 起自左心室的主动脉口，向右前上方斜行，达右侧第 2 胸肋关节后方移行为主动脉弓。升主动脉的起始部发出左、右冠状动脉，分布于心。

2. 主动脉弓（aorta arch） 位于胸骨柄的后方，续于升主动脉，弓形弯向左后方，下降到第 4 胸椎体下缘高度，移行为胸主动脉。

主动脉弓壁内有压力感受器，具有调节血压的作用。主动脉弓下方，靠近动脉韧带处有 2~3 个粟粒状小体，称主动脉小球，是化学感受器，参与调节呼吸。

从主动脉弓凸侧向上发出三个分支，自右向左依次为头臂干（无名动脉）、左颈总动脉和左锁骨下动脉。头臂干短而粗，向右上斜行，行至右胸锁关节后方，分为右颈总动脉和右锁骨下动脉。

主动脉弓的分支主要分布于头颈部和上肢。

（1）**颈总动脉**（common carotid artery） 左、右各一条，是头颈部的动脉主干。左颈总动脉直接起于主动脉弓，右颈总动脉发自头臂干，两侧颈总动脉均在食管、气管和喉的外侧上行，至甲状软骨上缘高度，分为颈内动脉和颈外动脉（图 8–24）。

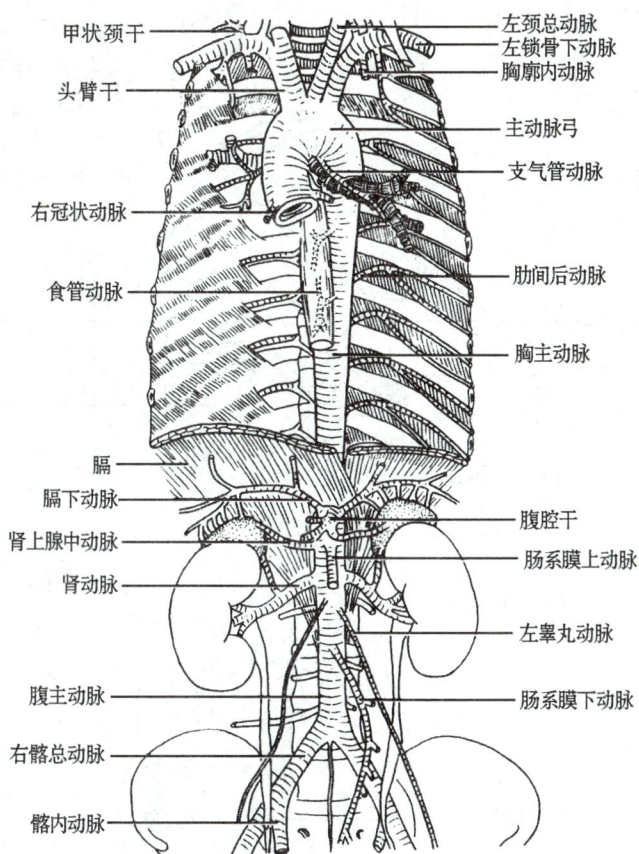

图 8 - 23　主动脉行程及分支

在颈总动脉分叉处，有两个重要结构，即颈动脉窦和颈动脉小球。

颈动脉窦（carotid sinus）位于颈总动脉末端和颈内动脉起始处的膨大部分，窦壁内有压力感受器，能感受血压的变化。当动脉血压升高时，刺激主动脉弓和颈动脉窦内的压力感受器，可反射性地引起心率减慢、末梢血管扩张，使血压下降。

颈动脉小球（carotid glomus）：是位于颈总动脉分权处后方的动脉壁上的一个椭圆形小体，为化学感受器，能感受血液中二氧化碳浓度和氧浓度的变化。当血中氧浓度降低和二氧化碳浓度增高时，颈动脉小球和主动脉小球可反射性地促使呼吸加深加快。

1）**颈外动脉**（external carotid artery）　自颈总动脉发出后，在胸锁乳突肌的深面上行，进入腮腺实质内，分为颞浅动脉和上颌动脉两个终支（图 8 - 24）。颈外动脉的主要分支有：

① **甲状腺上动脉**（superior thyroid artery）：在颈外动脉起始部发出，行向前下方，分布于甲状腺和喉。

② **舌动脉**（lingual artery）：在甲状腺上动脉稍上方发出，分布于舌、舌下腺和腭扁桃体。

③ **面动脉**（facial artery）：在舌动脉稍上方发出，向前行于下颌下腺深面，至咬肌前缘越过下颌骨体下缘至面部，经口角和鼻翼外侧到达眼的内眦，移行为内眦动脉。面

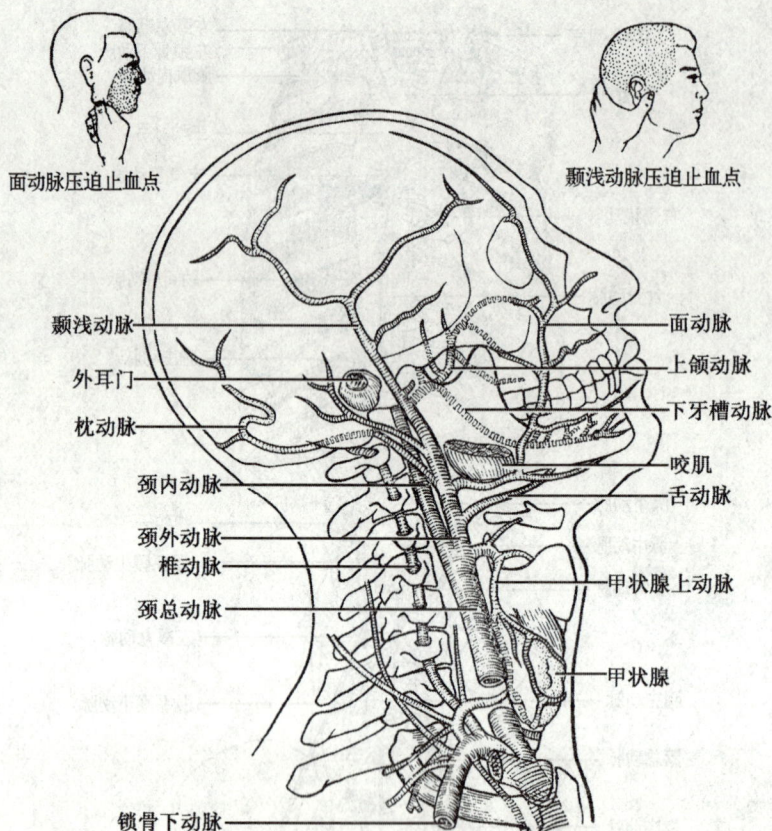

图 8－24　颈外动脉行程及分支

动脉分布于下颌下腺、面部和腭扁桃体。面动脉在下颌骨下缘与咬肌前缘交界处位置表浅，可摸到其搏动，在此处将面动脉压向下颌骨，可进行面部的临时性止血。

④ **颞浅动脉**（superficial temporal artery）：在外耳门前方上行，越过颧弓根到颞部，分布于腮腺和额部、颞部、颅顶部软组织。在外耳门前方颧弓根部可摸到颞浅动脉搏动，在此处压迫颞浅动脉，可进行额部、颞部和颅顶部的临时性止血。

⑤ **上颌动脉**（maxillary artery）：在下颌支深面向内前方行走。上颌动脉分支较多，主要分布于口腔、鼻腔和硬脑膜等处。上颌动脉有一重要分支，称**脑膜中动脉**（middle meningeal artery），向上穿颅底的棘孔入颅腔，分前、后两支，分布于硬脑膜。脑膜中动脉前支，经过颅骨翼点内面，当翼点附近骨折时，易损伤脑膜中动脉前支而导致硬膜外血肿。

2）**颈内动脉**（internal carotid artery）　由颈总动脉发出后上行至颅底，经颈动脉管入颅腔，分支分布于脑和眼（图 8－24）。

(2) **锁骨下动脉**（subclavian artery）　左侧起于主动脉弓，右侧起自头臂干。锁骨下动脉经胸廓上口至颈根部，呈弓状经胸膜顶前方，穿斜角肌间隙，至第一肋外缘移行为腋动脉（图 8－25）。

在锁骨上窝中点可摸到锁骨下动脉的搏动，在此处将锁骨下动脉向后下方压在第一肋上，可进行上肢的临时性止血。

锁骨下动脉的主要分支有（图 8 - 24、图 8 - 25）：

① **椎动脉**（vertebral artery）：自锁骨下动脉发出后向上行，穿经上 6 个颈椎的横突孔，经枕骨大孔入颅腔，分布于脑和脊髓。

② **胸廓内动脉**（internal thoracic artery）：自锁骨下动脉发出后向下行入胸腔，在距离胸骨外侧缘约 1cm 处，沿第 1~7 肋软骨的后面下行，分布于胸前壁、心包、膈和乳房等处。胸廓内动脉的终支，称腹壁上动脉，穿膈肌入腹直肌鞘内，沿腹直肌后面下行，分布于腹直肌和腹膜等处。

③ **甲状颈干**（thyrocervical trunk）：是一短干，发出后立即分为数支至颈部和肩部。甲状颈干的主要分支为甲状腺下动脉，分布于甲状腺和喉等处。

(3) 腋动脉（axillary artery） 为锁骨下动脉的直接延续。腋动脉位于腋窝内，在第一肋的外侧缘续于锁骨下动脉，向外下方行走，至背阔肌下缘移行为肱动脉。腋动脉主要分布于肩肌、胸肌、背阔肌和乳房等处（图 8 - 26）。

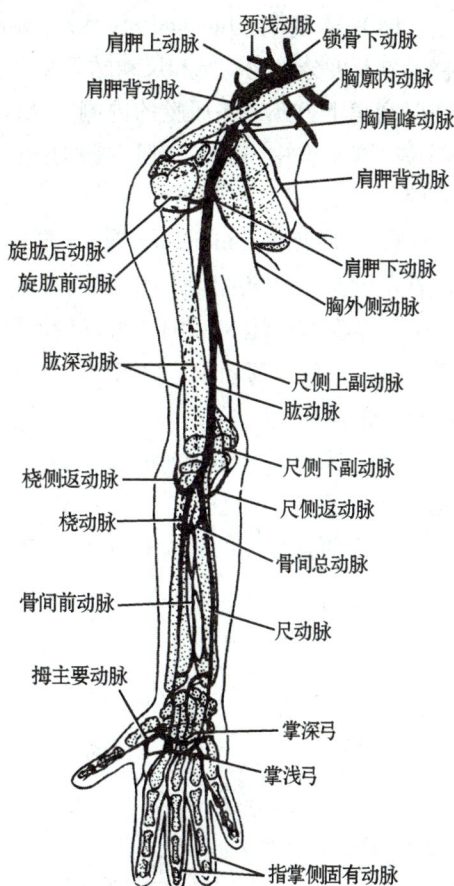

图 8 - 25 上肢的动脉行程和分支

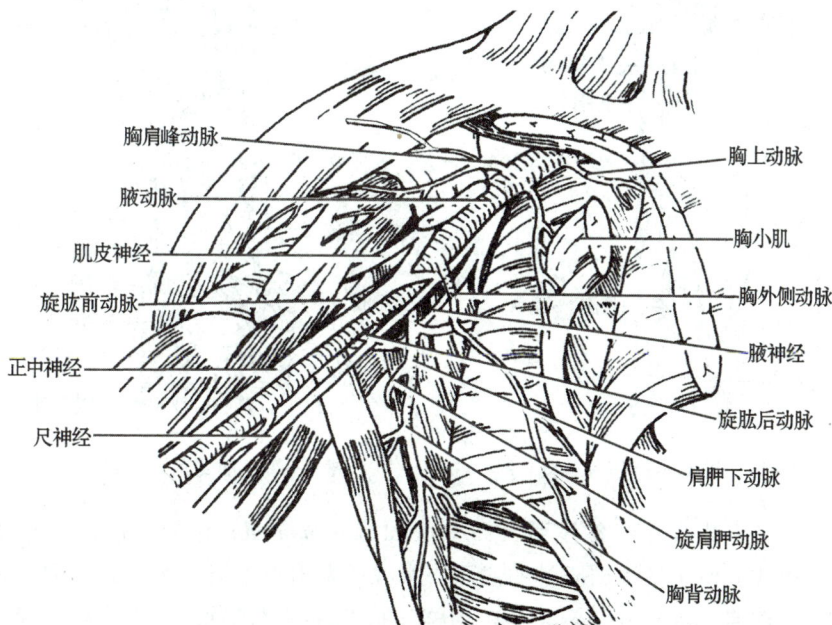

图 8 - 26 腋动脉的行程和分支

（4）**肱动脉（brachial artery）**　是腋动脉的延续，沿肱二头肌内侧沟下行，至肘窝平桡骨颈高度分为桡动脉和尺动脉。肱动脉沿途发出分支分布于上臂和肘关节（图8－27）。在肘窝稍上方肱二头肌腱的内侧，肱动脉位置表浅，可触及其搏动，是测量血压的听诊部位。在上臂中份肱二头肌内侧沟内，将肱动脉压向肱骨体，可进行压迫点以下的上肢临时性止血。

（5）**桡动脉（radial artery）**　自肱动脉发出，先经肱桡肌与旋前圆肌之间，继而在肱桡肌腱与桡侧腕屈肌腱之间下行，在桡腕关节上方，绕桡骨茎突至手背，穿第一掌骨间隙入手掌深部（图8－28）。桡动脉在桡腕关节上方行于肱桡肌腱与桡侧腕屈肌之间，位置表浅，可触及搏动，是临床切脉和计数脉搏的常用部位。桡动脉沿途分支主要分布于前臂桡侧的肌和皮肤等。

（6）**尺动脉（ulnar artery）**　自肱动脉发出，先斜行向下，然后下行于尺侧腕屈肌和指浅屈肌之间，至桡腕关节处，经豌豆骨桡侧至手掌（图8－28）。尺动脉沿途发出分支主要分布于前臂尺侧的肌和皮肤等。

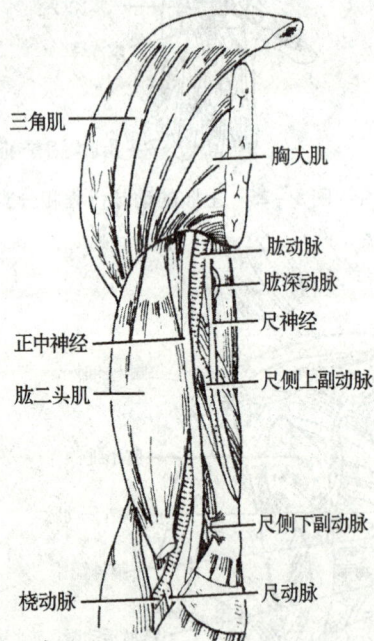

图8－27　肱动脉行程和分支

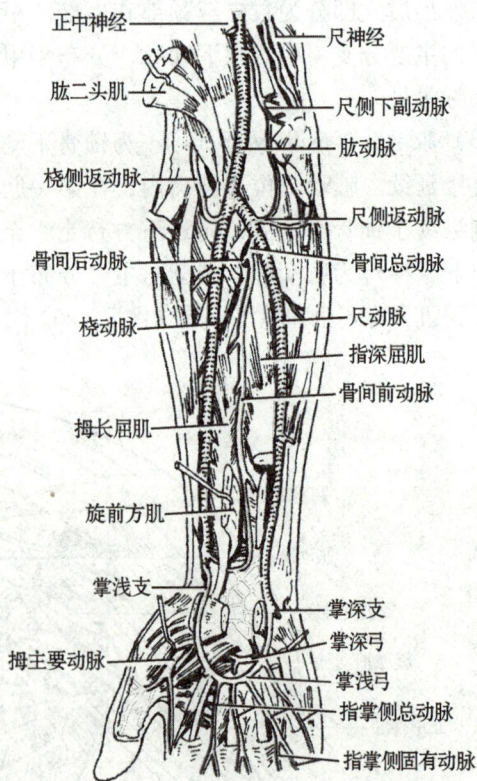

图8－28　前臂前面的动脉

（7）**掌深弓和掌浅弓**　掌浅弓（superficial palmar arch）由尺动脉末端和桡动脉的掌浅支吻合而成，位于指浅屈肌腱的浅面。掌浅弓发出三条指掌侧总动脉和一条小指尺掌侧动脉。**掌深弓**（deep palmar arch）由桡动脉末端和尺动脉的掌深支吻合而成，位于指屈肌腱深面。掌深弓发出三条掌心动脉，分别与指掌侧总动脉吻合。掌深弓和掌浅弓的分支分布于手掌和手指（图8－29）。在手指根部两侧血管的行经部位进行压迫，可阻止手指的出血。

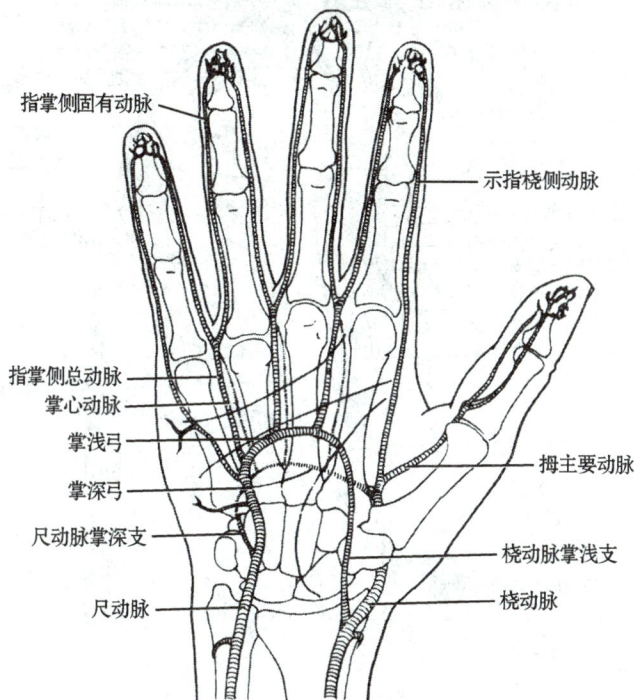

图中标注：
指掌侧固有动脉
示指桡侧动脉
指掌侧总动脉
掌心动脉
掌浅弓
掌深弓
尺动脉掌深支
尺动脉
拇主要动脉
桡动脉掌浅支
桡动脉

图8－29　掌深弓和掌浅弓

3. 胸主动脉（thoracic aorta）　是胸部的动脉主干，下行于脊柱左前方。胸主动脉的分支有脏支和壁支（图8－30、图8－31）。

（1）脏支　主要有支气管支、食管支和心包支，分别分布于气管、支气管、肺、食管和心包等处。

（2）壁支　主要有肋间后动脉和肋下动脉。肋间后动脉行于相应的肋沟内，肋下动脉沿第12肋下缘走行。肋间后动脉和肋下动脉主要分布于胸壁、腹壁上部的肌和皮肤等处。

4. 腹主动脉（abdominal aorta）　是腹部的动脉主干，位于脊柱左前方。腹主动脉的分支有脏支和壁支（图8－32）。

（1）脏支　分成对脏支和不成对脏支两类。成对脏支主要有肾动脉、睾丸动脉（卵巢动脉）；不成对脏支有腹腔干、肠系膜上动脉和肠系膜下动脉。

1）**肾动脉**（renal artery）　在第1～2腰椎之间起自腹主动脉的侧壁，横行向外，分4～5支经肾门入肾。

2）**睾丸动脉**（testicular artery）　在肾动脉起始处稍下方发自腹主动脉的前壁，沿腰大肌前面斜向外下方，经腹股沟管入阴囊，分布于睾丸和附睾。在女性此动脉称卵巢动脉（ovarian artery），分布于卵巢和输卵管。

3）**腹腔干**（coeliac trunk）　为一粗短动脉干，在主动脉裂孔的稍下方，约平第12胸

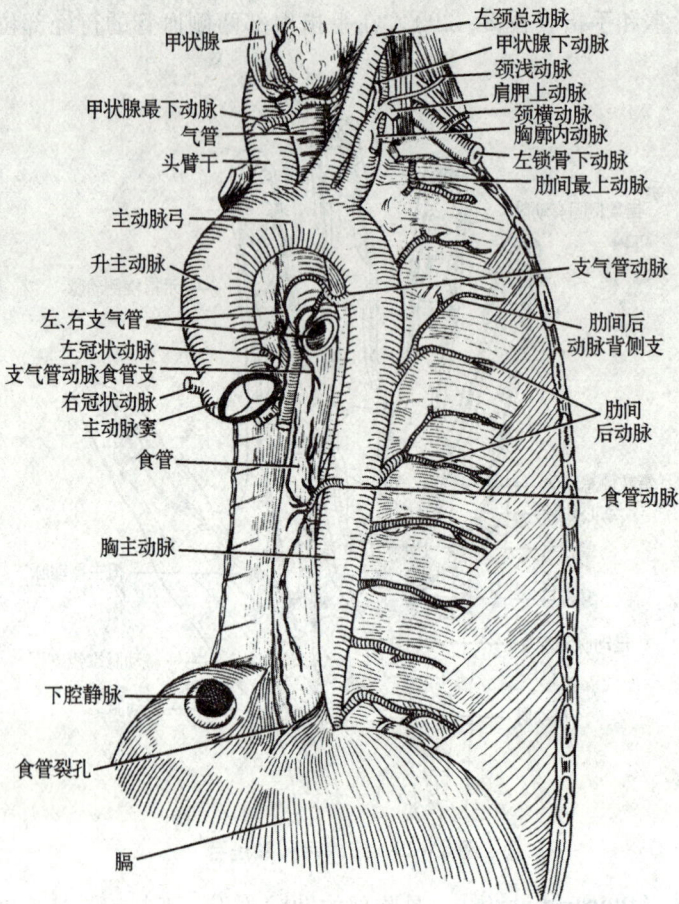

左颈总动脉
甲状腺下动脉
颈浅动脉
肩胛上动脉
颈横动脉
胸廓内动脉
左锁骨下动脉
肋间最上动脉

甲状腺
甲状腺最下动脉
气管
头臂干
主动脉弓
升主动脉

支气管动脉

左、右支气管
左冠状动脉
支气管动脉食管支
右冠状动脉
主动脉窦
食管

肋间后
动脉背侧支

肋间
后动脉

食管动脉

胸主动脉

下腔静脉
食管裂孔

膈

图 8-30　主动脉弓和胸主动脉的行程和分支

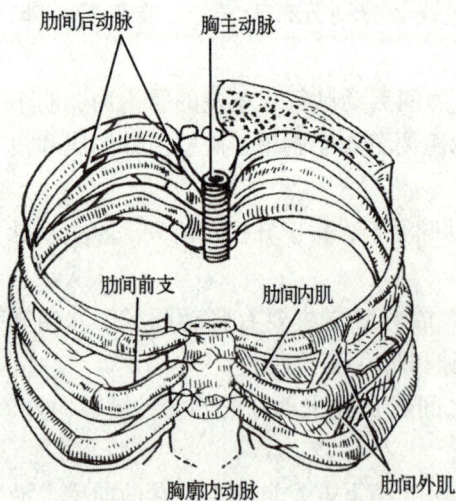

肋间后动脉　　胸主动脉

肋间前支　　肋间内肌

胸廓内动脉　　肋间外肌

图 8-31　胸壁动脉的行程和分支

椎高度起自腹主动脉前壁,立即分为胃左动脉、肝总动脉和脾动脉(图8-33、图8-34)。

① **胃左动脉**(left gastric artery):先向左上方行至胃贲门,然后沿胃小弯向右行走。胃左动脉分布于食管腹段、贲门和胃小弯附近的胃壁。

② **肝总动脉**(common hepatic artery):自腹腔干发出后,向右走行,分为肝固有动脉和胃十二指肠动脉。

肝固有动脉行至肝门附近,分左、右两支,分别进入肝左、右叶。右支在进入肝门之前还发出胆囊动脉,分布于胆囊。肝固有动脉在其起始处还发出胃右动脉,沿胃小弯向左行,分布于十二指肠上部和胃小弯附近的胃壁。

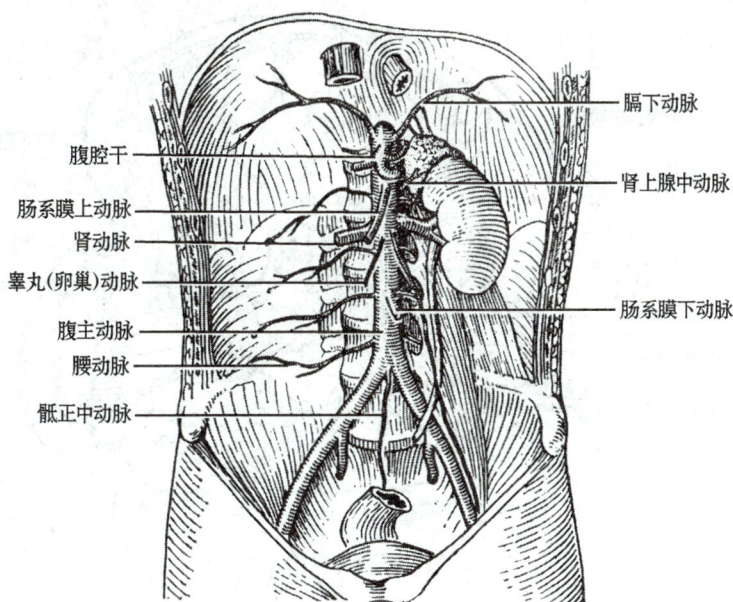

图 8 – 32　腹主动脉的行程和分支

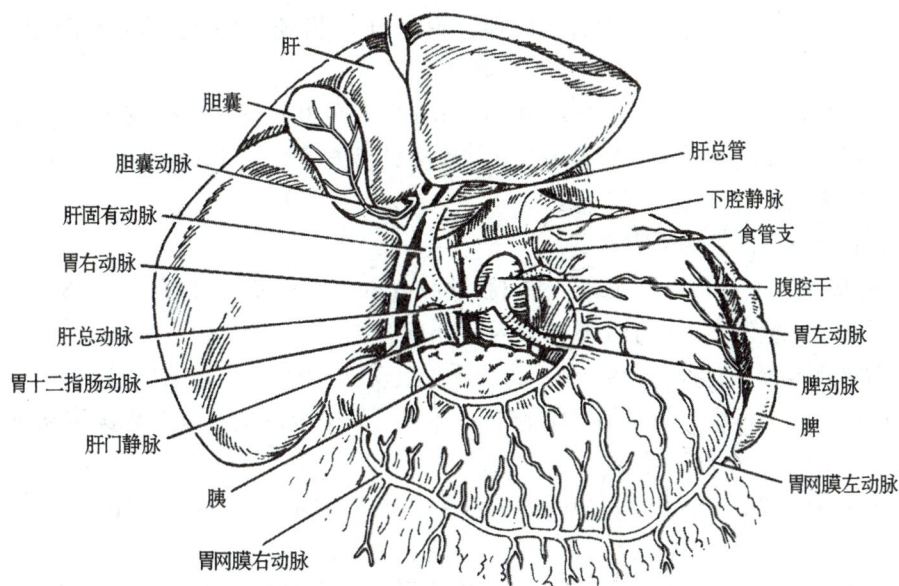

图 8 – 33　腹腔干及其分支（胃前面）

　　胃十二指肠动脉在幽门下缘分为胃网膜右动脉和胰十二指肠上动脉。胃网膜右动脉沿胃大弯向左行，沿途分支分布于胃大弯附近的胃壁和大网膜。胰十二指肠上动脉走行于胰头与十二指肠降部之间，分布于胰头和十二指肠。

　　③ **脾动脉**（splenic artery）：沿胰上缘左行，至脾门处分数支入脾。脾动脉的主要分支有胰支、胃短动脉、胃网膜左动脉和脾支等。胰支为多条小支，分布于胰体和胰尾。胃短动脉有 3~5 支，分布于胃底。胃网膜左动脉沿胃大弯向右行，分布于胃大弯附近的胃壁和大网膜。脾支为数支，经脾门入脾。

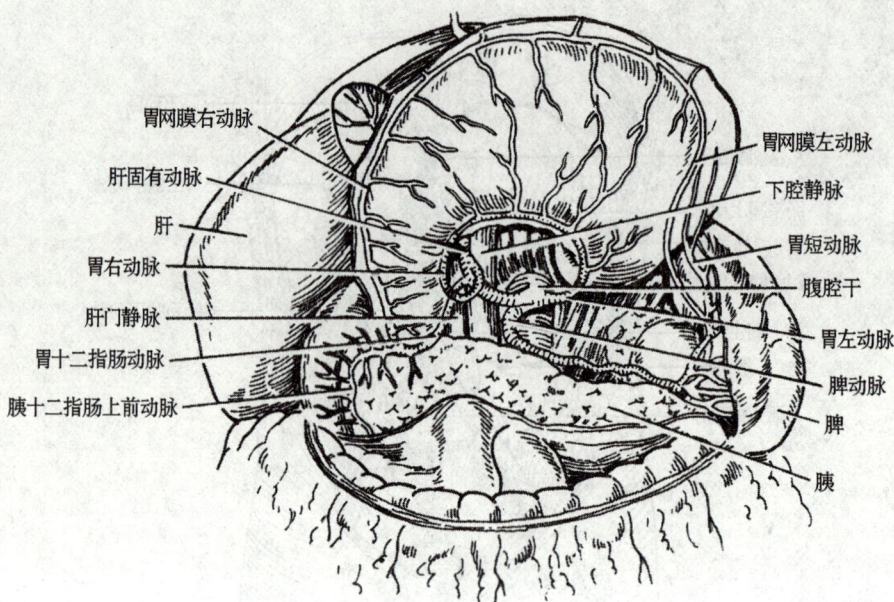

图 8 –34 腹腔干及其分支（胃后面）

腹腔干的分支主要分布于食管的腹段、胃、十二指肠、肝、胆、胰、脾和大网膜等处。

4）**肠系膜上动脉**（superior mesenteric artery） 在腹腔干起始处稍下方，约平第 1 腰椎高度起自腹主动脉前壁，经胰头与胰体交界处后方下行，进入小肠系膜根内，呈弓形向右髂窝方向走行（图 8 –35）。

肠系膜上动脉的主要分支如下：

① **空肠动脉**（jejunal arteries）和**回肠动脉**（ileal arteries）：共有 13～18 支，自肠系膜上动脉左侧壁发出，行于小肠系膜内，分布于空肠和回肠。

② **回结肠动脉**（ileocolic artery）：为肠系膜上动脉右侧壁最下方的分支（图 8 –36），分布于回肠末端、盲肠、阑尾和升结肠的一部分。其中至阑尾的分支称**阑尾动脉**（appendicular artery），分布于阑尾。

③ **右结肠动脉**（right colic artery）：在回肠动脉的上方发出，向右行，分布于升结肠。

④ **中结肠动脉**（middle colic artery）：在右肠动脉的上方发出，分布于横结肠。

⑤ **胰十二指肠下动脉**：细小，行于胰头与十二指肠之间，与胰十二指肠上动脉吻合，分布于胰和十二指肠。

肠系膜上动脉的分支主要分布于胰、十二指肠、空肠、回肠、盲肠、阑尾、升结肠和降结肠等处。

5）**肠系膜下动脉**（inferior mesenteric artery） 约在第 3 腰椎高度起自腹主动脉前壁，沿腹后壁行向左下方（图 8 –37）。

肠系膜下动脉的主要分支如下：

① **左结肠动脉**（left colic artery）：沿腹膜后壁横行向左，分布于降结肠。

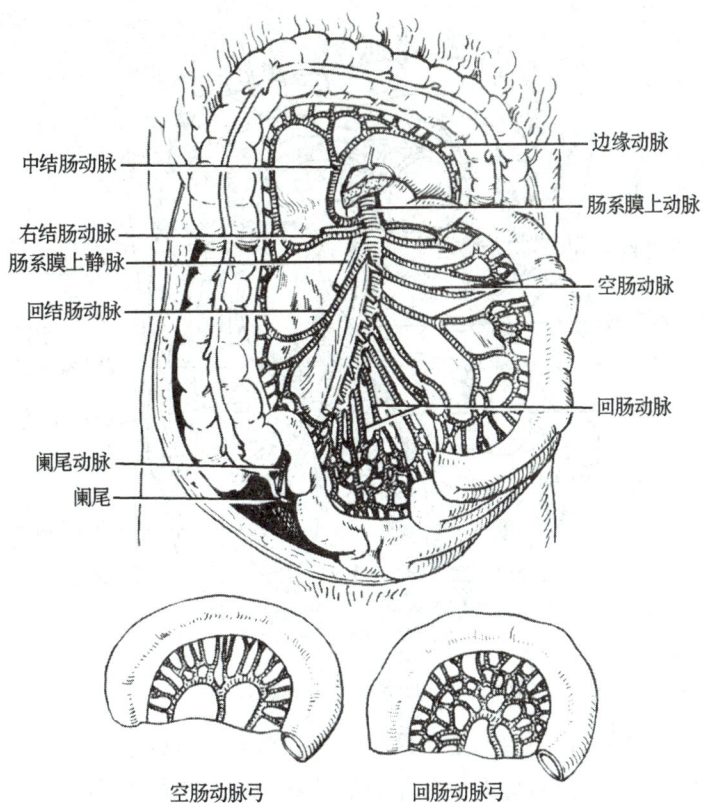

图 8-35 肠系膜上动脉及其分支

（标注：中结肠动脉、右结肠动脉、肠系膜上静脉、回结肠动脉、阑尾动脉、阑尾、边缘动脉、肠系膜上动脉、空肠动脉、回肠动脉、空肠动脉弓、回肠动脉弓）

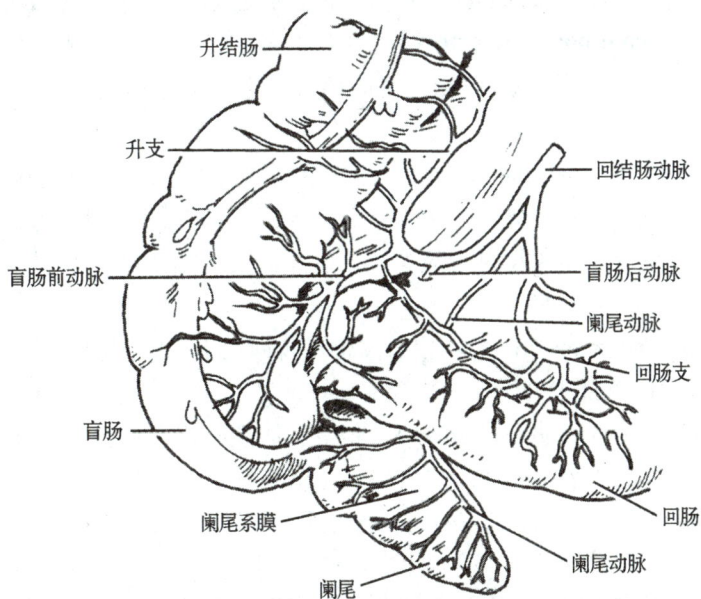

图 8-36 回结肠动脉及其分支

（标注：升结肠、升支、盲肠前动脉、盲肠、阑尾系膜、阑尾、回结肠动脉、盲肠后动脉、阑尾动脉、回肠支、回肠、阑尾动脉）

② **乙状结肠动脉**（sigmoid arteries）：有 2~3 支，分布于乙状结肠。

③ **直肠上动脉**（superior rectal artery）：是肠系膜下动脉的直接延续，行于直肠后

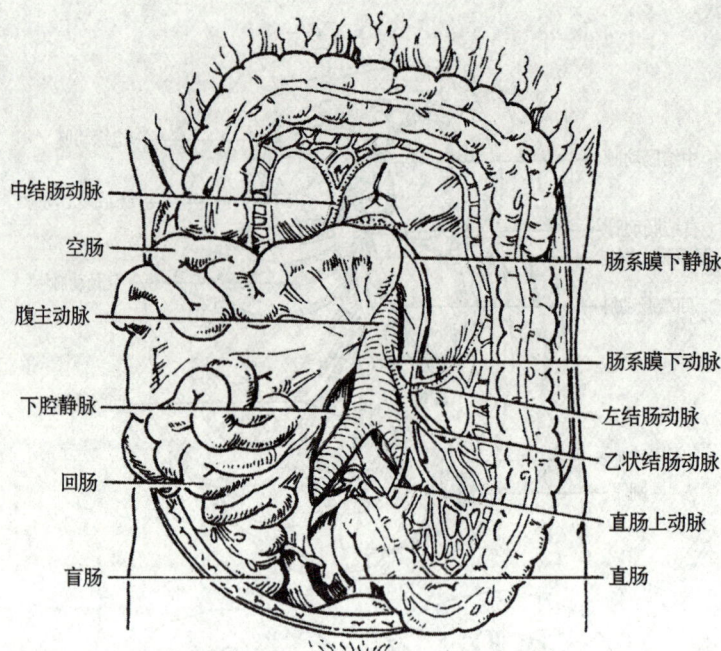

图 8 - 37　肠系膜下动脉及其分支

面，至第 3 骶椎处分两支，沿直肠上部两侧下降，分布于直肠上部。

肠系膜下动脉的分支主要分布于降结肠、乙状结肠和直肠上部。

（2）**壁支**　主要有腰动脉、膈下动脉、骶正中动脉等。腰动脉共 4 对，起自腹主动脉的侧壁，横行向外，分布于腰部和腹前外侧壁的肌和皮肤，并有小支进入椎管营养脊髓。

5. 髂总动脉（common iliac artery）　左、右各一，由腹主动脉平第 4 腰椎下缘高度发出，斜向外下，行于腰大肌内侧，至骶髂关节上缘附近分为髂内动脉和髂外动脉（图 8 - 38、图 8 - 39）。

（1）**髂内动脉（internal iliac artery）**　是盆部动脉的主干，自髂总动脉发出后斜向内下入盆腔，沿盆腔侧壁下行，分为脏支和壁支，分布于盆腔器官、外生殖器和盆壁等处。

1）壁支　分布于臀部和股内侧部等处，主要分支包括闭孔动脉、臀上动脉、臀下动脉。

① **闭孔动脉**（obturator artery）：沿骨盆侧壁行向前下，穿闭膜管出骨盆，至股内侧部，分支营养大腿内侧部等处。

② **臀上动脉**（superior gluteal artery）：经梨状肌上孔出盆腔至臀部，分布于臀小肌和臀中肌等处。

③ **臀下动脉**（inferior gluteal artery）：经梨状肌下孔出盆腔至臀部，分布于臀大肌等处。

2）脏支　分布于盆腔器官和外生殖器，主要分支如下：

① **脐动脉**（umbilical artery）：是胎儿时期运送胎儿静脉血到胎盘的动脉干，出生后远侧段闭锁，近侧段仍保留管腔，发出 2～3 支膀胱上动脉，分布于膀胱。

② **膀胱下动脉**（inferior bladder artery）：沿盆腔侧壁下行。男性分布于膀胱、精囊

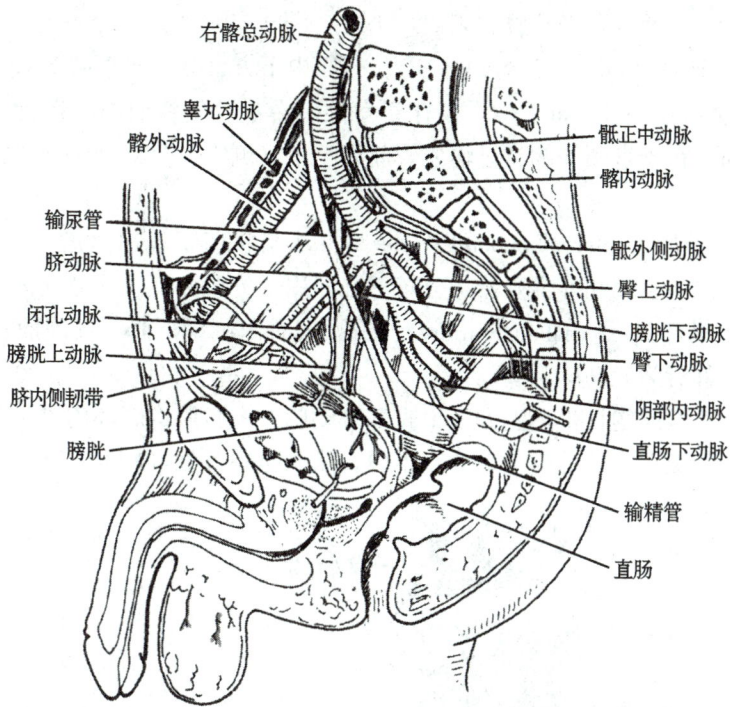

图 8-38 男性盆腔的动脉

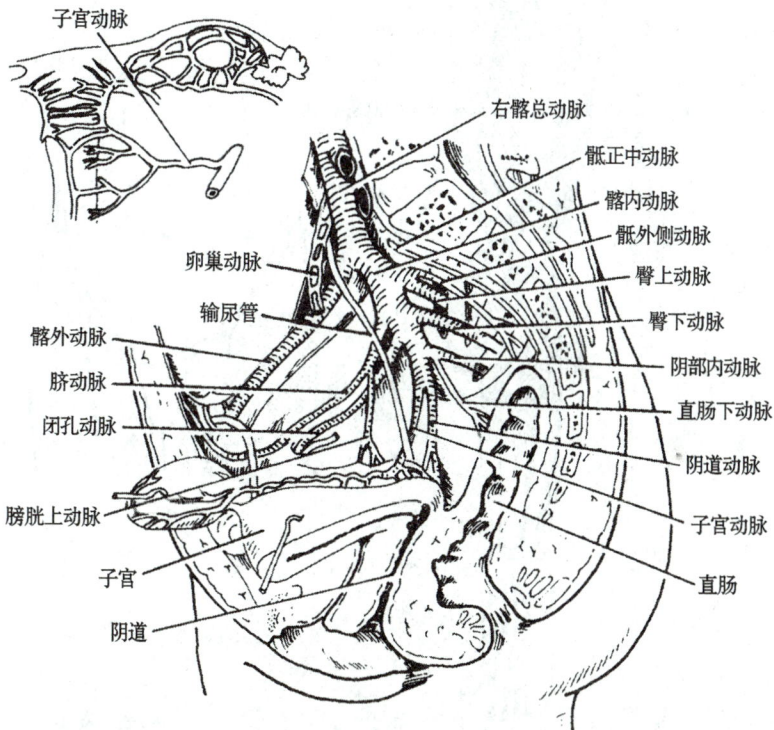

图 8-39 女性盆腔的动脉

和前列腺等处。女性分布于膀胱和阴道。

③ **直肠下动脉**（inferior rectal artery）：行向内下方，分布于直肠下部。

④ **子宫动脉**（uterine artery）：仅存于女性。沿盆腔侧壁向内下走行，进入子宫阔韧带两层之间，在子宫颈外侧越过输尿管前方至子宫侧缘，分支分布于子宫、阴道、输卵管和卵巢等处。

⑤ **阴部内动脉**（internal pudendal artery）：从梨状肌下孔出盆腔，进入会阴深部，分支分布于肛门、会阴和外生殖器。分布于肛门周围的肌和皮肤的分支称肛门动脉。

（2）**髂外动脉**（external iliac artery）　沿腰大肌内侧缘下降，经腹股沟韧带中点深面至股三角，移行为股动脉。

髂外动脉在腹股沟韧带稍上方发出腹壁下动脉，经腹股沟腹环内侧，行向内上，进入腹直肌鞘，与腹壁上动脉吻合，分布于腹直肌和腹膜等处（图 8 – 40）。

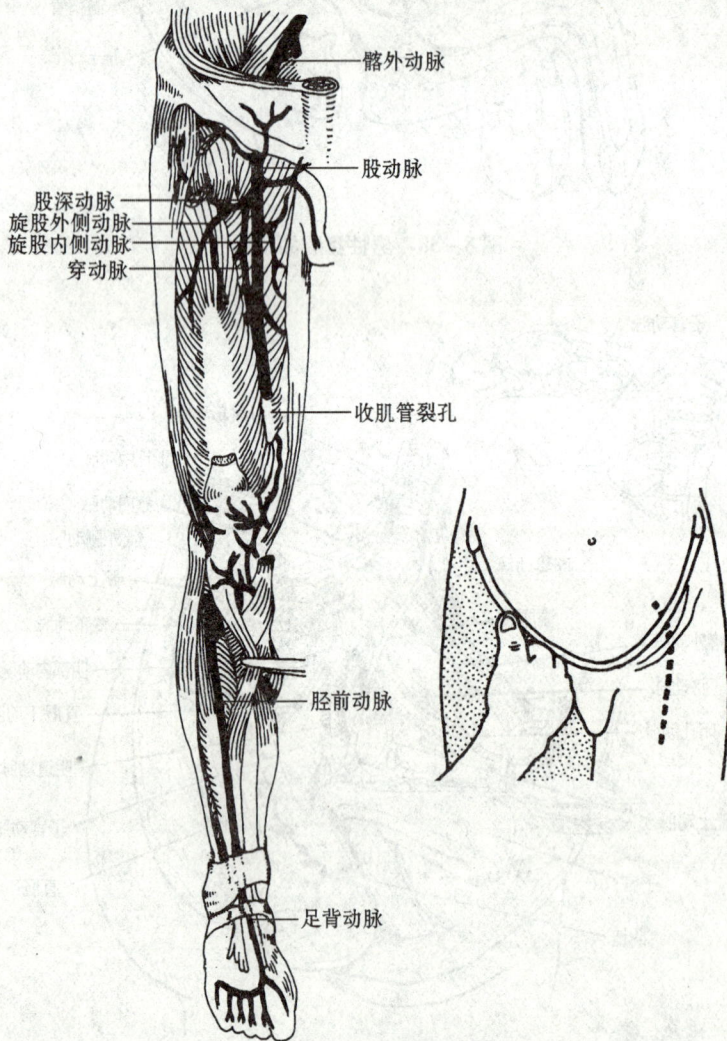

图 8 – 40　股动脉及其分支

（3）**股动脉**（femoral artery）　是下肢动脉的主干，为髂外动脉的直接延续。在股三角内下行，至股三角的下份穿向背侧到腘窝，移行为腘动脉（图 8 - 40）。股动脉的分支分布于大腿肌和髋关节。在腹股沟韧带稍内侧的下方，股动脉位置表浅，可摸到其搏动，于此处将股动脉压向耻骨，可进行下肢的临时性止血。股动脉是临床上动脉穿刺和插管常选用的血管。

（4）**腘动脉**（popliteal artery）　在腘窝深部下行，在腘窝下角处分为胫前动脉和胫后动脉。腘动脉分支分布于膝关节及其周围的肌等处（图 8 - 41）。在腘窝加垫、屈膝包扎，可压迫腘动脉，进行小腿和足的临时性止血。

（5）**胫前动脉**（anterior tibial artery）　由腘动脉发出后，向前穿小腿骨间膜进入小腿前部，在小腿前群肌内下行，经踝关节前方到足背，移行为**足背动脉**（dorsal artery of foot）（图 8 - 42）。足背动脉在踝关节前方续接胫前动脉，走行于姆长伸肌腱和趾长伸肌腱之间。胫前动脉的分支分布于小腿前群肌；足背动脉分支分布于足背和足趾等处。在踝关节的前方，内踝和外踝连线中点处易触及足背动脉的搏动。足背部出血时，可在此处向深部压迫足背动脉进行止血。

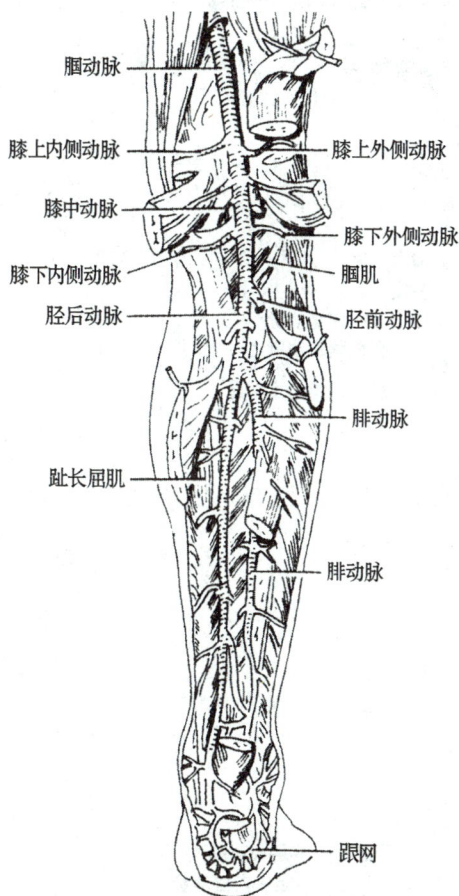

图 8 - 41　小腿后面的动脉及其分支

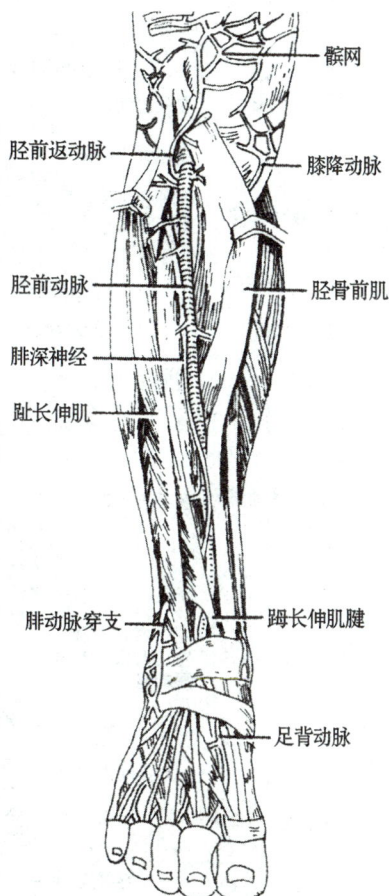

图 8 - 42　小腿前面的动脉及其分支

（6）**胫后动脉**（posterior tibial artery）　在小腿后群浅、深层屈肌之间下行，经内踝后方入足底，分为足底内侧动脉和足底外侧动脉（图8–41）。

① 足底内侧动脉：较小，沿足底内侧前行，分支分布于足底内侧的结构。

② 足底外侧动脉：较粗，在足底外侧斜行至第5跖骨底，转向内侧行至第1跖骨间隙，与足背动脉的足底深支吻合，构成足底深弓，由足底深弓发出数条足趾底动脉，再分支分布于足底。

③ 足底深弓：位于跖骨底附近，骨间肌的浅面，发出4条跖足底总动脉，前行至跖趾关节附近，各分为两条趾足底固有动脉，分布于相邻足趾的相对缘。

胫后动脉的分支分布于小腿后群肌和外侧群肌；足底内侧动脉和足底外侧动脉分布于足底和足趾。

体循环动脉的主要分支见图8–43。

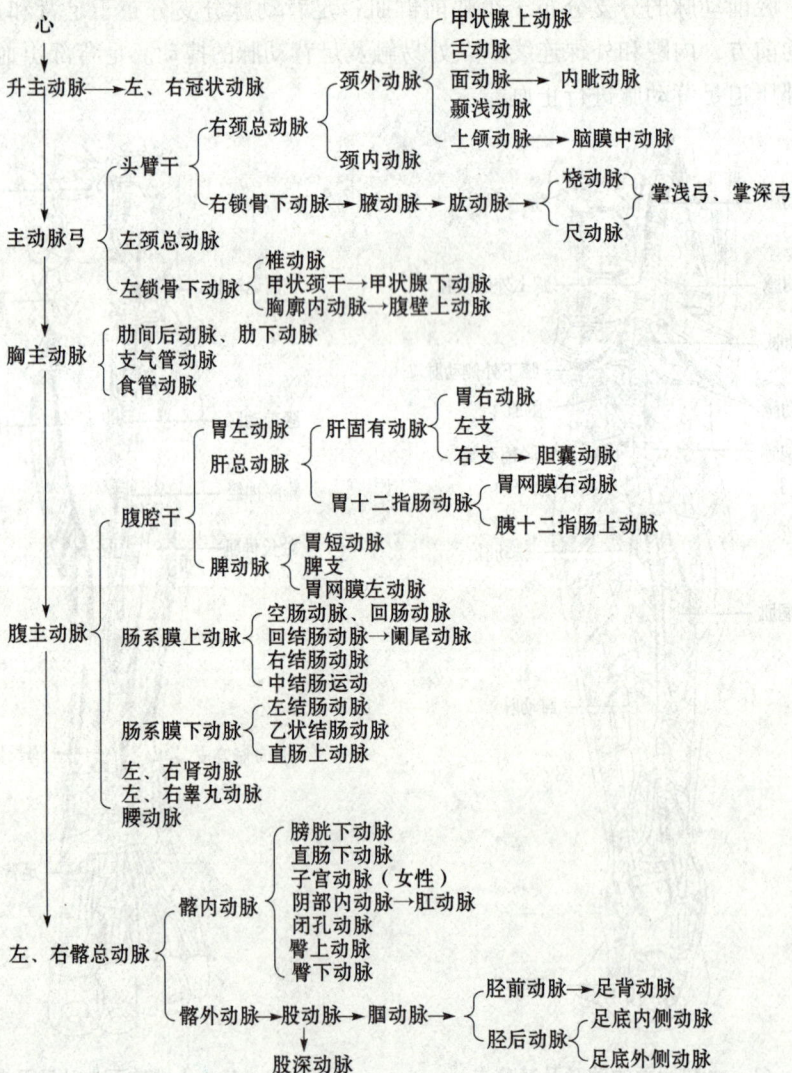

图8–43　体循环动脉的主要分支示意图

（四）体循环的静脉

体循环的静脉始于毛细血管，逐级汇合，最后汇成大静脉注入右心房。静脉与伴行的动脉相比，有下列特点：①静脉内血流缓慢，压力低，管壁较薄，管腔大。②静脉管壁的内面大多有静脉瓣（图8-44）。静脉瓣呈半月形小袋，袋口呈向心性，可阻止血液倒流。四肢的浅静脉静脉瓣较丰富；大静脉、肝门静脉和头颈部的静脉一般无静脉瓣。③体循环的静脉在配布上有浅静脉和深静脉。浅静脉位于皮下组织内，又称皮下静脉。浅静脉数量较多，不与动脉伴行，最后注入深静脉。由于浅静脉位置表浅，临床上常通过它们做静脉内注射、输液、输血。深静脉位于深筋膜深面或体腔内，多与同名动脉伴行，其名称、行程和导血范围大多数与伴行的动脉相同。④静脉之间有丰富的吻合。

体循环的静脉可分为上腔静脉系、下腔静脉系和心静脉系。

1. 上腔静脉系　上腔静脉系由上腔静脉及其属支组成。上腔静脉系主要收集头部、颈部、胸部（心除外）和上肢的静脉血。

（1）上腔静脉（superior vena cava）　是上腔静脉系的主干。上腔静脉是一条短而粗的静脉干，由左、右头臂静脉在右侧第1胸肋关节的后方汇合而成，沿升主动脉右侧垂直下行，注入右心房。上腔静脉注入右心房前有奇静脉注入（图8-45）。

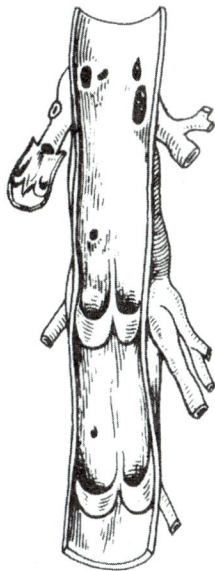

图8-44　静脉瓣

（2）头臂静脉（brachiocephalic vein）　又称无名静脉，左、右各一（图8-45），在胸锁关节的后方由同侧的颈内静脉和锁骨下静脉汇合而成。颈内静脉和锁骨下静脉汇合处的夹角称静脉角（venous angle），是淋巴导管注入静脉的部位。头臂静脉的主要属支有颈内静脉和锁骨下静脉。

1）颈内静脉（internal jugular vein）　是头颈部静脉回流的主干，上端在颈静脉孔处接乙状窦，先后在颈内动脉和颈总动脉外侧下行，至胸锁关节后方与锁骨下静脉汇合成头臂静脉。

颈内静脉的属支有颅内支和颅外支两类。颅内支通过硬脑膜窦收集脑和眼等处的静脉血；颅外支主要收集面部、颈深部、舌、咽和甲状腺等处的静脉血（图8-46）。

颈内静脉在颅外的主要属支是**面静脉**（facial vein）。面静脉在眼内眦处起自内眦静脉，伴面动脉下行，至舌骨平面汇入颈内静脉。面静脉收集面部的静脉血。面静脉通过内眦静脉、眼静脉与颅内海绵窦相交通。面静脉在平口角以上的部分一般无静脉瓣。临床上通常将鼻根至两侧口角之间的区域，称危险三角。故面部发生化脓性感染时，应慎重处理，切忌挤压，以免细菌经内眦静脉和眼静脉进入颅内，引起颅内感染。

2）**锁骨下静脉**（subclavian vein）　在第1肋外缘处续接腋静脉，向内行至胸锁关节后方，与颈内静脉汇合成头臂静脉（图8-45）。锁骨下静脉主要收集上肢和颈浅部的静脉血。

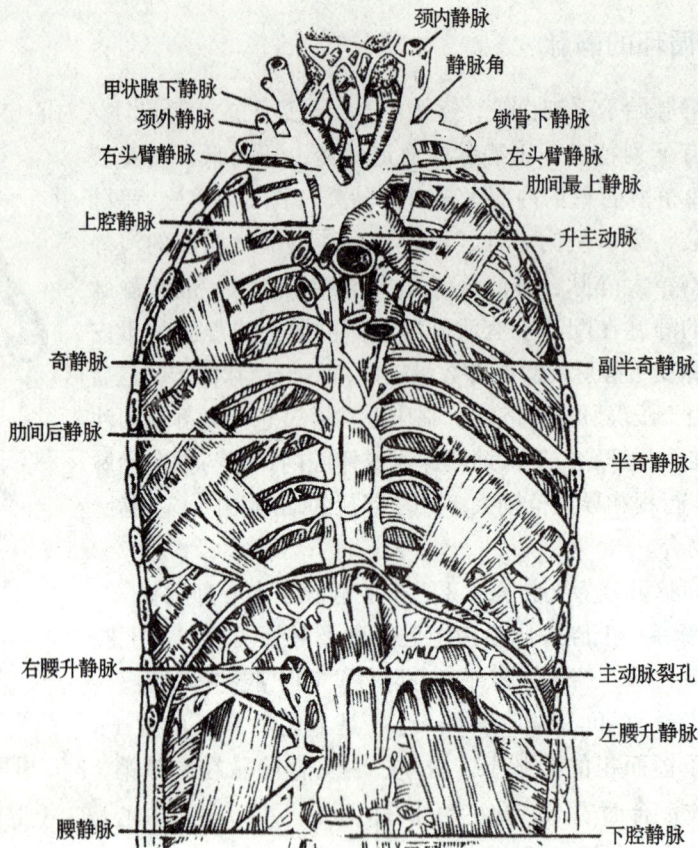

图 8-45 上腔静脉及其属支

　　锁骨下静脉的属支除腋静脉外，其属支主要有**颈外静脉**（external jugular vein）。颈外静脉是颈部最大的浅静脉，沿胸锁乳突肌表面下行，注入锁骨下静脉。颈外静脉主要收集头皮和面部的静脉血。颈外静脉的位置表浅而恒定，故临床儿科常作颈外静脉穿刺。正常人站立或坐位时，颈外静脉常不显露，右心衰竭的患者或上腔静脉阻塞引起颈外静脉回流不畅时，静脉末端的瓣膜不能防止血逆流，在体表可见静脉充盈轮廓，称颈静脉怒张。

　　3）上肢的静脉　上肢静脉分浅静脉和深静脉。

　　① 上肢浅静脉：手的浅静脉在手背形成手背静脉网，继而在向心回流中逐渐汇合成三条主要静脉，即头静脉、贵要静脉和肘正中静脉（图 8-47）。临床上常选手背静脉网、头静脉、贵要静脉和肘正中静脉做静脉穿刺，是临床输液、注射和抽血常选部位。

　　头静脉（cephalic vein）起自手背静脉网的桡侧，沿前臂桡侧和上臂内侧上行，经三角肌和胸大肌之间至锁骨下窝，穿深筋膜注入腋静脉。

　　贵要静脉（basilic vein）起自手背静脉网的尺侧，沿前臂屈侧和上臂内侧上行，到上臂中部，穿深筋膜注入肱静脉。

　　肘正中静脉（median cubital vein）位于肘窝皮下，自头静脉向内上方连到贵要静脉。

　　② 上肢深静脉：从手掌至腋窝的深静脉都与同名动脉伴行，而且多为两条。桡静

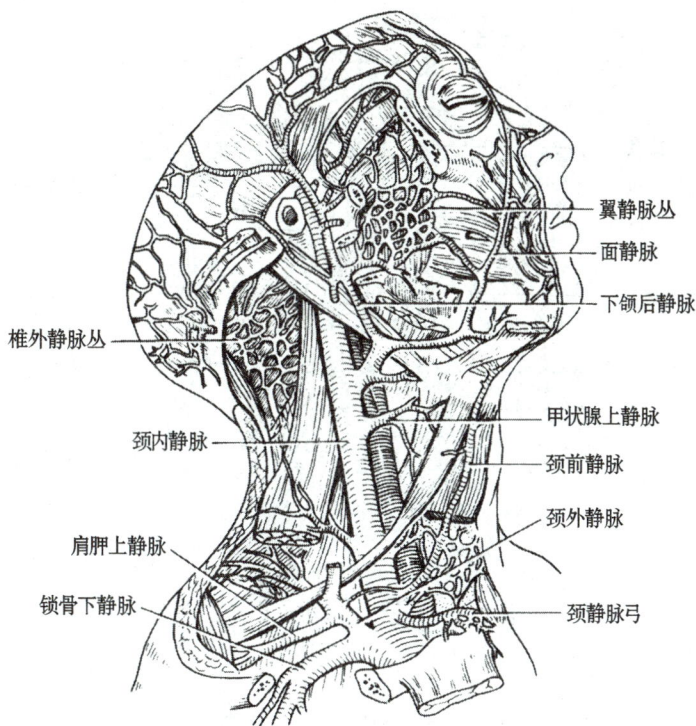

图 8-46 头颈部静脉及其属支

脉和尺静脉汇合成肱静脉，两条肱静脉汇合成一条腋静脉。腋静脉收集上肢浅、深静脉回流的血液，跨过第 1 肋外缘后移行为锁骨下静脉。

（3）**胸部的静脉** 胸部静脉主干为**奇静脉**（azygos vein）。奇静脉位于胸后壁，由右腰升静脉向上穿过膈延续而成，沿脊柱右侧上行，至第 4～5 胸椎体高度向前弯曲，经右肺根上方，注入上腔静脉。奇静脉主要收集肋间后静脉、食管静脉、支气管静脉等处的静脉血（图 8-45）。

2. 下腔静脉系 下腔静脉系由下腔静脉及其属支组成。下腔静脉系收集下肢、盆部和腹部的静脉血。

（1）**下腔静脉**（inferior vena cava） 是下腔静脉系的主干。下腔静脉为人体最大的静脉，由左、右髂总静脉在第 5 腰椎体右前方汇合而成，沿腹主动脉右侧上行，穿膈的腔静脉孔进入胸腔，注入右心房（图 8-48）。

（2）**髂总静脉**（common iliac vein） 在骶髂关节前方由髂内静脉和髂外静脉汇合而成，向内上方斜行，至第 5 腰椎平面，左、右髂总静脉汇合成下腔静脉。

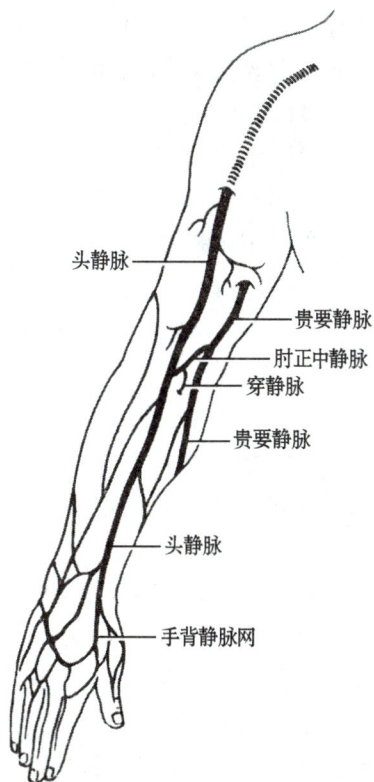

图 8-47 上肢的浅静脉

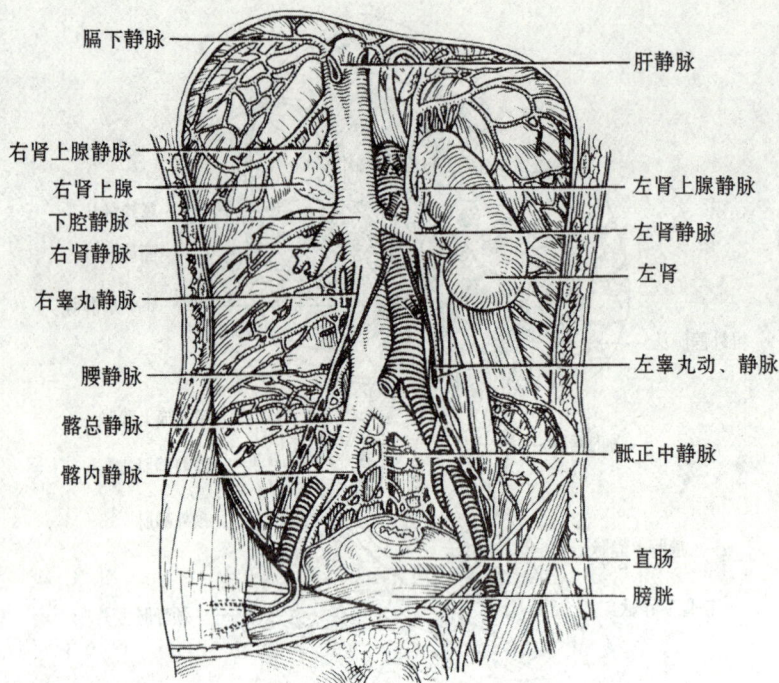

图 8-48　下腔静脉及其属支

1）**髂内静脉**（internal iliac vein）　是盆部的静脉主干。髂内静脉在小骨盆侧壁的内面，沿同名动脉的后内侧上行，至骶髂关节前方与髂外静脉汇合成髂总静脉。髂内静脉收集盆腔器官和盆壁的静脉血。

髂内静脉的属支与动脉伴行，包括膀胱下静脉、直肠下静脉、子宫静脉丛和阴道静脉、阴部内静脉、闭孔静脉、臀上静脉和臀下静脉等，分别收集同名动脉分布区域的静脉血。

2）**髂外静脉**（external iliac vein）　在腹股沟韧带深面接续股静脉，沿盆腔侧壁斜向内上，至骶髂关节前方与髂内静脉汇合成髂总静脉。髂外静脉主要收集下肢和腹前壁下部的静脉血。

3）**下肢的静脉**　分为浅静脉和深静脉两种。

① 下肢的浅静脉：足背的浅静脉发达，相互吻合形成足背静脉弓，由弓的两端向上延续为两条浅静脉，即大隐静脉和小隐静脉。下肢的浅静脉是静脉曲张的好发部位。

大隐静脉（great saphenous vein）是全身最长的浅静脉，在足背内侧缘起自足背静脉弓的内侧端，经内踝前方，沿小腿的内侧面和大腿前内侧面，至腹股沟韧带稍下方，穿深筋膜注入股静脉（图 8-49）。大隐静脉在内踝的前方位置表浅而恒定，临床上常在内踝前上方做大隐静脉穿刺或大隐静脉切开术。

小隐静脉（small saphenous vein）在足背的外侧缘起自足背静脉弓的外侧端，经外踝后方，沿小腿后面上行至腘窝，穿深筋膜注入腘静脉（图 8-49）。

② 下肢的深静脉：从足底起始上行至小腿的深静脉均为两条，与同名动脉伴行。胫前静脉和胫后静脉上行到腘窝处汇合成一条腘静脉，该静脉上行移行为股静脉。股静脉上行达腹股沟韧带的深面移行为髂外静脉。

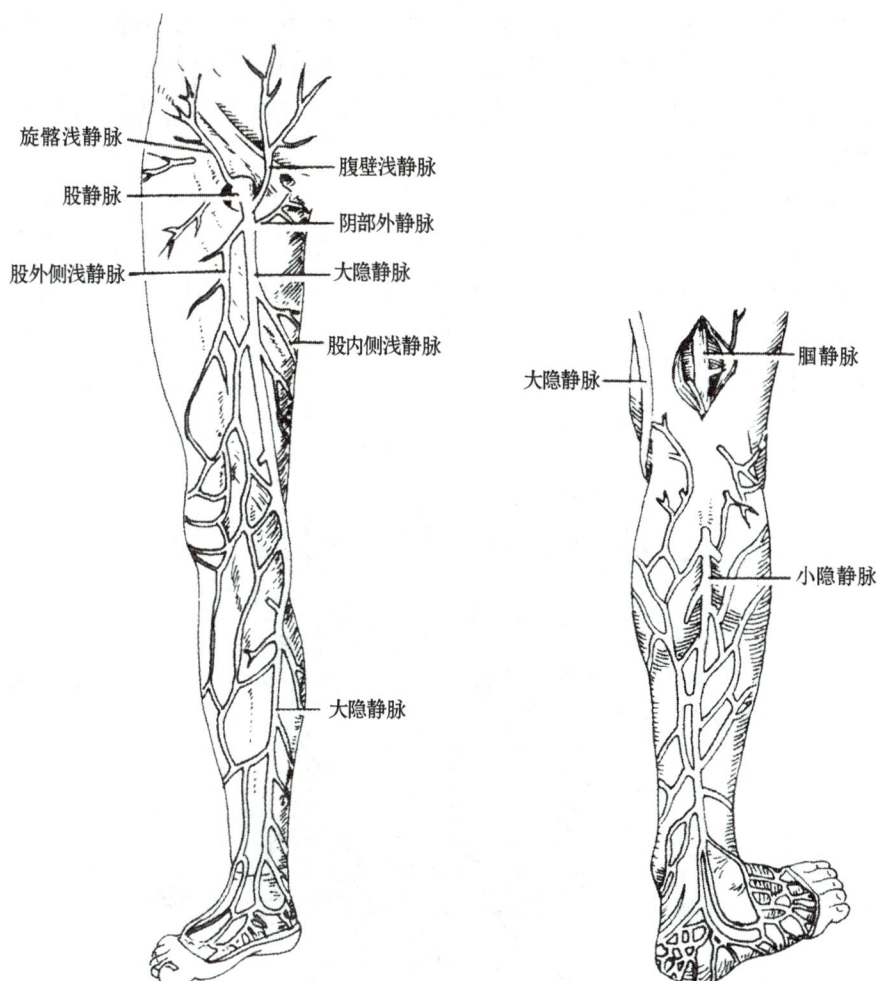

图 8-49　下肢的浅静脉

股静脉（femoral vein）在腹股沟韧带深面位于股动脉内侧，位置恒定而且可借股动脉搏动而定位。临床上行股静脉穿刺时，常在腹股沟韧带中点稍内侧的下方，先触知股动脉的搏动，然后在它的内侧进针入股静脉。

（3）**腹部的静脉**　腹部静脉的主干为下腔静脉。直接注入下腔静脉的属支分壁支和脏支两种。

1）壁支　主要是 4 对腰静脉。腰静脉与同名动脉伴行，直接注入下腔静脉。

2）脏支　主要有睾丸静脉、肾静脉和肝静脉。

① **睾丸静脉**（testicular vein）：起自睾丸和附睾，呈蔓状缠绕睾丸动脉组成蔓状静脉丛，由此丛向上汇成一条睾丸静脉。右睾丸静脉以锐角注入下腔静脉。左睾丸静脉以直角注入左肾静脉，故睾丸静脉曲张多见于左侧。在女性此静脉称为**卵巢静脉**（ovarian vein），其流注关系与男性相同。

② **肾静脉**（renal vein）：起自肾门处，在肾动脉前方横行向内，注入下腔静脉。

③ **肝静脉**（hepatic vein）：肝内的小叶下静脉逐级汇合成肝静脉。肝静脉有三条，分

别为肝左静脉、肝中静脉和肝右静脉，包埋于肝实质内，在肝的后缘出肝注入下腔静脉。

（4）**肝门静脉系** 由肝门静脉及其属支组成肝门静脉系。**肝门静脉**（hepatic portal vein）收集食管下段、胃、小肠、大肠（到直肠上部）、胆囊、胰和脾等腹腔内不成对器官（肝除外）的静脉血。

1）肝门静脉的组成 肝门静脉是一条粗短的静脉干，长 6～8cm，由肠系膜上静脉和脾静脉在胰头后方汇合而成。肝门静脉行向右上方进入肝十二指肠韧带内，经肝固有动脉和胆总管的后方上行，至肝门处分为左、右两支进入肝左叶和肝右叶。肝门静脉在肝内反复分支，最终注入肝血窦。来自肝固有动脉的血液，最终也注入肝血窦（图 8-50）。

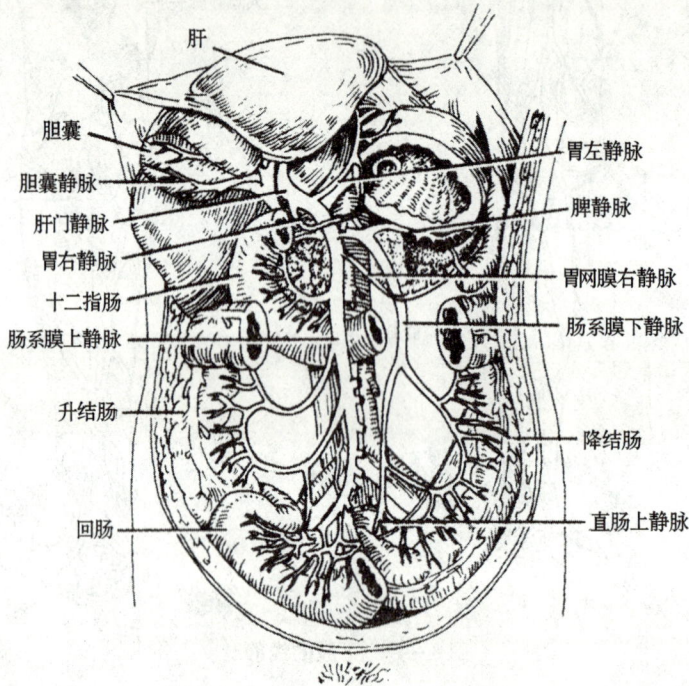

图 8-50 肝门静脉及其属支

2）肝门静脉的主要属支 主要有肠系膜上静脉、脾静脉、肠系膜下静脉、胃左静脉和附脐静脉。

① **肠系膜上静脉**（superior mesenteric vein）：与同名动脉伴行，收集同名动脉分布区域的静脉血。

② **脾静脉**（splenic vein）：与同名动脉伴行，除收集同名动脉分布区域的静脉血外，还收纳肠系膜下静脉。

③ **肠系膜下静脉**（inferior mesenteric vein）：与同名动脉伴行，收集同名动脉分布区域的静脉血，注入脾静脉。

④ **胃左静脉**（left gastric vein）：与同名动脉伴行，收集同名动脉分布区域的静脉血。

⑤ **附脐静脉**（paraumbilical vein）：为数条细小的静脉，起自脐周静脉网，沿肝圆韧带走行，注入肝门静脉。

　　3）门 - 腔静脉之间的吻合部位　肝门静脉系与上、下腔静脉系之间存在丰富的吻合，主要的吻合部位有食管静脉丛、直肠静脉丛和脐周静脉网三处（图 8 - 51）。

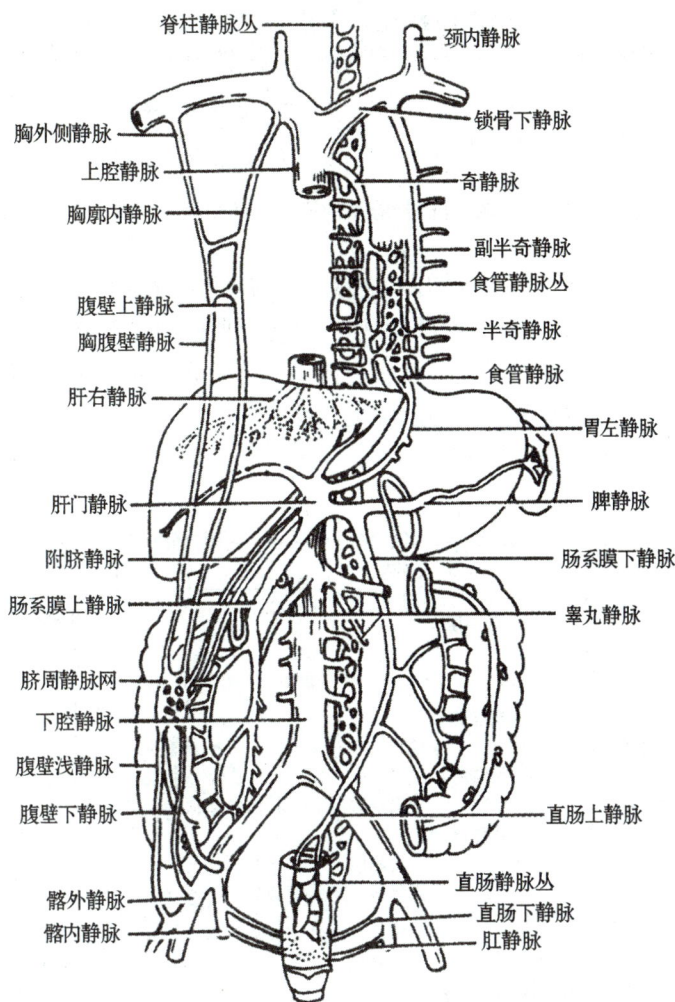

图 8 - 51　肝门静脉系与上、下腔静脉系的交通

　　① 食管静脉丛：位于食管下段的黏膜下层内。肝门静脉系的胃左静脉与上腔静脉系的食管静脉通过食管静脉丛相互交通。

　　② 直肠静脉丛：位于直肠下段的黏膜下层内。肝门静脉系的直肠上静脉与下腔静脉系的直肠下静脉和肛静脉通过直肠静脉丛相互吻合交通。

　　③ 脐周静脉网：位于脐周围的皮下组织内。肝门静脉系的附脐静脉与上腔静脉系的胸壁浅、深静脉通过脐周静脉网相互吻合交通；肝门静脉系的附脐静脉与下腔静脉系的腹壁浅、深静脉通过脐周静脉网相互吻合交通。

　　4）肝门静脉的侧支循环途径　正常情况下，肝门静脉系与上、下腔静脉系之间的吻合支细小，血流量少，各属支分别将血液引流向所属的静脉系。如果肝门静脉回流受阻（如肝硬化等）时，血液不能经肝门静脉畅流入肝，肝门静脉系的血液可经肝门静脉系与上、下腔静脉系之间的吻合建立侧支循环，分别经上、下腔静脉回流入心。肝门静脉系的侧支循环途径主要有三条，见图 8-52。

途径 1：肝门静脉→胃左静脉→食管静脉丛→食管静脉→奇静脉→上腔静脉。

途径 2：肝门静脉→脾静脉→肠系膜下静脉→直肠上静脉→直肠静脉丛→直肠下静脉和肛静脉→髂内静脉→髂总静脉→下腔静脉。

途径 3：肝门静脉 → 附脐静脉 → 脐周静脉网 胸壁的浅、深静脉 → 腋静脉 → 锁骨下静脉 → 头臂静脉 → 上腔静脉。

腹壁的浅、深静脉 → 股静脉 → 髂外静脉 → 髂总静脉 → 下腔静脉。

图 8-52　肝门静脉系的侧支循环途径示意图

由于侧支循环的建立，血流量增多，可造成吻合部位的细小静脉曲张，如食管静脉丛曲张、直肠静脉丛曲张和脐周静脉网曲张。严重时曲张静脉破裂。如果食管静脉丛破裂，可引起呕血；直肠静脉丛破裂，可引起便血；脐周静脉网曲张而出现胸腹壁静脉怒张。也可引起脾和胃肠淤血等，出现脾肿大和腹水等。

体循环主要静脉的回流见图 8-53。

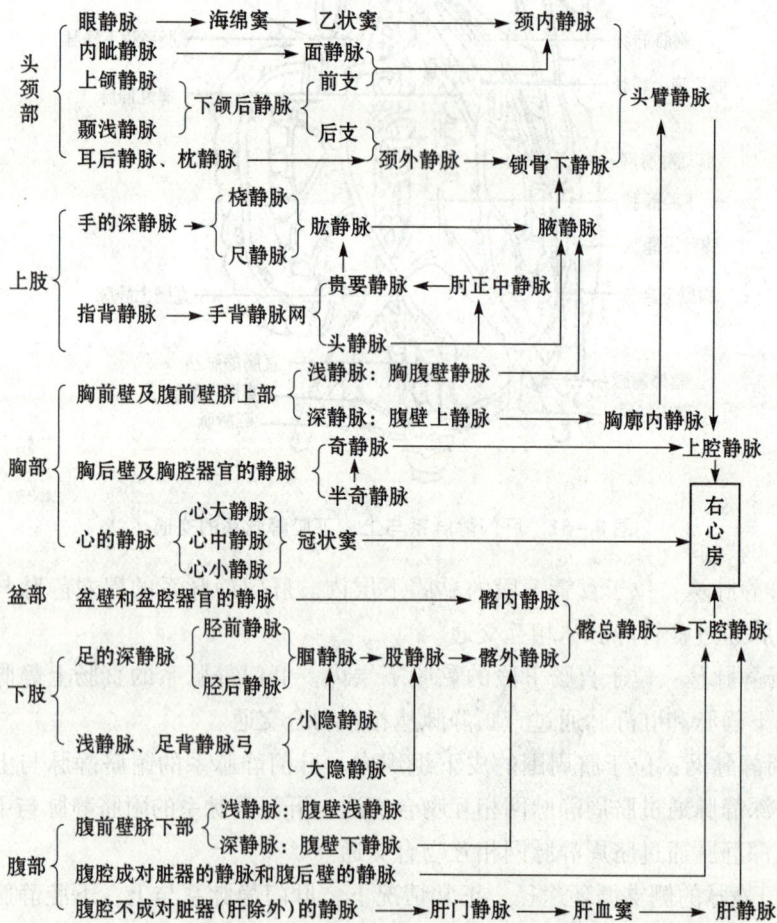

图 8-53　体循环的静脉回流示意图

第三节 淋 巴 系 统

一、淋巴系统的组成和主要功能

（一）淋巴系统的组成

淋巴系统（lymphatic system）由淋巴管道、淋巴器官和淋巴组织组成。淋巴管道可分为毛细淋巴管、淋巴管、淋巴干和淋巴导管。淋巴器官包括淋巴结、脾、胸腺和腭扁桃体等。淋巴组织是含有大量淋巴细胞的网状组织，主要分布于消化管和呼吸道的黏膜内。

（二）淋巴系统的主要功能

当血液经动脉运行到毛细血管动脉端时，水和营养物质透过毛细血管壁滤出，进入组织间隙形成组织液。组织液与细胞之间进行物质交换后，大部分经毛细血管静脉端被吸收入静脉，小部分则进入毛细淋巴管形成淋巴。淋巴为无色透明的液体。淋巴沿各级淋巴管向心流动，最后汇入静脉。

淋巴管道是静脉的辅助管道，有协助静脉导引体液回流入心的功能。淋巴器官和淋巴组织具有产生淋巴细胞、过滤淋巴、参与机体的免疫反应等功能（图 8-54）。

二、淋巴管道

（一）毛细淋巴管

毛细淋巴管（lymphatic capillary）是淋巴管道的起始部分，以膨大的盲端起始于组织间隙，彼此吻合成网。毛细淋巴管由内皮细胞构成，管壁的通透性大于毛细血管，一些大分子物质，如蛋白质、细菌、异物和癌细胞等较易进入毛细淋巴管。毛细淋巴管分布较广泛，除脑、脊髓、上皮、角膜、晶状体等处无毛细淋巴管分布外，毛细淋巴管几乎遍布全身。

（二）淋巴管

淋巴管（lymphatic vessel）由毛细淋巴管汇集而成。管壁结构与小静脉相似，但管径较细，管壁较薄，也有丰富的瓣膜。淋巴管在向心回流的过程中，一般都经过一个或多个淋巴结。淋巴管根据所在的位置，可分为浅淋巴管和深淋巴管两种。浅淋巴管位于皮下，多与浅静脉伴行；深淋巴管与深部的血管伴行。

（三）淋巴干

全身的淋巴管逐级汇合形成较大的**淋巴干**（lymphatic trunks）。全身共有 9 条淋巴干：即左、右颈干，由头颈部的淋巴管汇合而成；左、右锁骨下干，由上肢的淋巴管汇

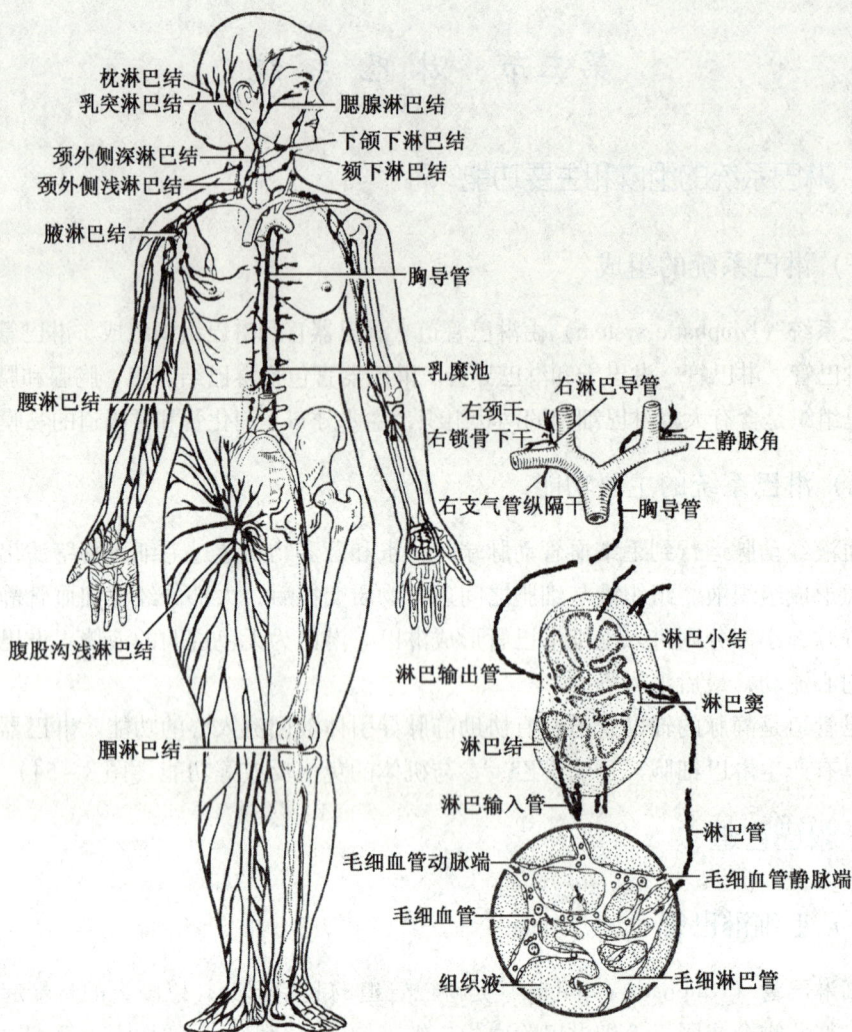

图 8-54 淋巴系统模式图

合而成；左、右支气管纵隔干，由胸腔脏器的淋巴管汇合而成；左、右腰干，由下肢和盆部的淋巴管汇合而成；肠干由腹腔内不成对脏器的淋巴管汇合而成（图 8-55）。

（四）淋巴导管

全身 9 条淋巴干汇集形成两条大的**淋巴导管**（lymphatic duct），即胸导管和右淋巴导管（图 8-56）。

1. 胸导管（thoracic duct） 是全身最大的淋巴管道，长 30~40cm。胸导管由左、右腰干和肠干在第 1 腰椎体前方汇合而成。胸导管起始部膨大呈梭形，称乳糜池（cisterna chyli）。胸导管自乳糜池起始后，上行经膈的主动脉裂孔进入胸腔，在食管的后方，沿脊柱右前方上行到左颈根部，呈弓形向前下弯曲注入左静脉角。胸导管在注入左静脉角前，接受左颈干、左锁骨下干和左支气管纵隔干。

胸导管收集两下肢、盆部、腹部、左半胸部、左上肢和左半头颈部的淋巴。

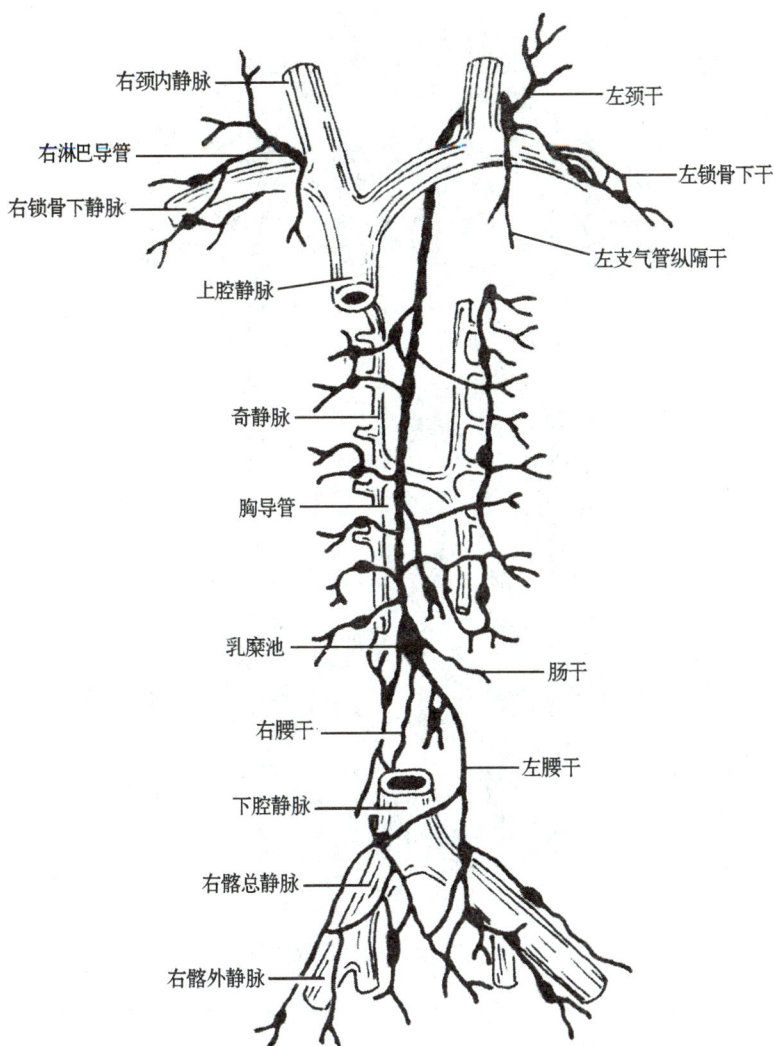

右颈内静脉
右淋巴导管
右锁骨下静脉
上腔静脉
奇静脉
胸导管
乳糜池
右腰干
下腔静脉
右髂总静脉
右髂外静脉

左颈干
左锁骨下干
左支气管纵隔干
肠干
左腰干

图 8 - 55 淋巴干及淋巴导管

2. 右淋巴导管（right lymphatic duct） 为一短干，长 1~1.5cm，由右颈干、右锁骨下干和右支气管纵隔干汇合而成，注入右静脉角（图 8 - 56）。

右淋巴导管收集右半头颈部、右上肢、右半胸部的淋巴。

三、淋巴器官

（一）淋巴结

1. 淋巴结的形态 淋巴结（lymph nodes）为灰红色圆形或椭圆形小体，质软。淋巴结的一侧隆凸，另一侧向内凹陷为淋巴结门。输入淋巴管从淋巴结隆凸侧进入淋巴结，输出淋巴管从淋巴结门穿出。

2. 淋巴结的结构 淋巴结的表面有结缔组织构成的被膜，被膜下方为淋巴结实质。淋巴结的实质由淋巴组织构成，淋巴组织主要由密集的淋巴细胞构成，淋巴细胞包括 B

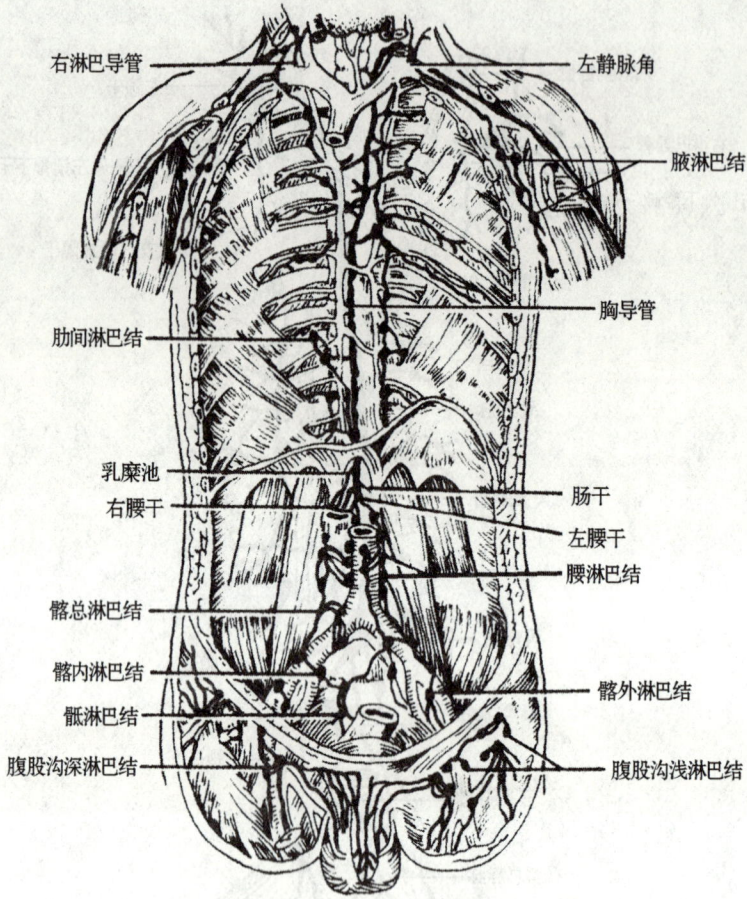

右淋巴导管　　　　　　　　　　　　　　　　左静脉角

腋淋巴结

胸导管

肋间淋巴结

乳糜池　　　　　　　　　　　　　　　　肠干

右腰干　　　　　　　　　　　　　　　　左腰干

腰淋巴结

髂总淋巴结

髂内淋巴结　　　　　　　　　　　　　　髂外淋巴结

骶淋巴结

腹股沟深淋巴结　　　　　　　　　　　腹股沟浅淋巴结

图 8 – 56　胸导管及腹、盆腔的淋巴结

淋巴细胞和 T 淋巴细胞。淋巴组织中的不规则腔隙为淋巴窦，是淋巴流动的通道。淋巴结的实质可分为外周的皮质和深部的髓质两部分（图 8 – 57）。

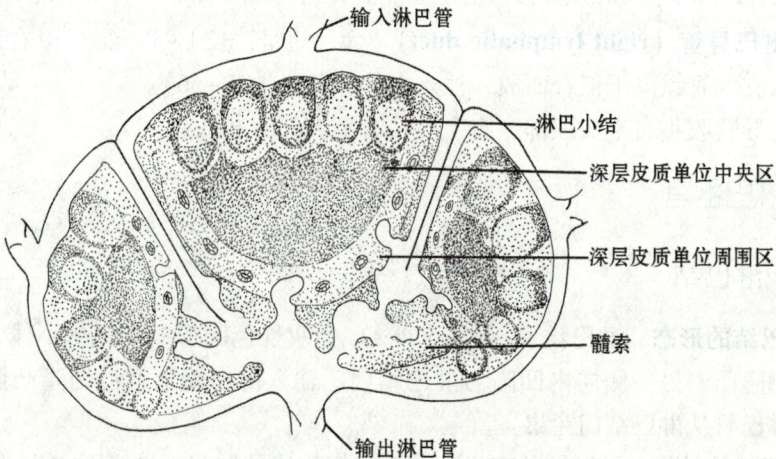

输入淋巴管

淋巴小结

深层皮质单位中央区

深层皮质单位周围区

髓索

输出淋巴管

图 8 – 57　淋巴结（低倍）

3. 淋巴结的功能

（1）**淋巴滤过** 当淋巴流经淋巴结时，淋巴窦内的巨噬细胞可将细菌等异物吞噬清除，起到过滤淋巴的作用。

（2）**产生淋巴细胞** 淋巴结内的淋巴细胞，可以分裂繁殖产生新的淋巴细胞。

（3）**参与机体的免疫** 淋巴结内的 B 淋巴细胞能转化为浆细胞，产生抗体。淋巴结内的 T 淋巴细胞可转变为具有杀伤异体细胞能力的细胞。故淋巴结是人体内重要的免疫器官。

4. 全身主要的淋巴结群 淋巴结一般成群分布于人体的一定部位，并接受一定器官或一定部位回流的淋巴。当某个器官或某部位发生病变时，细菌、毒素、寄生虫或癌细胞等可沿淋巴管侵入相应的局部淋巴结，该淋巴结能及时清除这些细菌、毒素、寄生虫或癌细胞，从而阻止病变的扩散。此时，淋巴结发生细胞分裂繁殖，引起淋巴结的肿大。因此，局部淋巴结肿大常反映其引流范围有病变存在。

（1）**头颈部的淋巴结群** 头部的淋巴结群多位于头颈交界处，由后向前依次有：枕淋巴结、乳突淋巴结、腮腺淋巴结、下颌下淋巴结和颏下淋巴结等，收纳头面部浅层的淋巴，直接或间接汇入颈外侧深淋巴结（图 8 - 58）。

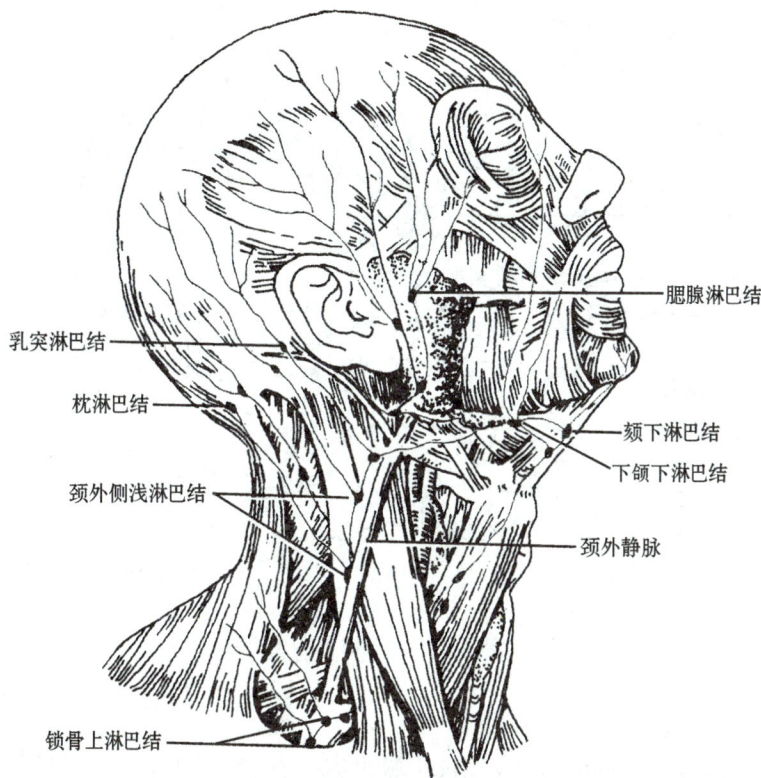

图 8 - 58 头颈部浅淋巴管和淋巴结

① **下颌下淋巴结**（submandibular lymph nodes）：位于下颌下腺附近。下颌下淋巴结收纳面部、鼻部和口腔的淋巴管。面部和口腔感染或肿瘤时，常引起该淋巴结肿大。

② **颈外侧浅淋巴结**（superficial lateral cervical lymph nodes）：位于胸锁乳突肌的浅面，沿颈外静脉排列。颈外侧浅淋巴结收纳耳后部、枕部和颈浅部的淋巴管。颈外侧浅淋巴结是淋巴结结核的好发部位。

③ **颈外侧深淋巴结**（deep lateral cervical lymph nodes）：沿颈内静脉排列，数目多达 10～15 个。颈外侧深淋巴结直接或间接收纳头颈部诸淋巴结的输出管。

颈外侧深淋巴结下部的淋巴结除位于颈内静脉下段周围外，还延伸到锁骨上方，沿锁骨下动脉和臂丛排列，这部分淋巴结又称**锁骨上淋巴结**（nodi lymphatici supraclaviculares）。食管癌或胃癌患者，癌细胞可沿胸导管经左颈干逆流转移到左锁骨上淋巴结，引起该淋巴结肿大（图 8 - 59）。

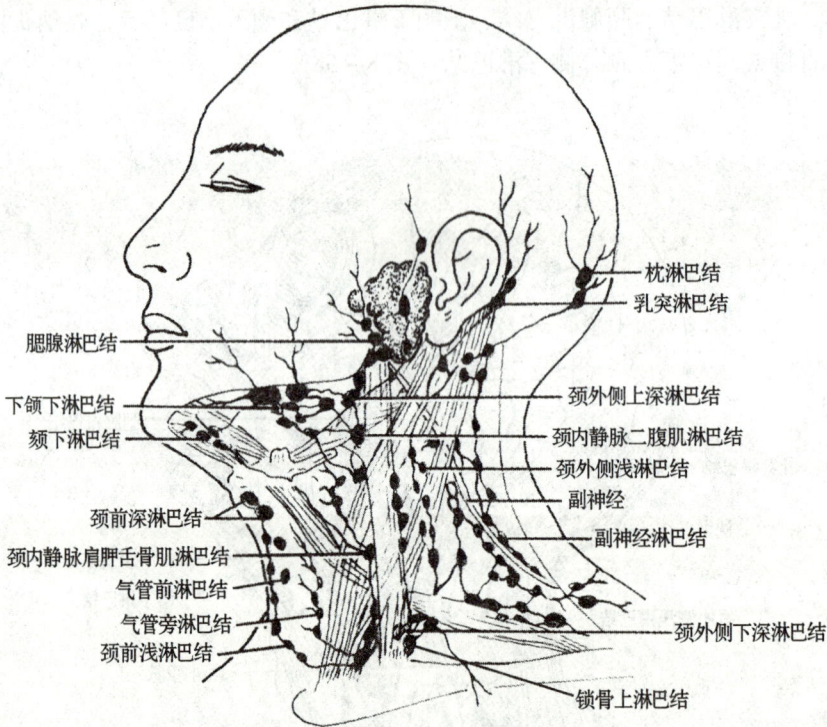

图 8 - 59　颈深部淋巴管和淋巴结

（2）**上肢的淋巴结群**　主要有腋淋巴结。

腋淋巴结（axillary lymph nodes）位于腋窝内，有 15～20 个。腋淋巴结收纳上肢、胸壁和乳房等处的浅、深淋巴管。当上肢感染或乳腺癌转移时，常引起腋淋巴结肿大（图 8 - 60）。

（3）**胸部的淋巴结群**　主要有胸骨旁淋巴结和支气管肺淋巴结。

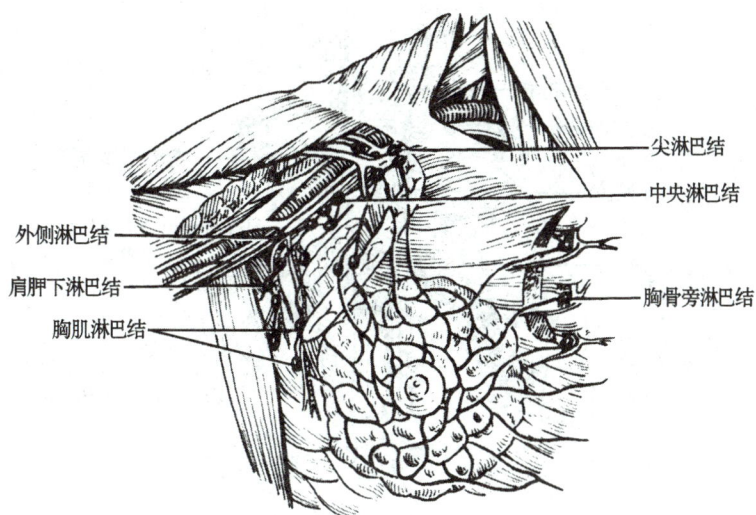

图 8 - 60 腋淋巴结和乳房淋巴结

① **胸骨旁淋巴结**（parasternal lymph nodes）：沿胸廓内动脉排列。胸骨旁淋巴结收纳胸前壁、腹前壁上部和乳房内侧部等处的淋巴管（图 8 - 61）。

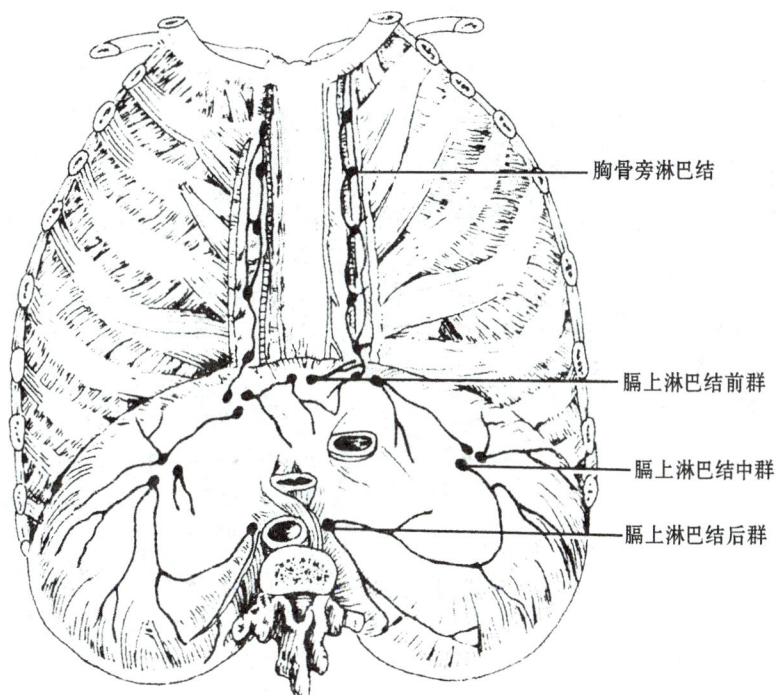

图 8 - 61 胸骨旁淋巴结和膈上淋巴结

② **支气管肺淋巴结**（bronchopulmonary hilar lymph nodes）：位于肺门处，又称肺门淋巴结。支气管肺淋巴结收纳肺的淋巴管（图 8 - 62）。肺部病变时常引起支气管肺淋

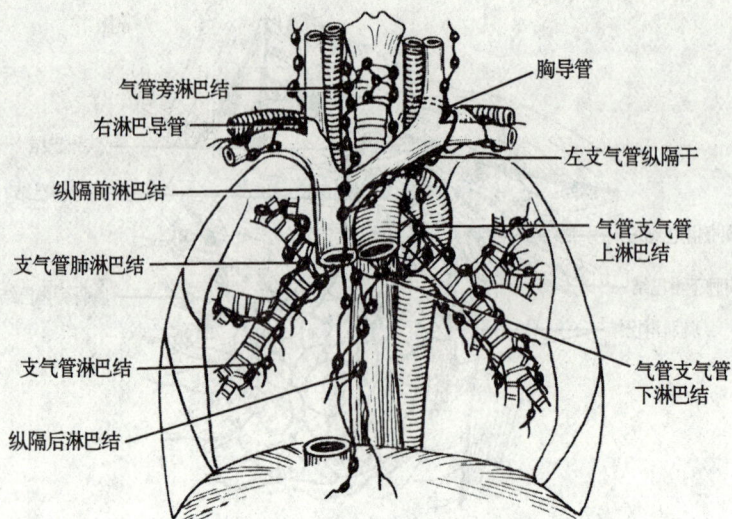

图 8 - 62　胸腔脏器的淋巴结

巴结肿大。

(4) 腹部的淋巴结群　主要有腰淋巴结、腹腔淋巴结、肠系膜上淋巴结和肠系膜下淋巴结（图 6 - 63、图 6 - 64）。

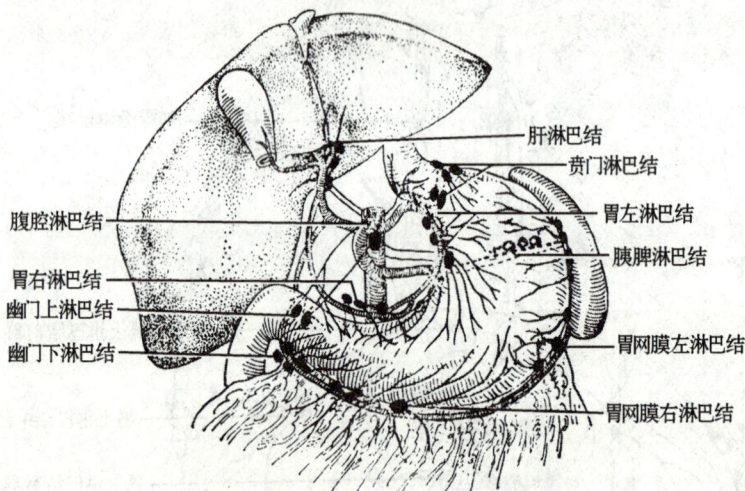

图 8 - 63　沿腹腔干及其分支排列的淋巴结

① 腰淋巴结（lumbar lymph nodes）：位于下腔静脉和腹主动脉周围。腹腔淋巴结收纳髂总淋巴结和腹腔成对脏器的淋巴管。

② 腹腔淋巴结（celiac lymph nodes）：位于腹腔干周围。腹腔淋巴结收纳腹腔干分布区的淋巴管。

③ 肠系膜上淋巴结（superior mesenteric lymph nodes）：位于肠系膜上动脉根部周围。收纳同名动脉分布区的淋巴管。

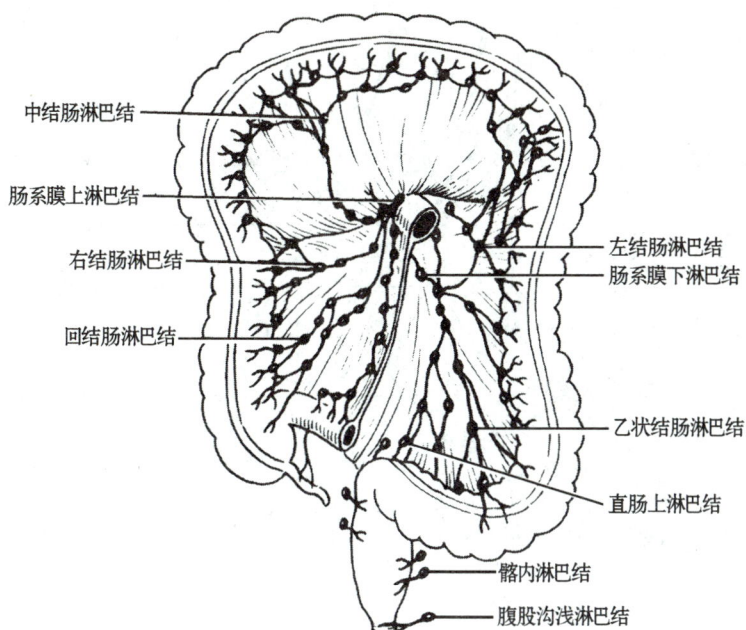

图 8 – 64 大肠的淋巴管和淋巴结

④ **肠系膜下淋巴结**（inferior mesenteric lymph nodes）：位于肠系膜下动脉根部周围。肠系膜下淋巴结收纳同名动脉分布区的淋巴管。

（5）盆部的淋巴结群 沿髂内、外血管和髂总血管排列，分别称**髂内淋巴结**（internal iliac lymph nodes）、**髂外淋巴结**（external iliac lymph nodes）和**髂总淋巴结**（common iliac lymph nodes）。它们分别收纳同名动脉分布区的淋巴管（图 8 –65）。

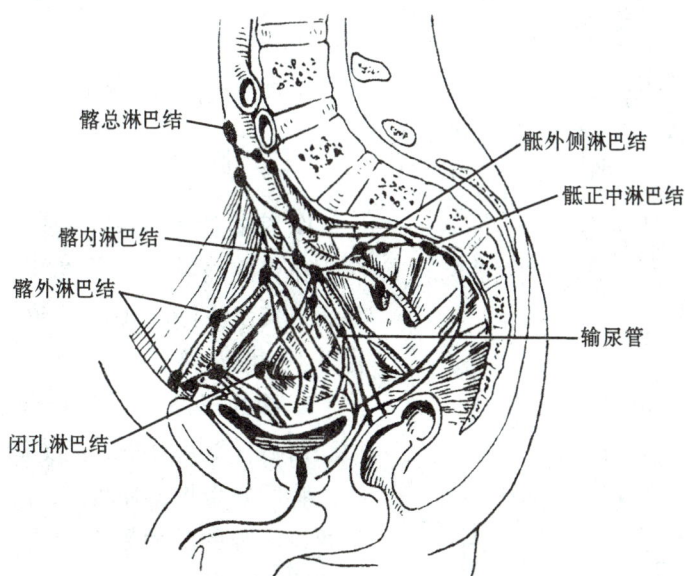

图 8 – 65 盆部淋巴管和淋巴结

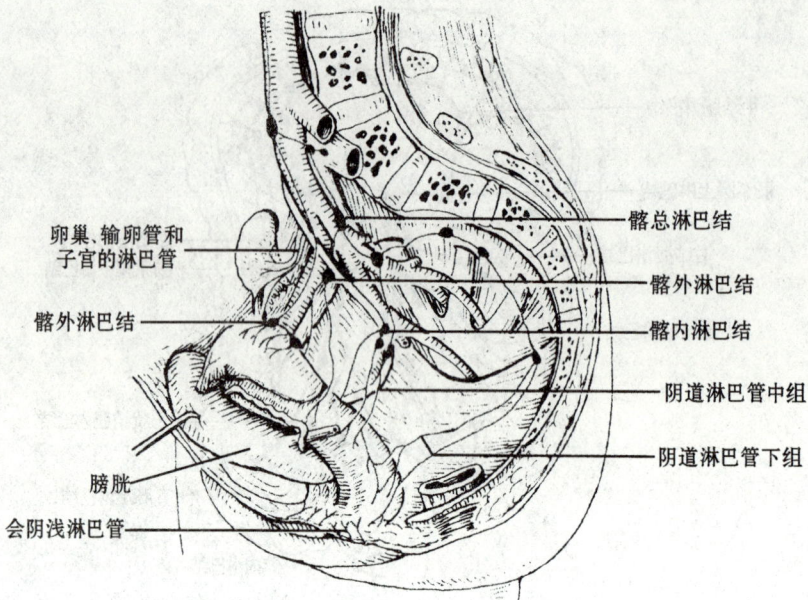

图 8-65 盆部淋巴管和淋巴结（续）

(6) 下肢的淋巴结群 下肢的主要淋巴结有：

① 腹股沟浅淋巴结（superficial inguinal lymph nodes）：在腹股沟皮下位于腹股沟韧带和大隐静脉末端。腹股沟浅淋巴结收纳腹前壁下部、臀部、会阴、外生殖器的淋巴管及下肢的浅淋巴管（图 6-66）。

② 腹股沟深淋巴结（deep inguinal lymph nodes）：位于股静脉根部周围。腹股沟深淋巴结收纳腹股沟浅淋巴结的输出管和下肢的深淋巴管。

全身淋巴的流注关系见图 8-67。

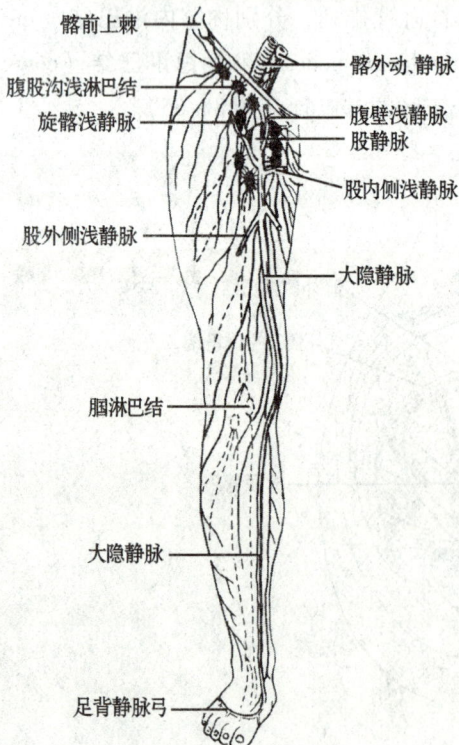

图 8-66 下肢的淋巴管和淋巴结

（二）脾

1. 脾的位置 脾（spleen）位于左季肋区，在胃底与膈之间，相当于第 9～11 肋的深面，其长轴与第 10 肋一致。正常在左侧肋弓下不能触及脾。

2. 脾的形态 脾呈扁椭圆形，暗红色，质软而脆，受暴力冲击易致脾破裂。

脾可分为膈、脏两面，前、后两端，上、下两缘。脾的膈面平滑隆凸，与膈相邻；脏面凹陷，与腹腔脏器相邻，脏面近中央处的凹陷，称为**脾门**（splenic hilum），是脾的血

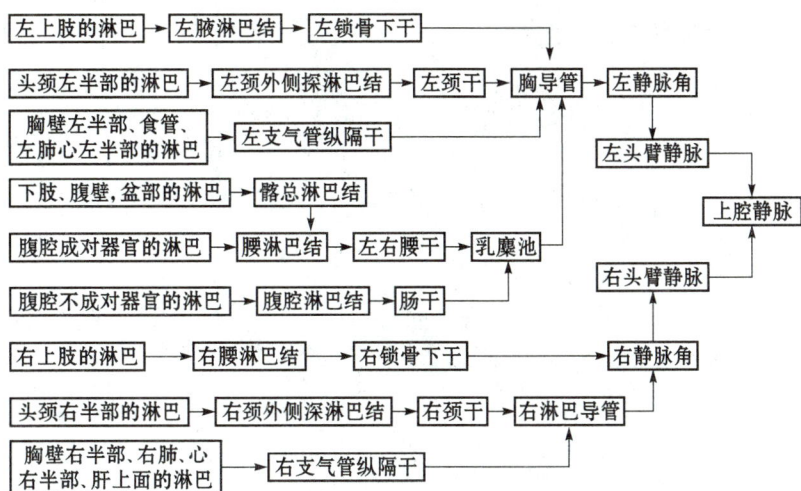

图 8-67 全身淋巴流注关系图

管、神经出入的部位。脾前端较宽阔，朝向前外方；后端圆钝，朝向后内方。脾下缘较钝，朝向后下方；脾的上缘锐利，朝前上方，有 2~3 个切迹，称**脾切迹**（splenic notch）。脾肿大时，脾切迹可作为触诊脾的标志（图 8-68）。

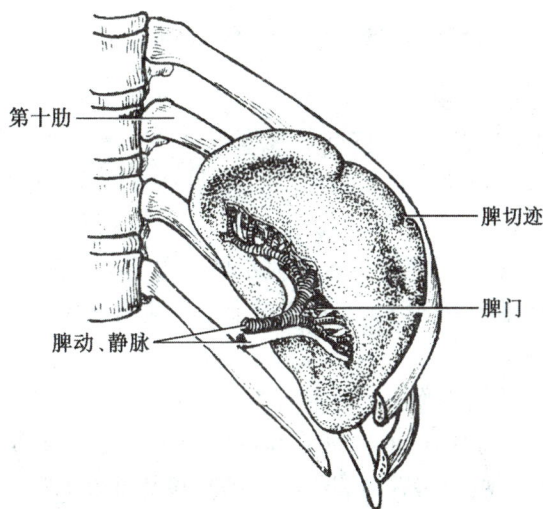

图 8-68 脾的位置和形态

3. 脾的微细结构 脾表面有一层间皮，间皮深面为一层结缔组织被膜。被膜下方为脾实质，主要分为红髓和白髓。在脾的切面上观察，脾实质大部分呈红色，称为红髓；在红髓中散在有 12mm 大小的灰白色小点，称为白髓（图 8-69）。

脾的实质主要由淋巴组织构成，为人体最大的淋巴器官。脾的淋巴细胞也包括 B 淋巴细胞和 T 淋巴细胞，并有网状细胞、巨噬细胞、浆细胞和红细胞等。淋巴组织之间有脾血窦，是血液流通的管道。

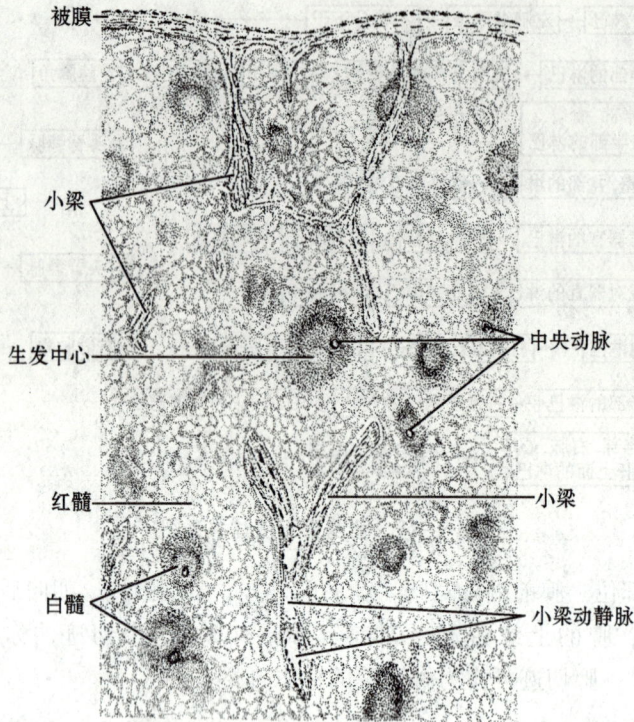

图 8 – 69　脾的微细结构

4. 脾的功能

（1）滤血　血液流经脾时，脾内的巨噬细胞可吞噬清除血液中的细菌、异物及衰老的红细胞和血小板等。当脾功能亢进时，可因其吞噬过度而引起红细胞和血小板的减少，导致贫血。

（2）造血　胚胎时期，脾能产生各种血细胞。出生后，脾主要产生淋巴细胞，同时脾保持有产生多种血细胞的潜能，当严重贫血或某些病理状态下，能重新产生多种血细胞。

（3）储血　脾内有丰富的血窦，可储存大约 40mL 的血液。

（4）参与免疫应答　脾内的淋巴细胞和巨噬细胞都参与机体的免疫反应。当细菌等抗原物质侵入血液时，可引起脾内的 T 淋巴细胞和 B 淋巴细胞的免疫反应。

附：单核吞噬细胞系统

单核吞噬细胞系统（mononuclear phagocytic system）是人体内除血液中的中性粒细胞外，所有具有吞噬功能细胞的总称。其包括结缔组织中的巨噬细胞、血液中的单核细胞、肝内的巨噬细胞、肺内的巨噬细胞、神经系统内的小胶质细胞，以及淋巴结、脾、骨髓中的巨噬细胞等。

单核巨噬细胞系统在形态结构上无直接联系，但是它们均起源于血液中的单核细胞，而且其功能是相同的。单核巨噬细胞系统具有吞噬清除侵入人体的病菌、异物和体内衰老死亡的细胞的作用，并参与机体的免疫反应，对人体具有重要的防御功能。

复习思考题

一、名词解释

1. 窦房结
2. 颈动脉窦
3. 颈动脉小球
4. 静脉角
5. 肝门静脉
6. 胸导管

二、问答题

1. 简述血液循环的途径。
2. 试述心的位置、外形、心腔结构、体表投影。
3. 简述心传导系统的组成和结构。
4. 口服药物治疗阑尾炎，药物经哪些结构到达阑尾？

第九章 感 觉 器

学习目标

知识学习目标

1. 掌握：眼的组成；眼球壁的层次、结构；视网膜的形态结构和微细结构；房水的产生、循环和功能；晶状体的位置、形态和功能；眼球外肌的名称和作用；耳的组成；鼓室的位置；椭圆囊斑、球囊斑、壶腹嵴和螺旋器的位置和功能；声波的传导途径；皮肤的微细结构。

2. 熟悉：玻璃体的结构和功能；眼睑的形态、结构；结膜的结构和分部；泪器的组成；外耳道、鼓膜的形态；幼儿咽鼓管的形态特点。

3. 了解：眼的血管；耳郭的形态；乳突小房的位置；皮肤的附属器。

能力培养目标

1. 能在活体上辨认巩膜、角膜、结膜、虹膜、瞳孔的形态、结构。

2. 能在活体上辨认耳郭、外耳道、鼓膜的形态、结构。

3. 能在标本或模型上确认眼、耳的组成和各部结构的形态。

第一节 概 述

一、感觉器的组成

感觉器（sensory organs）是感受器及其附属结构的总称，是机体感受刺激的装置。

感受器（receptor）是感觉神经元的周围突终末部分与周围组织共同形成的特殊结构。感受器的种类繁多。有的感受器结构简单，如接受痛觉的感受器，仅为游离神经末梢有的感受器则极为复杂，除神经末梢外，还有复杂的附属器，此类感受器称感觉器，如视器、前庭蜗器。

根据感受器所在部位和接受刺激的来源可分为三类。

1. 外感受器（exteroceptor） 分布在皮肤、黏膜、视器和蜗器等处，感受来自外界环境的刺激，如触、压、痛、温度、光、声、嗅、味等刺激。

2. 内感受器（interoceptor） 分布在内脏和血管等处，接受来自内脏和血管的刺激，如渗透压、压力、温度、离子浓度等刺激。

3. 本体感受器（proprioceptor） 分布在肌、腱、关节、骨膜和内耳等处，接受机体运动和平衡变化时所产生的刺激。

二、感觉器的主要功能

感觉器的功能是接受机体内、外环境的各种不同刺激，将其转化为神经冲动，并经过感觉神经传入中枢，经过中枢对传入的神经冲动进行整合后，产生感觉，再由高级中枢发出神经冲动，经运动神经传至效应器，对刺激做出反应。

皮肤具有多种功能，因其与感觉功能有关，故也在本章叙述。

知识链接

中医学对感觉器的有关记载

中医学对感觉器的研究记载甚多。《灵枢·脉度》中指出："肝气通于目，肝和则目能辨五色矣"；"肾气通于耳，肾和则耳能闻五音矣"。唐代孙思邈在《千金方》中论及服用羊肝和猪肝治疗夜盲症；王焘在《外台秘要》中介绍了白内障的手术疗法，并提出青光眼是由于眼孔不通所致。这些论述说明中医学对感觉器的解剖部位、功能意义和治疗方法早已进行过系统的研究和认识。

第二节 眼

眼（eye）又称**视器**（visual organ），由眼球和眼副器两部分组成。眼能感受光波的刺激，通过视神经等的传导，将光波冲动传至大脑皮质的视觉中枢而产生视觉。

一、眼球

眼球（eyeball）位于眶的前部，是眼的主要部分，后部借视神经连于间脑。眼球近似球形，前面的正中点称前极，后面的正中点称后极。前、后极连线称**眼轴**（axis oculi）。经瞳孔中央至视网膜黄斑中央凹的连线称**视轴**（axis optica）。眼球由眼球壁和眼球内容物组成（图9-1）。

（一）眼球壁

眼球壁（wall of eyeball）由外向内依次为眼球纤维膜、眼球血管膜和视网膜三层。

1. 眼球纤维膜（fibrous tunic of eyeball） 又称眼球外膜，由致密结缔组织构成，厚而坚韧，具有维持眼球形态和保护眼球内容物的作用。其分为角膜和巩膜。

（1）**角膜**（cornea） 占眼球纤维膜的前1/6，无色透明，无血管，但富有感觉神经末梢，触觉和痛觉敏锐。角膜曲度较大，有屈光作用。

（2）**巩膜**（sclera） 占眼球纤维膜的后5/6，为白色不透明的纤维膜，厚而坚韧。前缘接角膜，后方与视神经的硬膜鞘相延续。巩膜与角膜交界处的深部有一环形管道，

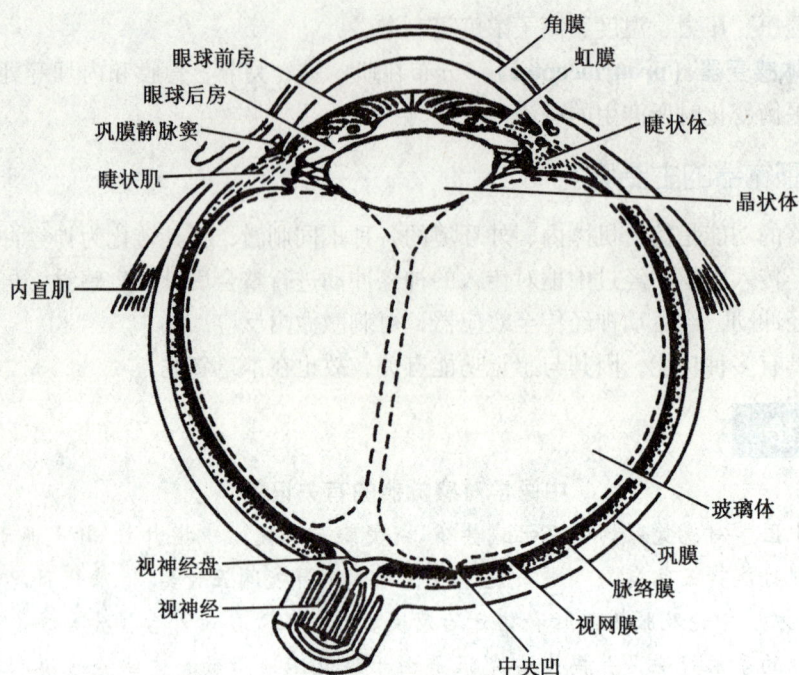

图 9-1 眼球的构造

称**巩膜静脉窦**（sinus venous sclerae），是房水流归静脉的通道。

　　2. 眼球血管膜（vascular tunic of eyeball）　又称眼球中膜，位于眼球纤维膜内面，富有血管和色素细胞，呈棕黑色，故又称葡萄膜、血管膜或色素膜。此膜自前向后可分为虹膜、睫状体和脉络膜 3 个部分（图 9-1、图 9-2）。

　　(1) 虹膜（iris）　是血管膜的前部，位于角膜的后方。虹膜呈圆盘状，中央有圆孔，称**瞳孔**（pupil），是光线入眼的孔道。正常成人瞳孔直径约为 4mm，其变化范围在1.5～8.0mm 之间。若瞳孔直径小于 2mm，则为瞳孔缩小；大于 5mm，则为瞳孔散大。虹膜的颜色取决于色素的多少，有种族差异。白色人种因缺乏色素细胞，虹膜呈浅黄色或浅蓝色；有色人种因色素细胞丰富，虹膜呈棕褐色。

　　虹膜内有两种排列方向不同的平滑肌：以瞳孔为中心向四周呈放射状排列的，称**瞳孔开大肌**（dilator pupillae），收缩时可使开大瞳孔；在瞳孔周围呈环形排列的，称**瞳孔括约肌**（sphincter pupillae），收缩时可使瞳孔缩小。瞳孔的开大或缩小可调节入眼内光线的多少。在弱光下或视近物时，瞳孔开大；在强光下或视远物时，瞳孔缩小。

　　(2) 睫状体（ciliary body）　位于虹膜的后外方，是眼球血管膜的增厚部分。睫状体前部有许多向内突出呈放射状排列的皱襞，称**睫状突**（ciliary processes）。睫状突发出许多睫状小带与晶状体相连。

　　睫状体内含有平滑肌，称**睫状肌**（ciliary muscle），该肌收缩与舒张，牵动睫状小带松弛或紧张，以调节晶状体的曲度。睫状体还有产生房水的作用（图 9-2）。

　　(3) 脉络膜（choroid）　续于睫状体后部，占眼球血管膜的后 2/3。脉络膜含有丰富的血管和色素细胞，具有营养视网膜、吸收眼内分散光线的作用。

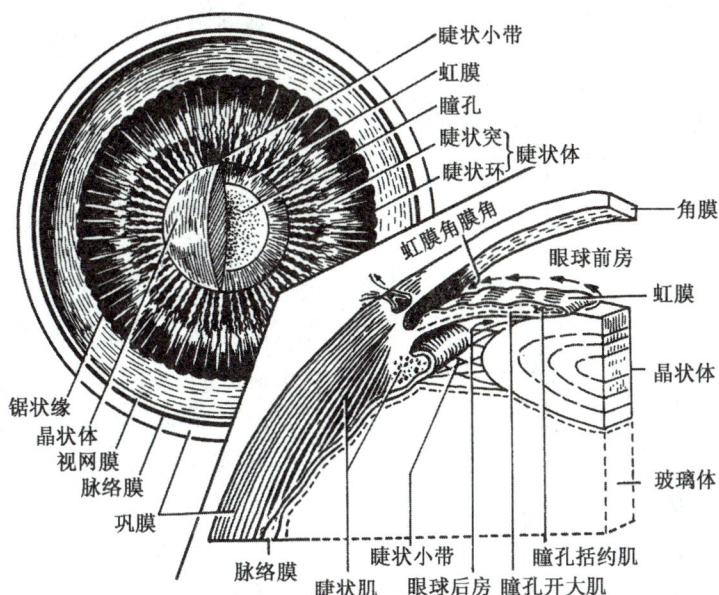

图 9－2 虹膜和睫状体

3. 视网膜（retina） 即内膜，为眼球壁的内层，贴附于眼球血管膜的内面。视网膜可分为两部分：贴附在脉络膜内面的部分有感光作用，称视网膜视部；贴在虹膜和睫状体内面的部分无感光作用，称视网膜盲部。

在视网膜后部中央稍偏鼻侧处，视神经的起始处有一白色圆盘状隆起，称**视神经盘**（optic disc），或称**视神经乳头**（optic papilla）。视神经盘处无感光作用，称生理盲点。在视神经盘颞侧 3.5mm 稍偏下方处，有一黄色小区，称**黄斑**（macula lutea）。黄斑中央的凹陷，称**中央凹**（fovea centralis），是感光和辨色最敏锐的部位（图 9－3）。

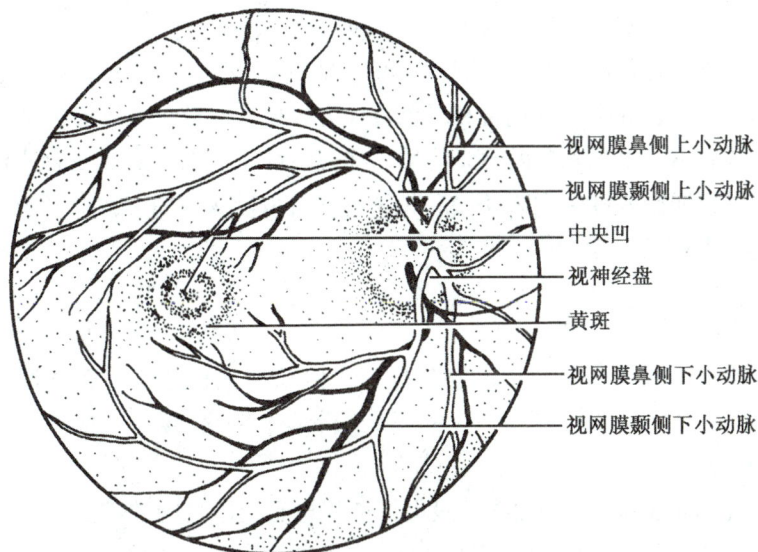

图 9－3 右眼底

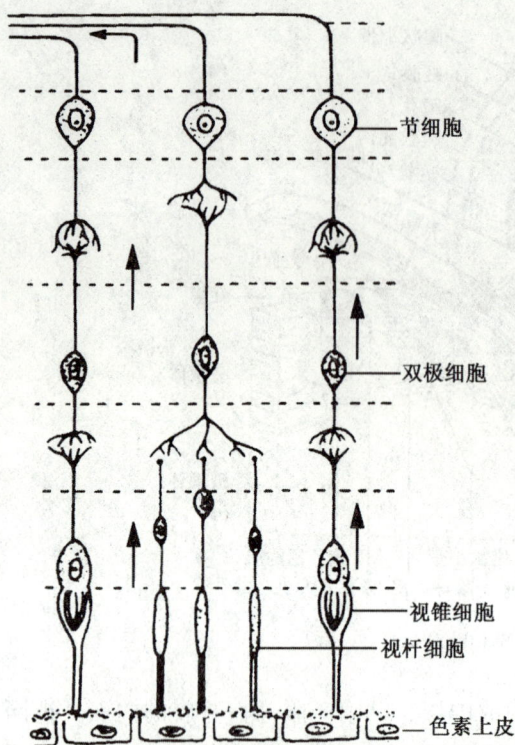

图 9 – 4　视网膜的结构

视网膜视部的组织结构分内、外两层，外层为色素上皮层，内层为神经层（图 9 – 4）。

（1）**色素上皮层**　由单层矮柱状的色素上皮细胞构成。色素上皮细胞的胞体和突起内含有丰富的黑色素颗粒，其突起伸入神经层。色素上皮细胞有吸收光线的作用，可保护视细胞免受过强光线的刺激。

（2）**神经层**　由三层神经细胞构成，由外向内依次为视细胞、双极细胞和节细胞。

① **视细胞**（visual cell）：是感光细胞，有**视锥细胞**（cone cell）和**视杆细胞**（rod cell）两种。视锥细胞呈圆锥形，有感受强光和辨色的能力；视杆细胞形态似杆状，仅能感受弱光，不能辨色。

② **双极细胞**（bipolar cell）：是连接视细胞和节细胞的联络神经元，其树突与视细胞形成突触，轴突与节细胞的树突形成突触。

③ **节细胞**（ganglion cell）：是多极神经元，其树突与双极细胞形成突触，轴突向视神经盘集中，穿出眼球壁构成后视神经。

视网膜的色素上皮细胞层和神经层两层连接疏松。病理情况下，视网膜的色素上皮层和神经层发生分离，临床上称"视网膜剥离症"。

视网膜内含有三种视锥细胞，分别感受红、绿、蓝三种颜色。色盲患者是由于缺乏相应的视锥细胞所致，其中以红色盲和绿色盲较为多见，而蓝色盲则极少见。

视杆细胞含有感受弱光刺激的感光物质，称视紫红质。维生素 A 是合成视紫红质的原料之一。如果长期摄入维生素 A 不足，视紫红质合成减少，将导致弱光视力减退，引起夜盲症。

（二）眼球内容物

眼球内容物包括房水、晶状体和玻璃体。这些结构无色透明、无血管，具有屈光作用。

1. 眼房和房水

（1）**眼房**（chambers of eyeball）　眼房是角膜与晶状体之间的腔隙，被虹膜分为眼球前房和眼球后房，前房与后房借瞳孔相通。在眼球前房的周边部，即虹膜与角膜之间的夹角，称虹膜角膜角（前房角）。

（2）**房水**（aqueous humor）　房水为无色透明的液体，充满于眼房内。

房水由睫状体产生，充填于眼球后房，经瞳孔至眼球前房，经虹膜角膜角渗入巩膜静脉窦，最后汇入眼静脉。房水具有屈光、营养角膜和晶状体以及维持眼内压的作用。若房水循环发生障碍，可导致眼内压增高，影响视力，临床上称青光眼。

2. 晶状体（lens）　晶状体位于虹膜和玻璃体之间，呈双凸透镜状，无色透明，无血管和神经，富有弹性。晶状体表面包有一层透明而有弹性的薄膜，称晶状体囊。晶状体实质由平行排列的晶状体纤维组成。晶状体借睫状小带连于睫状体。

晶状体具有屈光能力，是眼球屈光系统的重要组成部分。晶状体的屈光功能，可随睫状肌的收缩和舒张而变化。当视近物时，睫状肌收缩，睫状体向前内移位，使睫状小带松弛，晶状体则由其本身的弹性而变凸，屈光力增强；视远物时，睫状肌舒张，睫状体向后外移位，睫状小带拉紧，晶状体变扁，屈光力减弱。通过睫状肌对晶状体的调节，从不同距离的物体反射过来的光线进入眼球后，都能在视网膜上形成清晰的物像。

随着年龄的增长，晶状体逐渐硬化而失去弹性，睫状肌对晶状体的调节功能减退，看近物时，晶状体的屈光度不能相应增大，导致视物不清，称老花眼。若晶状体因疾病或创伤等原因而发生混浊，影响视力，称白内障。

3. 玻璃体（vitreous body）　玻璃体位于晶状体与视网膜之间，是无色透明的胶状物质，表面被覆着玻璃体膜。玻璃体具有屈光和支撑视网膜的作用。若玻璃体混浊，可影响视力。

角膜、房水、晶状体和玻璃体都具有屈光作用，它们共同组成眼的屈光系统。外界物体发射或反射的光线，经屈光系统投射到视网膜上，引起视细胞兴奋，产生冲动，冲动依次经双极细胞、节细胞和视神经等传入脑，产生视觉。

外界物体的光线，经过眼的屈光系统后，在视网膜上形成清晰的物像，这种视力，称为正视。如果眼球的前后径过长或眼屈光系统的屈光率过大，看远物时，物像落在视网膜之前，所以看不清远处的物体，称为近视。反之，如果眼球的前后径过短或眼屈光系统的屈光率过小，看远物时，物像落在视网膜之后，则称为远视。如果角膜不是正圆的球面，屈光率不一，平行光线不能聚成单一的焦点，则视物不清，物像变形，临床上称为散光。

二、眼副器

眼副器（accessory organs of eye）包括眼睑、结膜、泪器、眼球外肌等。眼副器有保护和运动眼球的作用。

（一）眼睑

眼睑（eyelids）俗称眼皮，位于眼球的前方，具有保护眼球的功能。眼睑分上睑和下睑，上、下睑之间的裂隙称为睑裂。睑裂的内侧角称为内眦，外侧角称为外眦。眼睑的游离缘称睑缘，生有睫毛。睫毛根部有皮脂腺，称睑缘腺，开口于睫毛毛囊。睑缘腺的急性炎症临床上称麦粒肿。

眼睑的组织结构由外向内依次分为5层（图9-5）。

1. 皮肤 细薄而柔软。

2. 皮下组织 为薄层疏松结缔组织，缺乏脂肪组织，易发生水肿。

3. 肌层 主要为眼轮匝肌和上睑提肌。

4. 睑板 略呈半月形，由致密结缔组织构成，较硬，对眼睑有支撑作用。睑板内含睑板腺，开口于睑缘，其分泌物有润滑睑缘和防止泪液外溢等作用。病理情况下，睑板腺导管阻塞时，分泌物在腺内潴留，可形成睑板腺囊肿，又称霰粒肿。

5. 睑结膜 贴附于睑板的内面，为一层薄黏膜。

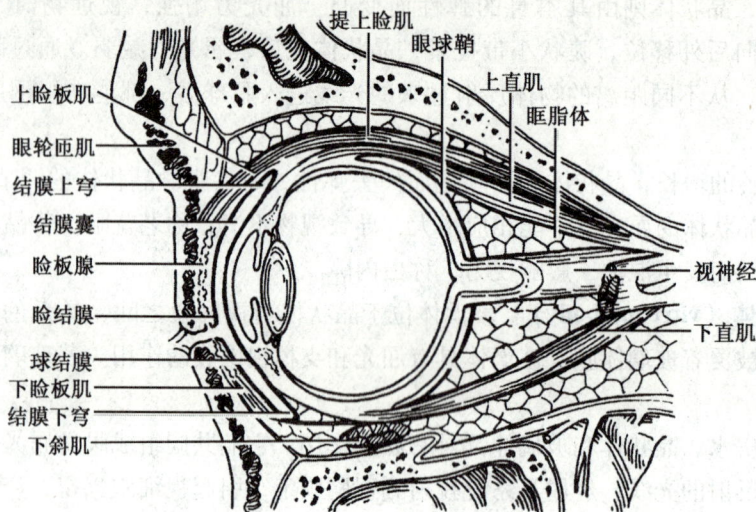

图9-5 眶（矢状切面）

（二）结膜

结膜（conjunctiva）是一层薄而透明的黏膜，富含血管。结膜按所在部位，可分为三部分（图9-5）。

1. 睑结膜（palpebral conjunctiva） 是贴附于上、下眼睑内面的部分。

2. 球结膜（bulbar conjunctiva） 是覆盖于巩膜前部表面的部分。

3. 结膜穹窿（conjunctival fornix） 是介于睑结膜与球结膜之间的移行部分，分别形成结膜上穹和结膜下穹。当睑裂闭合时，全部结膜形成的囊状腔隙，称**结膜囊**（conjunctival sac），通过睑裂与外界相通。

（三）泪器

泪器（lacrimal apparatus）包括泪腺和泪道（图9-6）。

1. 泪腺（lacrimal gland） 位于眶上壁前外侧部的泪腺窝内，有10~20条排泄管，开口于结膜上穹的外侧部。泪腺分泌泪液。泪液具有湿润角膜、冲洗异物和杀菌等作用。

2. 泪道（lacrimal duct） 包括泪点、泪小管、泪囊和鼻泪管。

（1）**泪点（lacrimal punctum）** 上、下睑缘内侧端各有一乳头状隆起，中央有一小孔，称泪点，是泪小管的入口。

（2）**泪小管（lacrimal ductule）** 为连接泪点与泪囊的小管，分上泪小管和下泪小管，共同开口于泪囊。

（3）**泪囊（lacrimal sac）** 为一膜性囊，位于眶内侧壁前部的泪囊窝内，上端为盲端，下端移行为鼻泪管。

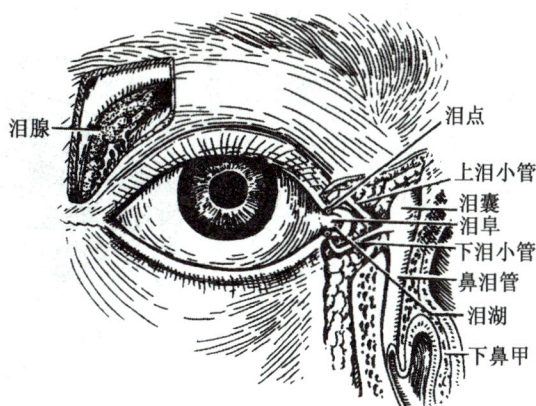

图 9-6　泪器

（4）**鼻泪管（nasolacrimal duct）** 为连接泪囊下端的膜性管道，位于骨性鼻泪管内，下端开口于下鼻道。

泪腺不断地分泌泪液，泪液借助眨眼活动涂抹眼球表面，多余的泪液经泪点、泪小管进入泪囊，再经鼻泪管到鼻腔。

（四）眼球外肌

眼球外肌（extraocular muscles）配布在眼球周围，为骨骼肌，包括 6 块运动眼球的肌和 1 块运动上眼睑的肌（图 9-7）。

运动眼球的肌有**上直肌**（rectus superior）、**下直肌**（rectus inferior）、**内直肌**（rectus medialis）、**外直肌**（rectus lateralis）、**上斜肌**（obliquus superior）和**下斜肌**（obliquus inferior）。各直肌共同起自视神经孔周围的总腱环，沿眼球壁向前行，分别止于巩膜的上面、下面、内侧面和外侧面。上直肌使眼球转向上内方，下直肌使眼球转向下内方，内直肌和外直肌可分别使眼球转向内侧和外侧。上斜肌起自总腱环，向前行，以细腱穿过眶内侧壁前上方的滑车，然后转向后外，止于眼球上面后外侧部的巩膜，收缩时使眼球转向下外方；下斜肌起自眶下壁的前内侧部，沿眶下壁行向后外，止于眼球下面后外侧部的巩膜，收缩时使眼球转向上外方。

运动上眼睑的一块肌，称**上睑提肌**（levator palpebrae superioris）。上睑提肌起自总腱环，沿眶上壁向前，以腱膜止于上眼睑，收缩时可提上眼睑。

正常情况下，运动眼球的 6 块眼球外肌相互协调，使眼球保持正常眼位。例如：侧视是一侧的外直肌和另一侧的内直肌同时收缩；两眼向中线聚视时，则必须是两眼的内直肌同时收缩。

当某一块眼球外肌麻痹时，在拮抗肌的作用下，眼球形成斜视。例如：内直肌麻痹时，在外直肌作用下，眼球转向外侧称外斜视；反之，形成内斜视。发生斜视后，同一物体的物象不能投射到两眼视网膜的对应点上，视觉中枢不能将两眼传入的信息融合到一起，于是将一个物体看成是分离的两个物体，这种现象称复视。

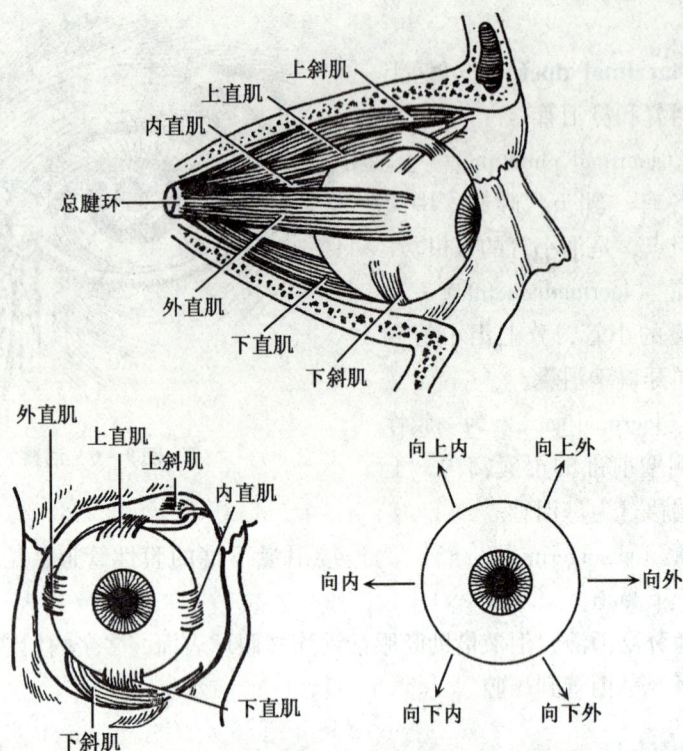

图 9-7　眼球外肌

三、眼的血管

（一）眼动脉

分布到眼的动脉主要是**眼动脉**（ophthalmic artery）。眼动脉是颈内动脉在颅内的一个分支，伴随视神经经视神经管入眶，在眶内发出分支分布于眼球、眼球外肌、泪器和眼睑等处（图 9-8）。

眼动脉的重要分支为**视网膜中央动脉**（central artery of retina）。视网膜中央动脉在眼球后方穿入视神经，随视神经向前行至视神经盘处分为四支，即视网膜颞侧上、下小动脉和视网膜鼻侧上、下小动脉，分布于视网膜（图 9-3）。

（二）眼静脉

眼的静脉主要有眼上静脉和眼下静脉。收集眼球和眼副器的静脉血，向后经眶上裂入颅腔，注入海绵窦。眼的静脉无静脉瓣，向前与面静脉相交通，故面部感染可侵入颅内，引起颅内感染（图 9-8）。

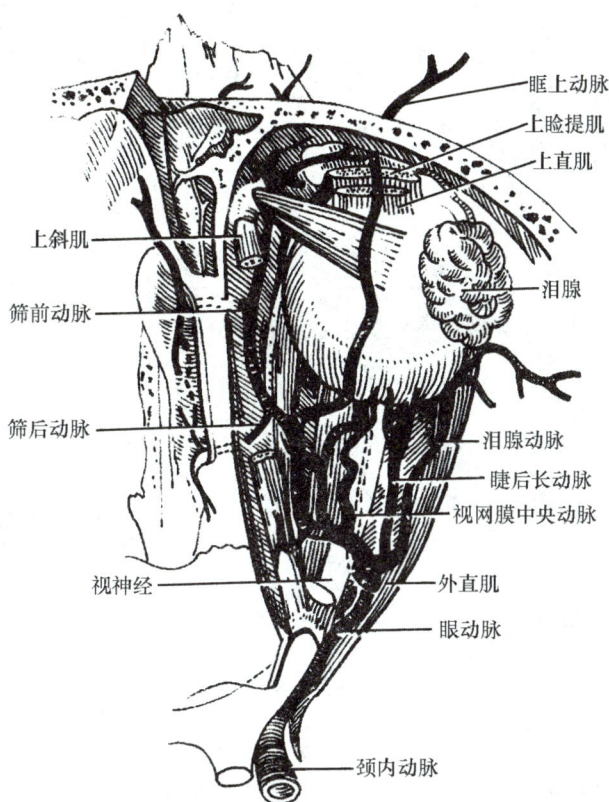

图9-8 眼的血管

第三节 耳

耳（ear）又称**前庭蜗器**（vestibulocochlear organ），是位置觉和听觉器官，包括感受头部位置变动的前庭器（位觉器）和感受声波刺激的蜗器（听觉器）两部分结构，二者在功能上不同，但在结构上关系密切。

耳按部位分为外耳、中耳和内耳三部分（图9-9）。外耳和中耳是收集和传导声波的结构，内耳有位觉和听觉器感受器。

一、外耳

外耳（external ear）包括耳郭、外耳道和鼓膜三部分。

（一）耳郭

耳郭（auricle）位于头部两侧，主要由弹性软骨作支架，外覆皮肤构成，皮下组织较少，但血管、神经丰富（图9-10）。耳郭有收集声波的作用。

耳郭的前外面凹凸不平，后内面凸隆。耳郭前外侧面的中部凹陷，凹底有外耳门。耳郭的游离缘卷曲，称耳轮，以耳轮脚起自外耳门的上方，下端连于耳垂。耳轮的前方

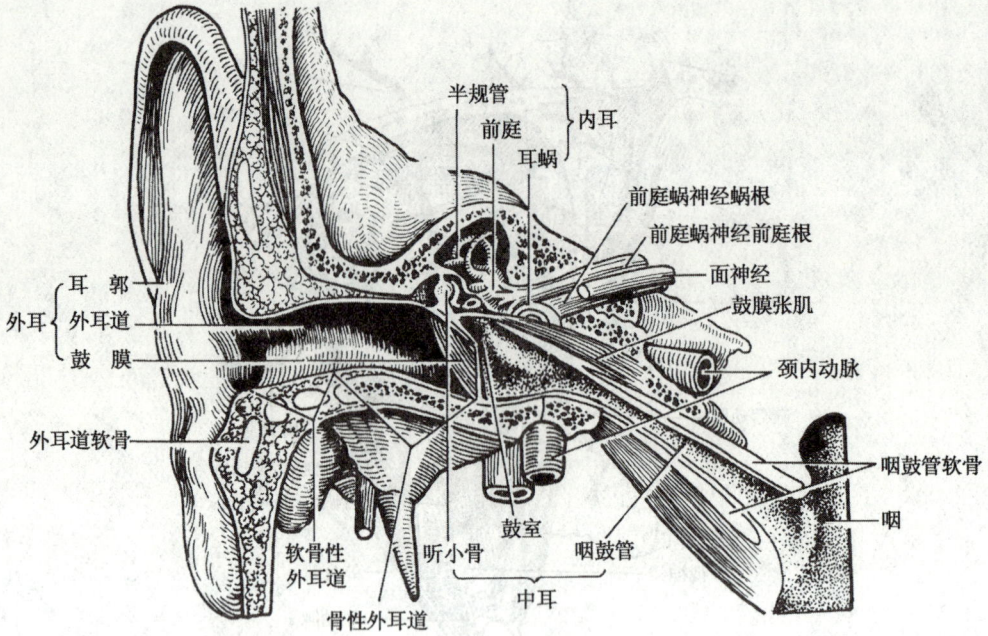

图 9-9　耳全貌

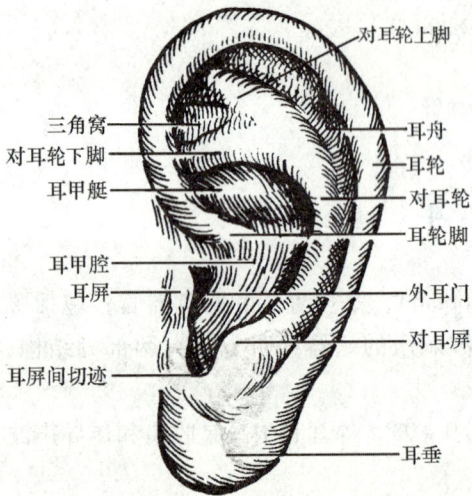

图 9-10　耳郭（前外面）

有一与其相平行的弓状隆起，称对耳轮。对耳轮向上分两脚，分别称对耳轮上脚和对耳轮下脚，两脚之间的浅窝，称三角窝。耳轮与对耳轮之间的沟，称耳舟。对耳轮前方的窝，称耳甲，耳甲被耳轮脚分为上部的耳甲艇和下部的耳甲腔。耳甲腔前方有一凸起，称耳屏，耳甲腔后方对耳轮下端有一凸起，称对耳屏，耳屏与对耳屏之间有一凹陷，称耳屏间切迹。耳郭下部小部分无软骨，含有结缔组织和脂肪，称**耳垂**（auricular lobule），是临床采血的部位。

耳郭的外部形态为耳针取穴的标志。耳针医疗实践证明，人体各部位和人体各脏器在耳郭上都有一定的代表区。当人体某个内脏器官或某部位患病时，会在耳郭的一定部位出现反应，这些部位就是耳针治疗的刺激点，称耳穴。因此，了解耳郭的形态，对临床诊疗疾病具有一定的指导意义（图 9-11、图 9-12）。

（二）外耳道

外耳道（external acoustic meatus）是外耳门至鼓膜之间的弯曲管道，长约 2.5cm。外耳道外侧 1/3 部以软骨为基础，为软骨部；内侧 2/3 部位于颞骨内，为骨部。外耳道

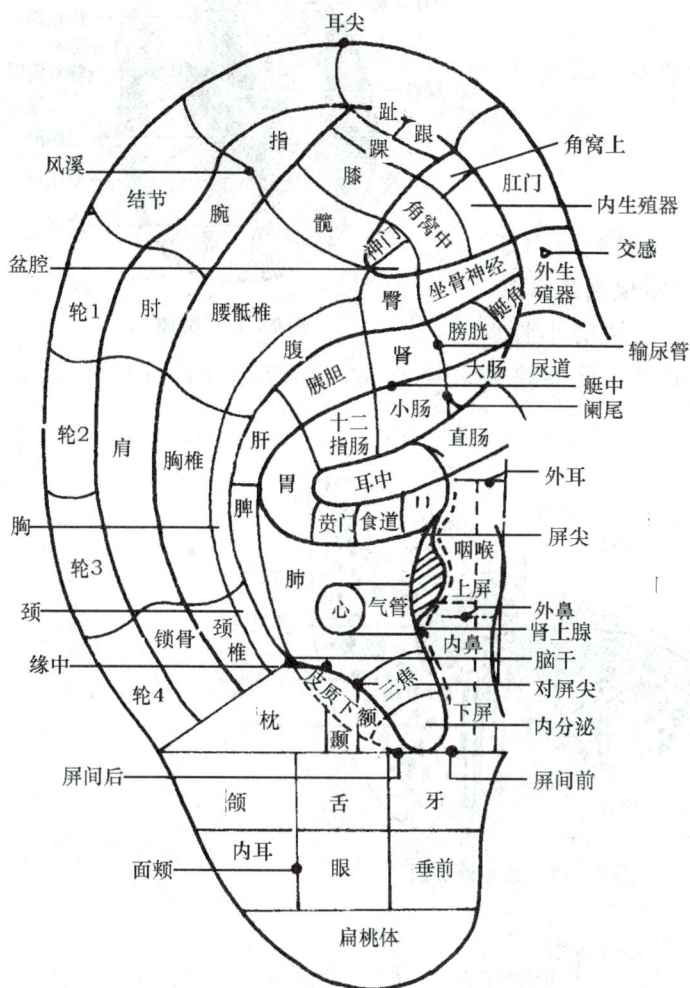

图 9-11　耳穴定位示意图（正面）

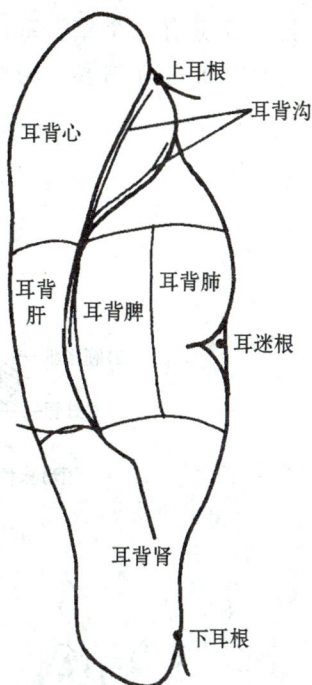

图 9-12　耳穴定位示意图（背面）

是一弯曲管道，临床上检查外耳道和鼓膜时，需将耳郭向后上方牵拉，使外耳道变直，以便于观察。

外耳道的皮肤较薄，含有毛囊、皮脂腺及耵聍腺，耵聍腺分泌黏稠液体为耵聍，干燥后形成痂块。外耳道的皮下组织极少，皮肤与软骨膜和骨膜结合紧密，故外耳道发生疖肿时，疼痛剧烈。

（三）鼓膜

鼓膜（tympanic membrane）位于外耳道与鼓室之间，呈倾斜位，外面朝向外、前、下方。鼓膜为椭圆形半透明的薄膜。鼓膜的中心向内凹陷，称鼓膜脐。鼓膜的上 1/4 薄而松弛，称松弛部；下 3/4 坚实紧张，称紧张部。紧张部从鼓膜脐向前下方有一三角形的反光区，称光锥。光锥是临床上鼓膜检查的定位标志（图 9-13）。

二、中耳

中耳（middle ear）包括鼓室、咽鼓管、乳突窦和乳突小房等部分。

（一）鼓室

鼓室（tympanic cavity）位于鼓膜与内耳之间，是颞骨岩部内的一个的不规则的含气小腔。鼓室有六个壁，室内有三块听小骨。鼓室的内面衬有黏膜，与咽鼓管、乳突窦和乳突小房的黏膜相延续（图 9 - 14、图 9 - 15）。

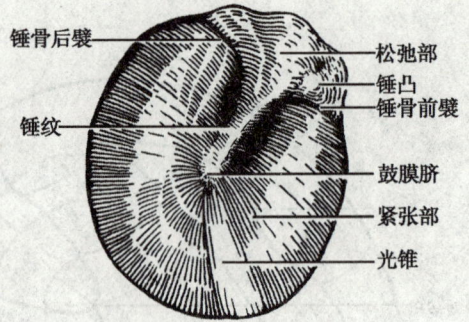

图 9 - 13　鼓膜

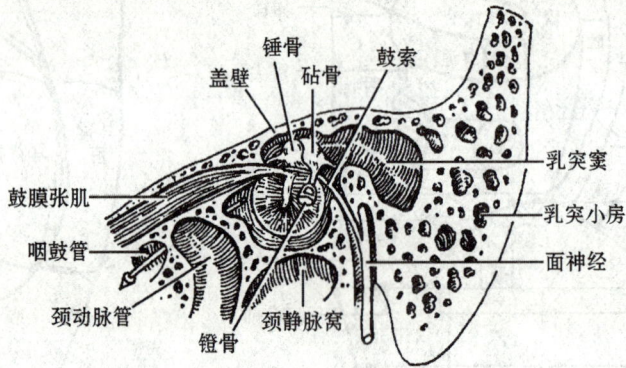

图 9 - 14　鼓室外侧面

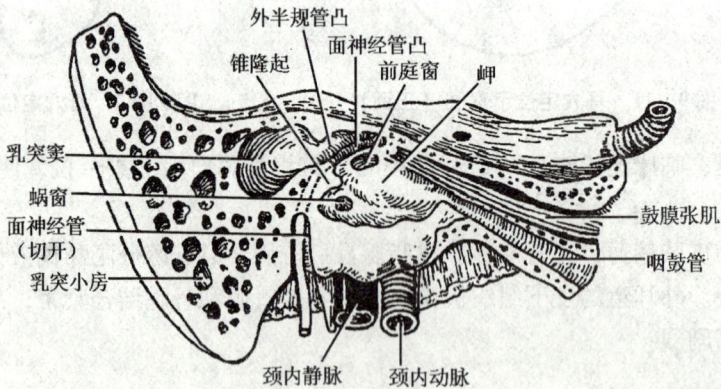

图 9 - 15　鼓室内侧面

1. 鼓室壁

（1）**上壁**　又称鼓室盖，为一薄层骨板，分隔鼓室与颅中窝。

（2）**下壁**　又称颈静脉壁，也是一薄层骨板，将鼓室与颈内静脉起始部隔开。

（3）**前壁**　又称颈动脉壁，即颈动脉管后壁，与颈内动脉相邻，此壁上部有咽鼓管的开口。

（4）**后壁** 又称乳突壁，此壁上部有乳突窦的开口，乳突窦为一小腔，向后通乳突小房。

（5）**外侧壁** 又称鼓膜壁，主要由鼓膜构成。

（6）**内侧壁** 又称迷路壁，即内耳的外侧壁。此壁的后上部有一椭圆形孔，称**前庭窗**（fenestra vestibuli），被镫骨底封闭；后下部有一卵圆形孔，称**蜗窗**（fenestra cochleae），由一膜性结构（称第二鼓膜）封闭。在前庭窗后上方有一弓形隆起，称面神经管凸，管内有面神经走行。

2. 听小骨（auditory ossicles） 有三块，由外侧向内侧为**锤骨**（malleus）、**砧骨**（incus）和**镫骨**（stapes）。锤骨形似鼓锤，锤骨柄附着于鼓膜内面；砧骨形如砧，分别与锤骨和镫骨相连；镫骨形如马镫，镫骨底封闭前庭窗。听小骨之间互相以关节相连，构成听小骨链。当声波振动鼓膜时，振动通过听骨链的传导，将声波的振动传入内耳（图 9 – 16）。

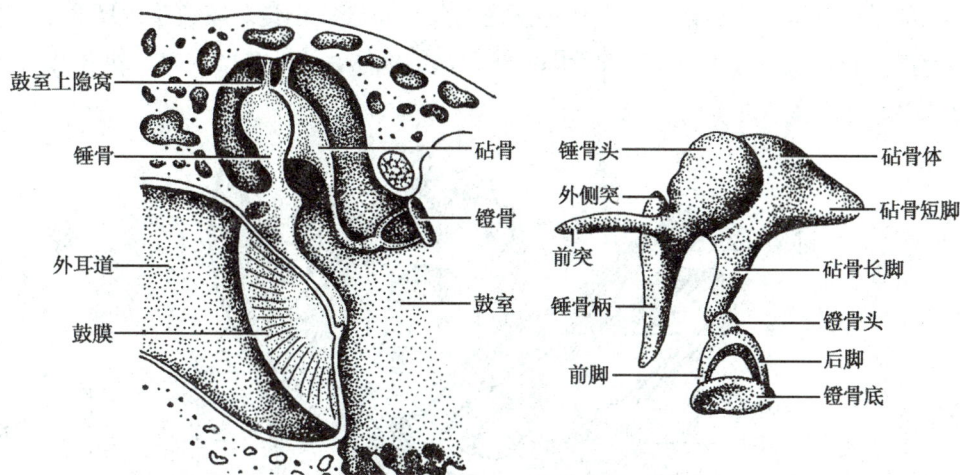

图 9 – 16 听小骨

中耳炎可引起听小骨粘连、韧带硬化等，使听小骨链的活动受到限制，引起听力下降。

（二）咽鼓管

咽鼓管（auditory tube）是咽腔通连鼓室的管道。咽鼓管的鼓室口开口于鼓室前壁，咽口开口于鼻咽侧壁。咽鼓管咽口平时处于闭合状态，当吞咽或语言时，咽鼓管咽口开启，空气沿咽鼓管进入鼓室，使鼓室内的气压与外界的气压平衡，有利于鼓膜的正常振动。

幼儿的咽鼓管较成人短而平直，管径相对较大，故咽部感染易沿此管侵入鼓室，引起中耳炎。

当咽部发生炎症时，咽鼓管因黏膜肿胀而阻塞，空气不能经咽鼓管进入鼓室，而鼓室内原有的空气被吸收，使鼓室内的气压形成负压，导致鼓膜内陷，病人常有耳内堵塞感及耳鸣、耳聋等症状。

（三）乳突窦和乳突小房

乳突窦（mastoid antrum）是介于**乳突小房**（mastoid cells）与鼓室之间的腔隙，向前开口于鼓室后壁的上部，向后下通乳突小房。乳突小房是颞骨乳突内的许多含气小腔隙，相邻的乳突小房相互通连。

乳突窦和乳突小房壁的黏膜与鼓室壁的黏膜相延续，故中耳炎症可向后蔓延，经乳突窦侵犯乳突小房而引起乳突炎。

三、内耳

内耳（internal ear）位于颞骨岩部内，在鼓室与内耳道底之间。内耳由构造复杂的管道组成，故又称**迷路**（labyrinth）。迷路包括骨迷路和膜迷路两部分。骨迷路为颞骨岩部内的骨性隧道，膜迷路是套在骨迷路内的膜性小管或小囊。膜迷路内所含的液体，称内淋巴；膜迷路与骨迷路之间的腔隙内所充满的液体，称外淋巴。内、外淋巴互不相通（图9-17）。

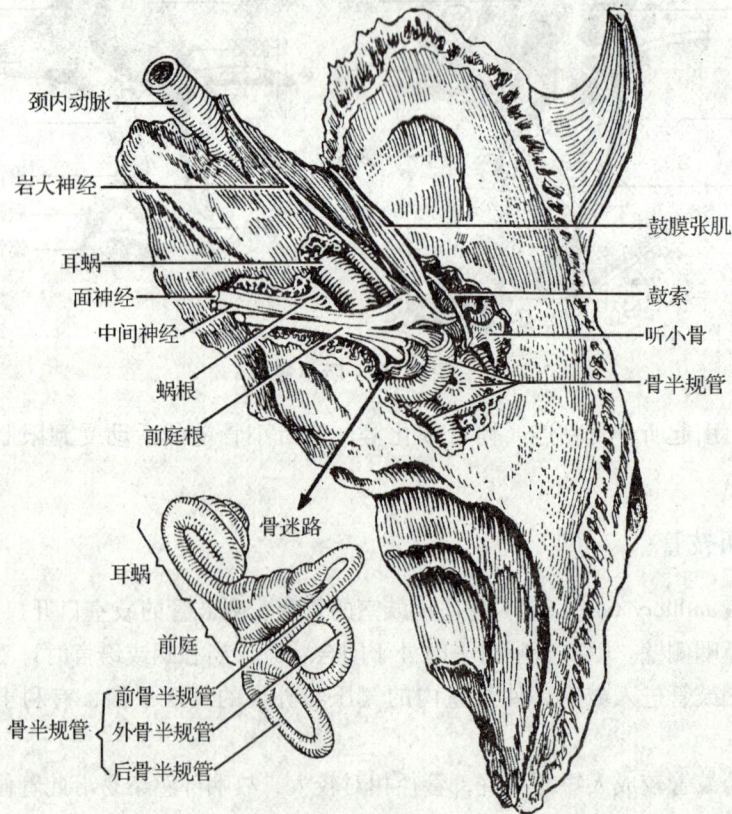

图9-17 内耳

（一）骨迷路

骨迷路（bony labyrinth）分为骨半规管、前庭和耳蜗三部分（图9-18、图9-19）。

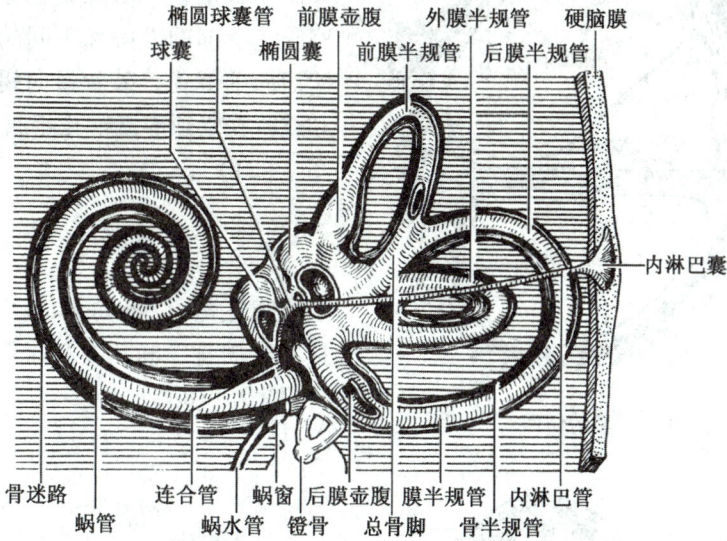

图9-18 内耳模式图

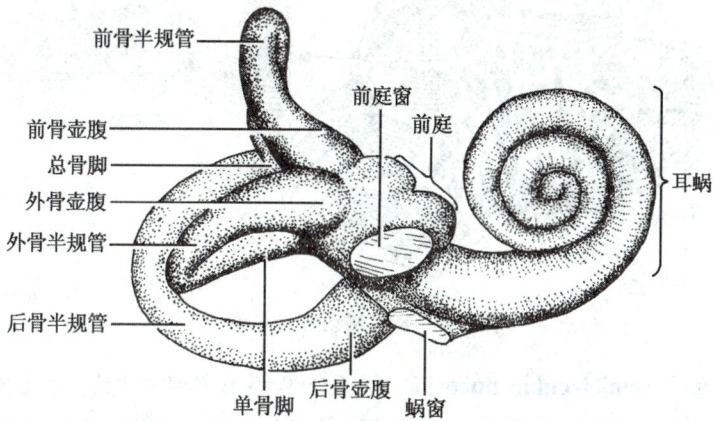

图9-19 骨迷路

1. 骨半规管（bony semicircular canals） 为骨迷路的后部，是三个相互垂直排列的半圆形小管。骨半规管按其位置分别为前骨半规管、外骨半规管和后骨半规管。每个骨半规管有两个骨脚连于前庭，其中一个骨脚膨大称骨壶腹，另一个骨脚细小称单骨脚。但前、后骨半规管的单骨脚合并形成一个总脚，因此三个骨半规管共有五个骨脚开口于前庭。

2. 前庭（vestibule） 为骨迷路的中部，是不规则的椭圆形空腔。前庭的外侧壁即鼓室的内侧壁，有前庭窗和蜗窗。前庭向前通耳蜗，向后通三个骨半规管。

3. 耳蜗（cochlea） 为骨迷路的前部，形似蜗牛壳。耳蜗是由一骨性**蜗螺旋管**（cochlear spiral canal）环绕蜗轴螺旋状盘绕两圈半构成。**蜗轴**（modiolus）是耳蜗的骨质中轴，它伸出骨螺旋板突入蜗螺旋管内，此板约达蜗螺旋管腔的一半，其缺如部分由膜迷路（蜗管）填补封闭。骨螺旋板和蜗管将蜗螺旋管分为上部的前庭阶、下部的鼓阶和中间的蜗管。前庭阶通向前庭窗，鼓阶通向蜗窗。前庭阶和鼓阶在蜗顶部借蜗孔相通（图9-20、图9-21））。

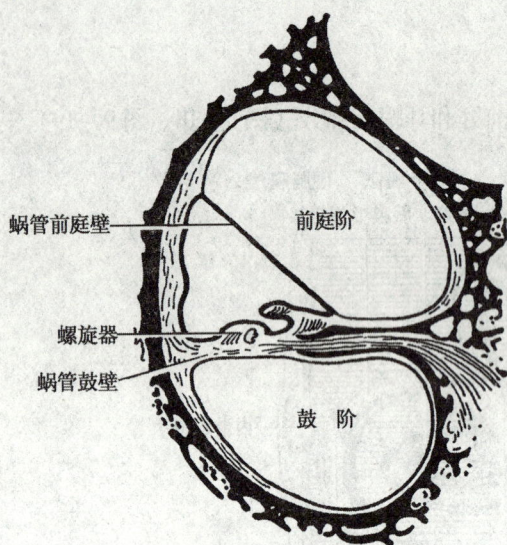

图9-20 蜗管的切面

（二）膜迷路

膜迷路（membranous labyrinth）包括膜半规管、椭圆囊和球囊、蜗管三部分（图9-18）。

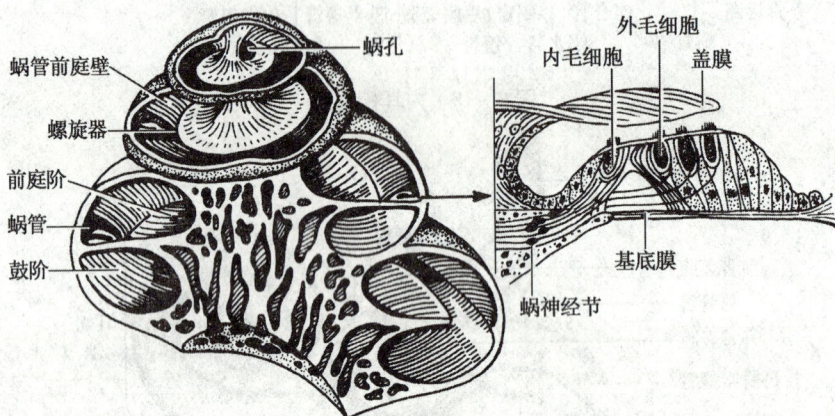

图9-21 耳蜗切面示意图

1. 膜半规管（semicircular ducts） 为三个半环形膜性小管，套在相应骨半规管内，形状和骨半规管相似，其中有一脚也膨大，称膜壶腹。膜壶腹壁内面有一嵴状隆起，称壶腹嵴，是位觉感受器，能感受头部旋转变速运动的刺激。

2. 椭圆囊（utricle）和球囊（saccule） 为位于前庭内的两个膜性小囊。椭圆囊位于后上方，连通三个膜半规管；球囊位于前下方，与蜗管相通。两囊之间有椭圆球囊管相连。

椭圆囊和球囊壁的内面各有一斑块状隆起，分别称椭圆囊斑和球囊斑，是位觉感受器，能感受头部静止的位置及直线变速或减速运动的刺激。

椭圆囊斑、球囊斑和三个壶腹嵴合称为前庭器。前庭器是位置觉感受器，对维持躯体的平衡有重要作用。当人体位置变动时，椭圆囊、球囊和膜半规管内的内淋巴流动，刺激椭圆囊斑、球囊斑和三个壶腹嵴，产生冲动，由前庭神经传向中枢神经，经过分析综合，产生位置觉，从而进一步协调人体的姿势，维持身体的平衡。

3. 蜗管（cochlear duct） 为套在蜗螺旋管内的膜性管道。蜗管横切面呈三角形，有上壁、外侧壁和下壁三个壁。上壁为蜗管前庭壁（前庭膜），外侧壁为蜗螺旋管内表面骨膜的增厚部分，下壁由骨螺旋板和螺旋膜（基底膜）组成（图 9-20）。

螺旋膜上有**螺旋器**（spiral organ）又称 Corti 器。螺旋器主要由支持细胞、毛细胞和盖膜构成，是听觉感受器，能感受声波刺激。当蜗管内的内淋巴振动引起盖膜振动时，可引起毛细胞兴奋并产生神经冲动，神经冲动经蜗神经传入大脑皮质的听觉中枢，产生听觉（图 9-21）。

知识链接

内耳性眩晕症

内耳性眩晕症，又称美尼尔氏病，于 18 世纪 60 年代由法国学者 P. Meniere 首先提出。该病以发作性眩晕，伴有恶心、呕吐、眼球震颤、耳鸣及听力减退为主要临床表现。本病的发病部位主要在内耳迷路内，由于膜迷路的内淋巴分泌过多或吸收障碍，造成膜迷路积水所致。本病多见于青壮年。

四、声波的传导途径

声波由外界传入内耳的感受器有两条途径，一是空气传导，二是骨传导。

（一）空气传导

空气传导是指声波经外耳道引起鼓膜振动，通过听小骨链和前庭窗传入内耳的过程。

空气传导的主要途径是：声波→外耳道→鼓膜→听骨链→前庭窗→前庭阶的外淋巴→前庭膜→蜗管的内淋巴→螺旋膜→螺旋器→蜗神经→大脑皮质听觉中枢（产生听觉）。

在鼓膜穿孔或听小骨链功能障碍的病人，声波可以经鼓室内空气引起第二鼓膜振动进行传导：声波→外耳道→鼓室内空气→蜗窗第二鼓膜→鼓阶的外淋巴→蜗管的内淋巴→螺旋膜 →螺旋器→蜗神经→中枢神经→大脑皮质听觉中枢（产生听觉）。这一途径的传导引起听力下降，但不会导致听力丧失。

（二）骨传导

骨传导是指声波经颅骨（骨迷路）传入内耳的过程。

骨传导的途径是：声波→颅骨→骨迷路→前庭阶和骨阶的外淋巴→蜗管的内淋巴→螺旋膜→螺旋器→蜗神经→中枢神经→大脑皮质听觉中枢（产生听觉）。

在正常情况下声波的传导以空气传导为主，但在听力检查中可用到骨传导，对于鉴别传导性耳聋与神经性耳聋尤为重要。

鼓膜、听骨链损伤或功能障碍引起听力下降，称为传导性耳聋；内耳螺旋器、蜗神经和中枢神经病变引起的听力下降或障碍，称为神经性耳聋。传导性耳聋经骨传导可听到声音，神经性耳聋声波无论从何途径传入，都不能引起听觉。如聋哑病人多属神经性耳聋。

第四节 皮 肤

皮肤（skin）被覆于人体表面，借皮下组织与深部的结构相连。皮肤是人体最大的器官，约占成人体重的 16%，总面积约为 $1.2 \sim 2.2m^2$。

一、皮肤的微细结构

皮肤分为表皮和真皮两层（图 9 - 22）。

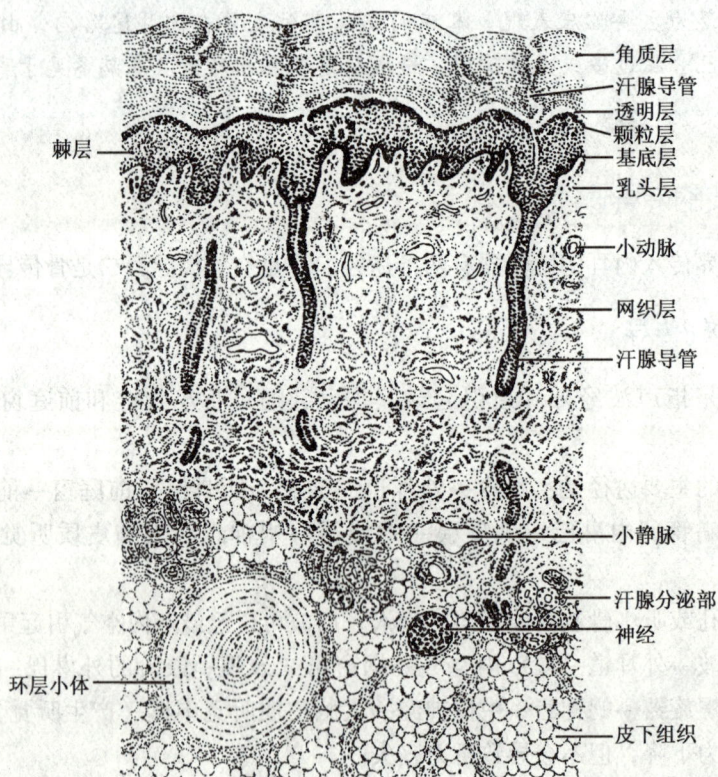

图 9 - 22 皮肤的微细结构

（一）表皮

表皮（epidermis）为皮肤的浅层，由复层扁平上皮构成。根据上皮细胞的分化程度和结构特点，表皮从基底至表面可分为五层，依次是：基底层、棘层、颗粒层、透明层和角质层。

1. 基底层（stratum basale） 基底层位于表皮的最深层，借基膜与深部的真皮相连。基底层是一层排列整齐的矮柱状细胞，有较强的分裂增殖能力，可不断产生新细胞，又称生发层。新生的细胞向浅层推移，逐渐分化成浅部的各层细胞。

2. 棘层（stratum spinosum） 棘层一般由4~10层多边形的细胞构成。细胞表面有许多细小的棘状突起。

3. 颗粒层（stratum granulosum） 颗粒层由2~3层梭形细胞构成。细胞质内有较粗大的透明角质颗粒。

4. 透明层（stratum lucidum） 透明层为数层扁平细胞。细胞质呈均质透明状，细胞核已消失。

5. 角质层（stratum corneum） 角质层由数层或数十层扁平的角质细胞构成。角质细胞是一些干硬，已无细胞核和细胞器，胞质内充满着角质蛋白。角质层是皮肤的重要保护层，对摩擦、酸、碱等多种刺激有较强的保护作用，并有防止病原体侵入机体和防止体内组织液丢失的作用。角质层表层细胞不断脱落，形成皮屑。

（二）真皮

真皮（dermis）位于表皮的深面，由致密结缔组织构成。真皮厚度一般为1~2mm，分为乳头层和网织层，两者之间无明显界限。

1. 乳头层（papillary layer） 乳头层紧靠表皮的基底层。结缔组织呈乳头状突向表皮。乳头内有丰富的毛细血管和感受器，如游离神经末梢、触觉小体等。

2. 网织层（reticular layer） 网织层在乳头层的深面，较厚。网织层的结构较致密，结缔组织纤维束互相交织成网，使皮肤具有较强的韧性和弹性。网织层内含有较多的小血管、淋巴管和神经，以及毛囊、皮脂腺、汗腺和环层小体等。

真皮的深面为**皮下组织**（hypodermis），又称浅筋膜。皮下组织不属于皮肤的结构，主要由疏松结缔组织和脂肪组织构成。皮下组织有保持体温和缓冲机械压力的作用。

二、皮肤的附属器

皮肤的附属器包括毛发、皮脂腺、汗腺、指（趾）甲等（图9-23）。

（一）毛发

毛发（hair）可分毛干、毛根两部分。毛干是露出皮肤以外的部分，毛根是

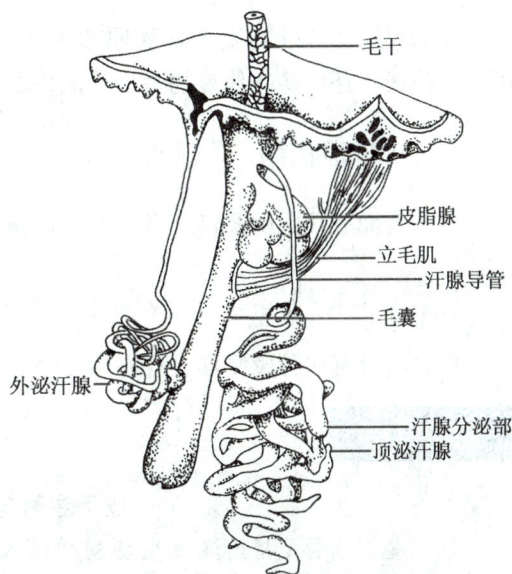

图9-23 皮肤附属器模式图

埋于皮肤以内的部分。毛根周围有毛囊。毛囊的一侧附有一束斜行的平滑肌，称立毛肌。立毛肌受交感神经支配，收缩时使毛发竖立。

（二）皮脂腺

皮脂腺（sebaceous gland）位于毛囊和立毛肌之间，其导管开口于毛囊或直接开口于皮肤表面。皮脂腺具有分泌油脂的作用，其分泌物称皮脂。皮脂有润滑和保护皮肤及毛发的作用。青春期皮脂腺分泌活跃，若面部分泌较多，导管阻塞时，可形成粉刺。老年人由于皮脂腺萎缩，皮肤和毛发显得干糙，失去光泽。

（三）汗腺

汗腺（sweat gland）是弯曲的管状腺，借腺管开口于皮肤表面。汗腺遍布于全身皮肤中，以手掌、足底和腋窝处最多。汗腺分泌汗液，有湿润皮肤、调节体温和排泄废物的功能。腋窝、会阴等处的汗腺称大汗腺，分泌物较黏稠，经细菌作用可发生臭味，所以应注意这些部位的清洁。

（四）指（趾）甲

指（趾）甲（nail）位于手指和足趾远端的背面，由多层密集排列的角质细胞构成。指（趾）甲的前部露于体面，称甲体，后部藏于皮肤内，称甲根。

三、皮肤的主要功能

（一）保护功能

皮肤可防止体外物质（如病原微生物、化学物质等）的侵入，是人体免疫系统的第一道防线；还可防止体液的丢失。故皮肤对人体具有重要的屏障保护功能。

（二）排泄作用

皮肤表面有汗腺的开口，可在排出汗液的同时调节体温和排泄废物。

（三）感觉功能

皮肤内含有多种感受器，具有感受痛觉、温度觉、触觉和压觉等感觉功能。

知识链接

皮下注射与皮内注射

皮下注射是将药液或生物制剂注入皮下组织的方法。其一般用于预防接种；局部麻醉；需要迅速达到药效而不能或不宜经口服给药时，如胰岛素、阿托品、肾上腺素等药物的注射。皮下注射常选用上臂三角肌下缘、两侧腹壁、后背、大腿前侧和外侧为注射部位。局部麻醉用药根据需要可在任何部位皮下注射。

皮内注射是将药液或生物制剂注入表皮与真皮之间的方法。其一般用于药敏试验、抗毒血清测敏试验，观察有无过敏反应；预防接种等。皮内注射时，如做过敏试验，多选择前壁下部为注射部位；做预防接种，多选择上臂三角肌下缘为注射部位。

复习思考题

一、名词解释

1. 感觉器
2. 感受器
3. 生理盲点
4. 黄斑
5. 前庭器

二、问答题

1. 简述眼球的组成和结构及视网膜的微细结构。
2. 简述耳的组成和结构。
3. 简述房水的产生及循环途径。
4. 简述声波传导途径。

第十章　内分泌系统

学习目标

知识学习目标

1. 掌握：内分泌系统的组成、主要功能；甲状腺的形态、位置和微细结构；肾上腺的形态、位置和微细结构；垂体的形态、位置、分部和微细结构。

2. 熟悉：甲状旁腺形态、位置和微细结构；胸腺的位置和微细结构；松果体的位置；甲状腺、肾上腺、垂体、胸腺的功能。

3. 了解：甲状旁腺、松果体的主要功能。

能力培养目标

1. 能结合标本描述甲状腺、肾上腺、垂体、松果体的位置和形态。

2. 能在光镜下识别甲状腺、肾上腺和垂体的微细结构。

第一节　概　述

一、内分泌系统的组成

内分泌系统（endocrine system）包括内分泌器官和内分泌组织两部分。内分泌器官是指形态结构上独立存在、肉眼可见的**内分泌腺**（endocrine glands），如甲状腺、甲状旁腺、肾上腺、垂体、胸腺和松果体等。内分泌组织是指分散存在于其他器官组织中的内分泌细胞团块，如胰腺内的胰岛、睾丸内的间质细胞、卵巢内的卵泡和黄体，以及消化管壁内、肾内等处的内分泌细胞等。其分泌物称**激素**（hormone）。激素直接进入血液或淋巴，经血液循环输送至全身，对特定的器官或细胞（靶器官或靶细胞）发挥调节作用（图 10 – 1）。

二、内分泌系统的主要功能

内分泌系统是神经系统以外的另一重要调节系统，与神经系统共同维持机体内环境的平衡和稳定，调节机体各器官的新陈代谢、生长发育和生殖功能等。

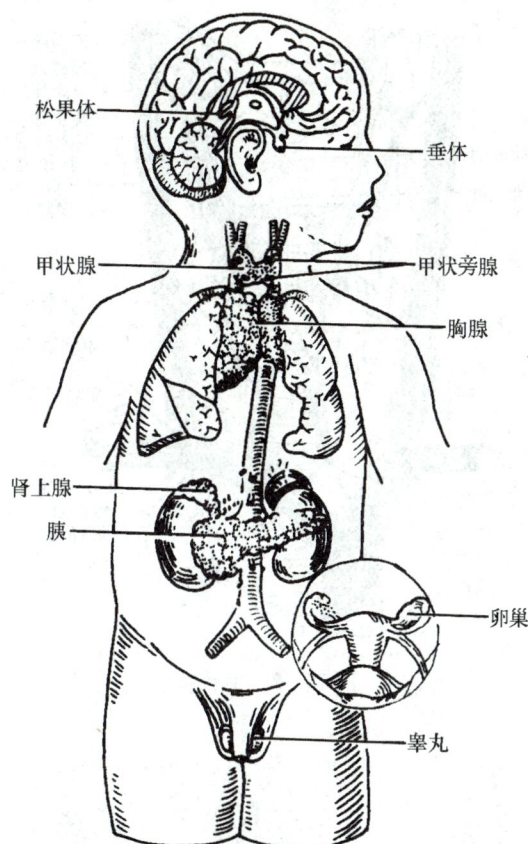

图 10 - 1　人体内分泌器官

第二节　甲　状　腺

一、甲状腺的形态和位置

甲状腺（thyroid gland）呈棕红色，质地柔软，近似"H"形，分为左、右两侧叶及连接两侧叶间的甲状腺峡部。有些人的甲状腺从甲状腺峡部向上伸出一锥状叶。

甲状腺位于颈前部，左、右侧叶贴附于喉下部和气管上部的两侧，甲状腺峡多位于第 2~4 气管软骨环的前方。甲状腺借结缔组织固定于喉软骨，故吞咽时甲状腺可随喉上、下移动，临床上可借此判断颈部肿块是否与甲状腺有关（图 10 - 2，3）。

二、甲状腺的微细结构和功能

甲状腺表面包裹有薄层的结缔组织被膜，被膜中的结缔组织伸入腺实质内，将甲状腺实质分为许多小叶，每个小叶内含有许多甲状腺滤泡，滤泡上皮细胞之间和滤泡之间的结缔组织内有滤泡旁细胞（图 10 - 4）。

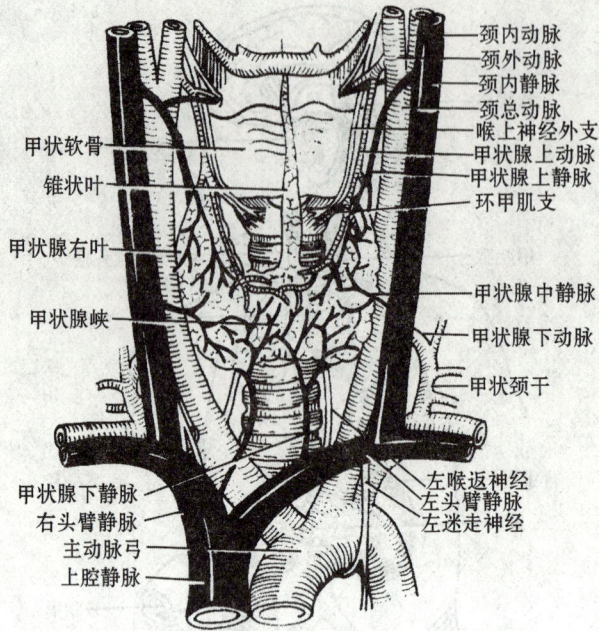

图 10-2 甲状腺

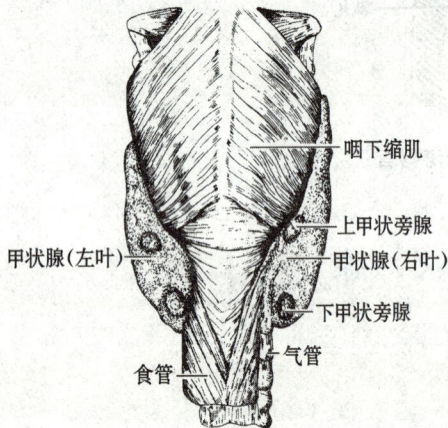

图 10-3 甲状腺和甲状旁腺

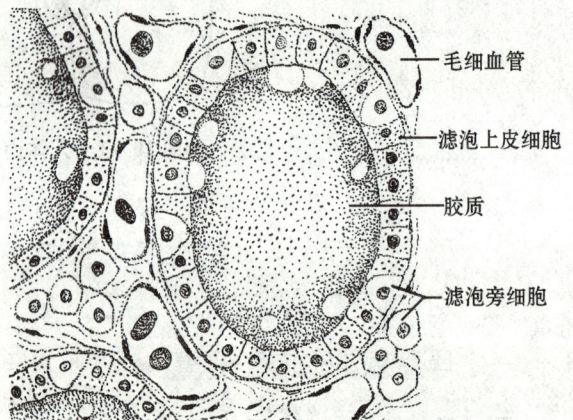

图 10-4 甲状腺的微细结构

（一）甲状腺滤泡

甲状腺滤泡（thyroid follicle）是由单层滤泡上皮细胞围成的泡状结构，大小不一，呈球形或椭圆形。滤泡壁由滤泡上皮细胞围成，滤泡上皮细胞通常为立方形，细胞核圆形，位于中央。滤泡腔内充满胶状物质，是滤泡上皮细胞的分泌物，其主要成分是甲状腺球蛋白。

滤泡上皮细胞能合成和分泌**甲状腺素**（thyroxine）。甲状腺素的主要功能是促进机体的新陈代谢，提高神经系统的兴奋性，促进机体的生长发育。甲状腺素尤其对婴幼儿的骨骼和中枢神经系统的发育极为重要。

（二）滤泡旁细胞

滤泡旁细胞（parafollicular cell）位于滤泡壁上皮细胞之间和滤泡之间的结缔组织内，单个或成群分布。细胞呈圆形，体积较大，细胞质染色较浅。

滤泡旁细胞能分泌**降钙素**（calcitonin）。降钙素能促进成骨细胞的活性，使骨盐沉着于骨质，并抑制胃肠道和肾小管对钙的吸收，使血钙浓度降低。

在幼年时期，如果甲状腺功能低下，甲状腺素分泌不足可导致身材矮小、智力低下，形成呆小症；成年人甲状腺功能低下，可导致新陈代谢率降低、毛发稀疏、精神呆滞，发生黏液性水肿等。

如果甲状腺功能过强，甲状腺素分泌增多，称甲状腺功能亢进。甲状腺功能亢进时，新陈代谢率增高，可导致突眼性甲状腺肿，病人常有心跳加速、神经过敏、体重减轻及眼球突出等症状。

碘是甲状腺合成甲状腺素不可缺少的物质，如果食物中缺碘，甲状腺素合成的原料不足，可导致甲状腺组织代偿性增生、肥大，形成单纯性甲状腺肿。

第三节　甲状旁腺

一、甲状旁腺的形态和位置

甲状旁腺（parathyroid gland）为棕黄色的扁椭圆形小体，大小近似黄豆（图 10 - 3）。位于甲状腺左、右侧叶的后缘，上、下各一对，有时包埋入甲状腺的实质内。

二、甲状旁腺的微细结构和功能

甲状旁腺表面包有薄层的结缔组织被膜，实质腺细胞排列成团索状，腺细胞有主细胞和嗜酸性细胞两种（图 10 - 5）。

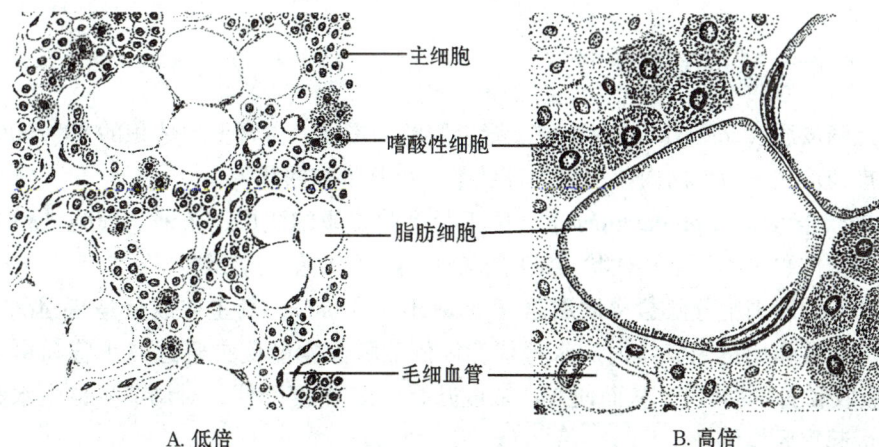

主细胞
嗜酸性细胞
脂肪细胞
毛细血管

A. 低倍　　　　　　　　　　B. 高倍

图 10 - 5　甲状旁腺的微细结构

（一）主细胞

主细胞（chief cell）是甲状旁腺的主要细胞，细胞呈圆形或多边形；细胞核呈圆形，位于细胞的中央；胞质着色浅。胞质内有发达的粗面内质网、高尔基复合体和分泌颗粒。

甲状旁腺的主细胞分泌**甲状旁腺素**（parathyroid hormone）。甲状旁腺素的主要作用是增强破骨细胞的活动，促使骨盐溶解，并能促进肾小管和小肠对钙离子的吸收，从而使血钙浓度升高。

（二）嗜酸性细胞

嗜酸性细胞（acidophil）数量较少，单个或成群存在于主细胞之间。细胞体积较大，为多边形；细胞核小，染色深；胞质内有许多嗜酸性颗粒。嗜酸性细胞的功能尚不明确。

机体在甲状旁腺素和降钙素的共同调节下，维持血钙浓度的相对稳定。甲状旁腺素分泌不足，可致机体血钙降低，使神经、肌肉组织的兴奋性增高引起手足抽搐。甲状旁腺素分泌过多，可引起骨质脱钙增多，导致骨质疏松，易引发骨折。

第四节 肾 上 腺

一、肾上腺的形态和位置

肾上腺（adrenal gland）左、右各一，质地柔软，呈淡黄色，左侧似半月形，右侧呈三角形。

肾上腺位于腹膜后，两肾的上方，与肾共同包在肾筋膜和脂肪囊内（图 10 - 6）。

二、肾上腺的微细结构和功能

肾上腺的表面包有薄层结缔组织被膜，肾上腺的实质分为皮质和髓质两部分（图 10 - 7）。

（一）肾上腺皮质

肾上腺皮质（adrenal cortex）位于肾上腺的周围部，占肾上腺体积的 80 ~ 90%，根据细胞排列形式，由外向内依次分为球状带、束状带和网状带。

1. 球状带（zona glomerulosa） 位于肾上腺皮质的浅层，较薄。细胞排列成球状团块，细胞体积较小，呈矮柱状，细胞核染色深，胞质呈弱嗜酸性。

球状带的腺细胞分泌**盐皮质激素**（mineralocorticoid），其主要成分是醛固酮。盐皮质激素的主要作用是调节体内的水盐代谢。例如醛固酮能促进肾远曲小管和集合管对 Na^+ 重吸收和 K^+ 的排出。从而使 Na^+ 浓度升高，K^+ 浓度降低，对调节机体内水和电解质的平衡起重要作用。

2. 束状带（zona fasciculate） 位于肾上腺皮质的中层，最厚。细胞常排列成索状，

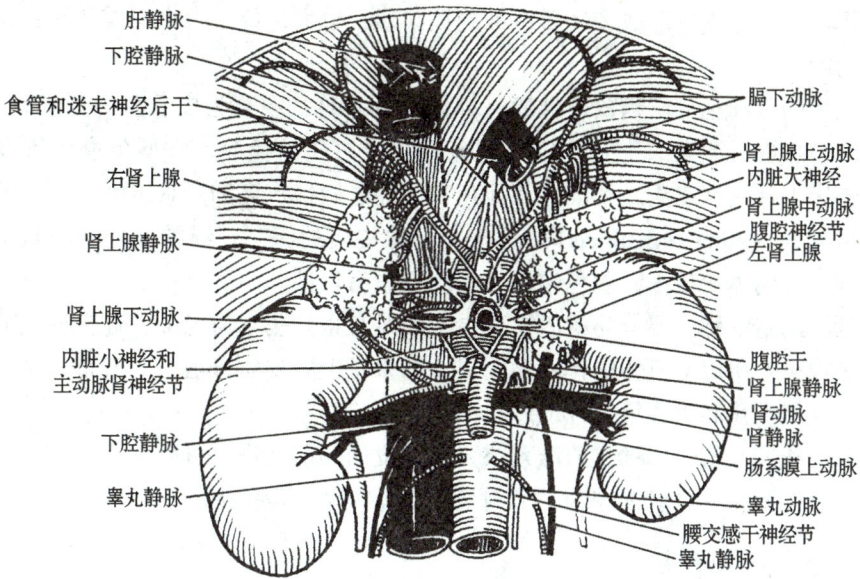

图 10 - 6 肾上腺

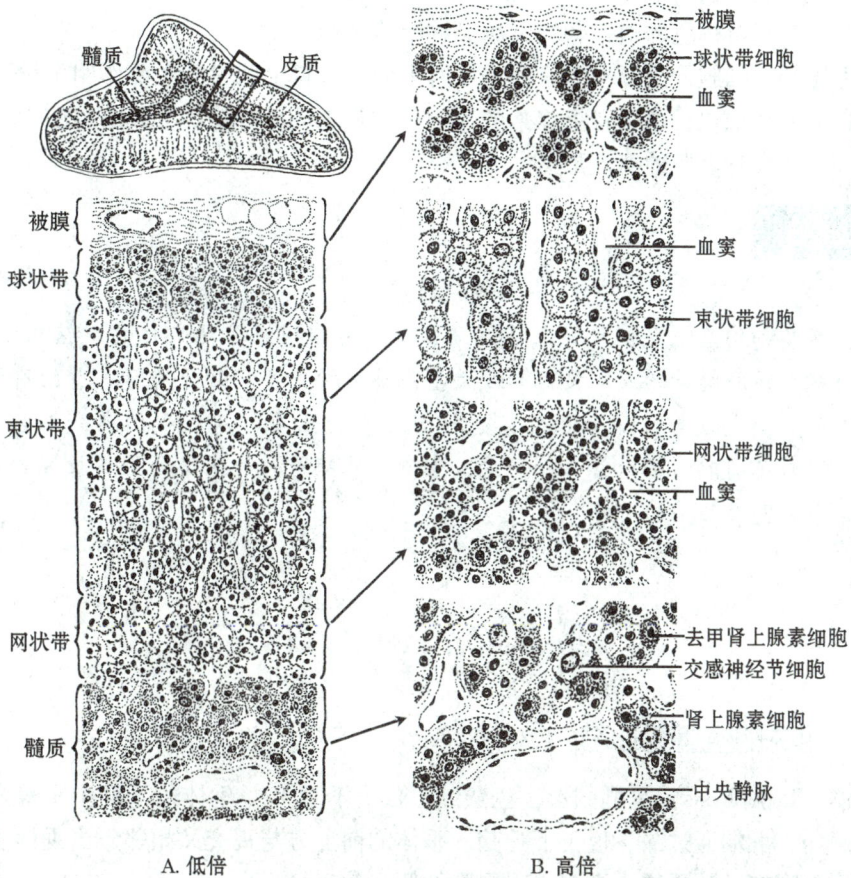

图 10 - 7 肾上腺的微细结构

细胞体积较大，呈立方形或多边形；细胞核圆形，较大，位于中央，着色浅；胞质内含有大量脂滴。

束状带的腺细胞分泌**糖皮质激素**（glucocorticoid），主要为皮质醇（如氢化可的松）和皮质酮。糖皮质激素的主要作用是调节糖和蛋白质的代谢、降低免疫应答及抗炎症等。故临床上常用糖皮质激素配合其他药物治疗过敏性疾病和严重感染。

3. 网状带（zona reticularis）　位于肾上腺皮质的深层。细胞排列成条索状并互相连接成网，细胞体积较小，着色较深，细胞质呈嗜酸性。

网状带的腺细胞主要分泌雄激素和少量的雌激素。正常情况下，肾上腺皮质分泌的性激素量很少，所以对机体的作用不明显。如果肾上腺皮质分泌的雄激素量过多，则可表现为女性男性化和男性第二性征过早出现。

临床上长期大量使用糖皮质激素或肾上腺皮质功能亢进，可引发库欣综合征，呈现脂肪的向心性分布，患者表现为"满月脸""水牛背"等症状。

（二）肾上腺髓质

肾上腺髓质（adrenal medulla）为肾上腺的中央部，占肾上腺的10%～20%，主要由髓质细胞构成。髓质细胞排列成团或索状，细胞体积较大，呈多边形，细胞核圆形，细胞质内可见呈黄褐色的嗜铬颗粒，故又称嗜铬细胞。

肾上腺髓质细胞分泌肾上腺素和去甲肾上腺素。肾上腺素的主要作用可增强心肌的收缩力，使心率加快；去甲肾上腺素的作用是加强小动脉管壁平滑肌的收缩力，使血压升高，心、脑和骨骼肌的血流加速。

> **知识链接**
>
> **嗜铬细胞瘤**
>
> 嗜铬细胞瘤是发生于肾上腺髓质、交感神经节或其他部位的嗜铬组织中的肿瘤。该肿瘤持续或间接地释放大量儿茶酚胺（去甲肾上腺素、肾上腺素、多巴胺）引起发作性高血压伴交感神经兴奋为主要临床表现的内分泌疾病，严重发作可引起心脑血管意外而危及生命。本病是一种罕见的继发性高血压，患病率占高血压病的1%。

第五节　垂　体

一、垂体的位置和形态

垂体（hypophysis）呈椭圆形，色灰红，重量不足1g。垂体位于颅中窝蝶骨体上面的垂体窝内，上端通过漏斗连于下丘脑。垂体的前上方与视交叉相邻，当垂体发生肿瘤时，可压迫视交叉的纤维，引起双眼视野颞侧半偏盲。

根据垂体发生和结构特点，分为前部的**腺垂体**（adenohypophysis）和后部的**神经垂**

体（neurohypophysis）。腺垂体包括远侧部、中间部和结节部。神经垂体包括神经部和漏斗部。通常将远侧部和结节部称垂体前叶，将中间部和神经部称垂体后叶（图 10 - 8）。

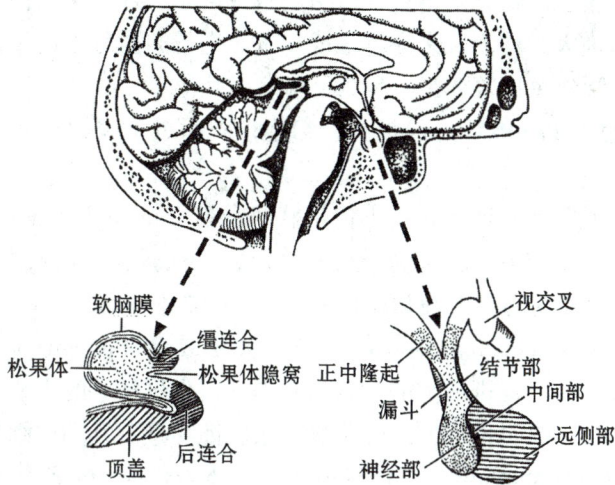

图 10 - 8　垂体和松果体

二、垂体的微细结构和功能

（一）腺垂体

腺垂体主要由腺细胞构成。腺细胞排列成团、索状，细胞团、索之间有丰富的血窦。在 H - E 染色标本上，根据腺细胞的着色性质，可将腺垂体的腺细胞分为嗜酸性细胞、嗜碱性细胞和嫌色细胞（图 10 - 9）。

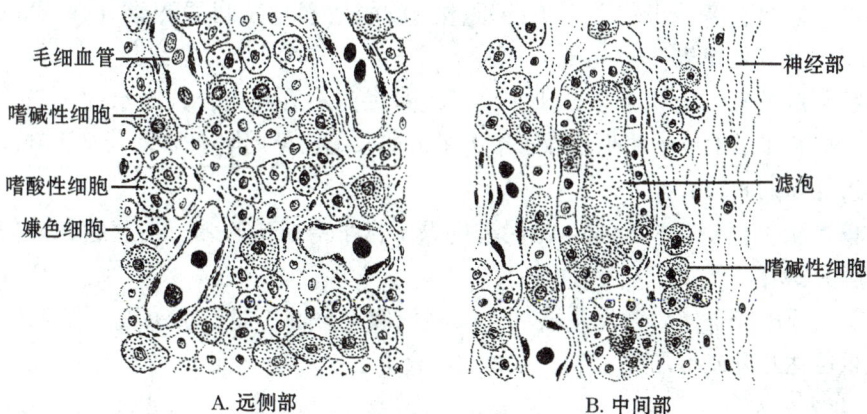

图 10 - 9　垂体远侧部和中间部结构示意图

1. 嗜酸性细胞（acidophil）　数量多，约占远侧部细胞总数的 40%；细胞体积较大，呈圆形或椭圆形；胞质内含有粗大的嗜酸性颗粒。

嗜酸性细胞分泌两种激素：①**生长激素**（growth hormone），能促进骨骼的生长发育；②**催乳激素**（mammotropin），能促进乳腺的发育，在妊娠晚期和哺乳期能促进乳汁的分泌。

在幼年时期，生长激素分泌不足，可引起身材矮小，称为侏儒症；生长激素分泌过多，引起身材异常高大，称为巨人症。在成年人，生长激素分泌过多，可引起手大、脚大、指粗、鼻高、下颌突出等体征，称为肢端肥大症。

2. 嗜碱性细胞（basophil）　数量少；细胞呈圆形或不规则形，大小不等；胞质内含有嗜碱性颗粒。

嗜碱性细胞主要分泌三种激素：①**促甲状腺激素**（thyroid stimulating hormone），能促进甲状腺滤泡的增生和甲状腺素的合成和释放；②**促肾上腺皮质激素**（adrenocortico-trophic hormone），能促进肾上腺皮质束状带细胞分泌糖皮质激素；③促性腺激素，包括**卵泡刺激素**（follicle stimulating hormone）和**黄体生成素**（luteinizing hormone）两种激素。卵泡刺激素在女性可促进卵泡的发育，在男性可促进精子的生成；黄体生成素在女性可促进黄体的形成，在男性称间质细胞刺激素，能促进睾丸间质细胞分泌雄激素。

3. 嫌色细胞（chromophobe）　数量最多，胞质染色浅，细胞轮廓不清。一般认为嫌色细胞是脱颗粒状态的嗜酸性细胞和嗜碱性细胞，或是处于形成嗜酸性细胞和嗜碱性细胞的初级阶段。

（二）神经垂体

神经垂体主要由无髓神经纤维和神经胶质细胞构成，不含腺细胞，无内分泌功能。

无髓神经纤维来自下丘脑的视上核和室旁核，是两个神经核内分泌神经元的轴突。视上核和室旁核内分泌神经元分泌的激素经无髓神经纤维运输到神经垂体储存，待机体需要时释放入血。神经垂体的神经胶质细胞又称垂体细胞，其形状和大小不一，对神经纤维起支持和营养作用。

在视上核和室旁核合成、由神经垂体释放的激素有**抗利尿激素**（antidiuretic hormone，ADH）和**催产素**（oxytocin）两种。

1. 抗利尿激素　由视上核合成，能促进肾远曲小管和集合管对水的重吸收，使尿量减少。抗利尿激素也能使小动脉管壁的平滑肌收缩，外周阻力加大，血压升高，故又称**加压素**（vasopressin）。

2. 催产素　由室旁核合成，能促进妊娠子宫平滑肌的收缩，加速胎儿的娩出；并促进乳腺分泌乳汁。

如果下丘脑或垂体后叶发生病变，抗利尿激素分泌不足，可出现"尿崩症"患者每日尿量可达几升或十几升之多。

第六节　胸　　腺

一、胸腺的位置和形态

胸腺（thymus）位于胸骨柄的后方，上纵隔的前部。

胸腺呈锥体形，分为不对称的左、右两叶，色灰红，质柔软（图10-10）。新生儿及幼儿胸腺相对较大，随年龄的增长，胸腺继续发育，性成熟后最大。成年以后胸腺逐渐萎缩退化，常被结缔组织代替。

图中标注：气管、颈总动脉、颈内静脉、左头臂静脉、主动脉弓、左肺动脉、胸腺左叶、心包、右头臂静脉、上腔静脉、胸腺右叶、胸骨

图 10-10 胸腺

二、胸腺的微细结构和功能

胸腺表面有结缔组织形成的被膜，被膜伸入胸腺实质内，把胸腺分成许多小叶，每个小叶可分为表浅部分的皮质和深部的髓质。胸腺实质主要由网状上皮细胞和淋巴细胞构成。胸腺内的淋巴细胞都是T淋巴细胞，又称胸腺细胞。

胸腺主要分泌胸腺素和产生T淋巴细胞。胸腺素由上皮性网状细胞分泌，它可以使从骨髓来的造血干细胞分裂和分化，成为具有免疫活性的淋巴细胞，称胸腺依赖淋巴细胞，简称T淋巴细胞。T淋巴细胞随血流离开胸腺，播散到淋巴结和脾等淋巴器官，成为这些器官T淋巴细胞的发源地，因此胸腺是人体重要的免疫器官，是T淋巴细胞分化成熟的场所。当T淋巴细胞充分繁殖并播散到其他淋巴器官后，胸腺的重要性也就逐渐降低。

胸腺对于新生儿及婴幼儿淋巴组织的正常发育至关重要。若胸腺发育缺陷会致其他淋巴器官的发育障碍，不能行使正常的免疫功能，由于淋巴细胞数量的减少，常在生命早期死于感染。

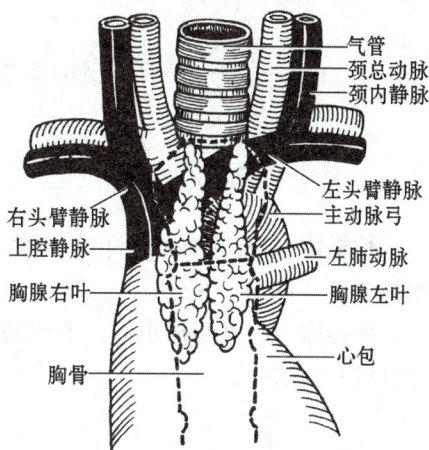

知识链接

艾滋病

艾滋病（AIDS）是 Acquired Immune Deficiency Syndrome 的简称，即"获得性（后天）免疫缺陷综合征"。艾滋病是因为感染人类免疫缺陷病毒（Human Immunodeficiency Virus，HIV）后导致免疫缺陷，并发一系列机会性感染及肿瘤，严重者可导致死亡的综合征。

HIV 是一种能攻击人体免疫系统的病毒。它把人体免疫系统中最重要的T淋巴细胞作为攻击目标，大量破坏该细胞，使人体丧失免疫功能，不能与那些危及生命的病毒战斗，从而使人体发生多种罕见的、不能治愈的感染和肿瘤，最终导致感染者死亡。

HIV 本身并不会引起任何疾病，而是当免疫系统被 HIV 破坏后，人体由于失去抵抗能力而感染其他的疾病导致死亡。

艾滋病的诊断：病人近期有流行病学史和临床表现，结合实验室检查 HIV 抗体有阴性转为阳性即可诊断。

第七节 松 果 体

一、松果体的位置和形态

松果体（pineal body）位于背侧丘脑的后上方，以细柄连于第三脑室顶的后部，又称脑上腺（图 10 – 8）。

松果体为一椭圆形小体，形似松果，色灰红。松果体在儿童时期比较发达，一般 7 岁以后开始退化。

二、松果体的微细结构和功能

松果体腺实质主要由松果体细胞、神经胶质细胞和无髓神经纤维等组成。松果体细胞约占腺实质细胞总数的 90%。在 H – E 染色切片中，细胞呈圆形或不规则形，细胞核大，细胞质少，细胞质呈弱碱性。

松果体细胞分泌**褪黑激素**（melatonin）。在哺乳动物，褪黑激素具有抑制生殖腺发育，抑制性成熟的作用。褪黑激素的作用主要是通过抑制腺垂体分泌促性腺激素，从而间接抑制生殖腺的发育。

褪黑激素的合成与光照密切相关。白天，松果体几乎停止分泌活动，夜间才分泌褪黑激素。

松果体因病变破坏而功能不足时，可出现性早熟和生殖器官过度发育。

复习思考题

1. 简述内分泌系统的组成。
2. 简述甲状腺、甲状旁腺、肾上腺的位置、微细结构和功能。
3. 简述垂体的位置、分部、微细结构和功能。

第十一章 神经系统

学习目标

知识学习目标

1. 掌握：神经系统的组成；神经系统的常用术语；脊髓的位置、外形和内部结构；脑的分部；脑干的位置、组成、外形；小脑的位置、外形；间脑的位置和分部；下丘脑的组成；背侧丘脑、下丘脑的主要功能；后丘脑的组成及功能；大脑半球的外形和内部结构；脊髓被膜的分层及其结构；侧脑室、第三脑室、第四脑室的位置和交通；脑脊液的产生及循环途径；脊神经的组成；颈丛、臂丛、腰丛、骶丛的组成、位置、主要分支的行程和分布；动眼神经、三叉神经、面神经、舌咽神经、迷走神经的分布概况；内脏运动神经的结构特点和分类；交感神经和副交感神经的区别；躯干和四肢的深感觉传导通路；躯干和四肢的浅感觉传导通路；头面部的浅感觉传导通路；视觉传导通路；锥体系。

2. 熟悉：神经系统的主要功能；反射的概念和反射弧的组成；脊髓节段及其与椎骨的对应关系；脊髓的功能；脑干的内部结构和功能；小脑的内部结构和功能；脑和脊髓的血管；血脑屏障；十二对脑神经的名称、性质、连脑部位和分布概况；内脏神经的概念；交感神经和副交感神经的组成和分布概况。

3. 了解：小脑的分叶；内脏感觉神经的特点和牵涉痛的概念；锥体外系的概念。

能力培养目标

1. 能在标本上观察确认脊髓、脑的位置和外形结构。

2. 能在标本上观察确认脑、脊髓被膜的分层和硬膜外隙、蛛网膜下隙的位置。

3. 能结合标本描述脊神经各神经丛的主要分支及分布。

4. 能结合标本确认交感干。

第一节 概 述

神经系统（nervous system）在人体各器官系统中占有十分重要的地位，是机体内起主要作用的调节机构。人体对内、外环境中的变化和各种刺激，主要是通过神经系统保持体内各器官功能活动的协调和统一，并适应环境的变化，以维持平衡。

一、神经系统的组成

神经系统无论在形态还是功能上都是一个不可分割的整体，由中枢神经系统和周围神经神经系统两部分组成（图 11 -1）。**中枢神经系统**（central nervous system）包括脑和脊髓，分别位于颅腔和椎管内。**周围神经系统**（peripheral nervous system）是指中枢神经系统以外的所有神经成分。

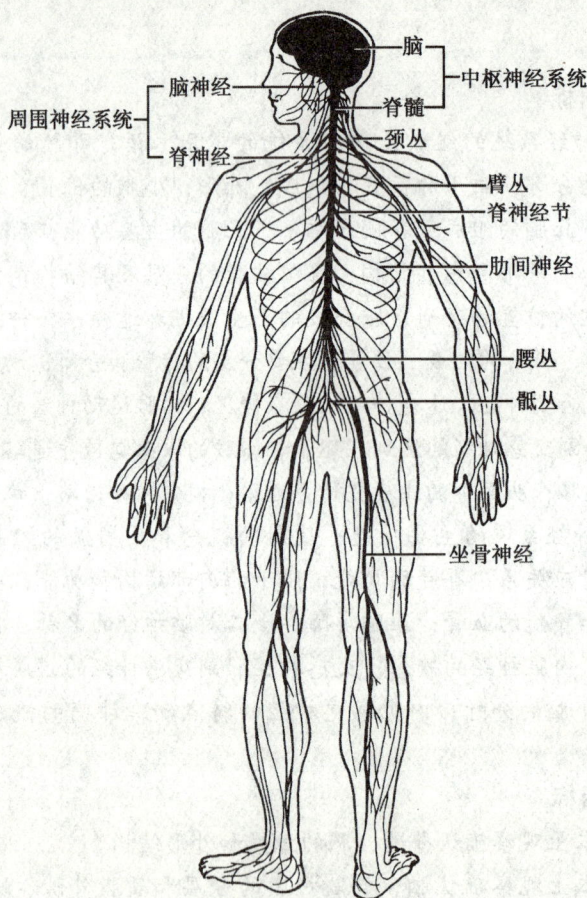

图 11 -1　神经系统概观

周围神经系统按其与中枢的连结关系，分为与脑相连的 12 对脑神经和与脊髓相连的 31 对脊神经；按其分布范围不同，分为**躯体神经**（somatic nervous）和**内脏神经**（visceral nervous）。躯体神经主要分布于皮肤、骨、关节和骨骼肌；内脏神经主要分布于内脏、心血管和腺体。躯体神经和内脏神经所含的纤维成分都包括感觉纤维和运动纤维。其中，内脏运动神经按其功能的不同，又分为交感神经和副交感神经两部分。

神经系统的分类大致如下：

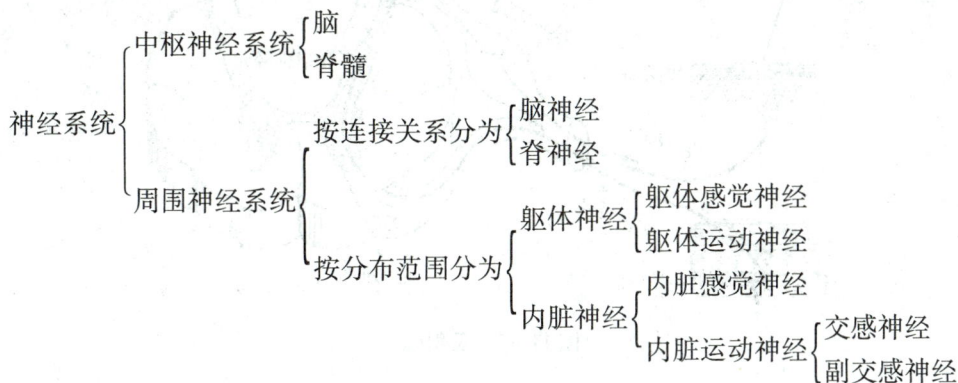

$$
神经系统
\begin{cases}
中枢神经系统
\begin{cases}
脑 \\
脊髓
\end{cases} \\[2em]
周围神经系统
\begin{cases}
按连接关系分为
\begin{cases}
脑神经 \\
脊神经
\end{cases} \\[2em]
按分布范围分为
\begin{cases}
躯体神经
\begin{cases}
躯体感觉神经 \\
躯体运动神经
\end{cases} \\
内脏神经
\begin{cases}
内脏感觉神经 \\
内脏运动神经
\begin{cases}
交感神经 \\
副交感神经
\end{cases}
\end{cases}
\end{cases}
\end{cases}
\end{cases}
$$

二、神经系统的主要功能

神经系统是人体结构和功能最复杂的系统，在机体各器官、系统中处于主导地位，其主要功能如下。

（一）调控作用

神经系统协调和控制人体内部其他各系统的功能活动，使机体成为一个有机整体。例如，剧烈运动时，随着骨骼肌收缩，出现呼吸加深、加快，心跳加强、加速等一系列变化，都是在神经系统的调控下完成的。

（二）维持统一作用

神经系统通过感受各种刺激调整机体功能，使人体适应不断变化的外环境，维持机体与外界环境的统一。例如，气温降低时，通过神经系统的调节，使周围小血管收缩，减少热量散发；气温升高时，周围小血管扩张，增加热量散发，使体温维持在正常水平。

（三）思维和语言作用

人类在长期的进化发展过程中，神经系统特别是大脑皮质得到了高度的发展，产生了思维、语言和意识。人类通过神经系统，不仅能被动地适应外界环境的变化，而且能主动地认识和改造客观世界。

三、神经系统的活动方式

神经系统的基本活动方式是反射。**反射**（reflex）是指神经系统在调节机体的活动中对内、外环境的各种刺激所作出的反应。

反射活动的结构基础是**反射弧**（reflex arc）。反射弧包括感受器、传入神经、反射中枢、传出神经和效应器5个部分（图11-2）。

反射弧的任何部位受损，反射活动即出现障碍。因此，临床上常用检查反射的方法

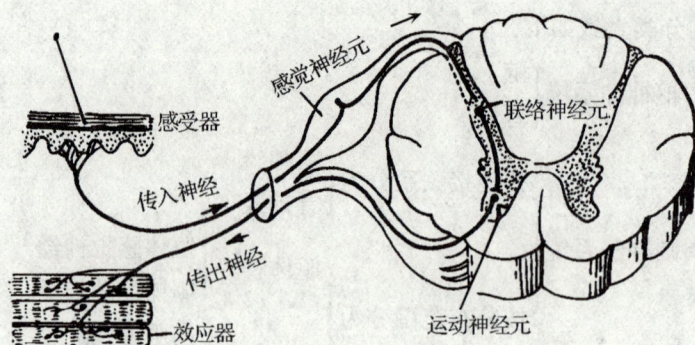

感受器

传入神经

传出神经

效应器

感觉神经元

联络神经元

运动神经元

图 11 - 2　反射弧

来诊断神经系统的疾病。

四、神经系统的常用术语

神经系统内神经元的胞体和突起在不同的部位常有不同的聚集方式，为了叙述和学习方便，规定了不同的术语名称。

（一）灰质和白质

1. 灰质（gray matter）　在中枢神经系统内，神经元的胞体连同树突集中的部位，色泽灰暗，称灰质。位于大脑和小脑表层的灰质，分别称大脑皮质和小脑皮质。

2. 白质（white matter）　在中枢神经系统内，神经元的轴突集中的部位，色泽亮白，称白质。位于大脑和小脑深部的白质，分别称大脑髓质和小脑髓质。

（二）神经核和神经节

1. 神经核（nucleus）　在中枢神经系统内，形态和功能相似的神经元胞体聚集而成的团块，称神经核。

2. 神经节（ganglion）　在周围神经系统内，形态和功能相似的神经元胞体聚集而成的团块，称神经节。

（三）纤维束和神经

1. 纤维束（fiber tract）　在中枢神经系统内，起止、行程和功能相同的神经纤维集聚成束，称纤维束或传导束。

2. 神经（nerve）　在周围神经系统内，神经纤维集合成粗细不等的纤维束，称神经。

（四）网状结构

在中枢神经系统内，神经纤维纵横交织成网，灰质团块散在其中的部位，称**网状结构**（reticular formation）。

知识链接

中医学对神经系统的有关记载

　　早在 2000 年以前，《灵枢·大惑论》中提出"则随眼系以入于脑"，这里的"眼系"是指视神经，正确地阐述了视神经自眼至脑的联系。清代名医王清任《医林改错》中有"灵机记性，不在心而在脑""两耳通脑，所听之音归于脑""两目即脑汁所生，两目系如线，长于脑，所见之物归于脑""鼻通于脑，所闻香臭归于脑"等说法，均符合近代解剖学和生理学的理论。

第二节　中枢神经系统

一、脊髓

（一）脊髓的位置

　　脊髓（spinal cord）位于椎管内，脊髓上端在枕骨大孔处与延髓相连，下端在成人约平第 1 腰椎下缘，新生儿约平第 3 腰椎下缘。

（二）脊髓的外形

　　脊髓呈前后略扁、粗细不均的圆柱形，长约 45cm。脊髓全长有两处膨大：位于上部的称**颈膨大**（cervical enlargement），自脊髓第 4 颈节至脊髓第 1 胸节，连有分布到上肢的神经；位于下部的称**腰骶膨大**（lumbosacral enlargement），自脊髓第 2 腰节至脊髓第 3 骶节，连有分布到下肢的神经。脊髓末端变细，呈圆锥状称**脊髓圆锥**（conus medullaris）。脊髓圆锥的下端向下延续为无神经组织细丝，称**终丝**（filum terminale），止于尾骨的背面，有固定脊髓位置的作用。

　　脊髓表面有 6 条纵行的沟裂：前面正中的深沟称**前正中裂**（anterior median fissure），后面正中的浅沟称**后正中沟**（posterior median sulcus）。前正中裂两侧各有一条纵行浅沟，称前外侧沟；后正中沟两侧各有一条纵行浅沟，称后外侧沟。前外侧沟和后外侧沟分别连有脊神经前根和脊神经后根。脊神经后根上有膨大的脊神经节。脊神经前根和脊神经后根在椎间孔处合成脊神经（图 11 - 3）。

（三）脊髓节段及其与椎骨的对应关系

　　每对脊神经前、后根相连的一段脊髓，称为一个**脊髓节段**（segments of spinal cord）。脊髓两侧连有 31 对脊神经，因此脊髓可相应分为 31 个节段，即颈髓（C）8 节、胸髓（T）12 节、腰髓（L）5 节、骶髓（S）5 节、尾髓（Co）1 节。

　　在胚胎 3 个月以前，脊髓与椎管等长，脊髓各节段与椎骨大致平齐，所有脊神经根都平伸向外出相应的椎间孔。从胚胎第 4 个月起，脊髓的生长速度比椎管缓慢，因此成

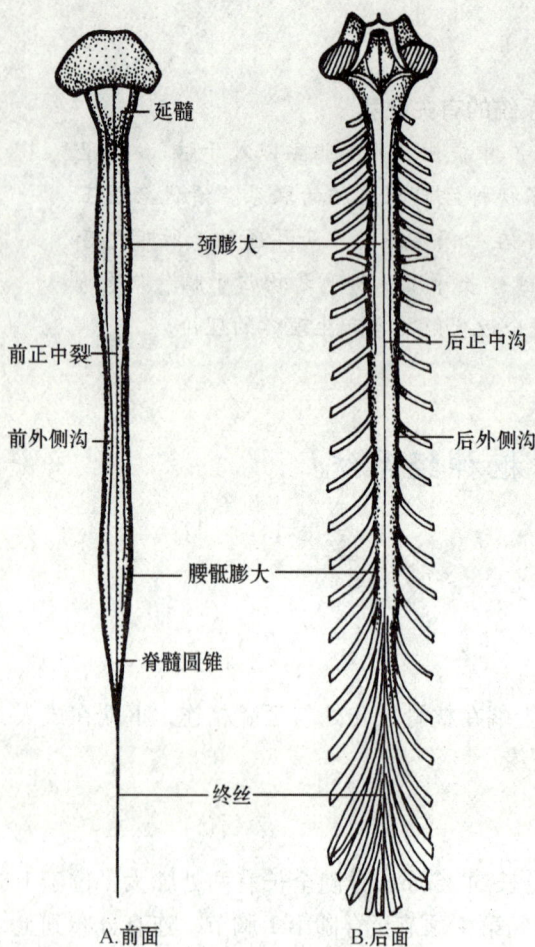

延髓

颈膨大

前正中裂

前外侧沟

腰骶膨大

脊髓圆锥

终丝

后正中沟

后外侧沟

A.前面　　　　B.后面

图 11-3　脊髓的外形

年人脊髓与脊柱的长度是不相等的，脊髓节段与相应的椎骨也因而不完全对应。脊髓颈上部各节段与相应椎体的位置关系大致相当，但以下的脊髓各节段则逐渐高于相应的椎骨，脊神经根也向下斜行至相应的椎间孔。腰、骶、尾部的脊神经根出椎间孔之前，在椎管内垂直下行，围绕终丝集聚成束，称**马尾**（cauda equina）。成年人，在第 1 腰椎以下已无脊髓，故临床上腰椎穿刺常在第 3、4 或第 4、5 腰椎之间进行，不致损伤脊髓。

在成年人，脊髓节段与椎骨的对应关系大致是：颈髓上部（$C_{1\sim4}$）和同序数椎骨相对应；颈髓下部（$C_{5\sim8}$）和胸髓上部（$T_{1\sim4}$）比同序数椎骨高 1 个椎体，如第 6 颈节平对第 5 颈椎体；胸髓中部（$T_{5\sim8}$）比同序数椎骨高 2 个椎体，如第 6 胸节与第 4 胸椎相对；胸髓下部（$T_{9\sim12}$）比同序数椎骨高 3 个椎体，如第 10 胸节与第 7 胸椎相对；全部腰髓平对第 10~12 胸椎体；全部骶髓和尾髓平对第 1 腰椎体（表 11-1、图 11-4）。

表 11-1　脊髓节段与椎骨的对应关系

脊髓节段	对应椎骨	推算举例
上颈髓 $C_{1\sim4}$	与同序数椎骨同高	如第 3 颈髓节段平对第 3 颈椎
下颈髓 $C_{5\sim8}$ 和上胸髓 $T_{1\sim4}$	比同序数椎骨高 1 个椎体	如第 5 颈髓节段平对第 4 颈椎
中胸髓 $T_{5\sim8}$	比同序数椎骨高 2 个椎体	如第 7 胸髓节段平对第 5 胸椎
下胸髓 $T_{9\sim12}$	比同序数椎骨高 3 个椎体	如第 10 胸髓节段平对第 7 胸椎
腰髓 $L_{1\sim5}$	平对第 10~12 胸椎体	
骶髓 $S_{1\sim5}$ 和尾髓 C_0	平对第 12 胸髓和第 1 腰椎体	

了解脊髓节段与椎骨的对应关系，对确定脊髓和脊柱病变的位置和范围及麻醉的定位具有重要意义。

（四）脊髓的内部结构

脊髓由灰质和白质构成。脊髓中央的纵行小管，称中央管（central canal）。中央管的周围是灰质，灰质的周围是白质（图 11-5）。

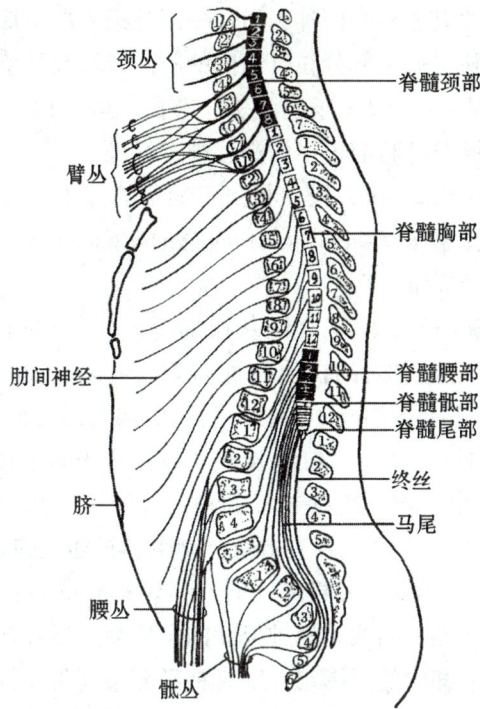

图 11 - 4 脊髓的节段

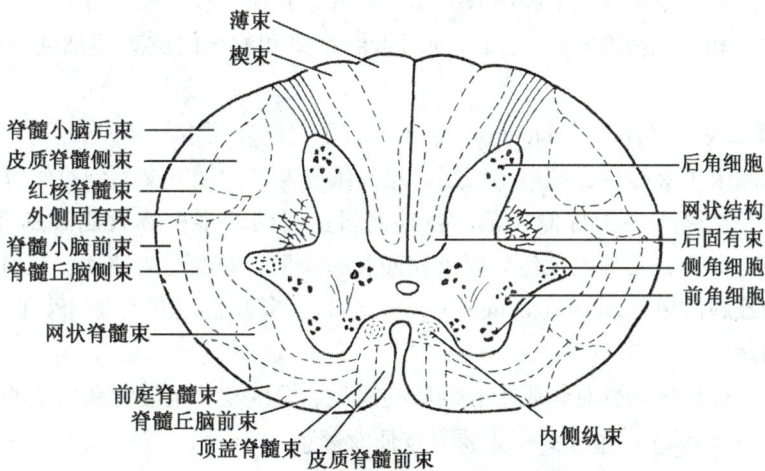

图 11 - 5 脊髓的内部结构

1. 灰质（gray matter）　在脊髓横切面上呈"H"形：每侧灰质前部扩大部分，称前角（柱）；后部狭细部分，称后角（柱）；脊髓的第 1 胸节至第 3 腰节的前后角之间有向外侧突出的侧角（柱）。

（1）**前角（anterior horn）**　内含躯体运动神经元的胞体和树突，其轴突出脊髓，构成脊神经前根中的躯体运动纤维，支配躯干和四肢骨骼肌的随意运动。

（2）**后角（posterior horn）**　内含联络神经元的胞体和树突，接受脊神经后根传来的各种感觉冲动。后角轴突主要有两种去向：一部分进入白质形成上行纤维束，将后根传入的神经冲动传导到脑；另一部分在脊髓内的不同节段起联络作用。

（3）**侧角**（lateral horn）　仅见于胸$_1$~腰$_3$节段。侧角内含交感神经元的胞体和树突，其轴突出脊髓，构成脊神经前根中的交感神经纤维。

骶髓无侧角，在骶髓第2~4节段，相当于侧角的部位，有副交感神经元胞体和树突组成的核团，称**骶副交感核**（sacral parasympathetic nucleus），其轴突出脊髓，构成脊神经前根中的副交感神经纤维。

2. 白质（white matter）　位于脊髓灰质周围，每侧白质借脊髓的沟、裂分成3个索：前正中裂与前外侧沟之间的白质，称**前索**（anterior funiculus）；前、后外侧沟之间的白质，称**外侧索**（lateral funiculus）；后正中沟与后外侧沟之间的白质，称**后索**（posterior funiculus）。白质主要由纤维束构成。在白质中向上传递神经冲动的纤维束，称为上行（感觉）纤维束；向下传递神经冲动的纤维束，称为下行（运动）纤维束。

（1）**上行（感觉）纤维束**　主要有薄束、楔束和脊髓丘脑束。

① **薄束**（fasciculus gracilis）**和楔束**（fasciculus cuneatus）：上行于脊髓后索内。

薄束和楔束均由脊神经节内假单极神经元的中枢突，经脊神经后根入脊髓同侧后索上延而成。这些脊神经节细胞的周围突，随脊神经分布到肌、腱、关节和皮肤等处的感受器。薄束位于后正中沟两侧，由第5胸节以下来的纤维组成；楔束位于薄束外侧，由第4胸节以上来的纤维组成。

薄束和楔束传导同侧躯干和四肢的本体觉（来自肌、腱、关节等处的位置觉、运动觉及振动觉）和皮肤精细触觉（如辨别两点的距离和物体的纹理粗细的感觉）的神经冲动。

② **脊髓丘脑束**（spinothalamic tract）：上行于脊髓外侧索前部和前索。

脊髓丘脑束主要起自脊髓后角细胞，这些细胞发出的轴突交叉到对侧脊髓的外侧索和前索上行，经脑干终于背侧丘脑。在外侧索上行的纤维束称**脊髓丘脑侧束**（lateral spinothalamic tract），其功能是传导躯干和四肢的痛觉、温度觉的冲动；在前索上行的纤维束称**脊髓丘脑前束**（anterior spinothalamic tract），其功能是传导躯干、四肢的粗触觉和压觉冲动。

脊髓丘脑束传导来自对侧躯干和四肢的痛觉、温度觉、粗触觉和压觉冲动。

（2）**下行（运动）纤维束**　主要有皮质脊髓束。

皮质脊髓束（corticospinal tract）：下行于脊髓外侧索后部和前索。

皮质脊髓束起自大脑皮质躯体运动中枢的运动神经元，纤维下行经内囊和脑干，在延髓的锥体交叉处，大部分纤维交叉到对侧后，继续下行于脊髓外侧索后部，称**皮质脊髓侧束**（lateral corticospinal tract），其纤维终止于同侧脊髓前角细胞；皮质脊髓束的小部分纤维，在延髓的锥体交叉处不交叉，下行于同侧脊髓前索的前正中裂两侧，称**皮质脊髓前束**（anterior corticospinal tract），其纤维止于双侧脊髓前角细胞。皮质脊髓前束一般不超过脊髓胸节。

皮质脊髓束将来自大脑皮质的神经冲动，传至脊髓前角运动神经元，管理躯干和四肢骨骼肌的随意运动。

（五）脊髓的功能

1. 传导功能　脊髓通过上行纤维束能将躯干和四肢的感觉冲动上传入脑，通过下行纤维束能将大脑皮质发放的冲动传至效应器。因此，脊髓是大脑皮质与脊髓低级中枢和周围神经联系的通道。

2. 反射功能　脊髓灰质内有许多反射活动的低级中枢。脊髓可完成一些反射活动，如腱反射（如膝跳反射）、排尿反射、排便反射等。

知识链接

脊髓灰质炎

　　脊髓灰质炎又称小儿麻痹症。该病是由于感染脊髓灰质炎病毒，损伤脊髓前角运动神经元胞体引起的一种急性病毒性传染病。病变多见于腰骶段，表现为患侧下肢软瘫、肌张力下降、腱反射消失、肌萎缩等，但感觉正常。

二、脑

　　脑（brain）位于颅腔内，可分为脑干、小脑、间脑和端脑 4 个部分。成年人脑的重量约为 1400g。

（一）脑干

1. 脑干的位置　脑干（brain stem）伏于颅后窝枕骨大孔前面的骨面。

　　脑干自下而上由延髓、脑桥和中脑组成。延髓在枕骨大孔处下续脊髓，中脑向上接间脑，延髓和脑桥的背侧与小脑相连（图 11－6、图 11－7）。

2. 脑干的外形

（1）**腹面观**　脑干的腹侧面观察，三部分界清楚，自上而下依次为延髓、脑桥和中脑（图 11－8）。

①**延髓**（medulla oblongata）：位于脑干的最下部。延髓表面有脊髓向上延续的沟、裂。在延髓上部前正中裂的两侧各有一纵行隆起，称**锥体**（pyramid），其内有皮质脊髓束通过。锥体下方，皮质脊髓束的大部分纤维左、右交叉，构成**锥体交叉**（decussation of pyramid）。锥体的外侧是前外侧沟。

②**脑桥**（pons）：位于脑干的中部。脑桥下缘借延髓脑桥沟与延髓分界，脑桥上缘与中脑相连。脑桥腹侧面膨隆宽阔，称脑桥基底部。基底部正中线上有一条纵行的浅沟，称基底沟，容纳基底动脉。基底部向两侧逐渐细窄，与背侧的小脑相连。

③**中脑**（midbrain）：位于脑干的上部。中脑腹侧面有一对纵行柱状结构，称大脑脚，有锥体束等纤维通过。两大脑脚之间的凹窝，称脚间窝。

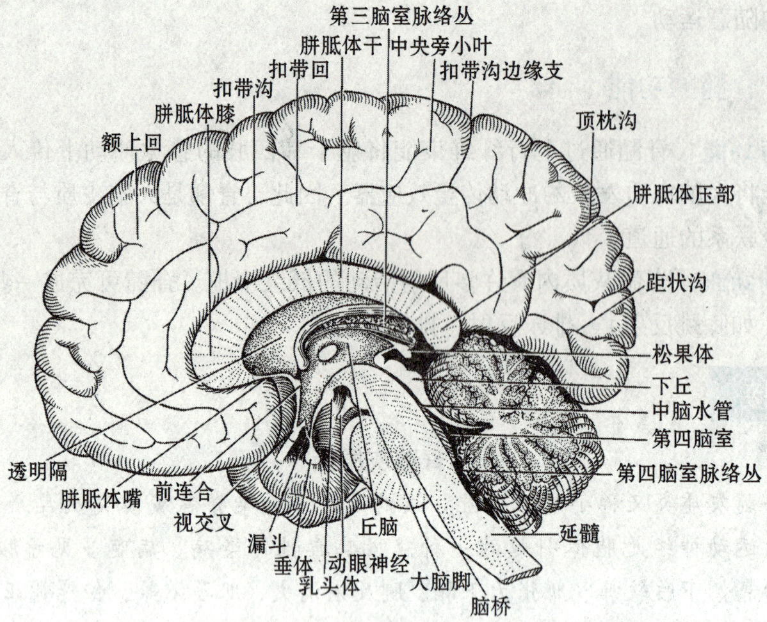

图 11-6 脑的正中矢状面

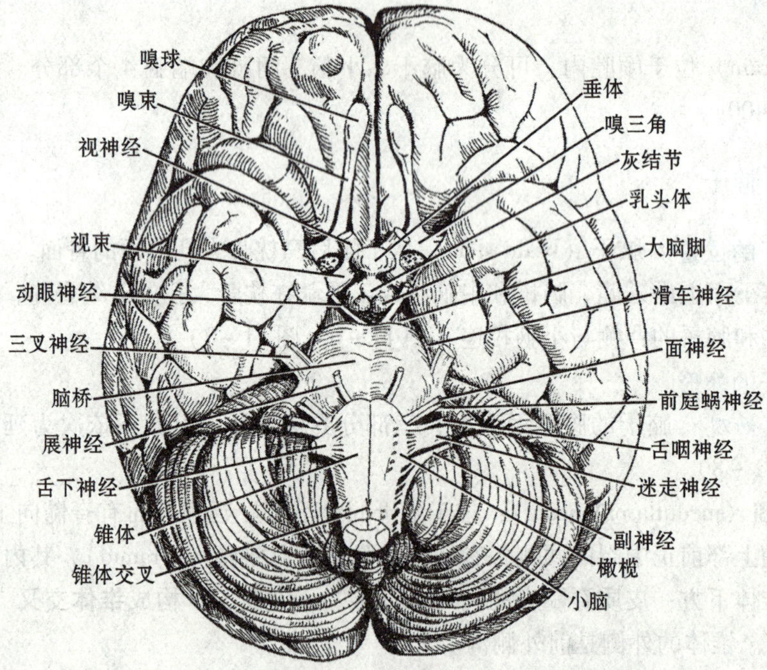

图 11-7 脑的底面

(2) 背面观

① 延髓：其背侧面下部后正中沟的两侧，各有一对隆起，内侧的称**薄束结节**（gracile tubercle），外侧的称**楔束结节**（cuneate tubercle），两者深面分别有薄束核和楔

束核。楔束结节外侧缘的浅沟称后外侧沟。延髓背侧上部形成**菱形窝**（rhomboid fossa）（第4脑室底）的下半部（图11-9）。

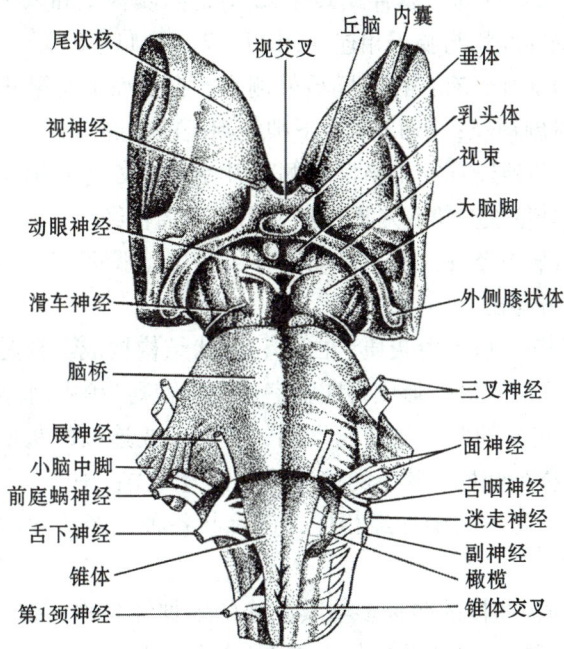

图 11-8　脑干腹侧面

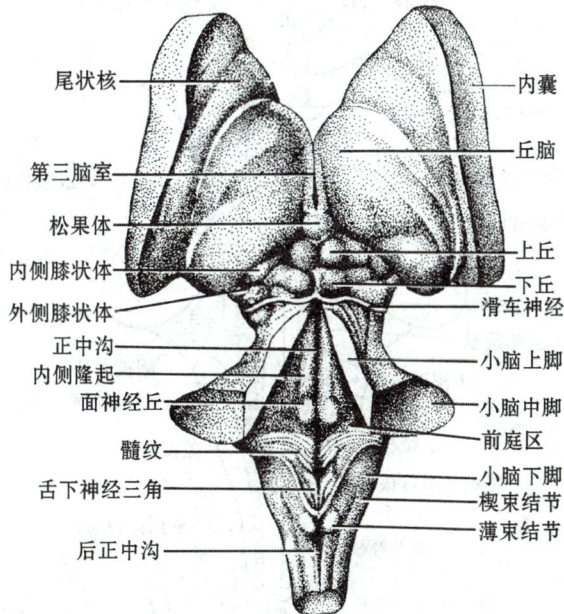

图 11-9　脑干背侧面

② 脑桥：其背侧面形成菱形窝的上半部。

③ 中脑：其背侧面有两对圆形隆起，上方的一对称**上丘**（superior colliculus），是视觉反射中枢；下方的一对称**下丘**（posterior colliculus），是听觉反射中枢。

（3）与脑干相连的脑神经　脑神经共有 12 对，除嗅神经和视神经分别连于端脑和间脑外，其余 10 对脑神经均与脑干相连（图 11 - 7、图 11 - 8）。

① 与延髓相连的脑神经有：在延髓后外侧沟，自上而下是第 9 对舌咽神经、第 10 对迷走神经和第 11 对副神经；第 12 对舌下神经则经前外侧沟穿出。

② 与脑桥相连的脑神经有：在脑桥腹侧面开始变窄处连有第 5 对三叉神经；在延髓脑桥沟内，由内向外依次为第 6 对展神经、第 7 对面神经、第 8 对前庭蜗神经。

③ 与中脑相连的脑神经有：第 3 对动眼神经自中脑脚间窝穿出；第 4 对滑车神经由中脑背侧下丘的下方穿出。

3. 脑干的内部结构　脑干由灰质、白质和网状结构构成。脊髓的中央管向上至延髓、脑桥背面与小脑之间扩展，形成第四脑室；在中脑则为中脑水管。

（1）灰质　脑干灰质的配布与脊髓不同，它不形成连续的灰质柱，而是分散成大小不等的灰质团块，称神经核。脑干的神经核主要为两类：一类是与第 3 ~ 12 对脑神经相连的脑神经核；另一类不与脑神经相连，但参与各种神经传导通路或反射通路的组成，称非脑神经核。

1）脑神经核　脑神经核的名称多与其相连的脑神经名称一致（图 11 - 10）。如与动眼神经相连的脑神经核，称动眼神经核和动眼神经副核。

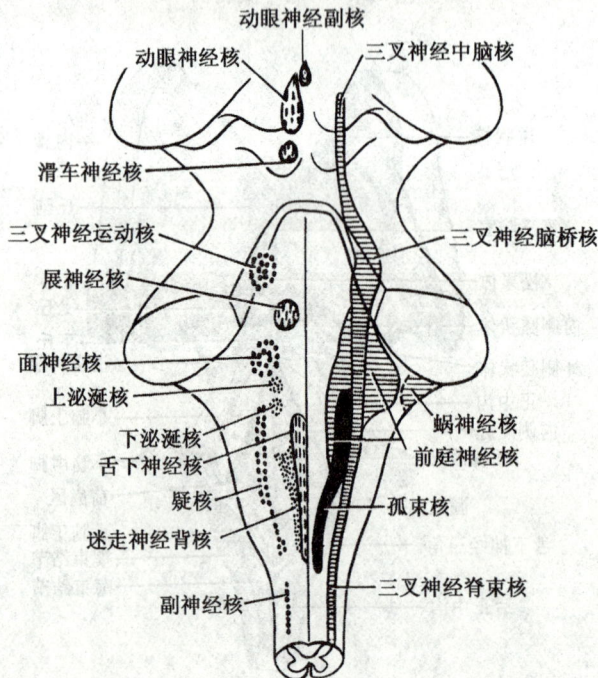

图 11 - 10　脑神经核在脑干背面的投影

各脑神经核在脑干的位置也多与其相连脑神经的连脑部位相对应：如中脑内有动眼

神经核、动眼神经副核和滑车神经核；脑桥内有三叉神经运动核、三叉神经感觉核群、展神经核、面神经核、上泌涎核、前庭神经核和蜗神经核；延髓内有疑核、下泌涎核、孤束核、迷走神经背核、副神经核和舌下神经核。

　　脑神经核按其功能性质可分为脑神经运动核和脑神经感觉核。运动核是脑神经运动纤维的起始核，包括躯体运动核和内脏运动核（副交感核）；感觉核是脑神经感觉纤维的终止核，包括躯体感觉核和内脏感觉核。

　　脑神经的躯体运动核包括动眼神经核、滑车神经核、三叉神经运动核、展神经核、面神经核、疑核、副神经核和舌下神经核；脑神经的内脏运动核包括动眼神经副核、上泌涎核、下泌涎核和迷走神经背核；脑神经的躯体感觉核包括三叉神经感觉核群、前庭神经核和蜗神经核；脑神经的内脏感觉核为延髓内的孤束核。脑神经核的性质、位置和功能归纳为表 11 - 2。

表 11 - 2　脑神经核的性质、位置和功能

类　别	脑神经核名称	位　置	功　能
躯体运动核	动眼神经核	中脑	支配上直肌、内直肌、下直肌下斜肌、上睑提肌
	滑车神经核	中脑	支配上斜肌
	展神经核	脑桥	支配外直肌
	舌下神经核	延髓	支配舌肌
	三叉神经运动核	脑桥	支配咀嚼肌
	面神经核	脑桥	支配面肌
	疑核	延髓	支配咽、喉肌
	副神经核	脊髓上 5 颈节前角背侧部	支配胸锁乳突肌、斜方肌
内脏运动核	动眼神经副核	中脑	支配睫状肌和瞳孔括约肌
	上泌涎核	脑桥	支配泪腺、下颌下腺和舌下腺的分泌
	下泌涎核	延髓	支配腮腺的分泌
	迷走神经背核	延髓	支配胸、腹腔脏器的活动
内脏感觉核	孤束核	延髓	上端接受味觉冲动，其余大部分接受胸、腹腔脏器的一般内脏感觉冲动
躯体感觉核	三叉神经中脑核	中脑	可能接受咀嚼肌和表情肌的本体觉冲动
	三叉神经脑桥核	脑桥	（痛、温、触觉）冲动
	三叉神经脊束核	脑桥和延髓	
	前庭神经核	脑桥和延髓	接受内耳的平衡觉冲动
	蜗神经核		接受内耳的听觉冲动

　　2）非脑神经核　主要有薄束核、楔束核、红核和黑质。

　　① **薄束核**（gracile nucleus）和**楔束核**（cuneate nucleus）：分别位于延髓薄束结节和楔束结节的深面，分别是薄束和楔束的终止核。薄束核和楔束核是躯干和四肢本体觉和皮肤精细触觉冲动传导通路的中继性核团。

　　② **红核**（red nucleus）和**黑质**（substantia nigra）：位于中脑。红核富有血管，在新鲜脑干切面上呈红色；黑质的细胞内含黑色素，故呈黑色。红核和黑质对调节骨骼肌的

张力有重要作用。黑质细胞主要合成多巴胺。黑质病变，多巴胺缺乏，可导致肌张力过高，运动减少，是引起震颤麻痹（帕金森病）的主要原因。

（2）**白质**　主要由上行（感觉）纤维束和下行（运动）纤维束组成。

1）上行纤维束　主要有内侧丘系、脊髓丘系和三叉丘系。

① **内侧丘系**（medial lemniscus）：脊髓后索中的薄束和楔束上行至延髓，分别止于薄束核和楔束核。薄束核和楔束核发出的纤维在延髓中央管前方左、右交叉，称内侧丘系交叉。交叉后的纤维在正中线的两侧折而上行，组成内侧丘系，上行终于背侧丘脑腹后外侧核。内侧丘系传导对侧躯干四肢的本体觉和皮肤精细触觉的冲动。

② **脊髓丘系**（spinal lemniscus）：脊髓丘脑束由脊髓向上行至脑干构成脊髓丘系，行于内侧丘系的背外侧，经脑干各部，上行终于背侧丘脑的腹后外侧核。脊髓丘系传导对侧躯干、四肢的痛觉、温度觉、粗触觉和压觉冲动。

③ **三叉丘系**（trigeminal lemniscus）：脑桥三叉神经感觉核群发出的纤维交叉至对侧，行于内侧丘系的背外侧，上行终于背侧丘脑的腹后内侧核。三叉丘系传导对侧头面部皮肤和黏膜的痛觉、温度觉、粗触觉和压觉冲动。

2）下行纤维束　主要有**锥体束**（pyramidal tract）。

锥体束是大脑皮质躯体运动中枢发出的支配骨骼肌随意运动的纤维束。锥体束下行途经内囊、中脑大脑脚、脑桥基底部，到延髓形成锥体。

锥体束包括皮质核束和皮质脊髓束。皮质核束在脑干下行过程中陆续终止于脑干的脑神经躯体运动核；皮质脊髓束通过脑干下行到脊髓，在脊髓下行过程中陆续终止于脊髓前角躯体运动神经元。

（3）**网状结构**（reticular formation）　在脑干中央区域，神经纤维交织成网，其间散布着大量大小不等神经细胞，它们共构成脑干网状结构。

4. 脑干的功能

（1）**传导功能**　大脑皮质、间脑与小脑、脊髓相互联系的上行纤维束和下行纤维束，均经过脑干。因此，脑干是大脑、间脑与小脑、脊髓和周围神经联系的重要通道。

（2）**反射功能**　脑干内具有多种反射活动的低级中枢。如中脑内有瞳孔对光反射中枢，脑桥内有角膜反射中枢，延髓内有调节呼吸运动和心血管活动的"生命中枢"。如果"生命中枢"受损，可致呼吸、心跳和血压等严重障碍，危及生命。

（3）**网状结构的功能**　脑干网状结构有保持大脑皮质觉醒、调节骨骼肌张力、维持生命活动等功能。

（二）小脑

1. 小脑的位置小脑（cerebellum）　位于颅后窝内，在延髓和脑桥的背侧，与脑干相连。小脑与脑干之间的腔隙，称第四脑室。

2. 小脑的外形　小脑可分为小脑蚓和小脑半球两部分。小脑中间缩细的部分称小脑蚓，两侧膨大的部分称小脑半球。小脑上面平坦，下面靠近小脑蚓的小脑半球形成椭圆形隆起，称**小脑扁桃体**（tonsil of cerebellum）（图 11-11、图 11-12）。

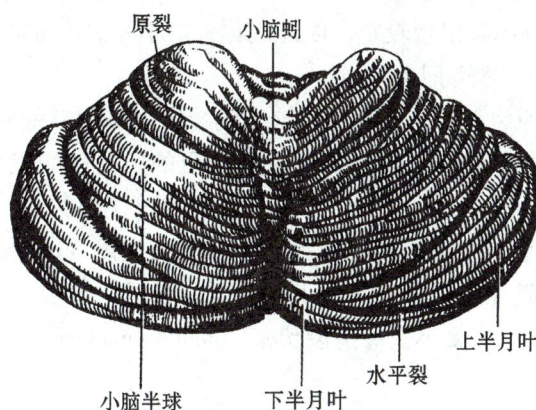

图 11 – 11　小脑上面

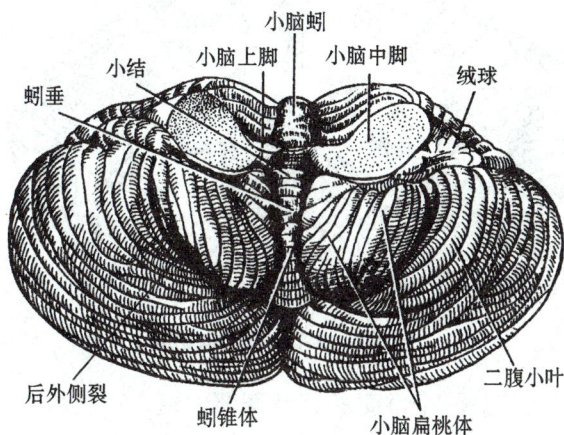

图 11 – 12　小脑下面

小脑扁桃体紧靠枕骨大孔，其腹侧邻近延髓。当颅内病变（脑炎、肿瘤、出血）引起颅内压增高时，小脑扁桃体可被挤入枕骨大孔内，从而压迫延髓，危及生命，临床上称小脑扁桃体疝或枕骨大孔疝。

3. 小脑的分叶　小脑蚓的下面凹陷，自前向后依次为小结、蚓垂、蚓锥体，小结向两侧以绒球脚与位于小脑半球前缘的绒球相连。小脑表面有许多相互平行的浅沟，将其分为许多狭窄的小脑叶片。小脑上面前、中 1/3 交界交处有一略呈 V 形的深沟，称为原裂；小脑下面绒球和小结的后方有一深沟，为后外侧裂；在小脑半球后缘，有一明显的水平裂。

根据小脑的发生、功能和纤维联系，可将小脑分成三个叶：绒球小结叶、前叶和后叶。前叶和后叶合称小脑体。

（1）**绒球小结叶**　位于小脑下面的最前部，包括小脑半球的绒球和小脑蚓前端的小结构成，二者之间以绒球脚相连。在种系发生上此叶出现最早，因此称原（古）小脑。由于其主要和前庭神经及前庭神经核发生联系，所以又称前庭小脑。

（2）**前叶**　位于小脑上面，为原裂以前的皮质结构。从种系发生上看，前叶和小脑蚓下面的蚓垂、蚓锥体等出现较晚，因此统称为旧小脑。由于此叶主要接受脊髓小脑前、后束的纤维，故又称脊髓小脑。

（3）后叶　位于原裂以后的大部分小脑皮质结构（不包括蚓垂和蚓锥体），在种系发生上出现最晚，称新小脑。此叶主要和大脑皮质的广泛区域发生联系，故又称大脑小脑。

4. 小脑的内部构造　小脑的表层为灰质，称**小脑皮质**（cerebellar cortex）；皮质深面的白质，称**小脑髓质**（cerebellar medulla）；小脑髓质内有数对灰质核团，称**小脑核**（cerebellar nuclei），其中最大小脑核是**齿状核**（dentate nucleus）（图 11 – 13）。

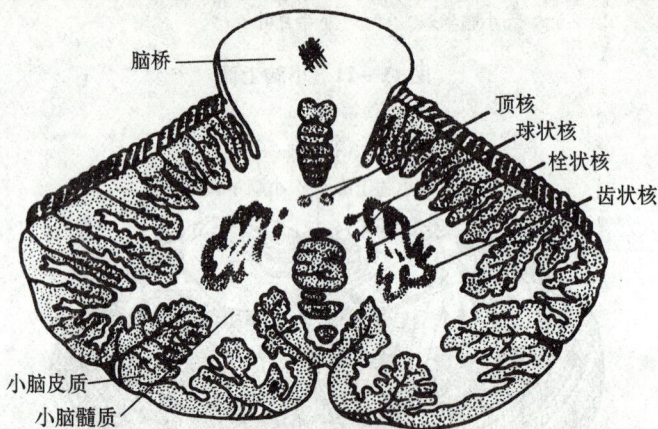

图 11 – 13　小脑的横切面

5. 小脑的功能　小脑是一个重要的运动调节中枢。小脑的主要功能是维持身体平衡、调节肌张力和协调骨骼肌的随意运动。

小脑损伤时，可出现平衡失调，站立不稳，醉酒步态；影响到肌张力，表现为肌张力降低；肢体随意运动不协调，走路时抬腿过高，取物时手指过度伸开；令患者做指鼻试验等，动作不准确。这些表现临床上称"共济失调"。

（三）间脑

间脑（diencephalon）位于中脑和端脑之间，大部分被大脑半球掩盖。间脑内的腔隙，称第三脑室。间脑主要包括背侧丘脑、下丘脑和后丘脑。

1. 背侧丘脑（dorsal thalamus）　又称丘脑，是一对卵圆形的灰质块，位于间脑的背侧份（图 11 – 14）。

背侧丘脑被一"Y"形白质板分为前核群、内侧核群和外侧核群。外侧核群可分为位于背侧部和腹侧部两部分，腹侧部核群又分为腹前核、腹中间核和腹后核。其中腹后核又分为腹后内侧核和腹后外侧核（图 11 – 15）。

背侧丘脑是感觉传导通路的中继站，是全身躯体浅感觉（痛、温、触、压觉）和深感觉（本体觉和皮肤的精细触觉）传导通路第三级神经元胞体的所在处。背侧丘脑腹后核接受内侧丘系、脊髓丘系和三叉丘系的感觉冲动，发出纤维组成丘脑皮质束（丘

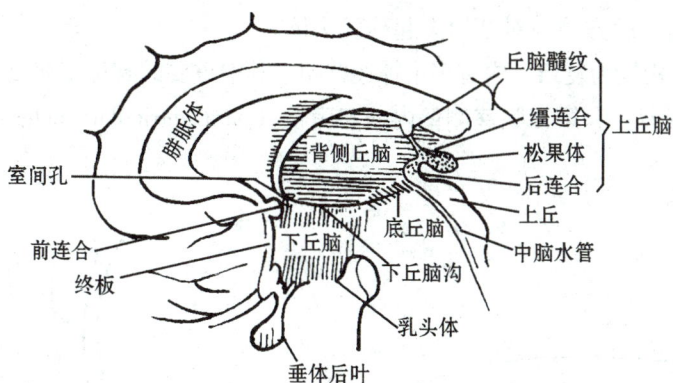

图 11 - 14 脑正中矢状面（示间脑的位置和分布）

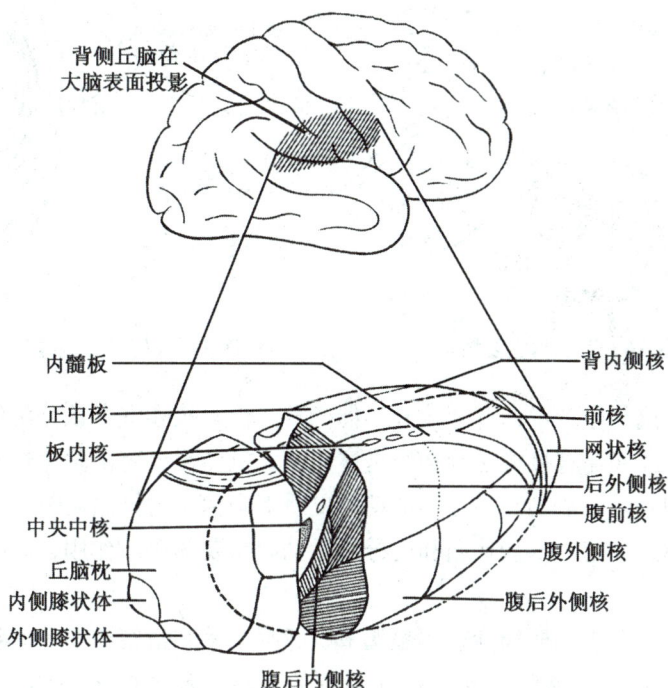

图 11 - 15 右侧背侧丘脑冠状切面示意图

脑中央辐射），上传到大脑皮质的躯体感觉中枢。

背侧丘脑也是一个复杂的分析器，为皮质下感觉中枢，一般认为痛觉在背侧丘脑即开始产生。一侧背侧丘脑损伤，常见的症状是对侧半身感觉丧失、过敏或伴有剧烈的自发性疼痛。

2. 下丘脑（hypothalamus） 位于背侧丘脑的前下方，构成第三脑室的下壁和侧壁下部。

在脑底面，可见下丘脑主要包括视交叉、灰结节、漏斗、垂体和乳头体。视交叉前连视神经，向后延为视束；视交叉后方是灰结节；灰结节向前下方延续为漏斗；漏斗下端连垂体；灰结节后方的一对圆形隆起称乳头体。

下丘脑的结构较为复杂，内有多个神经核团，其中重要的有位于视交叉上方的**视上核**（supraoptic nucleus）和第三脑室侧壁内的**室旁核**（paraventricular nucleus）（图 11-16、图 11-17）。

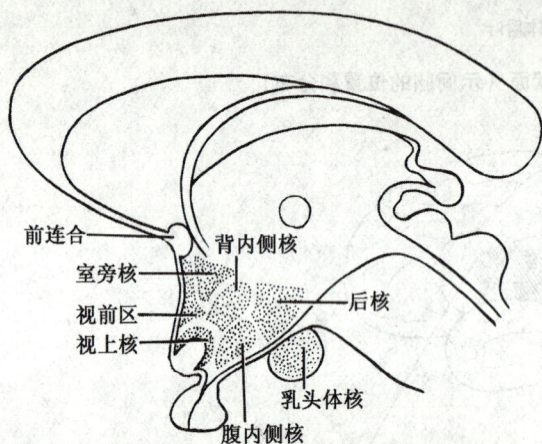

图 11-16 下丘脑主要核团

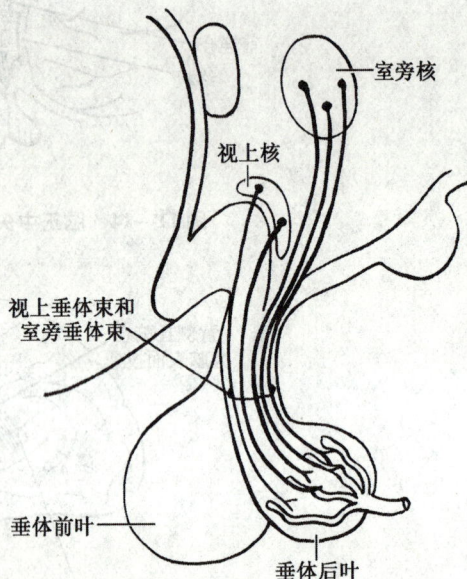

图 11-17 视上垂体束和室旁垂体束

视上核分泌抗利尿激素；室旁核分泌催产素。视上核和室旁核分泌的激素，随各自神经元的轴突，经漏斗直接输送到神经垂体储存，机体需要时由垂体释放于血液。

下丘脑是调节内脏活动和内分泌活动的皮质下中枢，对体温调节、摄食行为、情绪反应、昼夜节律、生殖、水盐代谢和内分泌活动起重要的调节作用，同时也参与睡眠和情绪反应活动等。

下丘脑损伤常会引起尿崩症、体温调节、睡眠紊乱和情绪改变等症状。

3. 后丘脑 是位于背侧丘脑后端外下方的一对隆起，位于内侧的称内侧膝状体，位于外侧的称外侧膝状体（图 11-15）。

内侧膝状体（medial geniculate body）是听觉传导通路的中继站，接受听觉传导通路的纤维，发出纤维组成听辐射终于大脑皮质听觉中枢；**外侧膝状体**（later geniculate body）是视觉传导路的中继站，接受视束的传入纤维，发出纤维组成视辐射终于大脑皮质的视觉中枢。

（四）端脑

端脑（telencephalon）又称**大脑**（cerebrum），由左、右大脑半球构成。端脑覆盖于间脑、中脑和小脑的上面。

1. 大脑半球的外形 两侧大脑半球之间的纵行裂隙，称**大脑纵裂**（cerebral longitudinal fissure）。两侧大脑半球后端与小脑之间的横行裂隙，称**大脑横裂**（cerebral transverse fissure）。大脑纵裂底部为连接两侧半球的横行纤维，称**胼胝体**（corpus callosum）。

大脑半球（cerebral hemisphere）表面凹凸不平，有许多深浅不一的沟，称**大脑沟**（cerebral sulci），沟与沟之间的隆起，称**大脑回**（cerebral gyri）。每侧大脑半球可分为上外侧面、内侧面和下面（底面）（图11-18、图11-19）。

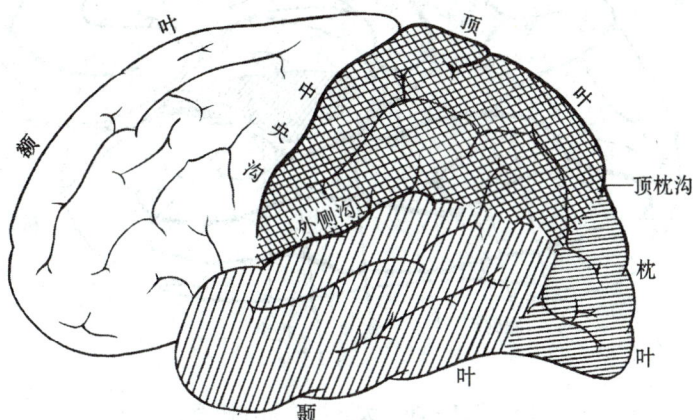

图11-18 大脑半球的分叶

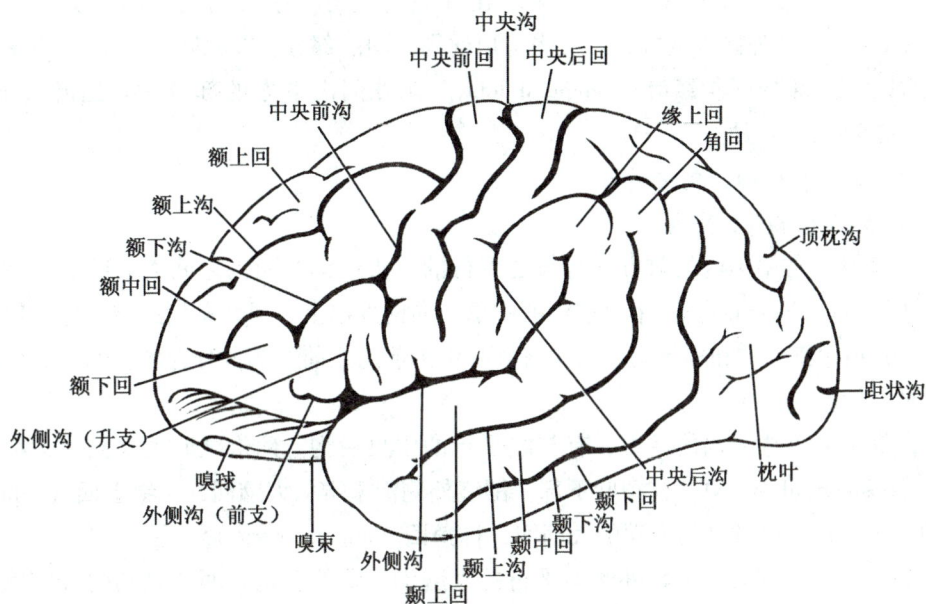

图11-19 大脑半球的上外侧面

（1）大脑半球的分叶 每侧大脑半球借三条沟分为五个叶（图11-20）。

1）三条沟 ①**中央沟**（central sulcus）在大脑半球的上外侧面，起自半球上缘中点稍后方，斜向前下方，几乎达外侧沟；②**外侧沟**（lateral sulcus）起自大脑半球的下面，至大脑半球上外侧面，自前下向后上斜行；③**顶枕沟**（parietooccipital sulcus）位于

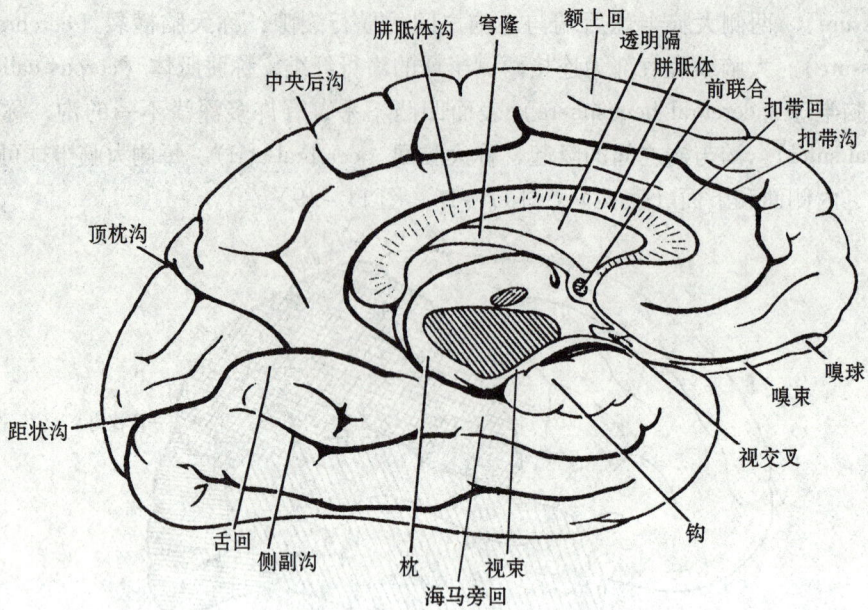

图 11 - 20 大脑半球的内侧面

大脑半球内侧面的后部，自胼胝体后端的稍后方，由前下向后上，并略转至半球上外侧面。

2）五个叶 ①**额叶**（frontal lobe）在外侧沟上方、中央沟前方的部分；②**顶叶**（parietal lobe）在外侧沟上方，中央沟与顶枕沟之间的部分；③**枕叶**（occipital lobe）在顶枕沟以后的部分；④**颞叶**（temporal lobe）在外侧沟下方的部分；⑤**岛叶**（insular lobe）在外侧沟的深处。

（2）**大脑半球的主要沟和回**

1）大脑半球的上外侧面

① 额叶：在中央沟的前方，有与之平行的中央前沟。两沟之间的大脑回，称**中央前回**（precentral gyrus）。自中央前沟的中部，向前发出上、下两条大致与半球上缘平行的沟，分别称额上沟和额下沟，两沟将额叶中央前沟之前的部分分为额上回、额中回和额下回。

② 顶叶：在中央沟的后方，有与之平行的中央后沟。两沟之间的大脑回，称**中央后回**（postcentral gyrus）。在顶叶下部，围绕外侧沟末端的大脑回，称**缘上回**（supramarginal gyrus）；围绕颞上沟末端的大脑回，称**角回**（angular gyrus）。

③ 颞叶：上部有一条与外侧沟平行的大脑沟，称颞上沟，两沟之间的大脑回，称**颞上回**（superior temporal gyrus）。在颞上回的后部，外侧沟的下壁上，有两条短而横行的大脑回，称**颞横回**（transverse temporal gyrus）。

2）大脑半球的内侧面 在间脑上方有联络两侧大脑半球的胼胝体。胼胝体上方的大脑回，称**扣带回**（cingulate gyrus）。扣带回中部的上方，有中央前回和中央后回自半球上外侧面延续到半球内侧面的部分，称**中央旁小叶**（paracentral lobule）。

从胼胝体的后方，有一条向后走向枕叶后端的深沟，称**距状沟**（calcarine sulcus）。

距状沟的前下方，有一自枕叶向前伸向颞叶的大脑沟，称侧副沟。侧副沟内侧的大脑回，称**海马旁回**（parahippocampal gyrus）。海马旁回的前端向后弯曲的部分，称**钩**（uncus）。扣带回、海马旁回和钩，几乎呈环形围于大脑半球与间脑交界处的边缘，故合称**边缘叶**（limbic lobc）（图 11 – 21）。

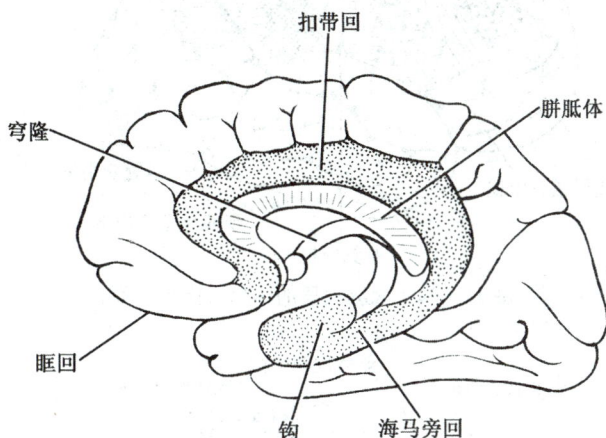

图 11 – 21 边缘叶示意图

3）大脑半球的下面　额叶的下面前端有一椭圆形的结构，称**嗅球**（olfactory bulb）。嗅球接受嗅神经的纤维，向后延续为**嗅束**（olfactory tract），嗅束向后扩大为嗅三角。嗅球、嗅束和嗅三角与嗅觉冲动的传导有关。

2. 大脑半球的内部结构　大脑半球表面的一层灰质，称大脑皮质。大脑皮质深面的白质，称大脑髓质。在大脑半球的基底部，髓质内包埋有灰质团块，称基底核。大脑半球内的腔隙，称侧脑室。

（1）大脑皮质的结构及其功能定位大脑皮质（cerebral cortex）　由大量的神经元和神经胶质细胞构成。据估计，人类大脑皮质的面积约为 2200cm²，约有 140 亿个神经元。

大脑皮质是神经系统的高级中枢。人体各部的感觉冲动传至大脑皮质，经大脑皮质的整合，或产生特定的意识性感觉，或产生一定神经冲动。随着大脑皮质的发育和分化，不同的皮质区具有不同的功能。将这些具有一定功能的皮质区特称为大脑皮质的功能定位，又称中枢。

大脑皮质重要的中枢如下（图 11 – 22、图 11 – 23）：

1）躯体运动中枢　主要位于中央前回和中央旁小叶前部。一侧的躯体运动中枢管理对侧半身骨骼肌的随意运动。一侧躯体运动中枢某一局部损伤，可引起对侧半身相应部位的骨骼肌随意运动障碍。

2）躯体感觉中枢　主要位于中央后回及中央旁小叶后部。一侧躯体感觉中枢接受对侧半身浅感觉和深感觉的冲动。一侧躯体感觉中枢某一局部损伤，可引起对侧半身相应部位的感觉障碍。

身体各部在躯体运动中枢和躯体感觉中枢的投射特点是：①倒置人形，但头面部是正立的。即中央旁小叶前部和中央前回上部支配下肢肌的运动，中央前回中部支配上肢

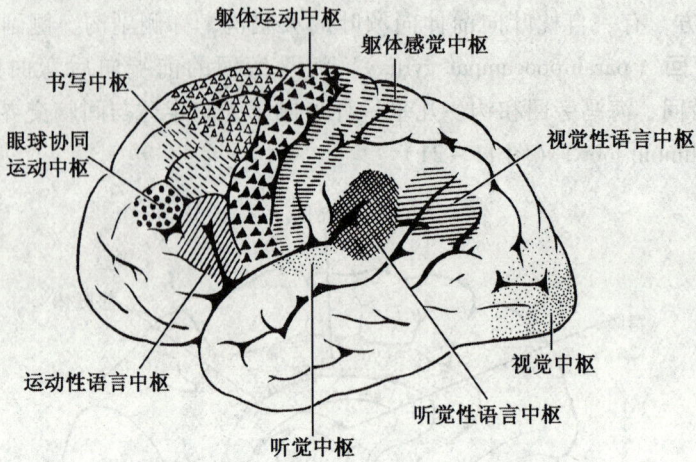

图 11 – 22 大脑皮质的中枢（上外侧面）

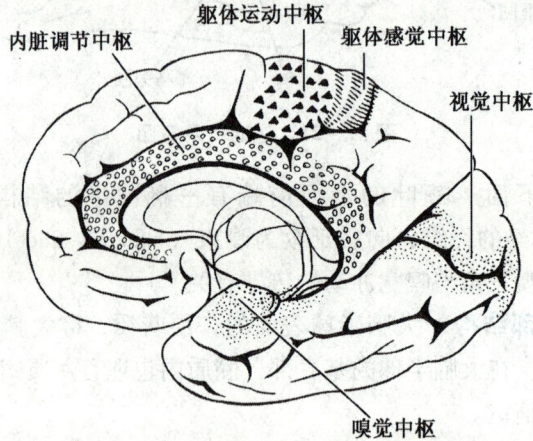

图 11 – 23 大脑皮质的中枢（内侧面）

肌和躯干肌的运动，中央前回下部支配头面部肌的运动。身体各部在感觉中枢也形成一个倒置的人体投影（头面部正立），自中央旁小叶后部开始依次是下肢、躯干、上肢、头面部的投射区。②左、右交叉，即一侧大脑半球的躯体运动中枢支配对侧半身的骨骼肌随意运动，一侧半身浅感觉和深感觉的冲动投射到对侧大脑半球的躯体感觉中枢。③身体各部分在大脑皮质的投射区的大小与各部分形体大小无关，而取决于功能的重要性和复杂程度。如手指、舌和唇的投射区面积大，拇指的投射区大于躯干或大腿的投射区（图 11 – 24、图 11 – 25）。

3）视觉中枢 位于枕叶内侧面距状沟两侧的皮质。一侧视觉中枢接受同侧视网膜颞侧半和对侧视网膜鼻侧半的传入冲动（图 11 – 23）。一侧视觉中枢损伤，可引起双眼视野对侧同向性偏盲。

4）听觉中枢 位于颞横回。每侧听觉中枢都接受来自两耳的听觉冲动。因此，一侧听觉中枢受损，不会引起全聋（图 11 – 23）。

5）嗅觉中枢 位于海马旁回的钩附近（图 11 – 23）。

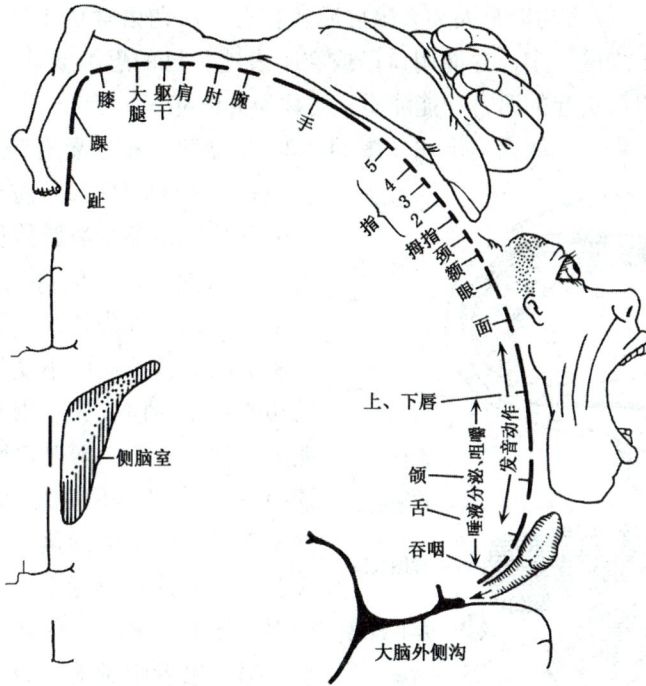

图 11-24 人体各部运动中枢的投影

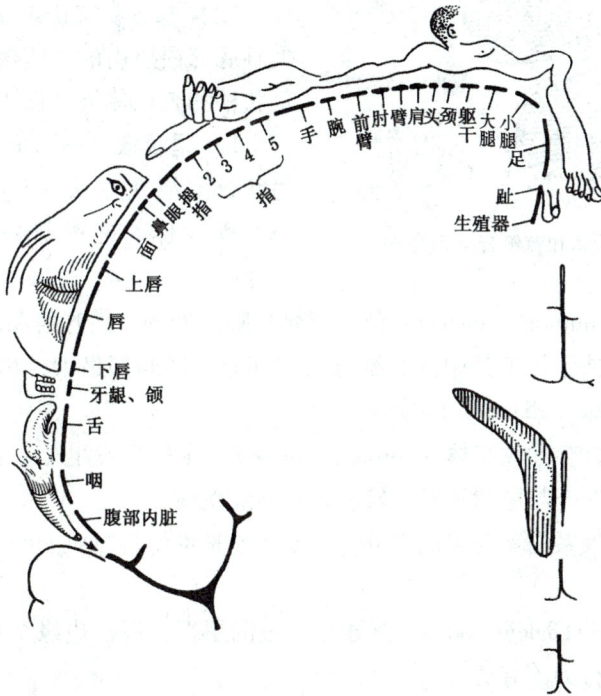

图 11-25 人体各部感觉中枢的投影

6）内脏活动中枢 一般认为在边缘叶（图 11-23）。

7）语言中枢　语言功能是人类大脑皮质所特有。所谓语言功能是指能理解他人所讲的话或写、印出来的文字，并能用口语或文字表达自己的思维活动。凡不是由听觉、视觉或骨骼肌障碍而引起的语言功能障碍，均称为失语症。

语言中枢多存在于左侧大脑半球（图 11 - 24）。语言中枢主要有四个：①运动性语言中枢（说话中枢）：位于额下回后部。此中枢受损，患者喉肌等虽未瘫痪，但丧失了讲话能力，不能说出有意义的语言，临床上称运动性失语症。②书写中枢：位于额中回后部。此中枢受损，患者手的运动功能正常，但丧失了书写文字、符号的能力，称失写症。③视觉性语言中枢（阅读中枢）：位于角回。此中枢受损，患者无视觉障碍，但不能阅读文字，也不能理解文意，称失读症（字盲）。④听觉性语言中枢（听话中枢）：在颞上回后部。此中枢受损，患者听觉无障碍，能听到别人的讲话，但不能理解其意义，称感觉性失语症（字聋）。

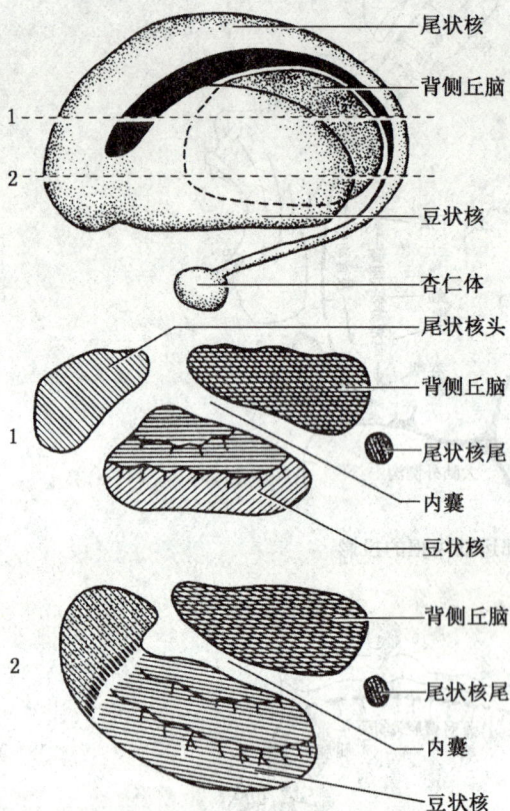

图 11 - 26　纹状体和背侧丘脑示意图

（2）**基底核（basal nuclei）**　是埋藏于大脑底部白质内的灰质核团，包括尾状核、豆状核和杏仁体等（图 11 - 26）。

1）**尾状核（caudate nucleus）**　弯曲如弓状，围绕在豆状核和背侧丘脑的上方，分为头、体、尾三部分，尾端与杏仁体相连。

2）**豆状核**（lentiform nucleus）　位于背侧丘脑的外侧，岛叶的深部。豆状核在水平切面上呈三角形，被穿行于其中的纤维分为三部分：外侧部最大，称为**壳**（putamen）；内侧两部分称**苍白球**（globus pallidus）。

尾状核与豆状核合称**纹状体**（corpus striatum）。在种系发生上，苍白球较古老，称旧纹状体；豆状核的壳与尾状核发生较晚，称新纹状体。

纹状体是锥体外系的重要组成部分，主要功能是维持骨骼肌的张力，协调骨骼肌的随意运动。

3）**杏仁体**（amygdaloid body）　连于尾状核的尾端，属于边缘系统，与调节内脏活动、内分泌活动和行为等有关。

（3）**大脑髓质（cerebral medulla）**　位于大脑皮质的深面。其由大量的神经纤维组成，这些神经纤维可分为以下 3 种：

1）**连合纤维**（commissural fibers）　是连接左、右大脑半球皮质的纤维，其最主要的为胼胝体。

2）**联络纤维**（associative fibers）　是联系同侧大脑半球皮质脑叶与脑叶或脑回与脑回之间的纤维。

3）**投射纤维**（projection fibers）　是联系大脑皮质与皮质下结构之间的上行和下行纤维，这些纤维大部分都经过内囊。

内囊（internal capsule）位于背侧丘脑、尾状核与豆状核之间，由上行的感觉纤维束和下行的运动纤维束构成（图11-27、图11-28）。

在大脑半球的水平切面上，双侧内囊略呈"＞＜"形。内囊可分为三部分：位于尾状核与豆状核之间的部分为内囊前肢；在豆状核与背侧丘脑之间的部分为内囊后肢；前、后肢相交处为内囊膝。

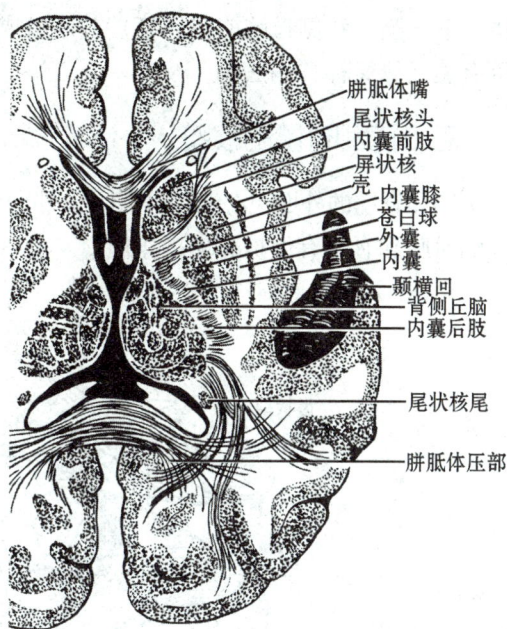

图11-27　大脑半球的水平切面

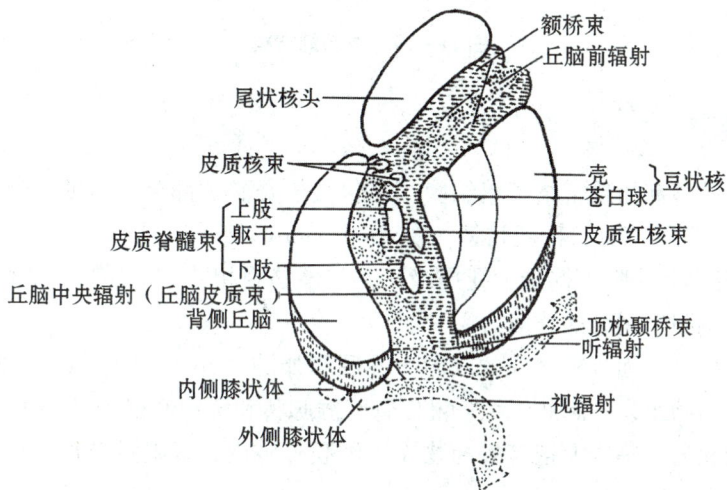

图11-28　内囊示意图

经内囊膝的投射纤维有皮质核束；经内囊后肢的投射纤维主要有皮质脊髓束、丘脑皮质束（丘脑中央辐射），视辐射和听辐射等。

内囊是上行感觉纤维和下行运动纤维密集而成的白质区。当一侧内囊损伤时，可引起对侧半身骨骼肌随意运动障碍（皮质脊髓束、皮质核束受损）、对侧半身浅感觉和深感觉障碍（丘脑皮质束受损）、双眼对侧半视野偏盲（视辐射受损），即临床所谓的"三偏"综合征。

3. 边缘系统（limbic system）　由边缘叶及其与之密切联系的皮质下结构（如杏仁

体、下丘脑、背侧丘脑前核群等）共同组成。边缘系统的功能与内脏活动、情绪和记忆等有关，故又称"内脏脑"。

三、脑和脊髓的被膜

脑和脊髓的外面包有三层被膜，由外向内依次为硬膜，蛛网膜和软膜（图 11 – 29）。它们对脑和脊髓有保护和支持作用。

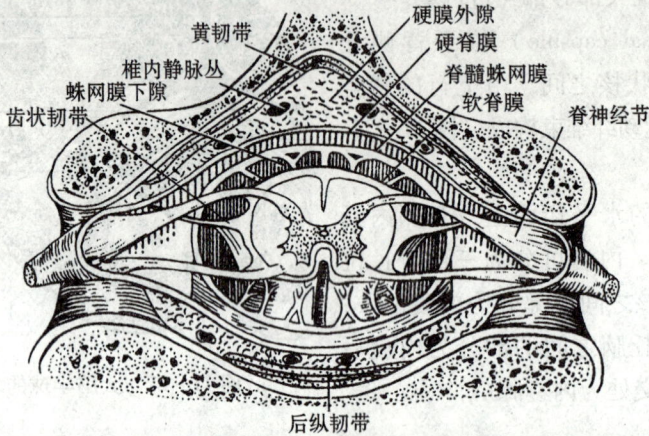

图 11 – 29　脊髓的被膜

（一）硬膜

硬膜是一层坚韧的致密结缔组织膜。其包被于脊髓的部分，称**硬脊膜**（spinal dura mater）；包被于脑的部分，称**硬脑膜**（cerebral dura mater）。

1. 硬脊膜　上端附于枕骨大孔周缘，并与硬脑膜相续，下端自第 2 骶椎平面以下包裹终丝，末端附于尾骨的背面。

硬脊膜与椎管内面骨膜之间的间隙，称**硬膜外隙**（epidural space）。硬膜外隙内为负压，含疏松结缔组织、脂肪组织、淋巴管、静脉丛和脊神经根等（图 11 – 29）。硬膜外隙不与颅内相通。临床上把麻醉药物注入硬膜外隙内，以阻滞脊神经根的神经传导，称硬膜外麻醉。

2. 硬脑膜　与硬脊膜相比较，硬脑膜有如下特点：

（1）硬脑膜由内、外两层构成。其外层为颅骨内面的骨膜，兼有骨膜的作用；其内层厚而坚韧。

硬脑膜与颅底骨连结紧密，当颅底骨折时，易将硬脑膜及脑蛛网膜同时撕裂，导致脑脊液外漏；硬脑膜与颅盖骨之间连结疏松，故颅顶骨折时，可因硬脑膜血管破裂，形成硬膜外血肿。

（2）硬脑膜内层在某些部位折叠形成板状结构，伸入大脑的某些裂隙内，对脑有固定和承托作用。其中重要的是大脑镰和小脑幕。

大脑镰（cerebral falx）形似镰刀状，呈矢状位，伸入大脑纵裂内。

　　小脑幕（tentorium of cerebellum）形似幕帐，呈水平位，伸入大脑横裂内。小脑幕前缘游离，呈一弧形切迹，称小脑幕切迹。小脑幕切迹前方邻中脑，上方的两侧邻海马旁回和钩。当小脑幕上方发生颅内病变引起颅内压增高时，海马旁回和钩可被挤入小脑幕切迹内，压迫中脑的大脑脚和动眼神经，临床上称为小脑幕切迹疝（图 11 – 30）。

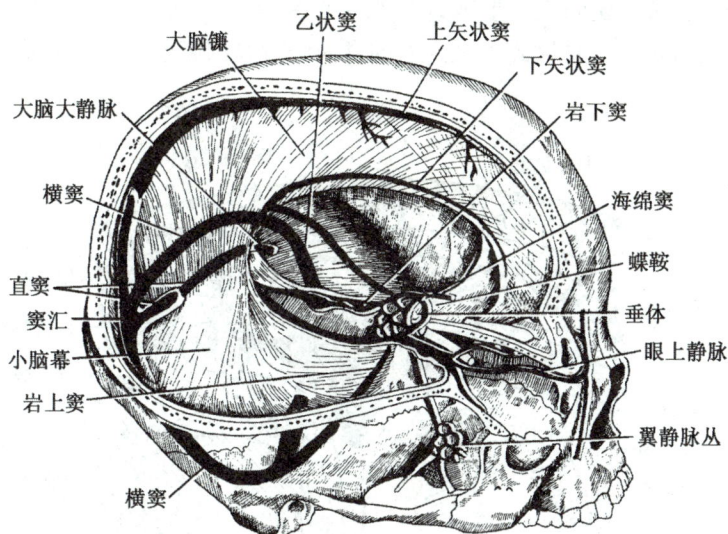

图 11 – 30　硬脑膜及硬脑膜窦

　　（3）硬脑膜在某些部位两层分开，形成含静脉血的腔隙，称**硬脑膜窦**（sinuses of dura mater）（图 11 – 30、图 11 – 31）。

　　主要的硬脑膜窦有：①上矢状窦，位于大脑镰上缘内；②下矢状窦，位于大脑镰的下缘内；③横窦和乙状窦，横窦位于小脑幕后缘内（位于横窦沟内），其外侧端向前续为乙状窦（位于乙状窦沟内），乙状窦向前下经颈静脉孔续为颈内静脉；④直窦，位于大脑镰与小脑幕结合处；⑤窦汇，位于上矢状窦、直窦和横窦汇合处；⑥海绵窦，位于蝶骨体的两侧，为硬脑膜两侧间的不规则腔隙。

　　海绵窦内有颈内动脉、动眼神经、滑车神经、展神经及三叉神经的眼神经和上颌神经通过。海绵窦向前借眼静脉与面静脉相交通，因此，面部感染可经上述途径蔓延到颅内海绵窦，引起颅内感染。

（二）蛛网膜

　　蛛网膜位于硬膜的深面，跨越脊髓和脑的沟裂，包括脊髓蛛网膜和脑蛛网膜两部分。蛛网膜由纤细的结缔组织构成，薄而透明，无血管和神经。

　　蛛网膜与软膜之间的间隙，称**蛛网膜下隙**（subarachnoid space）。蛛网膜下隙内充满脑脊液。脊髓的蛛网膜下隙和脑的蛛网膜下隙相连通。

　　蛛网膜下隙在某些部位扩大，称**蛛网膜下池**（subarachnoid cisterns）。较大的蛛网膜下池有小脑延髓池和终池。蛛网膜下隙在小脑与延髓之间扩大，称**小脑延髓池**（cerebellomedullary cistern）；蛛网膜下隙在脊髓末端与第 2 骶椎水平之间扩大，称**终池**（terminal cistern）。临床上可经枕骨大孔进针作小脑延髓池穿刺，抽出脑脊液。终池内无脊髓而只有马尾、终丝和脑脊液，临床上在第 3～4 或第 4～5 腰椎之间行腰椎穿刺时，就是将穿刺针刺入蛛网膜下隙的终池内，抽取脑脊液或注入药物。

脑蛛网膜在上矢状窦附近，形成许多细小的突起，突入上矢状窦内，称**蛛网膜粒**（arachnoid granulations）。蛛网膜下隙内的脑脊液经过蛛网膜粒渗入上矢状窦，进入血液（图 11 –31）。

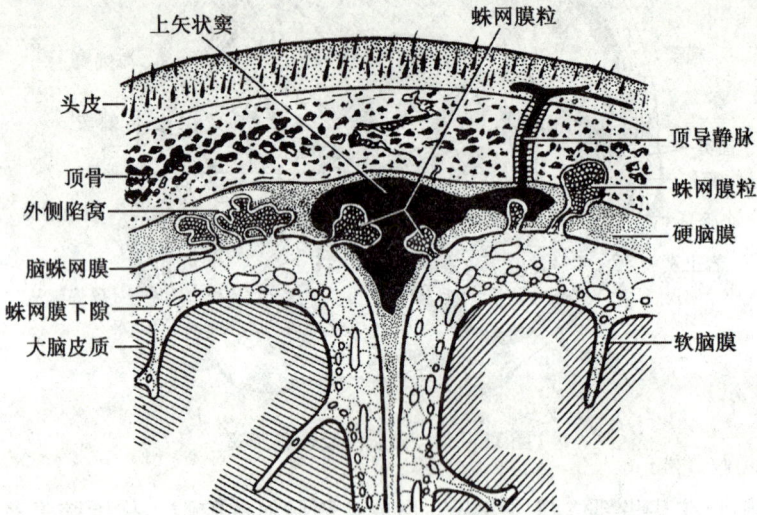

图 11 –31　上矢状窦与蛛网膜粒

（三）软膜

软膜紧贴在脊髓和脑的表面，并伸入脊髓和脑的沟裂，包括软脊膜和软脑膜。软膜为薄层结缔组织膜，含有丰富的血管。

在脑室附近，软脑膜上的毛细血管形成毛细血管丛，与软脑膜和脑室壁上的室管膜上皮一起突入脑室，形成**脉络丛**（choroid plexus）。脉络丛是产生脑脊液的结构。

四、脑和脊髓的血管

（一）脑的血管

1. 脑的动脉　来源于颈内动脉和椎动脉（图 11 –32 ～图 11 –34）。

颈内动脉和椎动脉的分支分为皮质支和中央支，皮质支供应大脑皮质和大脑髓质浅层，中央支供应间脑、基底核和内囊等。

（1）*颈内动脉*（internal carotid artery）　起自颈总动脉，经颈动脉管入颅腔。颈内动脉主要分支包括眼动脉、大脑前动脉、大脑中动脉和后交通动脉。

1）**眼动脉**（ophthalmic artery）　颈内动脉出海绵窦后发出眼动脉，经视神经管入眶，分布于眼球和眼副器。

2）**大脑前动脉**（anterior cerebral artery） 自颈内动脉发出后进入大脑纵裂内，在胼胝体的背侧向后走行。皮质支分布于大脑半球枕叶以前的内侧面及上外侧面的上部；中央支进入脑实质，分布于尾状核、豆状核和内囊等。左、右大脑前动脉在发出不远处有前交通动脉相连。

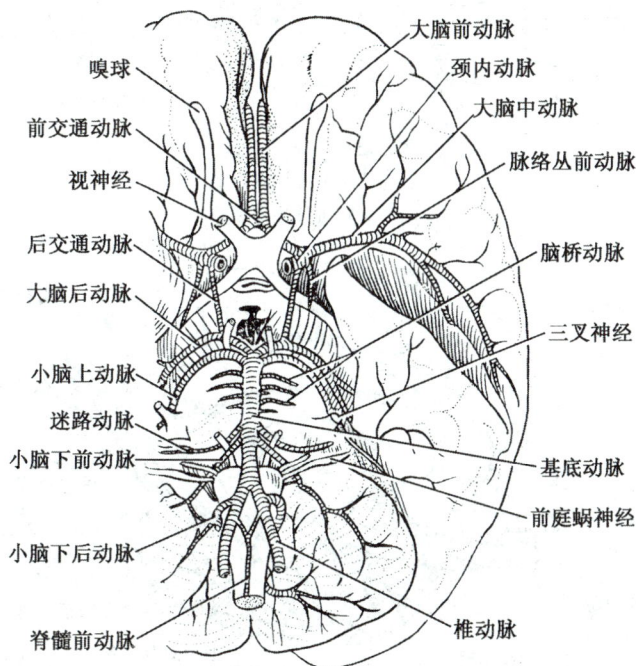

图 11-32　脑底的动脉

3）**大脑中动脉**（middle cerebral artery） 是颈内动脉干的直接延续，沿大脑外侧沟向后上行，皮质支分布于大脑半球上外侧面的大部分，中央支垂直向上进入脑实质，分布于尾状核、豆状核及内囊等处。临床上高血压动脉硬化的患者，分布于内囊的中央动脉容易破裂出血，导致严重的脑出血，因此有"易出血动脉"之称（图 11-32～图 11-34）。

4）**后交通动脉**（posterior communicating artery） 两条，自颈内动脉发出后，向后与大脑后动脉吻合。

(2) **椎动脉**（vertebral artery） 起自锁骨下动脉，穿第 6～1 颈椎横突孔，经枕骨大孔入颅腔，在脑桥下缘，左、右椎动脉合成一条基底动脉。基底动脉沿脑桥基底沟上行至脑桥上缘，分为左、右大脑后动脉。

椎动脉和基底动脉沿途发出分支分布于脊髓、脑干和内耳等处。

大脑后动脉（posterior cerebral artery）是基底动脉的终支，绕大脑脚向背侧，行向颞叶下面和枕叶内侧面。皮质支分布于大脑半球颞叶的内侧面、下面和枕叶（图 11-33）；中央支分布于后丘脑和下丘脑等处。

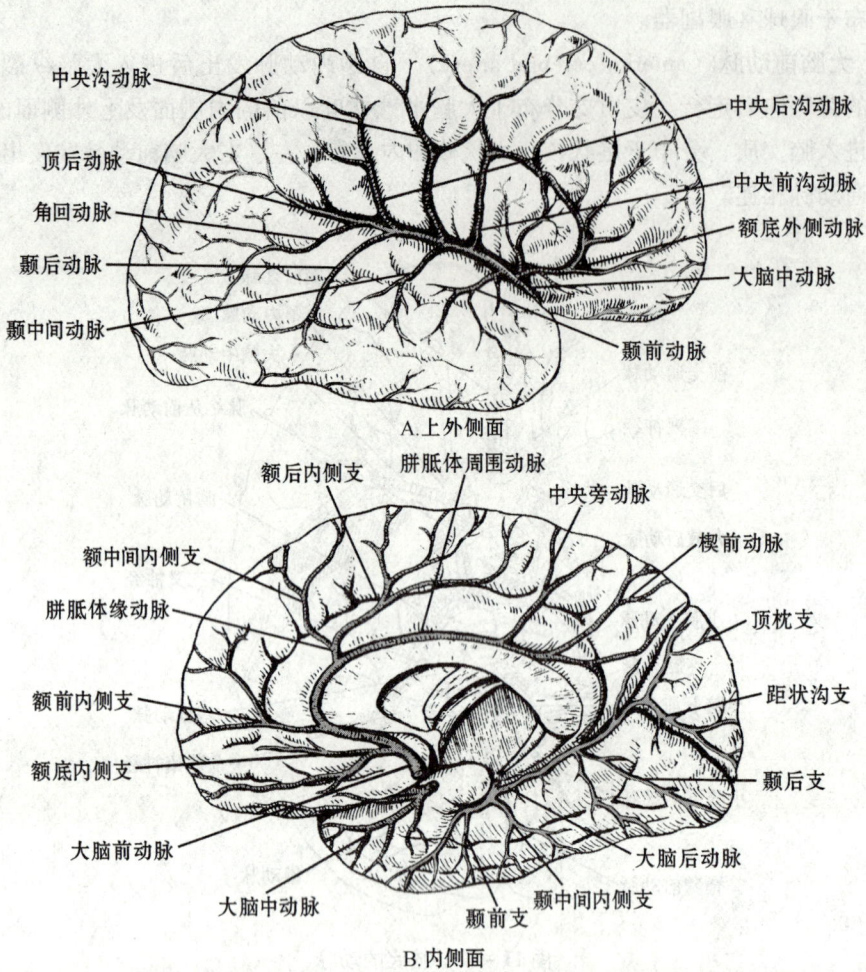

图 11-33　大脑前、中、后动脉在大脑半球表面的分布区

（3）**大脑动脉环**（cerebral arterial circle）　位于大脑底面，在视交叉、灰结节和乳头体的周围，前交通动脉、两侧大脑前动脉、两侧颈内动脉、两侧后交通动脉和两侧大脑后动脉相吻合，形成大脑动脉环，又称 Willis 环（图 11-32）。

大脑动脉环将颈内动脉和椎-基底动脉系联系起来，也将左、右大脑半球的动脉联系起来，对保证大脑的血液供应起重要作用。当某一动脉血流减少或阻塞时，通过大脑动脉环的调节，血液重新分配，补偿缺血部分，维持脑的正常血液供应。

2. 脑的静脉　脑的静脉不与动脉伴行，可分为浅、深静脉。浅静脉位于脑的表面，收集皮质及皮质下髓质浅部的静脉血；深静脉收集大脑髓质深部的静脉血。两组静脉均注入附近的硬脑膜窦，最终汇入颈内静脉。

（二）脊髓的血管

1. 脊髓的动脉　脊髓的动脉血液供应有两种来源：一种是椎动脉发出的脊髓前动脉和脊髓后动脉；另一种是肋间后动脉和腰动脉发出的脊髓支（图 11-35）。

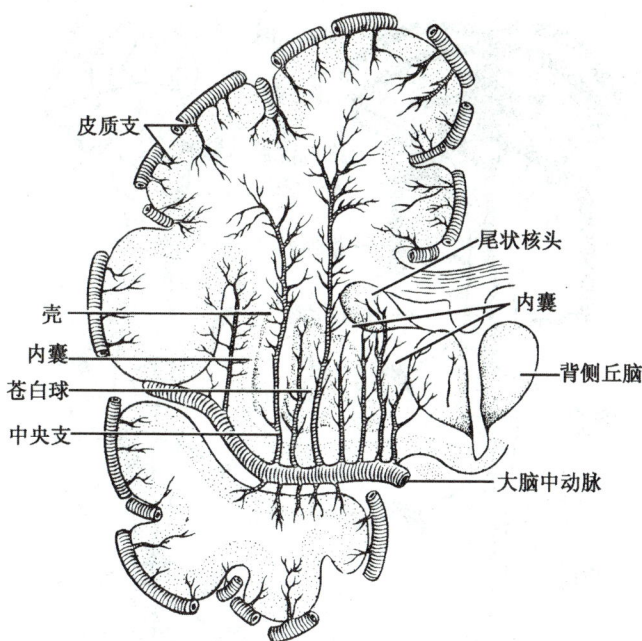

图 11 - 34　大脑中动脉的皮质支和中央支

椎动脉入颅后发出**脊髓前动脉**（anterior spinal artery）和**脊髓后动脉**（posterior spinal artery）。脊髓前动脉由起始处的两条合为一条，沿脊髓前正中裂下行至脊髓末端；两条脊髓后动脉沿脊髓后外侧沟下行，在颈段脊髓中部合成一条，再下行至脊髓末端。

肋间后动脉和腰动脉发出的脊髓支进入椎管，与脊髓前、后动脉吻合，在脊髓的表面形成血管网，由血管网发出分支营养脊髓（图 11 - 35）。

2. 脊髓的静脉　脊髓的静脉与动脉伴行，大部分注入硬膜外隙内的椎静脉丛。

五、脑室和脑脊液循环

（一）脑室

脑室是脑内的腔隙，包括侧脑室、第三脑室和第四脑室（图 11 - 36 ~ 图 11 - 38）。各脑室内都有脉络丛并充满脑脊液。

1. 侧脑室（lateral ventricle）　左、右各一，是位于两侧大脑半球内的腔隙。两个侧脑室各自经左、右室间孔通第三脑室。

2. 第三脑室（third ventricle）　是位于两侧背侧丘脑及下丘脑之间的矢状位裂隙。第三脑室前部经左、右室间孔与两侧大脑半球内的侧脑室相通，后下部经中脑水管与第四脑室相通。

3. 第四脑室（fourth ventricle）　是位于延髓、脑桥与小脑之间的腔隙。第四脑室底即菱形窝，顶朝向小脑。第四脑室向上与中脑水管相通，向下续脊髓中央管，向背侧和两侧分别借一个第四脑室正中孔和两个第四脑室外侧孔与蛛网膜下隙相交通（图 11 - 37）。

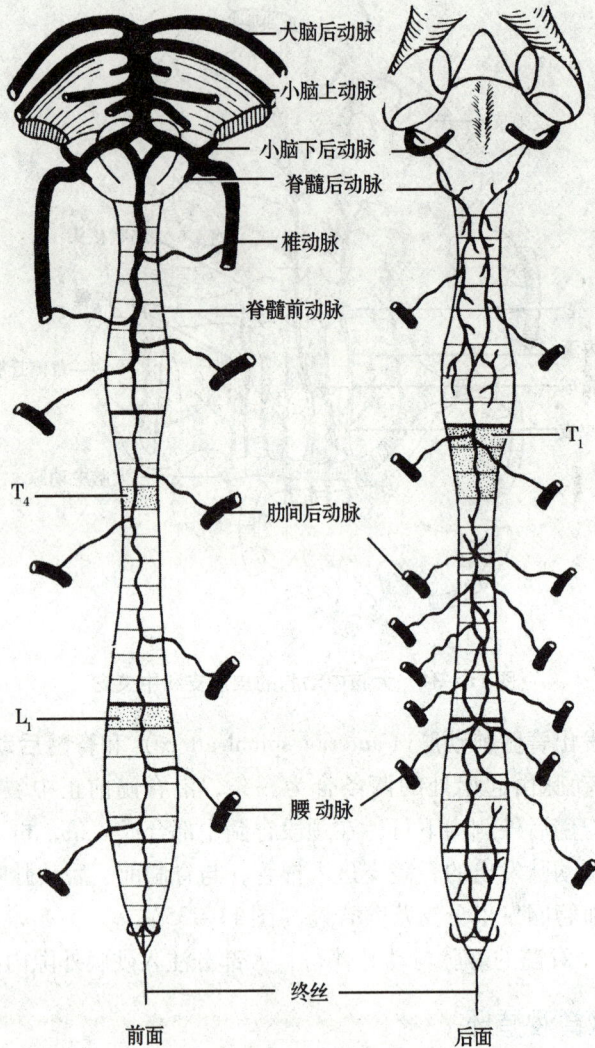

大脑后动脉
小脑上动脉
小脑下后动脉
脊髓后动脉
椎动脉
脊髓前动脉

T_4
T_1
肋间后动脉

L_1
腰动脉

终丝
前面　　　　　后面

图 11 - 35　脊髓的动脉及分支

（二）脑脊液及其循环

脑脊液（cerebral spinal fluid）是无色透明的液体，内含葡萄糖、无机盐、少量蛋白质、维生素、酶、神经递质和少量淋巴细胞等。正常脑脊液的成分较恒定，中枢神经系统的某些疾病可引起脑脊液成分的改变，因此，临床上检验脑脊液，有助于某些疾病的诊断。

脑脊液由脉络丛产生，充满于脑室和蛛网膜下隙。成年人脑脊液总量约 150mL。

脑脊液处于不断产生、循环和回流的相对平衡状态。其循环途径是：侧脑室脉络丛产生的脑脊液，经室间孔流入第三脑室，会同第三脑室脉络丛产生的脑脊液，经中脑水管流入第四脑室，会同第四脑室脉络丛产生的脑脊液，经第四脑室正中孔和两个外侧孔流入蛛网膜下隙。最后经蛛网膜粒渗入上矢状窦，注入颈内静脉（图 11 - 39）。

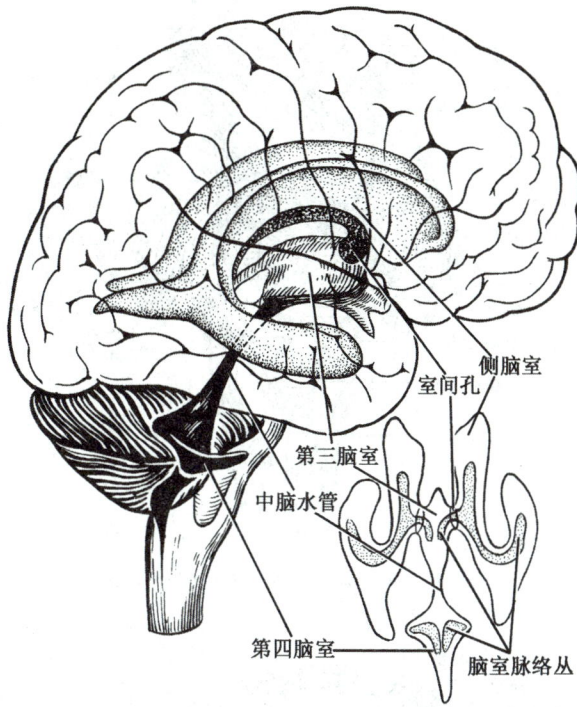

图 11 –36 脑室投影图

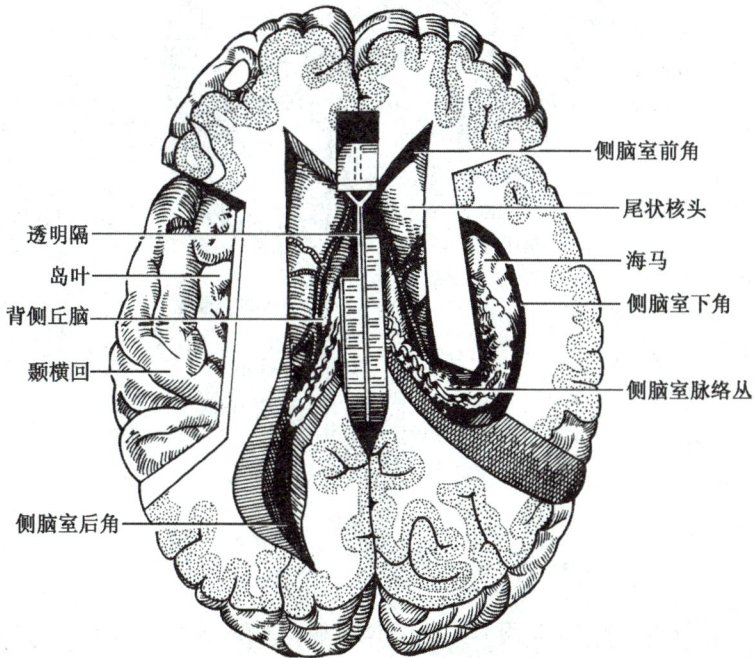

图 11 –37 侧脑室（上面观）

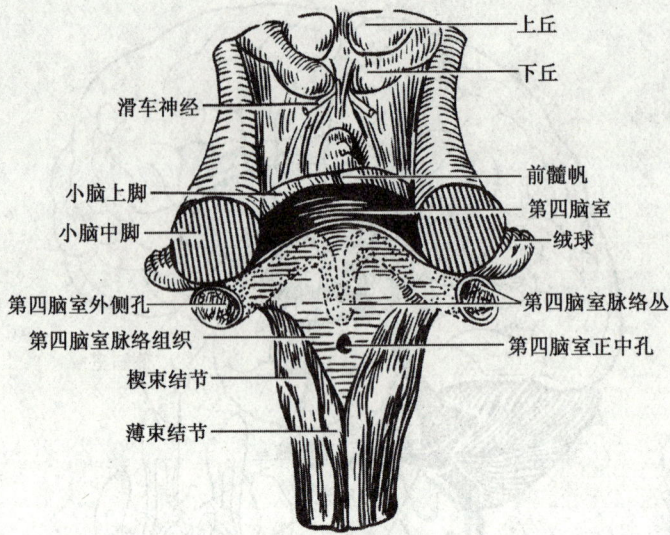

上丘
下丘
滑车神经
小脑上脚
小脑中脚
前髓帆
第四脑室
绒球
第四脑室外侧孔
第四脑室脉络组织
楔束结节
薄束结节
第四脑室脉络丛
第四脑室正中孔

图 11 – 38　第四脑室正中孔和外侧孔

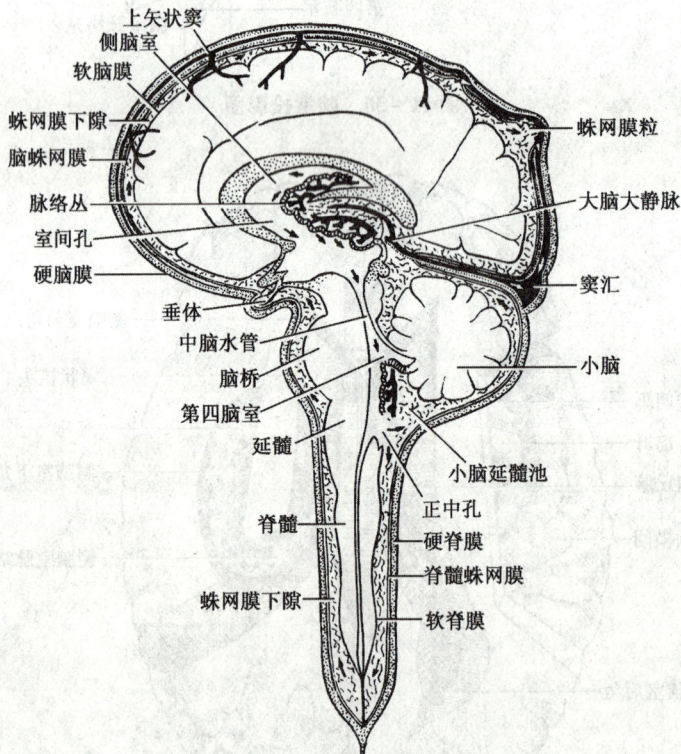

上矢状窦
侧脑室
软脑膜
蛛网膜下隙
脑蛛网膜
脉络丛
室间孔
硬脑膜
垂体
中脑水管
脑桥
第四脑室
延髓
脊髓
蛛网膜下隙
蛛网膜粒
大脑大静脉
窦汇
小脑
小脑延髓池
正中孔
硬脊膜
脊髓蛛网膜
软脊膜

图 11 – 39　脑脊液循环途径

　　脑脊液可缓冲震荡，对脑和脊髓具有保护作用；脑脊液运送营养物质，并带走脑和脊髓的代谢产物；脑脊液有维持正常颅内压的作用。

　　如脑脊液循环受阻，可引起脑积水和颅内压升高，使脑组织受压迫移位，甚至形成脑疝而危及生命。

（三）血－脑屏障

中枢神经系统内，毛细血管内的血液与脑组织之间，有一层具有选择性通透作用的结构，称血－脑屏障（blood-brian barrier）。血－脑屏障的结构基础是：脑和脊髓毛细血管内皮、毛细血管的基膜及神经胶质细胞突起形成的胶质膜。

血－脑屏障具有选择性通透作用，能阻止有害物质进入脑组织，维持脑细胞内环境相对稳定的作用。

当血－脑屏障损伤（如缺血、缺氧、炎症、外伤、血管疾病）时，血－脑屏障的通透性发生改变，可使脑和脊髓的神经细胞受到各种致病因素的影响。临床上治疗脑部疾病选用药物时，必须慎重考虑其通过血－脑屏障的能力，以达到预期的疗效。

第三节　周围神经系统

周围神经系统（peripheral nervous system）通常可分为脊神经、脑神经和内脏神经三部分。脊神经与脊髓相连，主要分布于躯干和四肢；脑神经与脑相连，主要分布于头颈部；内脏神经作为脊神经和脑神经的纤维成分，分别与脊髓和脑相连，主要分布于内脏、心血管和腺体。

一、脊神经

脊神经（spinal nerves）自脊髓发出，共 31 对：**颈神经**（cervical nerves）8 对、**胸神经**（thoracic nerves）12 对、**腰神经**（lumbar nerves）5 对、**骶神经**（sacral nerves）5 对和**尾神经**（coccygeal nerve）1 对。

脊神经由脊神经前根和脊神经后根在椎间孔处合并而成。脊神经前根含有躯体运动和内脏运动纤维，后根含有躯体感觉和内脏感觉纤维。因此，脊神经是混合性神经，含有躯体运动纤维、内脏运动纤维、躯体感觉纤维和内脏感觉纤维四种纤维成分（图 11-40）。

脊神经出椎间孔后，立即分为前支和后支。脊神经后支较细而短，经相邻椎骨的横突或骶后孔向后走行，主要分布于项、背、腰、骶部的深层肌和皮肤。脊神经前支较粗大，主要分布于颈部、胸部、腹部、四肢的肌和皮肤（图 11-41）。

除第 2 至第 11 胸神经前支外，其他脊神经的前支分别交织成神经丛，由丛发出分支分布于相应的区域。神经丛左右对称，计有颈丛、臂丛、腰丛和骶丛。

（一）颈丛

颈丛（cervical plexus）由第 1~4 颈神经的前支组成。颈丛位于颈侧部胸锁乳突肌上部的深面（图 11-42）。

躯体感觉纤维
（触觉）

躯体感觉纤维
（本体感觉）

后根

脊神经节

躯体感觉纤维
（痛觉）

内脏感觉纤维

内脏运动纤维

躯体运动纤维

后根

后支

前根

灰交通支

白交通支

肌梭

前根

腹腔神经节

前支

皮

交感干神经节

骨骼肌

运动终板

动脉

胃

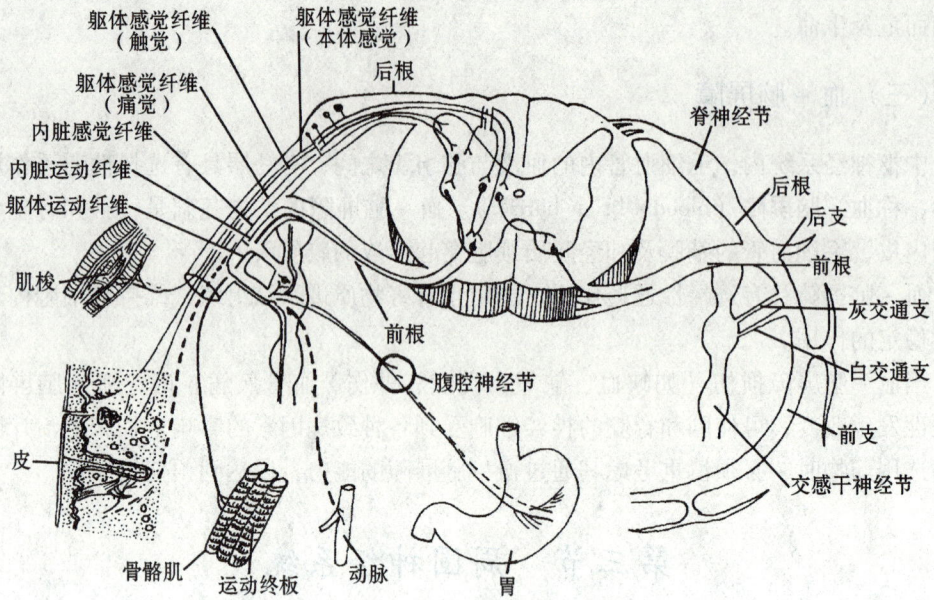

图 11 −40　脊神经的组成及分布模式图

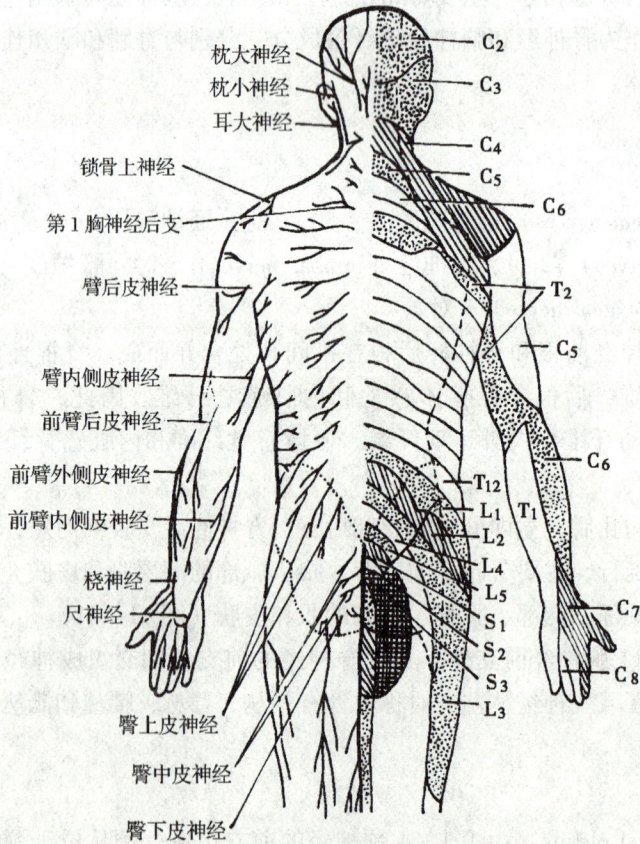

枕大神经　　　　　　C₂

枕小神经　　　　　　C₃

耳大神经

锁骨上神经　　　　　C₄

　　　　　　　　　　C₅

第 1 胸神经后支　　　C₆

臂后皮神经　　　　　T₂

　　　　　　　　　　C₅

臂内侧皮神经

前臂后皮神经

前臂外侧皮神经　　　T₁₂　T₁

前臂内侧皮神经　　　L₁
　　　　　　　　　　L₂
　　　　　　　　　　L₄
桡神经　　　　　　　L₅
尺神经　　　　　　　S₁　C₇
　　　　　　　　　　S₂
　　　　　　　　　　S₃
　　　　　　　　　　L₃　C₈

臀上皮神经　　　　　C₆

臀中皮神经

臀下皮神经

图 11 −41　脊神经后支的分支

颈丛主要发出分布于皮肤的皮支、支配颈部深层肌的肌支和膈神经。

1. 皮支 主要有枕小神经、耳大神经、颈横神经和锁骨上神经。颈丛皮支自胸锁乳突肌后缘的中点附近穿出浅筋膜，呈放射状分布于枕部、耳部、颈前区和肩部的皮肤。

颈丛皮支在胸锁乳突肌后缘中点浅出处比较集中，临床上做颈部表浅手术时，常在此做局部阻滞麻醉（图 11 – 43）。

2. 肌支 主要支配颈部深层肌、肩胛提肌和膈，其中主要为膈神经。

膈神经（phrenic nerve）是混合性神经。膈神经自颈丛发出后下行，在锁骨下动、静脉之间入胸腔，沿肺根前方、心包外侧面下降入膈。膈神经的运动纤维支配膈肌，感觉纤维分布到胸膜、心包及膈下面中央部的腹膜。一般认为右侧膈神经的感觉纤维还分布到肝和胆囊表面的腹膜（图 11 – 44）。

膈神经受刺激时，可导致膈肌痉挛性收缩，产生呃逆。一侧膈神经损伤可引起同侧半膈肌瘫痪，引起呼吸困难。

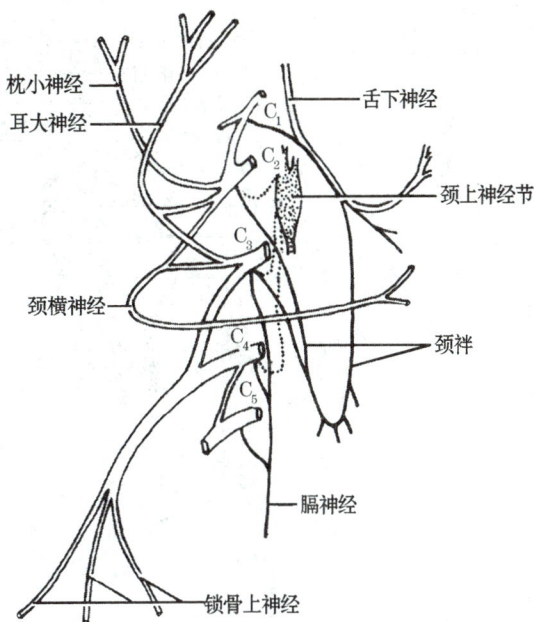

图 11 – 42 颈丛的组成

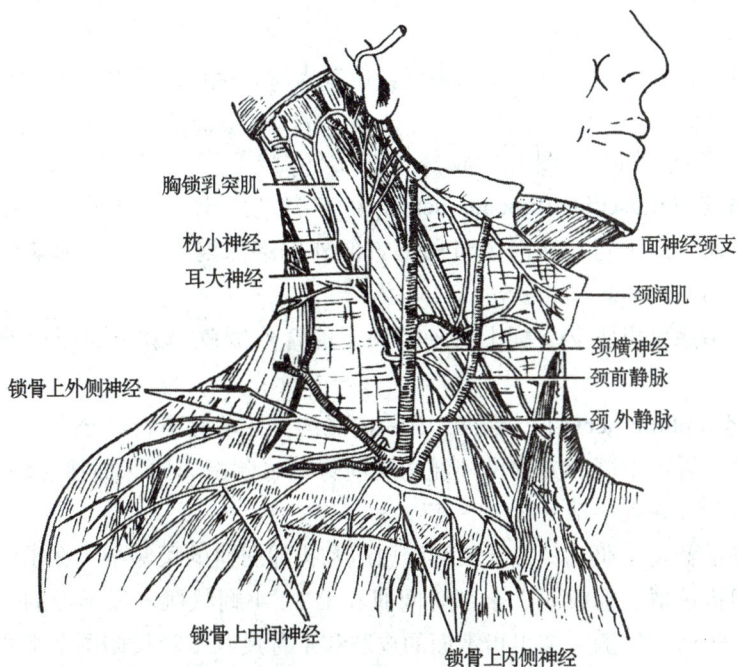

图 11 – 43 颈丛的皮支

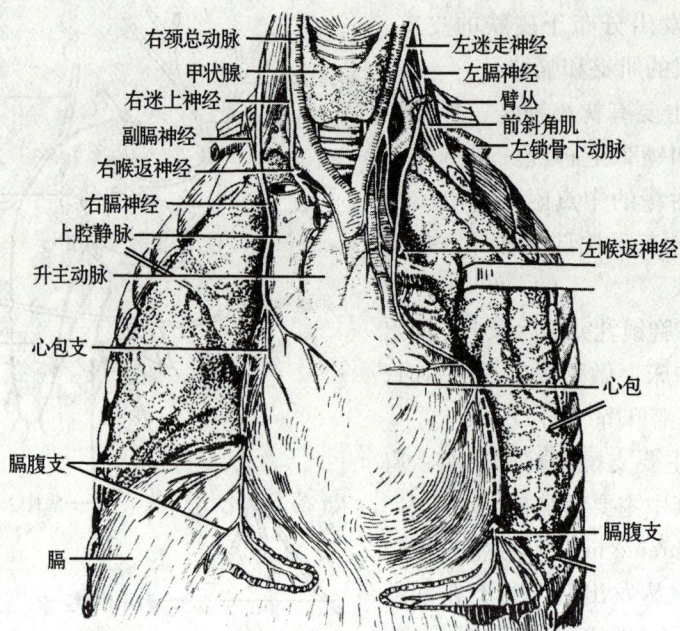

右颈总动脉　　　　　　　　　　　　　左迷走神经
甲状腺　　　　　　　　　　　　　　　左膈神经
右迷上神经　　　　　　　　　　　　　臂丛
副膈神经　　　　　　　　　　　　　　前斜角肌
右喉返神经　　　　　　　　　　　　　左锁骨下动脉
右膈神经
上腔静脉　　　　　　　　　　　　　　左喉返神经
升主动脉
心包支　　　　　　　　　　　　　　　心包
膈腹支　　　　　　　　　　　　　　　膈腹支
膈

图 11 - 44　膈神经

（二）臂丛

臂丛（brachial plexus）由第 5 ~ 8 颈神经前支和第 1 胸神经前支的大部分组成。臂丛自斜角肌间隙穿出，向外行于锁骨下动脉的后上方，经锁骨后方进入腋窝，围绕腋动脉排列。

臂丛各分支在锁骨中点后方比较集中，位置表浅，临床上常在此处做**臂丛**神经阻滞麻醉（图 11 -45）。

臂丛的主要分支如下（图 11 -46）：

1. 肌皮神经（musculocutaneous nerve）　　自臂丛发出后，向外下斜穿喙肱肌，在肱二头肌与肱肌之间下行，在肘关节稍上方的外侧穿深筋膜，移行为**前臂外侧皮神经**（lateral antebrachial cutaneous nerve）。

肌皮神经沿途发出肌支支配上臂前群肌，前臂外侧皮神经分布于前臂外侧的皮肤（图 11 -46）。

2. 尺神经（ulnar nerve）　　沿肱二头肌内侧沟伴肱动脉下行，至上臂中部离开肱动脉向后下，经肱骨内上髁后方的尺神经沟至前臂在尺侧腕屈肌深面伴尺动脉内侧下行，经腕前部豌豆骨外侧入手掌（图 11 -47）。

尺神经在前臂发出肌支，支配尺侧腕屈肌和指深屈肌的尺侧半；在手掌，尺神经的肌支支配手肌内侧群、拇收肌、全部骨间肌和第 3、4 蚓状肌。尺神经的皮支，分布于手掌尺侧半 1/3 区、尺侧一个半指掌面的皮肤和手背尺侧半、尺侧两个半指背面的皮肤（第 3、4 指相邻侧只分布于近节背面的皮肤）。

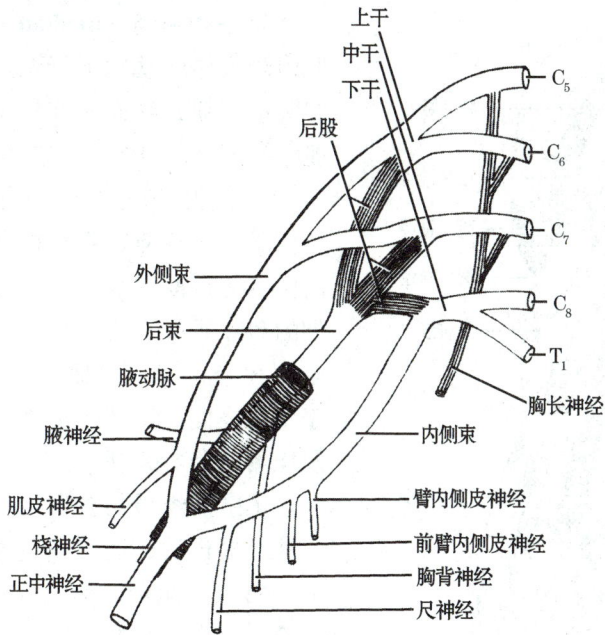

图 11 –45　臂丛的组成

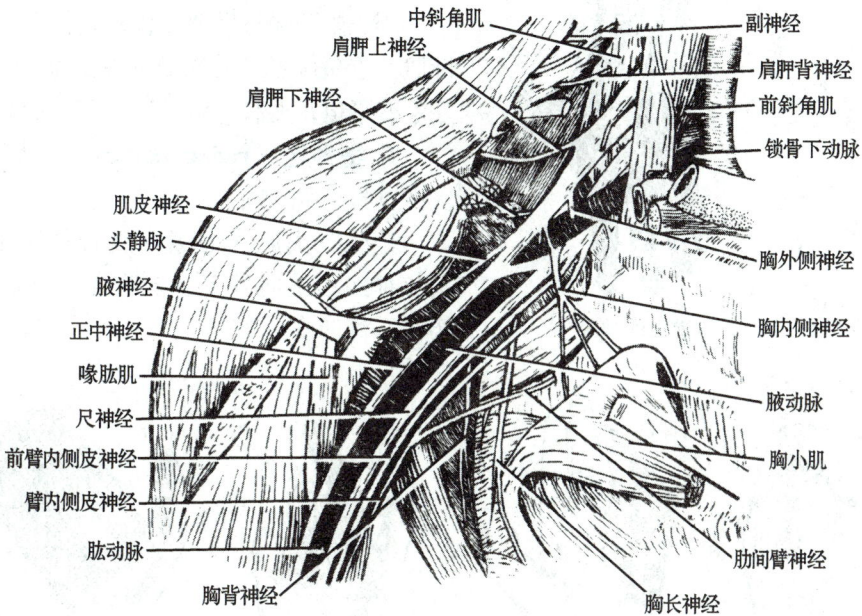

图 11 –46　臂丛及其分支

　　尺神经在肱骨内上髁后方的尺神经沟紧贴骨面，位置表浅，易受损伤。尺神经损伤后，运动障碍主要表现为屈腕力减弱，小鱼际肌萎缩平坦，拇指不能内收，其他各指不能内收和外展，各掌指关节过伸，第 4、5 指的指间关节屈曲，表现为"爪形手"（图 11 –48）；感觉障碍以手内侧缘和小指最为明显。

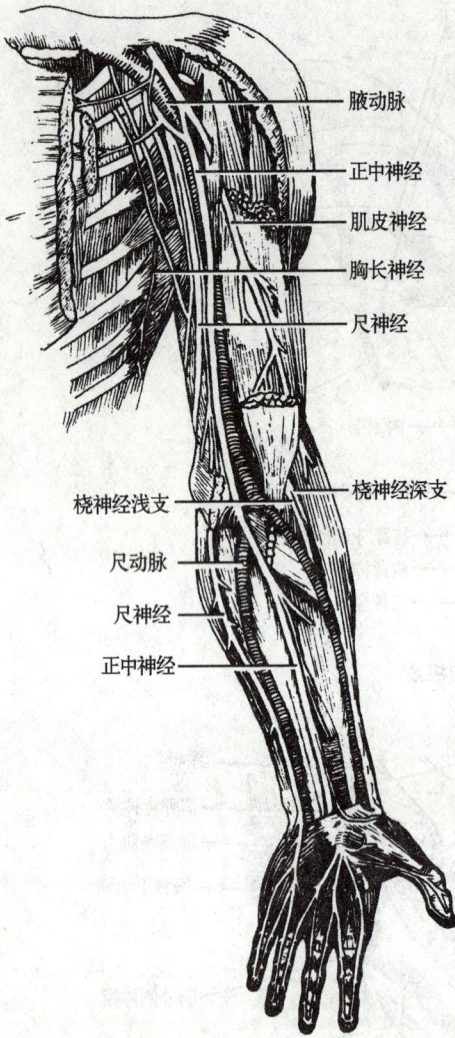

图 11 –47　上肢前面的神经

3. 正中神经（median nerve） 沿肱二头肌内侧沟伴肱动脉下行至肘窝。从肘窝向下穿旋前圆肌，继而在前臂中线于指浅、深屈肌之间下行，经腕入手掌（图 11 –47）。

正中神经在前臂和手掌发出肌支支配除肱桡肌、尺侧腕屈肌和指深屈肌尺侧半以外的所有前臂前群肌，在手掌支配除拇收肌以外的鱼际肌（拇短展肌、拇短屈肌、拇对掌肌）和第 1、2 蚓状肌。正中神经的皮支分布于手掌桡侧 2/3 区、桡侧三个半指掌面皮肤及桡侧三个半指中、远节背面的皮肤。

正中神经损伤多发生在前臂和腕部。正中神经损伤后，运动障碍表现为前臂不能旋前，屈腕力减弱，拇、示指不能屈曲，形似手枪，故称"手枪手"，拇指不能对掌，因鱼际肌萎缩而手掌平坦；感觉障碍以拇指、示指及中指远节皮肤最为明显。

当正中神经与尺神经合并损伤时，由于鱼际肌、小鱼际肌、骨间肌和蚓状肌全部萎缩，手掌变平坦，类似"猿手"（图 11 –48）。

4. 桡神经（radial nerve） 为臂丛最粗大的神经（图 11 –49）。

经肱三头肌深面紧贴肱骨体中部后面，沿桡神经沟旋向外下，至肱骨外上髁前方分为浅、深两支。

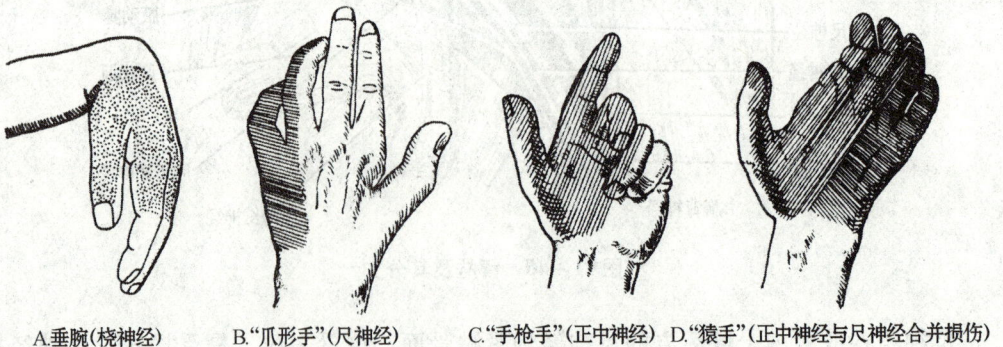

A.垂腕(桡神经)　B."爪形手"(尺神经)　C."手枪手"(正中神经)　D."猿手"(正中神经与尺神经合并损伤)

图 11 –48　上肢主要神经损伤时的手形及皮肤感觉丧失区

桡神经浅支（superficial radial branch）为皮支，伴桡动脉下行，在前臂中、下 1/3

交界处转向背侧，并下行至手背。

桡神经深支（deep radial branch）为肌支，穿至前臂后群肌浅、深两层之间下行达腕关节背面。

桡神经的肌支，支配肱三头肌、肱桡肌和前臂后群肌；桡神经的皮支，分布于上臂及前臂背面和手背桡侧半、桡侧两个半指近节背面的皮肤（图11-50、图11-51、图11-52）。

桡神经在桡神经沟内紧贴肱骨的骨面，故肱骨中段骨折易损伤桡神经。桡神经损伤后，运动障碍表现为前臂伸肌瘫痪，不能伸腕，呈"垂腕"状，不能伸指，拇指不能外展，前臂旋后功能减弱；感觉障碍以手背第1、2掌骨间隙"虎口区"背面的皮肤最为明显（图11-48）。

5. 腋神经（**axillary nerve**） 绕肱骨外科颈行向后外，至三角肌的深面（图11-49）。

腋神经的肌支支配三角肌，皮支分布于肩关节及肩部、上臂外上部的皮肤。

肱骨外科颈骨折时易伤及腋神经，运动障碍主要表现为三角肌瘫痪，上肢不能外展，肩部失去圆隆状而形成"方肩"；感觉障碍以肩部及臂外上部的皮肤表现最为明显。

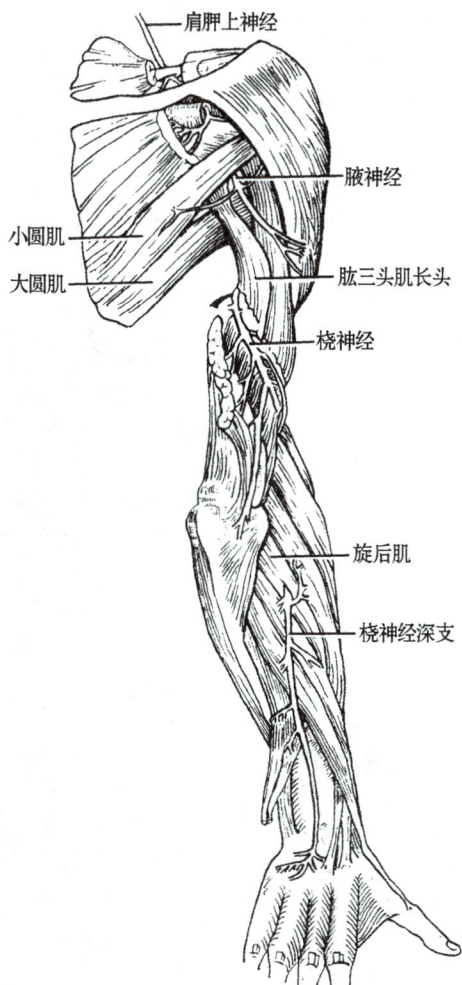

图11-49 上肢后面的神经

（三）胸神经前支

胸神经前支（anterior branches of thoracic nerves）共12对，除第1对和第12对的部分纤维分别参加臂丛、腰丛的组成外，其余均不形成丛（图11-53、图11-54）。

第1~11对胸神经前支各自位于相应的肋间隙内，称**肋间神经**（intercostal nerves）。第12对胸神经前支位于第12肋下方，称**肋下神经**（subcostal nerve）。

肋间神经在肋间内肌和肋间外肌之间，与肋间血管伴行。上6对肋间神经到达胸骨外侧缘穿至皮下，下5对肋间神经和肋下神经至肋弓处走向前下，行于腹内斜肌与腹横肌之间，进入腹直肌鞘，在腹白线附近穿至皮下。

肋间神经和肋下神经的肌支支配肋间肌、腹肌的前外侧群，皮支分布于胸、腹部的皮肤及壁胸膜和壁腹膜。

胸神经的前支在胸、腹壁皮肤的分布有明显的节段性，由上向下按顺序依次呈环带状分布（图11-54）：第2胸神经前支分布于胸骨角平面；第4胸神经前支分布于

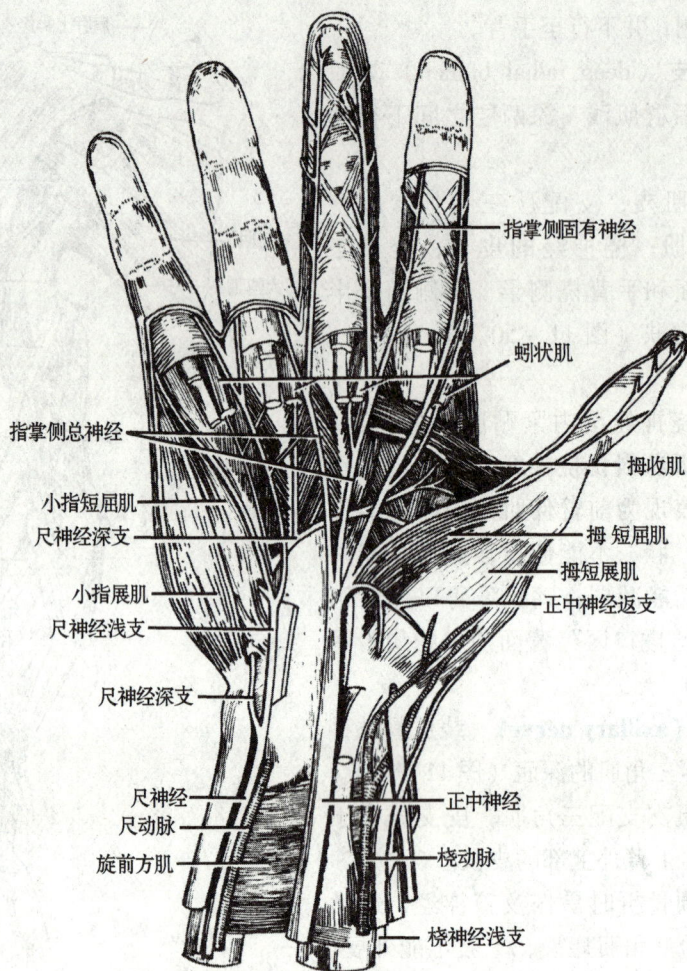

指掌侧固有神经

蚓状肌

指掌侧总神经

小指短屈肌
尺神经深支

拇收肌

拇短屈肌

拇短展肌

小指展肌
尺神经浅支

正中神经返支

尺神经深支

尺神经
尺动脉
旋前方肌

正中神经

桡动脉

桡神经浅支

图 11 - 50　手掌面的神经

乳头平面；第 6 胸神经前支分布于剑突平面；第 8 胸神经前支分布于肋弓平面；第 10 胸神经前支分布于脐平面；第 12 胸神经前支分布于脐与耻骨联合连线的中点的平面。

　　临床上常可根据胸神经前支的分布区来确定麻醉平面。当脊髓损伤时，可根据躯干皮肤感觉障碍的平面，推断脊髓损伤的节段。

（四）腰丛

　　腰丛（lumbar plexus）由第 12 胸神经前支一部分、第 1～3 腰神经前支和第 4 腰神经前支的一部分共同组成（图 11－55、图 11－56）。

　　腰丛位于腰大肌的深面、腰椎横突的前方，主要分支有**髂腹下神经**（iliohypogastric nerve）、**髂腹股沟神经**（ilioinguinal nerve）、**生殖股神经**（genitofemoral nerve）、**股外侧皮神经**（lateral femoral cutaneous nerve）、**股神经**（femoral nerve）和**闭孔神经**（obturator nerve）。

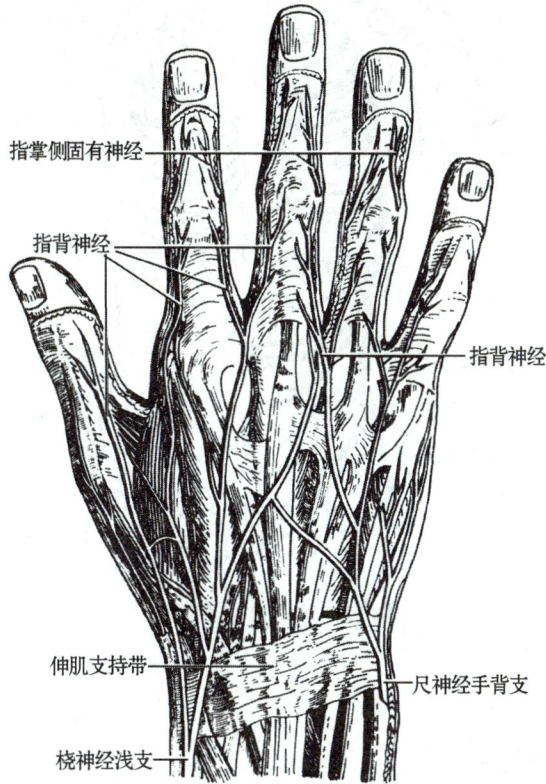

指掌侧固有神经

指背神经

指背神经

伸肌支持带

尺神经手背支

桡神经浅支

图 11 −51　手背面的神经

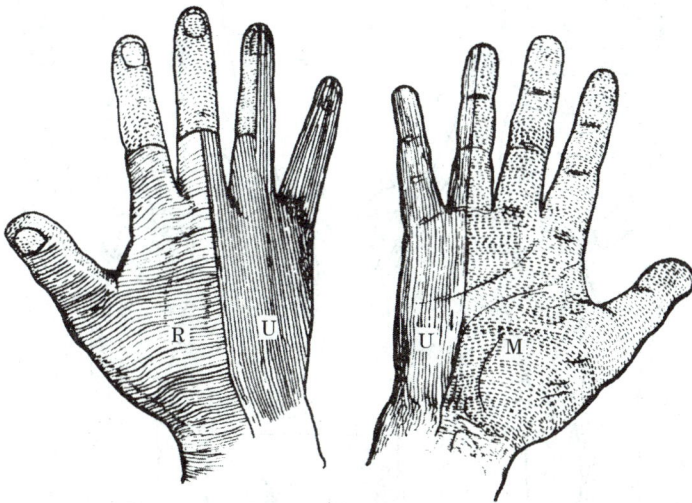

图 11 −52　手皮肤的神经分布
U. 尺神经；R. 桡神经；M. 正中神经

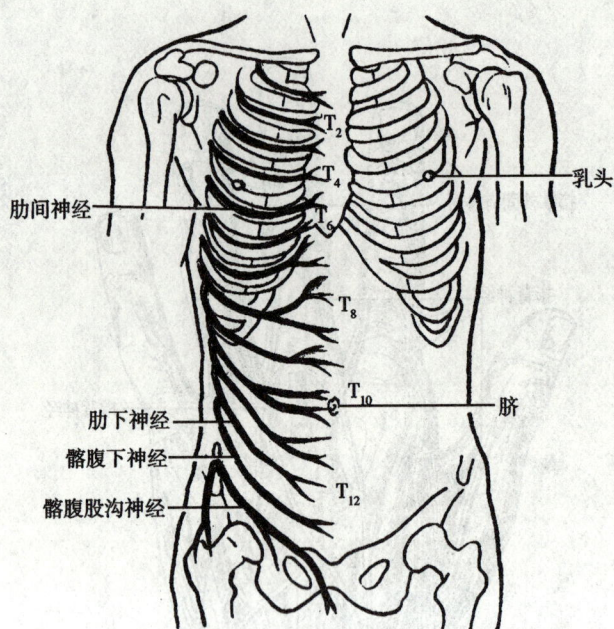

图 11-53 胸神经前支

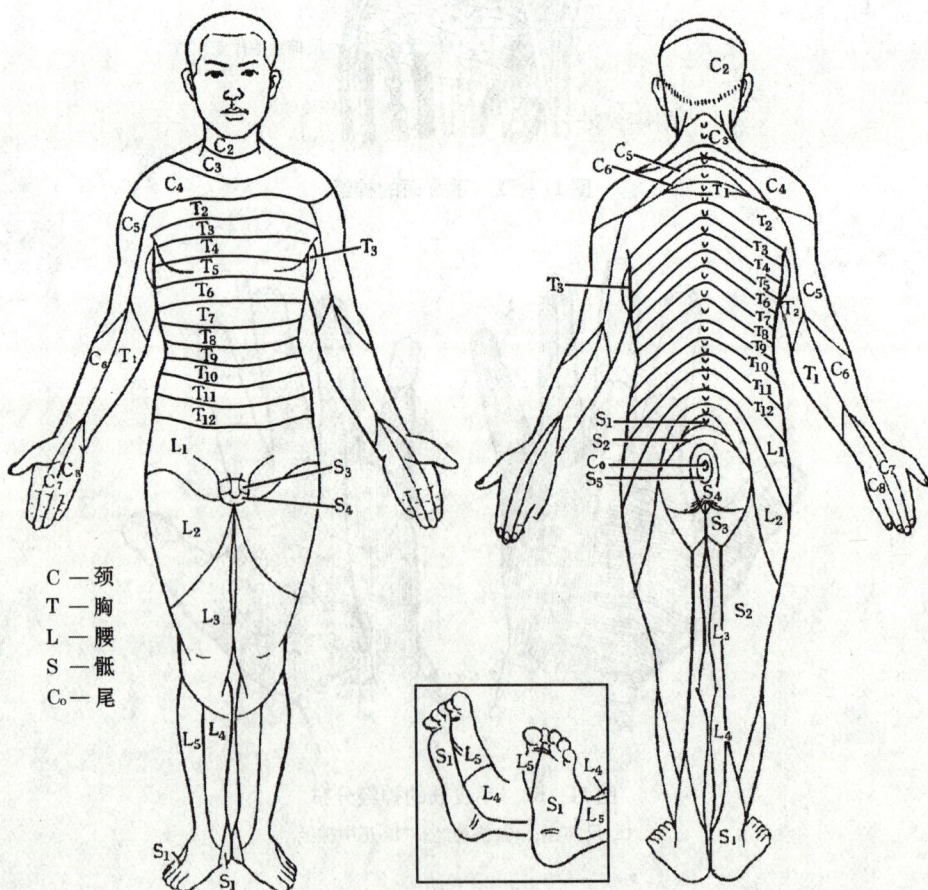

图 11-54 脊髓对皮肤的节段性支配

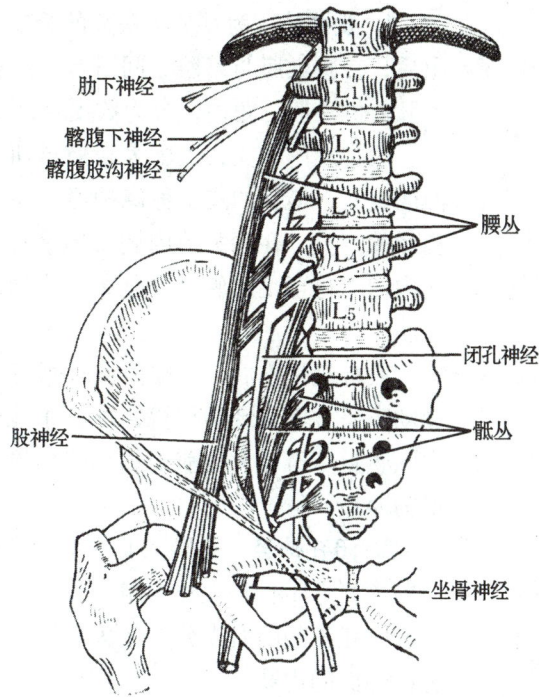

图 11 –55　腰丛和骶丛

肋下神经
髂腹下神经
髂腹股沟神经
腰丛
闭孔神经
股神经
骶丛
坐骨神经

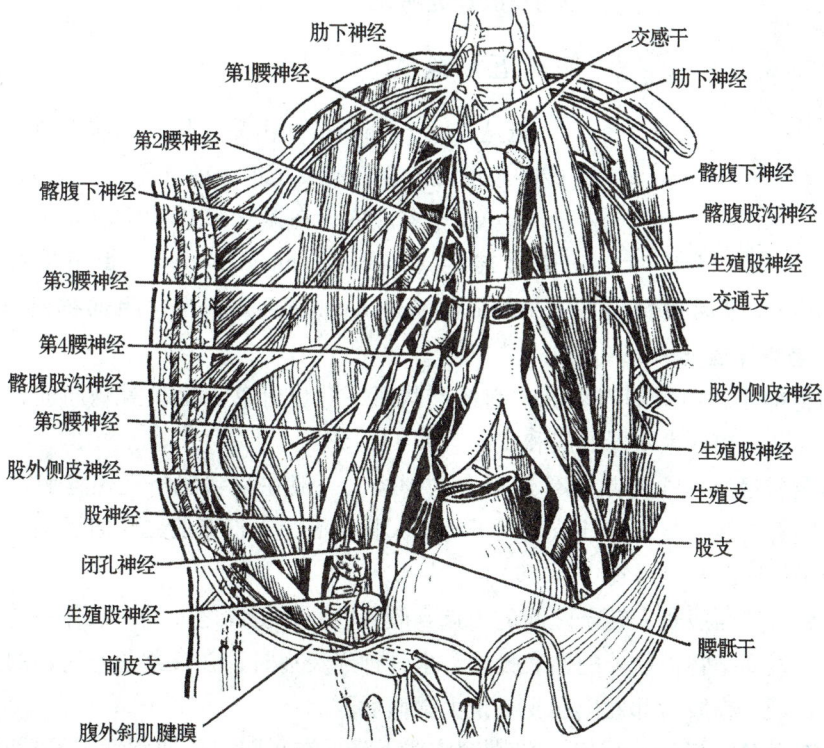

图 11 –56　腰丛及其分支

肋下神经
第1腰神经
第2腰神经
髂腹下神经
第3腰神经
第4腰神经
髂腹股沟神经
第5腰神经
股外侧皮神经
股神经
闭孔神经
生殖股神经
前皮支
腹外斜肌腱膜

交感干
肋下神经
髂腹下神经
髂腹股沟神经
生殖股神经
交通支
股外侧皮神经
生殖股神经
生殖支
股支
腰骶干

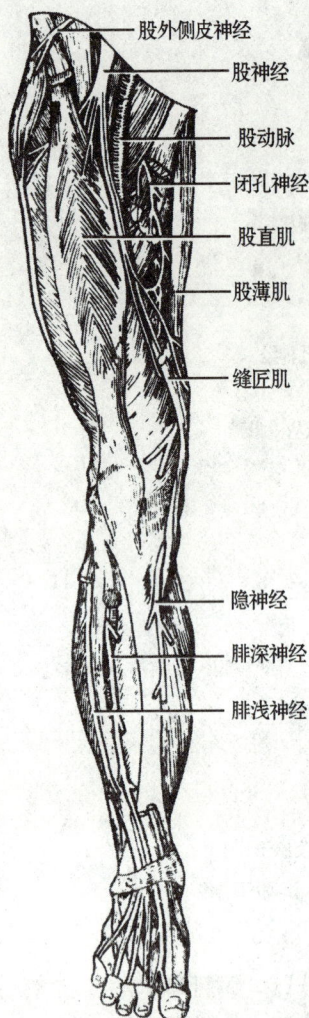

图 11-57 下肢前面的神经

图中标注（自上而下）：股外侧皮神经、股神经、股动脉、闭孔神经、股直肌、股薄肌、缝匠肌、隐神经、腓深神经、腓浅神经

1. 股神经　为腰丛中最大的分支。自腰大肌外侧缘穿出后，在腰大肌与髂肌之间下行，经腹股沟韧带深面、股动脉外侧入股三角内，分为数支（图 11-57）。

股神经的肌支，支配大腿前群肌；皮支分布于大腿前面的皮肤，最长的皮支称**隐神经**（saphenous nerve），是股神经的终支，在膝关节内侧浅出至皮下，伴大隐静脉沿小腿内侧下行至足内侧缘，分布于小腿内侧面及足内侧缘的皮肤。

股神经损伤后，大腿前群肌瘫痪，由于股四头肌瘫痪，运动障碍方面表现为屈髋无力，不能伸小腿，膝跳反射消失；感觉障碍以大腿前面和小腿内侧面及足内侧缘的皮肤最为明显。

2. 闭孔神经　自腰大肌内侧缘穿出，沿小骨盆侧壁行向前下，穿闭孔至大腿内侧部。

闭孔神经的肌支分布于大腿肌内侧群，皮支分布于大腿内侧面的皮肤。

骨盆骨折时易损伤闭孔神经。闭孔神经损伤时，运动障碍主要表现为大腿肌内侧群瘫痪；感觉障碍以大腿内侧面的皮肤最为明显。

（五）骶丛

骶丛（sacral plexus）由第 4 腰神经前支的一部分和第 5 腰神经前支及全部骶、尾神经前支组成（图 11-55）。

骶丛位于盆腔内，在骶骨和梨状肌前面。其主要分支有**臀上神经**（superior gluteal nerve）、**臀下神经**（inferior gluteal nerve）、**股后皮神经**（posterior femoral cutaneous nerve）、**阴部神经**（pudendal nerve）和**坐骨神经**（sciatic nerve）。

1. 阴部神经　伴阴部内动脉一起经梨状肌下孔出骨盆，绕坐骨棘向前，分支分布于肛门、会阴部和外生殖器的肌和皮肤（图 11-58）。

2. 坐骨神经　是全身最长、最粗大的神经。一般在梨状肌下孔出盆腔，在臀大肌深面，经股骨大转子与坐骨结节之间下行至大腿后面，下行于股二头肌深面至腘窝上方分为胫神经和腓总神经（图 11-59）。

自坐骨结节与股骨大转子之间的中点到股骨内、外侧髁之间的中点作一连线，该连线的上 2/3 段即坐骨神经干的体表投影。坐骨神经炎症时，在该部位有明显的压痛。

坐骨神经干在股后部发出肌支支配大腿肌后群。

（1）**胫神经**（tibial nerve）　沿腘窝中线下降，在小腿三头肌深面与胫后动脉伴行，至内踝后方分为**足底内侧神经**（medial plantar nerve）和**足底外侧神经**（lateral plantar

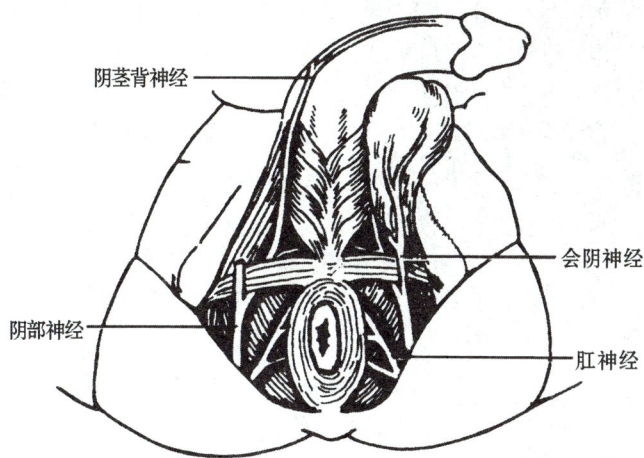

A. 男性

阴茎背神经

阴部神经

会阴神经

肛神经

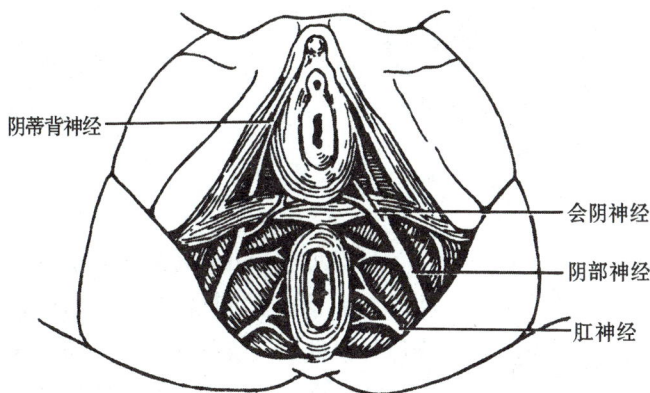

B. 女性

阴蒂背神经

会阴神经

阴部神经

肛神经

图 11 - 58 会阴部的神经

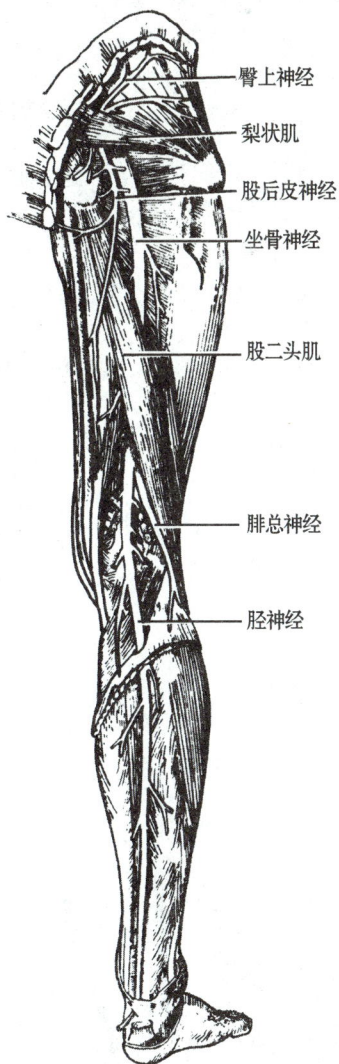

臀上神经

梨状肌

股后皮神经

坐骨神经

股二头肌

腓总神经

胫神经

图 11 - 59 下肢后面的神经

nerve）进入足底（图 11 - 60）。

胫神经的肌支支配小腿后群肌和足底肌，皮支分布于小腿后面和足底的皮肤。

胫神经损伤，运动障碍主要表现为足不能跖屈，趾不能屈，内翻力弱，由于小腿肌前群和外侧群的牵拉，致使足呈背屈及外翻位，出现"钩状足"畸形（图 11 - 61）；感觉障碍以足底皮肤最为明显。

（2）**腓总神经**（common peroneal nerve） 沿腘窝外侧缘向外下方斜行，绕腓骨头下外方至小腿前面，分为腓浅神经和腓深神经。

腓浅神经（superficial peroneal nerve）在小腿肌外侧群之间下行至足背。腓浅神经的肌支支配小腿肌外侧群，皮支分布于小腿前外侧面、足背和趾背的皮肤（第 1、2 趾相对缘除外）。

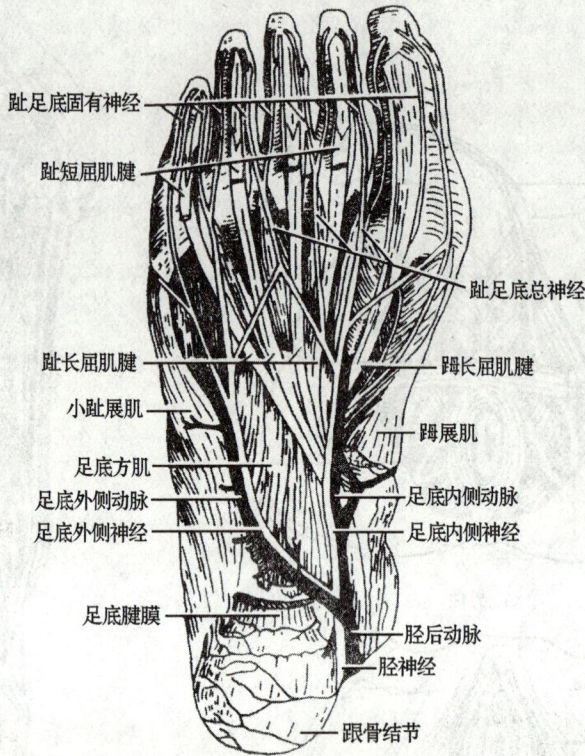

趾足底固有神经
趾短屈肌腱
趾足底总神经
趾长屈肌腱
小趾展肌
足底方肌
足底外侧动脉
足底外侧神经
足底腱膜
蹶长屈肌腱
蹶展肌
足底内侧动脉
足底内侧神经
胫后动脉
胫神经
跟骨结节

图 11 – 60　足底的神经

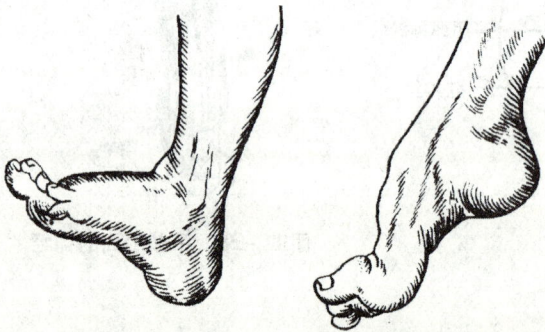

A."钩状足"(胫神经损伤);　B."马蹄"内翻足(腓总神经损伤)

图 11 – 61　神经损伤后足的畸形

腓深神经（deep peroneal nerve）在小腿肌前群之间与胫前动脉伴行。腓深神经的肌支支配小腿肌前群，皮支分布于第 1、2 趾背面相邻缘的皮肤。

腓总神经在腓骨头下外方位置表浅，易受损伤。腓总神经损伤后，运动障碍主要表现为足不能背屈，趾不能伸，足下垂并内翻，形成"马蹄"内翻足畸形，行走时呈"跨阈步态"（图 11 – 61）；感觉障碍以小腿前外侧面和足背皮肤最为明显。

二、脑神经

脑神经（cranial nerves）是与脑相连的周围神经，共 12 对，其顺序和名称为：Ⅰ 嗅神经、Ⅱ 视神经、Ⅲ 动眼神经、Ⅳ 滑车神经、Ⅴ 三叉神经、Ⅵ 展神经、Ⅶ 面神经、Ⅷ 前庭蜗神经、Ⅸ 舌咽神经、Ⅹ 迷走神经、Ⅺ 副神经、Ⅻ 舌下神经（图 11 – 62）。

脑神经中的纤维成分，按其性质可分为躯体运动纤维、内脏运动纤维、躯体感觉纤

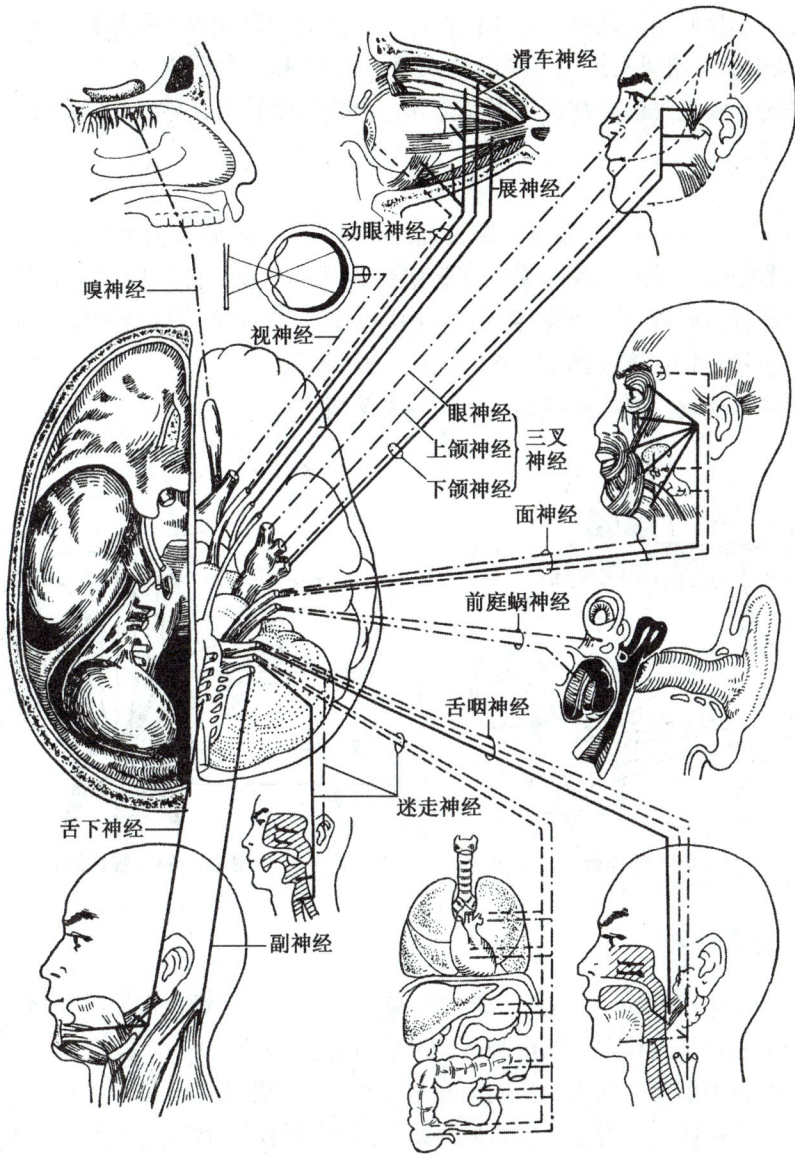

图 11 - 62　脑神经概况

维和内脏感觉纤维四种。

　　按照各对脑神经所含的纤维成分，脑神经可分为三类：①感觉性脑神经：第Ⅰ、Ⅱ、Ⅷ对脑神经；②运动性脑神经：第Ⅲ、Ⅳ、Ⅵ、Ⅺ、Ⅻ对脑神经；③混合性脑神经：第Ⅴ、Ⅶ、Ⅸ、Ⅹ对脑神经。

　　含有感觉纤维的脑神经与脊神经后根相似，一般都有神经节，称脑神经节，这些神经节一般位于所属脑神经穿越颅底裂、孔的附近。

（一）嗅神经

　　嗅神经（olfactory nerve）为感觉性脑神经。嗅神经由嗅细胞的中枢突组成。

嗅细胞位于鼻腔嗅区黏膜，是双极神经元，其周围突分布于嗅黏膜上皮，中枢突集成 15～20 条嗅丝，组成嗅神经，穿筛孔入颅，止于嗅球（图 11－63）。

嗅神经传导嗅觉。颅前窝骨折累及筛孔，可伤及嗅神经，导致嗅觉障碍。

（二）视神经

视神经（optic nerve）为感觉性脑神经。视神经由视网膜节细胞的轴突组成。

视网膜节细胞的轴突在视网膜后部集中形成视神经盘，然后穿出巩膜构成视神经。视神经自眼球行向后内行，经视神经管入颅腔，连于视交叉。视交叉向后延续为视束，视束主要终于外侧膝状体（图 11－64）。

视神经传导视觉。视神经损伤，导致视觉障碍。

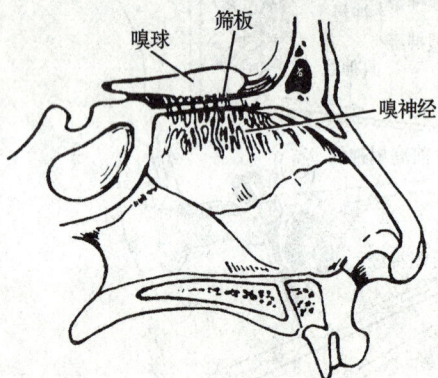

图 11－63　嗅神经

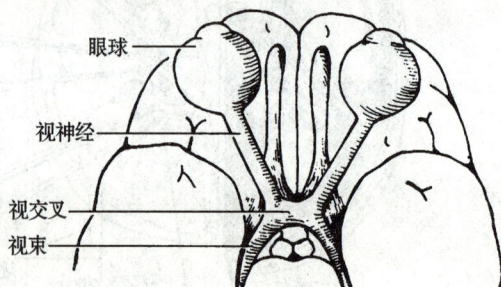

图 11－64　视神经

（三）动眼神经

动眼神经（oculomotor nerve）为运动性脑神经。动眼神经由动眼神经核发出的躯体运动纤维和动眼神经副核发出的内脏运动纤维（副交感纤维）组成。

动眼神经自中脑脚间窝出脑，向前穿过海绵窦，经眶上裂入眶。动眼神经的躯体运动纤维支配上睑提肌、上直肌、内直肌、下直肌和下斜肌；副交感纤维支配瞳孔括约肌和睫状肌（图 11－65、图 11－66）。

一侧动眼神经损伤，可导致提上睑肌、上直肌、内直肌、下直肌、下斜肌和瞳孔括约肌瘫痪。主要表现为患侧上睑下垂，眼球不能向内侧、上方及下方运动，眼外斜视，以及瞳孔对光反射消失等症状。

（四）滑车神经

滑车神经（trochlear nerve）为运动性脑神经。滑车神经由滑车神经核发出的躯体运动纤维组成。

滑车神经自中脑背侧下丘的下方、中线两侧出脑，绕过大脑脚外侧向前，穿海绵窦外侧壁，向前经眶上裂入眶。滑车神经支配上斜肌（图 11－66）。

滑车神经损伤，患侧眼不能向外下方斜视。

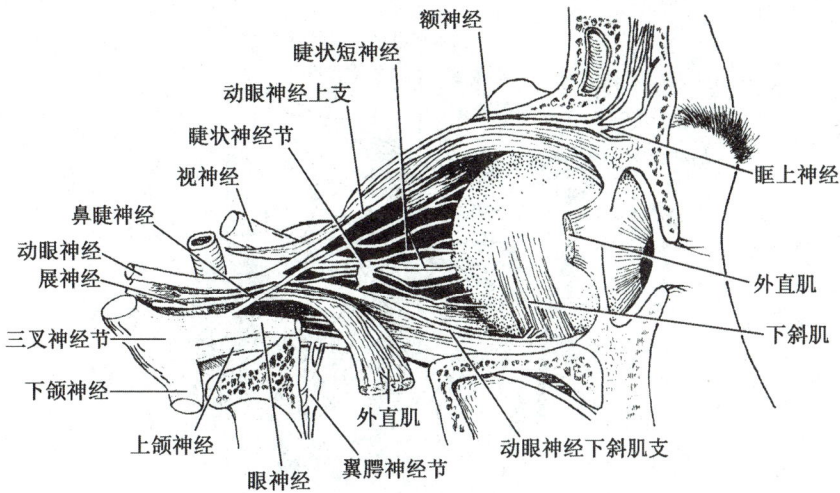

图 11 - 65　眶内的神经（外侧面观）

（五）三叉神经

三叉神经（trigeminal nerve）为混合性脑神经。三叉神经含有起自三叉神经运动核的躯体运动纤维和终止于三叉神经感觉核群的躯体感觉纤维。

三叉神经离脑桥不远处有一三叉神经节，节内假单极神经元的中枢突终于脑干内的三叉神经感觉核群，周围突组成眼神经、上颌神经和下颌神经的大部分。来自脑桥内三叉神经运动核发出的躯体运动纤维，参与组成下颌神经（图 11 - 67 ~ 图 11 - 69）。

1. 眼神经（ophthalmic nerve）　为感觉性神经，经眶上裂入眶。眼神经的其中一个分支经眶上切迹出眶，称眶上神经，分布于额顶部皮肤。

眼神经分布于泪腺、结膜、部分鼻腔黏膜、上睑和鼻背的皮肤，以及额顶部的皮肤。

2. 上颌神经（maxillary nerve）　为感觉性神经，经圆孔出颅，经眶下裂入眶，延续为眶下神经，出眶下孔至面部。

上颌神经分布于口腔和鼻腔黏膜、上颌牙齿和牙龈及睑裂与口裂之间的皮肤。

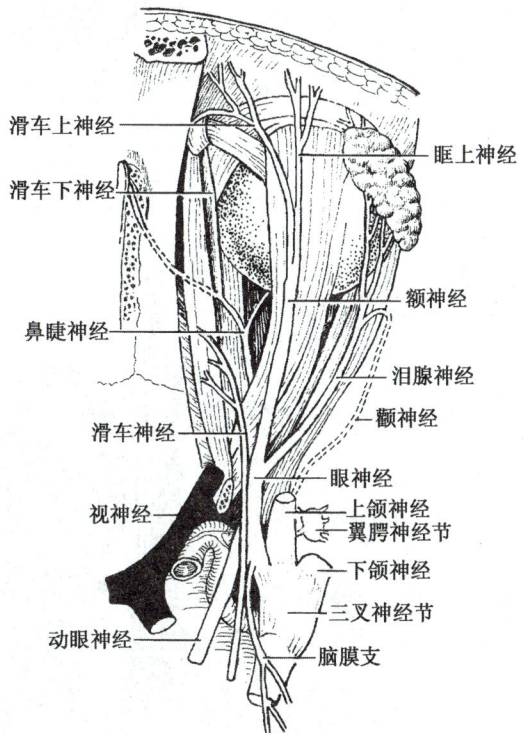

图 11 - 66　眶内的神经（上面观）

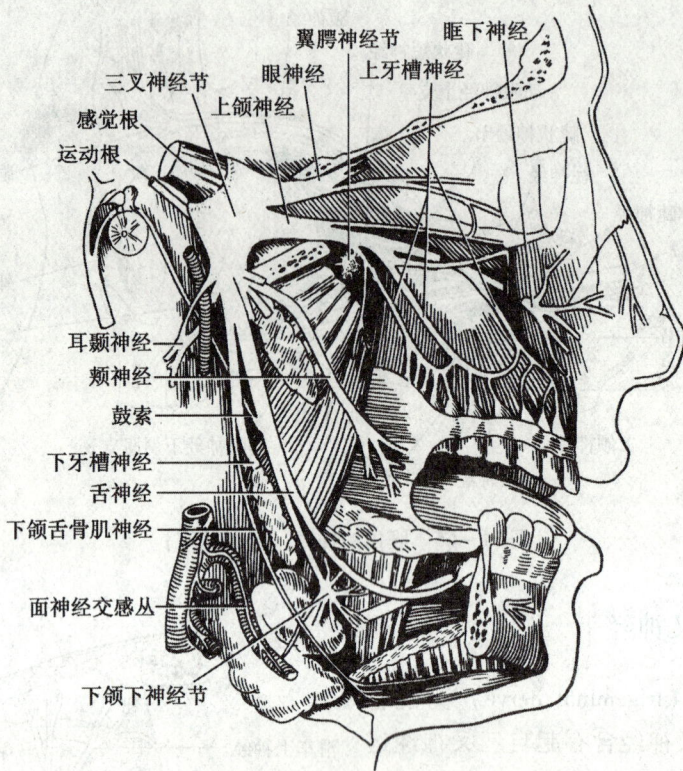

图 11-67　三叉神经

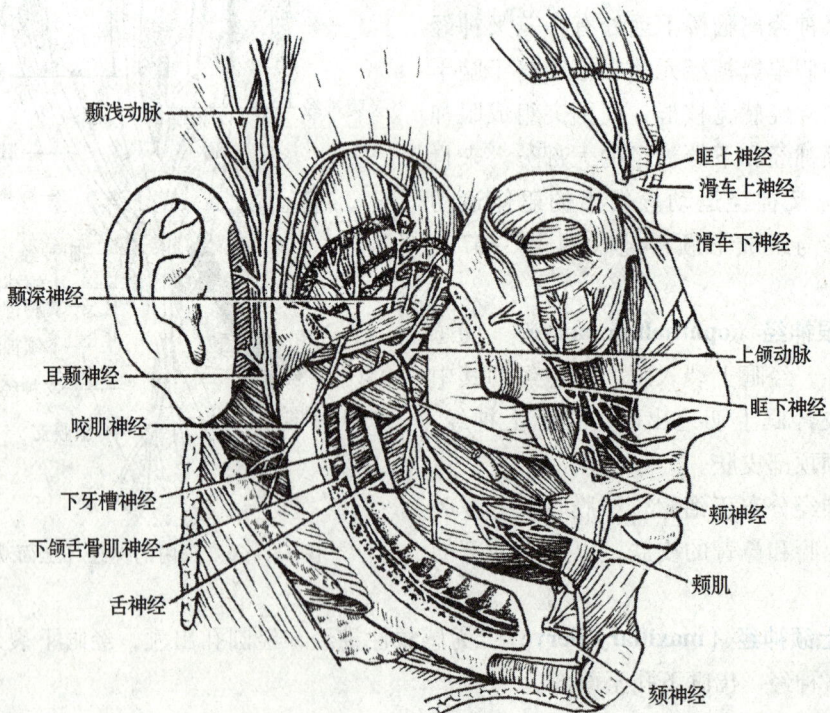

图 11-68　下颌神经

3. 下颌神经（mandibular nerve）

为混合性神经，含躯体感觉和躯体运动两种纤维成分，经卵圆孔出颅后分为数支。

躯体感觉纤维主要分布于下颌牙齿及牙龈、颊部和舌前 2/3 的黏膜，以及耳前、颞部和口裂以下的面部皮肤；躯体运动纤维支配咀嚼肌的运动。

一侧三叉神经损伤，主要表现为患侧头面部皮肤和鼻腔、口腔黏膜的一般感觉丧失；角膜反射消失；患侧咀嚼肌瘫痪，张口时下颌偏向患侧。

（六）展神经

展神经（abducent nerve）为运动性脑神经。展神经由展神经核发出的躯体运动纤维组成。

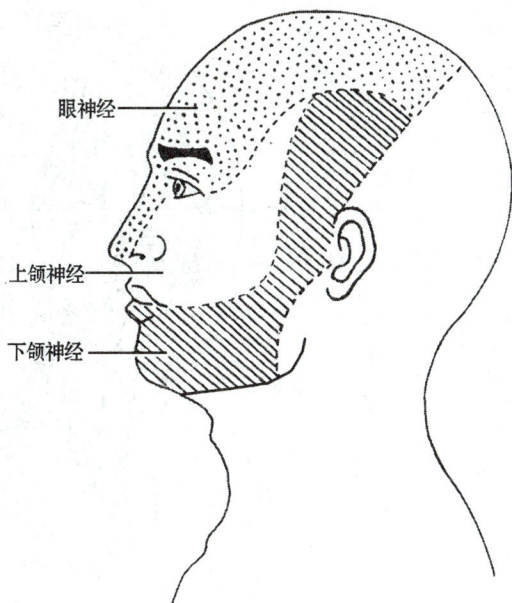

眼神经
上颌神经
下颌神经

图 11-69　三叉神经皮支分布区

展神经自延髓脑桥沟中线两侧出脑，前行穿经海绵窦，经眶上裂入眶。展神经支配外直肌（图 11-65）。

展神经损伤，患侧眼球外直肌瘫痪，表现为患侧眼球不能转向外侧，呈现内斜视。

（七）面神经

面神经（facial nerve）为混合性脑神经。面神经含有面神经核发出的躯体运动纤维、上泌涎核发出的内脏运动（副交感）纤维及终止于孤束核的内脏感觉纤维。

面神经在延髓脑桥沟展神经外侧出脑，经内耳门入内耳道，穿内耳道底进入面神经管，从茎乳孔出颅后，向前穿入腮腺实质，在腮腺内分为数支到达面部。

面神经的内脏运动纤维和内脏感觉纤维都在面神经管内自面神经发出。内脏运动纤维支配泪腺、下颌下腺、舌下腺等腺体的分泌活动；内脏感觉纤维分布于舌前 2/3 的味蕾，感受味觉。面神经的躯体运动纤维组成面神经主干，面神经主干进入腮腺后分为数支并交织成丛，在腮腺前缘发出颞支、颧支、颊支、下颌缘支和颈支 5 个分支，呈放射状走向颞部、颧部、颊部、下颌骨下缘和颈部，支配面肌和颈阔肌（图 11-70、图 11-71）。

面神经损伤是常见病。面神经损伤如果在颅外，只伤及躯体运动纤维，表现为患侧面肌瘫痪，出现患侧额纹消失、不能闭眼、鼻唇沟变浅、不能鼓腮、唾液常从口角流出、口角偏向健侧，角膜反射消失等。如果面神经损伤发生在颅内，除上述表现外，还可出现舌前 2/3 味觉障碍，舌下腺、下颌下腺及泪腺分泌障碍等症状。

（八）前庭蜗神经

前庭蜗神经（vestibulocochlear nerve）为感觉性脑神经，由前庭神经和蜗神经组成（图 11-72）。

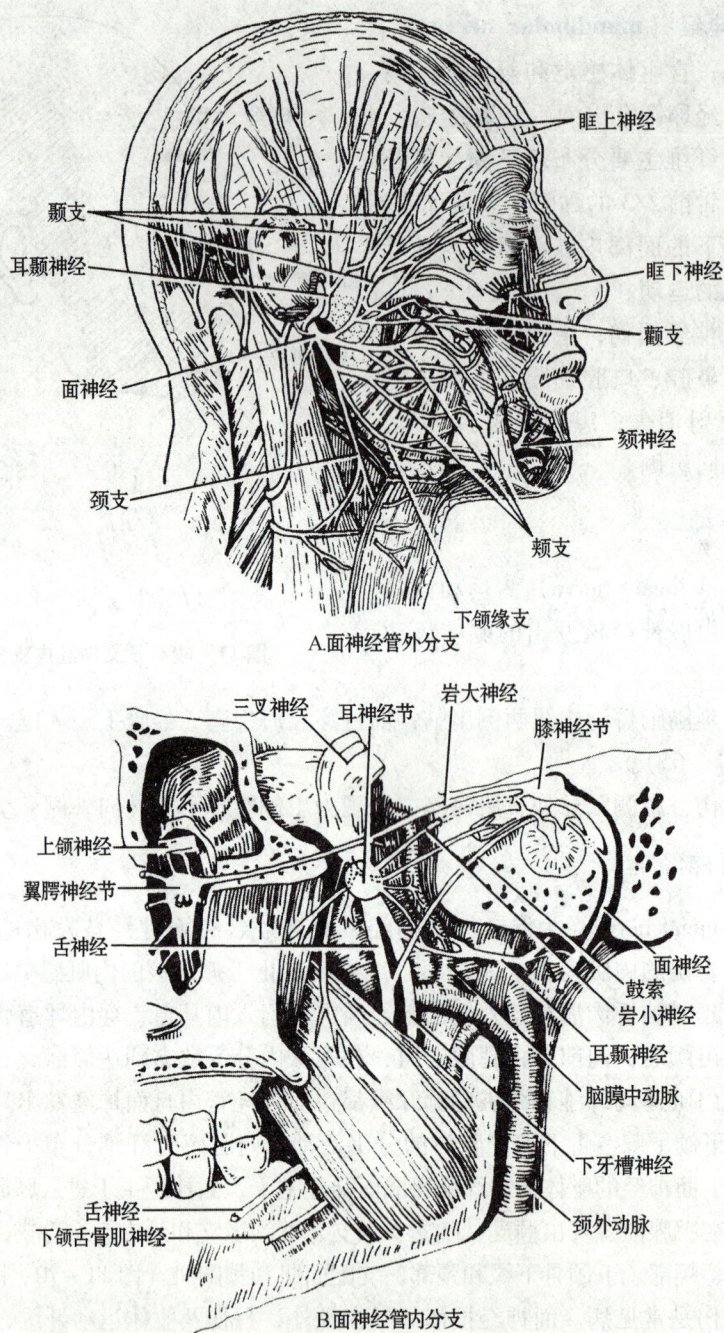

图 11-70 面神经

1. 前庭神经（vestibular nerve） 分布于内耳的壶腹嵴、椭圆囊斑和球囊斑。前庭神经与蜗神经伴行，经内耳门入颅，在延髓脑桥沟外侧部入脑，终于前庭神经核。前庭神经传导平衡觉冲动。

2. 蜗神经（cochlear nerve） 分布于内耳的螺旋器。蜗神经经内耳门入颅，在延髓

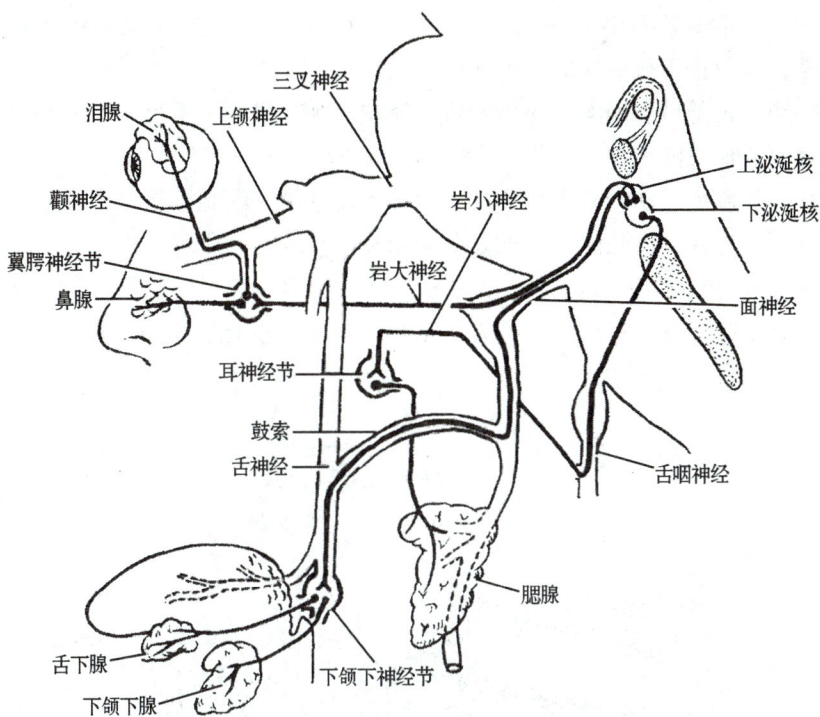

图 11 - 71 头部腺体的副交感纤维来源（模式图）

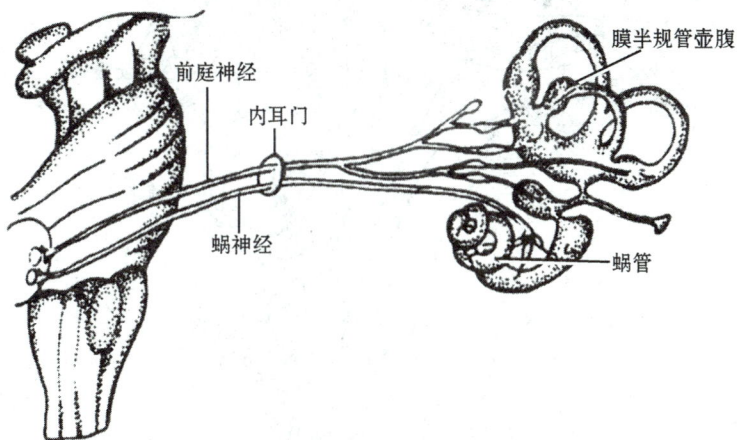

图 11 - 72 前庭蜗神经

脑桥沟外侧部入脑，终于蜗神经核。蜗神经传导听觉冲动。

前庭蜗神经损伤，主要表现为伤侧耳聋和平衡觉功能障碍。如果前庭受到刺激，可出现眩晕、眼球震颤、恶心和呕吐等症状。

（九）舌咽神经

舌咽神经（glossopharyngeal nerve）为混合性脑神经。舌咽神经含有疑核发出的躯体运动纤维、下泌涎核发出的内脏运动（副交感）纤维、止于三叉神经感觉核群的躯体感觉纤维，以及止于孤束核的内脏感觉纤维。

舌咽神经于延髓后外侧沟上部离脑后，经颈静脉孔出颅，下行至颈内动脉与颈内静脉之间，继而弓形向前入舌。

舌咽神经的躯体运动纤维支配咽肌；内脏运动纤维支配腮腺的分泌活动；躯体感觉纤维分布于耳后皮肤；内脏感觉纤维分布于咽和中耳等处的黏膜，以及舌后 1/3 的黏膜和味蕾，司一般感觉和味觉。此外，内脏感觉纤维还形成 1~2 条颈动脉窦支，分布于颈动脉窦和颈动脉小球，将动脉血压的变化和 CO_2 浓度变化的刺激传入脑，反射性地调节血压和呼吸（图 11-73）。

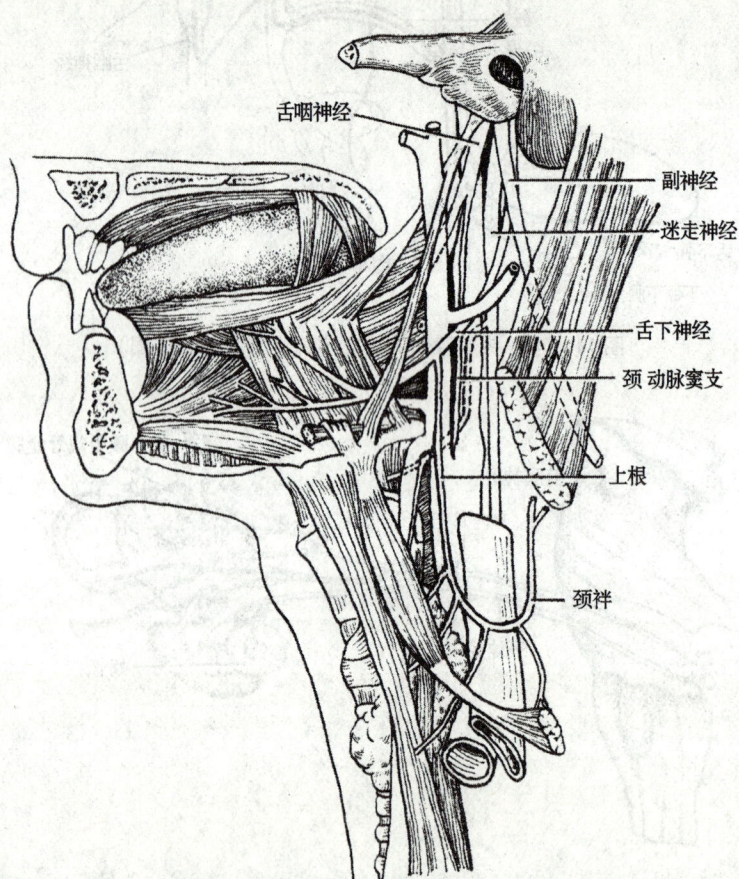

图 11-73　舌咽神经、副神经和舌下神经

一侧舌咽神经损伤，表现为患侧咽肌无力，吞咽困难；舌后 1/3 黏膜味觉和一般感觉丧失，舌根和咽峡区黏膜的感觉障碍；腮腺分泌障碍。

（十）迷走神经

迷走神经（vagus nerve）为混合性脑神经。其含有四种纤维成分：自疑核发出的躯体运动纤维；迷走神经背核发出的内脏运动（副交感）纤维；止于三叉神经感觉核群的躯体感觉纤维；止于孤束核的内脏感觉纤维。

迷走神经是脑神经中行程最长、分布范围最广的神经。迷走神经自延髓后外侧沟、舌咽神经下方离脑后，经颈静脉孔出颅进入颈部。在颈部，迷走神经在颈内动脉、颈总动脉与颈内静脉之间的后方下行，经胸廓上口入胸腔。在胸部，迷走神经越过肺根的后方，沿食管下降，并且左、右迷走神经在食管表面形成食管丛，至食管下端，以左迷走神经为主形成**迷走神经前干**（anterior vagal trunk），以右迷走神经为主形成**迷走神经后干**（posterior vagal trunk）。迷走神经前、后干随食管穿膈的食管裂孔入腹腔（图 11–74、图 11–75）。

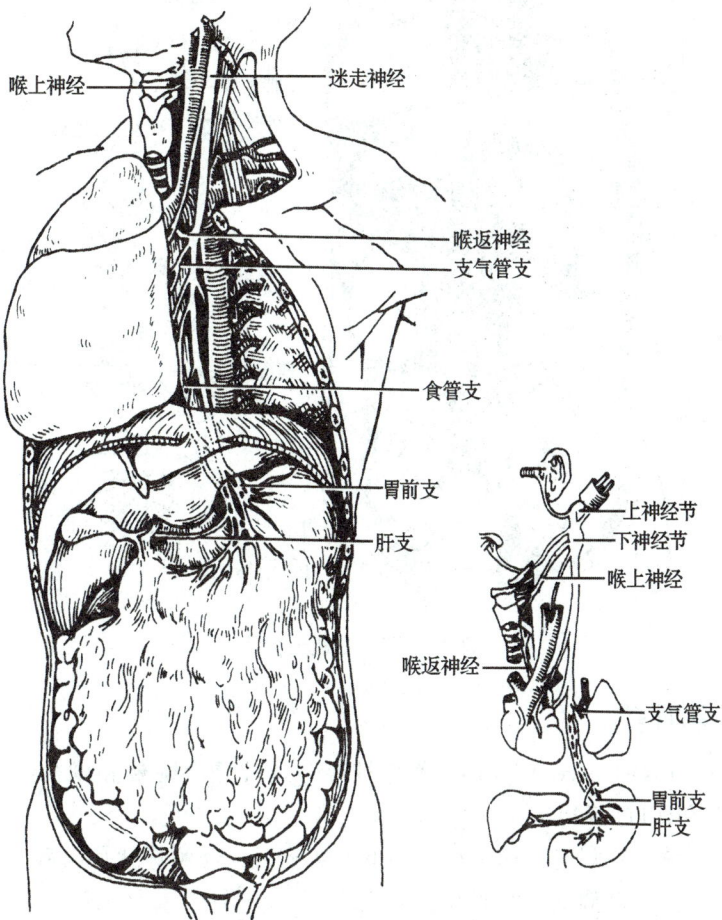

图 11–74 左迷走神经

迷走神经的躯体运动纤维支配咽喉肌；内脏运动纤维主要分布于颈部、胸部和腹部的脏器（只到结肠左曲以上的消化管）支配平滑肌、心肌和腺体的活动；躯体感觉纤维分布于硬脑膜、耳郭和外耳道的皮肤；内脏感觉纤维分布到颈部、胸部和腹部的脏器，管理一般内脏感觉。

迷走神经主干损伤后，内脏活动障碍表现为心动过速、恶心、呕吐、呼吸深而慢甚至窒息等症状；由于咽喉感觉障碍和喉肌瘫痪，可出现吞咽困难、软腭瘫痪、发音困难、声音嘶哑等症状。

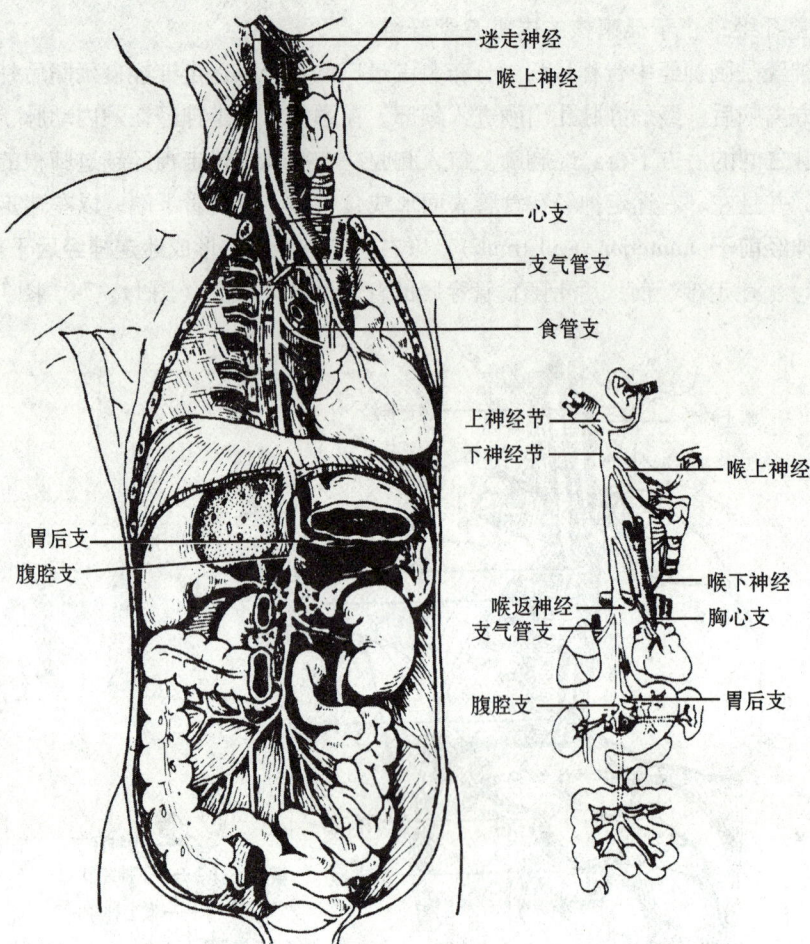

图 11 –75　右迷走神经

（十一）副神经

副神经（accessory nerve）为运动性脑神经。副神经由疑核和副神经核发出的躯体运动纤维组成（图 11 –74）。

副神经在延髓后外侧沟、迷走神经的下方离脑后，经颈静脉孔出颅，在颈内动、静脉之间行向后下，进入胸锁乳突肌和斜方肌。

副神经支配胸锁乳突肌和斜方肌。副神经损伤时，由于胸锁乳突肌瘫痪，使头不能向同侧倾斜，面部不能转向对侧；由于斜方肌瘫痪，出现患侧肩下垂，耸肩无力。

（十二）舌下神经

舌下神经（hypoglossal nerve）为运动性脑神经。舌下神经由舌下神经核发出的躯体运动纤维组成（图 11 –73）。

舌下神经自延髓的前外侧沟离脑，经舌下神经管出颅，在颈内动脉和颈外动脉之间下行，至下颌角处行向前，进入舌内。

舌下神经支配舌肌。一侧舌下神经损伤，患侧舌肌瘫痪，伸舌时舌尖偏向患侧。

以上 12 对脑神经出入脑的部位参见图 11-76，12 对脑神经概况见表 11-3。

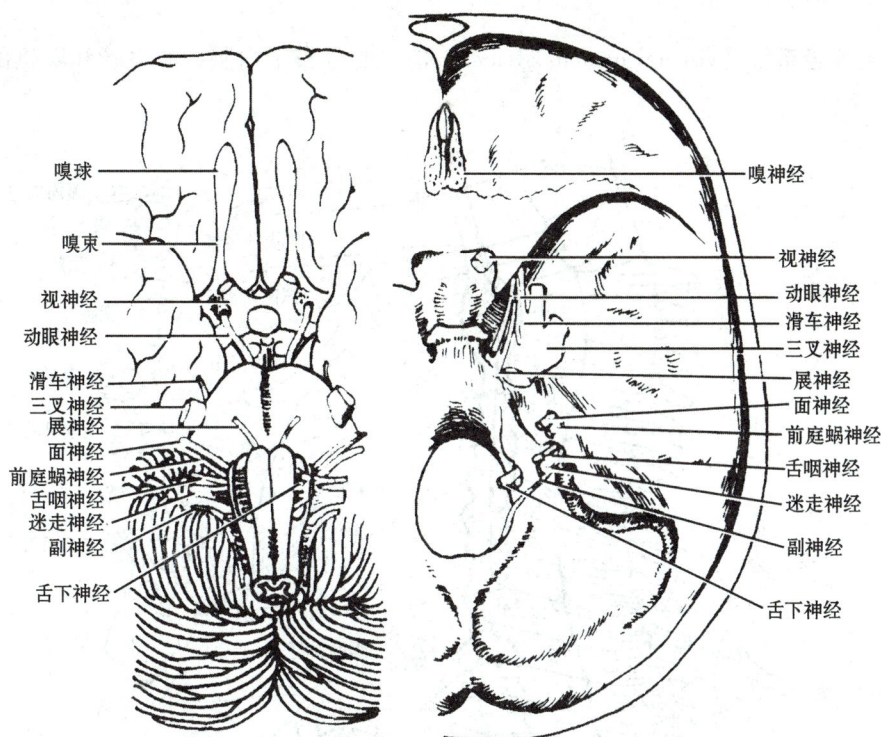

图 11-76 脑神经出入脑及出入颅的部位

表 11-3 脑神经概况

名 称	性质	核的位置	连接的脑部	分布及功能
嗅神经（Ⅰ）	感觉	大脑半球	端脑	鼻腔上部黏膜；传导嗅觉冲动
视神经（Ⅱ）	感觉	间脑	间脑	视网膜；传导视觉冲动
动眼神经（Ⅲ）	运动	中脑	中脑	支配眼球上、下、内直肌和下斜肌、提上睑肌的运动；支配瞳孔括约肌、睫状肌的运动
滑车神经（Ⅳ）	运动	中脑	中脑	支配眼球上斜肌的运动
三叉神经（Ⅴ）	混合	脑桥	脑桥	支配咀嚼肌运动；管理面部、额顶部、颞部皮肤；角膜、鼻腔、上颌牙齿、牙龈、口腔黏膜等处的感觉；舌前 2/3 黏膜的一般感觉等
外展神经（Ⅵ）	运动	脑桥	脑桥	眼外直肌收缩，使眼球转向外
面神经（Ⅶ）	混合	脑桥	脑桥	支配面肌运动；泪腺、下颌下腺、舌下腺的分泌；管理舌前 2/3 黏膜的味觉
前庭蜗神经（Ⅷ）	感觉	脑桥、延髓	延髓、脑桥	蜗神经传导听觉冲动；前庭神经传导平衡觉冲动
舌咽神经（Ⅸ）	混合	延髓	延髓	支配咽肌运动；管理咽部黏膜感觉、舌后 1/3 味觉和一般感觉、颈动脉窦、颈动脉小球的感觉
迷走神经（Ⅹ）	混合	延髓	延髓	支配咽喉肌运动；管理咽喉部感觉；支配心肌、支气管平滑肌、横结肠左曲以上消化管平滑肌的运动；支配消化腺的分泌
副神经（Ⅺ）	运动	延髓	延髓	支配胸锁乳突肌、斜方肌的运动
舌下神经（Ⅻ）	运动	延髓	延髓	支配舌肌的运动

三、内脏神经系统

内脏神经系统（visceral nervous system）是主要分布于内脏、心血管和腺体的神经（图 11 –77）。

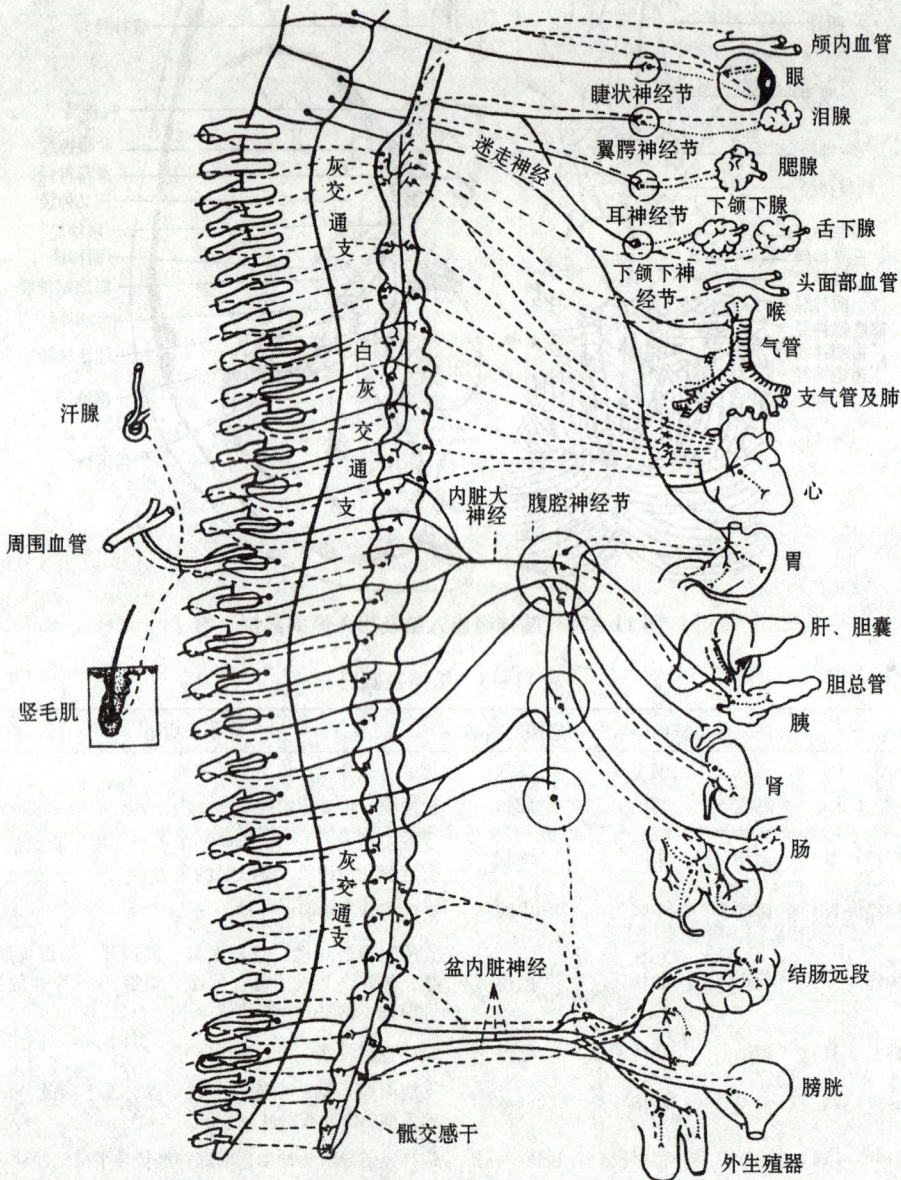

图 11 –77   内脏运动神经概况示意图

内脏神经系统分内脏运动神经和内脏感觉神经。内脏运动神经支配平滑肌、心肌和腺体的分泌活动，其功能一般不受意识支配，故又称**自主神经系统**（autonomic nervous system）；又因为它主要调控动物和植物共有的物质代谢活动，而不支配动物所特有的骨骼肌的运动，所以也称**植物性神经系统**（vegetative nervous system）。内脏感觉神经将内脏、心血管等处内感受器的感觉传入各级中枢，到达大脑皮质。内脏感觉神经传来的信息经中枢整合后，通过内脏运动神经调节内脏、心血管和腺体等器官的活动。

（一）内脏运动神经

内脏运动神经（visceral motor nerve）和躯体运动神经相比，有如下特点：①支配的器官不同。躯体运动神经支配骨骼肌，受意识控制；内脏运动神经支配平滑肌、心肌和腺体，在一定程度上不受意识控制。②神经元数目不同。躯体运动神经自低级中枢到其支配的骨骼肌只有一个神经元；内脏运动神经自低级中枢到其支配的器官，则必须在周围部的内脏神经节更换神经元，即需要两个神经元才能到其支配器官。第一级神经元称节前神经元，胞体位于脑干或脊髓内，其轴突称节前纤维；第二个神经元称节后神经元，胞体位于内脏神经节内，其轴突称节后纤维。③纤维成分不同。躯体运动神经只有一种纤维成分；内脏运动神经有交感和副交感两种纤维成分，形成多数器官同时接受交感和副交感神经的双重支配。④分布形式不同。躯体运动神经以神经干的形式分布；内脏运动神经的节后纤维多沿血管或攀附于内脏器官形成神经丛，再由丛分支到所支配的器官。

内脏运动神经根据其形态结构和生理功能特点的不同，分为交感神经和副交感神经。

1. 交感神经（sympathetic nerve） 分为中枢部和周围部。

（1）**中枢部** 交感神经低级中枢位于脊髓的胸1至腰3节段的灰质侧角内。侧角内的神经元即节前神经元，其轴突即交感神经节前纤维。

（2）**周围部** 包括交感神经节、交感干和交感神经纤维。

1）交感神经节 依其所在位置分为椎旁节和椎前节。神经节内的神经元即节后神经元，其轴突即交感神经节后纤维。

椎旁神经节，即交感神经节，位于脊柱两侧，每侧有19～24个。颈部每侧有2～3个神经节；胸部每侧有10～12个神经节；腰部每侧有4～5个神经节；骶部每侧有2～3个神经节；尾部两侧合并为1个单节，称奇神经节。

椎前神经节，位于脊柱前方，主要有1对腹腔神经节、1对主动脉肾神经节、1个肠系膜上神经节及1个肠系膜下神经节，分别位于同名动脉根部附近。

2）交感干 由每侧的交感神经节借节间支相互连结而成。交感干呈串珠状，左、右各一条，位于脊柱两旁，上自颅底，下至尾骨前方，于尾骨前方两干合并。

3）交感神经纤维 包括节前纤维和节后纤维。

脊髓侧角细胞发出的节前纤维，随脊神经前根走行，出椎间孔后离开脊神经，进入交感干后有三种去向：①终止于相应的椎旁节；②在交感干内上升或下降，终于上方或下方的椎旁节；③穿过椎旁节，终于椎前节。

交感神经节发出的节后纤维也有三种去向：①返回脊神经，随脊神经的分支分布于血管、汗腺和立毛肌等；②攀附于动脉表面形成神经丛，随动脉分支分布于所支配的器官；③由交感神经节直接到达所支配的器官（图 11 – 78）。

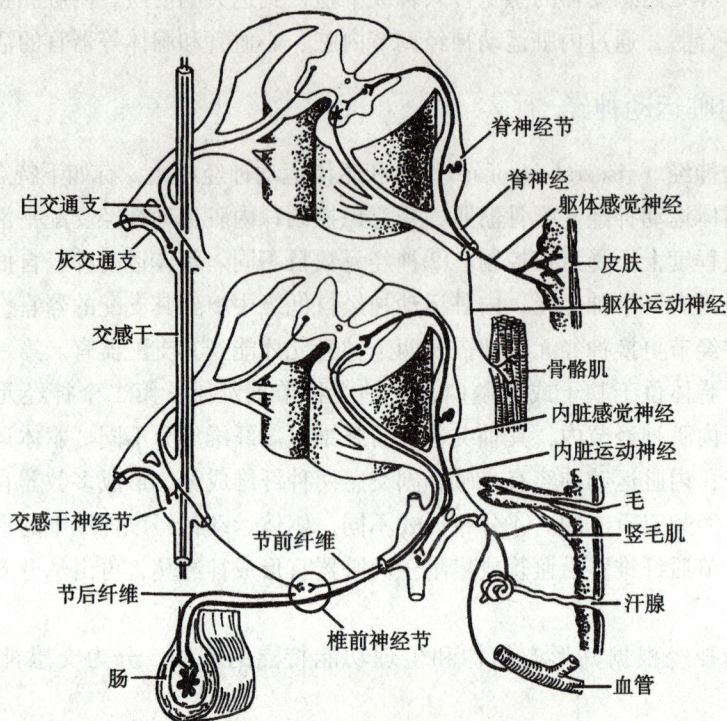

图 11 –78 交感神经纤维走行示意图

4）交感神经的分布概况 脊髓胸 1 ~ 5 节段侧角神经元发出的节前纤维，在椎旁神经节更换神经元，节后纤维分布于头、颈、胸腔器官和上肢的血管、汗腺和立毛肌等。

脊髓胸 5 ~ 12 节段侧角神经元发出的节前纤维，在椎旁神经节或椎前神经节更换神经元，节后纤维分布于肝、胆、胰、脾、肾等腹腔实质性器官及结肠左曲以上的消化管。

脊髓腰 1 ~ 3 节段侧角神经元发出的节前纤维，在椎旁神经节或椎前神经节更换神经元，节后纤维分布于结肠左曲以下的消化管、盆腔脏器和下肢的血管、汗腺和立毛肌等。

2. 副交感神经（parasympathetic nerve） 也分为中枢部和周围部。

（1）中枢部 副交感神经的低级中枢位于脑干的副交感神经核和脊髓骶 2 ~ 4 节段的骶副交感核，这些核内的神经元即节前神经元，其轴突即副交感神经节前纤维。

（2）周围部 副交感神经的周围部包括副交感神经节和副交感神经纤维。

1）副交感神经节 多位于所支配的器官附近或器官壁内，因而有器官旁节和器官内节之称。神经节内的神经元即节后神经元，其轴突即副交感神经节后纤维。

位于颅部的器官旁节较大，肉眼可见，计有睫状神经节、翼腭神经节、下颌下神经节和耳神经节等。其他部位的副交感神经节和器官内节较小，在显微镜下才能看清。

2）副交感神经纤维 包括颅部副交感神经和骶部副交感神经。

①颅部副交感神经：脑干内的副交感神经核发出的副交感神经节前纤维，分别随

第Ⅲ、Ⅶ、Ⅸ、Ⅹ对脑神经走行，至相应脑神经所支配器官附近或壁内的副交感神经节更换神经元，其节后纤维分别分布于所支配器官。

中脑的动眼神经副核发出的节前神经纤维，随动眼神经走行，至睫状神经节更换神经元，节后纤维支配瞳孔括约肌和睫状肌。

脑桥的上泌涎核发出的节前纤维，随面神经走行：一部分在翼腭神经节更换神经元，节后纤维支配泪腺、鼻腔及腭黏膜的腺体；另一部分在下颌下神经节更换神经元，节后纤维支配下颌下腺和舌下腺的分泌。

延髓的下泌涎核发出的节前纤维，随舌咽神经走行，至耳神经节更换神经元，节后纤维支配腮腺的分泌。

延髓的迷走神经背核发出的节前纤维，随迷走神经走行，至相应的器官内节更换神经元，节后纤维分布于颈部、胸部和腹部的器官（结肠左曲以上的消化管），支配平滑肌、心肌和腺体的分泌活动。

② 骶部副交感神经：脊髓骶 2～4 节段的骶副交感核发出的节前纤维，随第 2、3、4 对骶神经前支出骶前孔后，离开骶神经，组成盆内脏神经，至所支配器官的器官旁节或器官内节更换神经元，其节后纤维支配结肠左曲以下的消化管、盆腔器官和外生殖器等（图 11 -77）。

3. 交感神经与副交感神经的主要区别　交感神经和副交感神经都是内脏运动神经，常支配同一个内脏器官，形成对内脏器官的双重神经支配。但两者在来源、形态结构、分布范围和对所支配器官的主要生理作用上又有区别（表 11 -4）。

表 11 -4　交感神经与副交感神经的主要区别

	交感神经	副交感神经
低级中枢部位	脊髓胸 1～腰 3 节段	脑干和脊髓第 2～4 骶节
周围神经节位置	椎旁神经节和椎前神经节	器官旁节和器官内节
神经纤维特点	节前纤维短、节后纤维长	节前纤维长、节后纤维短
分布范围	广泛	较局限（一般认为血管、汗腺、立毛肌和肾上腺髓质无副交感神经支配）
对机体的作用	兴奋、活动加强（代谢加强、能量消耗加快）	安静、平和（体力恢复和能量储存）

（二）内脏感觉神经

内脏器官除有内脏运动神经外，还有丰富的内脏感觉神经分布。内脏感觉神经元的胞体位于脊神经节和脑神经节内，这些神经元的周围突随交感神经或副交感神经分布到内脏器官和血管等处。中枢突进入脊髓和脑干。

内脏感觉神经（visceral sensory nerve）接受内脏器官的各种刺激，转变为神经冲动传至中枢，产生内脏感觉。

内脏感觉神经与躯体感觉神经形态基本相似，但有如下特点：①内脏器官的一般活动不引起感觉，较强烈的活动才引起感觉。②内脏器官对切割、冷热或烧灼等刺激不敏感，而对牵拉、膨胀、平滑肌痉挛、化学刺激、缺血和炎症等刺激敏感。③内脏感觉的传入途径比较分散，即一个脏器的感觉冲动可经几条脊神经后根传入脊髓的几个节段，因而一条脊神经可含有来自几个脏器的感觉纤维。故内脏痛往往是弥散的，定位模糊。

（三）牵涉性痛

当某些内脏器官发生病变时，常在体表的一定区域产生感觉过敏或疼痛感觉，这种现象称为牵涉性痛。牵涉性痛可发生在患病内脏器官附近的皮肤，也可发生在离患病内脏器官相距较远的皮肤。例如心绞痛时，常在左胸前区和左臂内侧皮肤感到疼痛；肝、胆病变时，常在右肩部皮肤感到疼痛（图 11 - 79）。

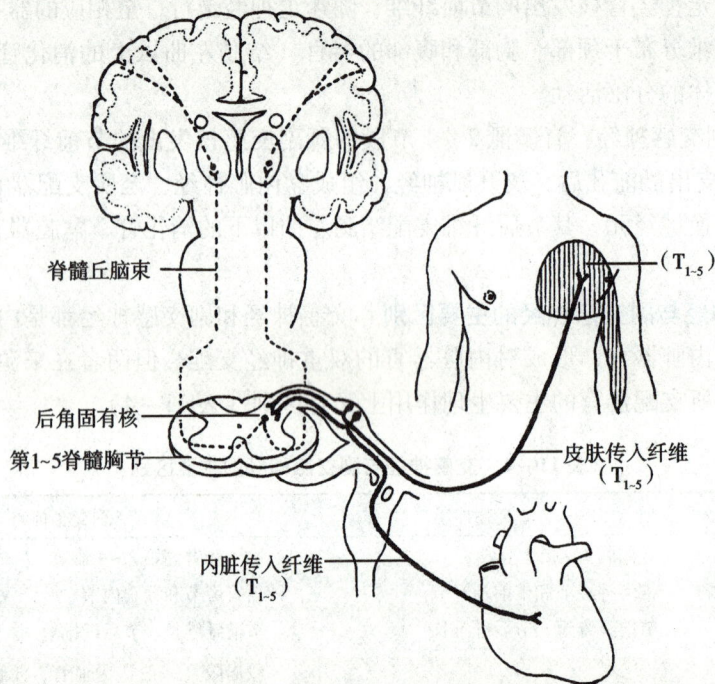

脊髓丘脑束

后角固有核
第1~5脊髓胸节

内脏传入纤维
（T_{1-5}）

皮肤传入纤维
（T_{1-5}）

（T_{1-5}）

图 11 - 79　心绞痛时产生牵涉痛示意图

关于牵涉性痛发生的原因，一般认为，传导患病内脏的感觉纤维和被牵涉区皮肤的躯体感觉纤维都进入同一个脊髓节段，因此，从患病内脏传来的冲动可以扩散到邻近的躯体感觉神经元，从而产生牵涉性痛。熟悉器官病变时牵涉性痛的发生部位，对诊断内脏器官的疾病有一定临床意义。

第四节　神经系统的传导通路

神经系统的传导通路是指高级中枢与感受器或效应器之间传导神经冲动的途径，它是由若干神经元连接而成的神经通路。

神经系统内存在两类传导通路：由感受器将神经冲动经传入神经、各级中枢传至大脑皮质的神经通路，称感觉传导通路（上行传导通路）；将大脑皮质发出的神经冲动经皮质下各级中枢、传出神经传至效应器的通路，称运动传导通路（下行传导通路）。

一、感觉传导通路

（一）躯干和四肢的本体觉和精细触觉传导通路

本体觉又称深感觉，是指来自肌、腱、关节的位置觉、运动觉和振动觉。本体觉传导通路还传导皮肤的精细触觉。精细触觉是指辨别两点间距离的辨别觉和辨别物体的形状、大小、质地软硬及纹理粗细的感觉。

躯干和四肢的本体觉和精细触觉传导通路由三级神经元组成。

第一级神经元脊神经节内的神经元，其周围突随脊神经分布于躯干和四肢的肌、腱、关节及皮肤的感受器，中枢突经脊神经后根进入脊髓，在脊髓同侧的后索内组成薄束和楔束上行，至延髓，分别终于薄束核和楔束核。

第二级神经元是延髓薄束核和楔束核内的神经元，由其发出的纤维左、右交叉，称为内侧丘系交叉，交叉后纤维在中线两侧上升，构成内侧丘系。内侧丘系向上经脑桥、中脑，终于背侧丘脑的腹后外侧核。

第三级神经元是背侧丘脑腹后外侧核内的神经元，其发出的纤维参与组成丘脑皮质束（丘脑中央辐射），经内囊后肢投射至大脑皮质中央后回的上 2/3 部和中央旁小叶后部（图 11 - 80）。

躯干和四肢的本体觉和皮肤精细触觉传导通路受损时，患者闭目不能确定肢体的位置、姿势和运动的方向，振动觉消失，同时精细触觉也消失。若损伤部位在内侧丘系交叉之前时，损伤平面以下同侧肢体的本体觉和精细触觉障碍；若损伤部位在内侧丘系交叉之后时，损伤平面以下对侧肢体的本体觉和精细触觉障碍。

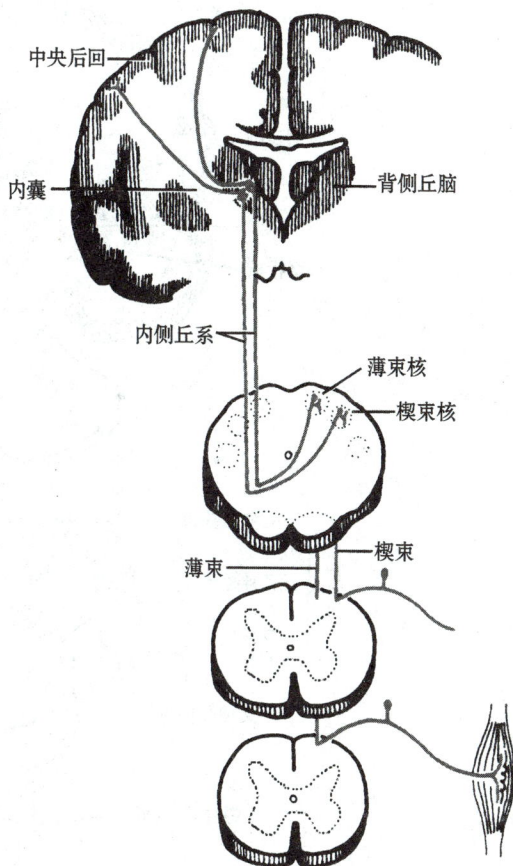

图 11 - 80　本体觉和精细触觉传导通路

（二）躯干和四肢的浅感觉传导通路

浅感觉包括皮肤、黏膜的痛觉、温度觉、触觉（粗略）和压觉。

躯干和四肢的浅感觉传导通路由三级神经元组成。

第一级神经元是脊神经节内的神经元，其周围突随脊神经分布于躯干和四肢皮肤的痛觉、温度觉、触觉和压觉感受器，中枢突经脊神经后根进入脊髓，终于后角。

第二级神经元是脊髓后角内的神经元，其发出的纤维上升 1~2 个脊髓节段，交叉至对侧脊髓的外侧索和前索上行，分别构成脊髓丘脑侧束和脊髓丘脑前束，向上经延髓、脑桥和中脑，终于背侧丘脑的腹后外侧核。

第三级神经元是背侧丘脑腹后外侧核内的神经元，其发出的纤维参与组成丘脑皮质束（丘脑中央辐射），经内囊后肢投射至大脑皮质中央后回的上 2/3 部和中央旁小叶后部（图 11 –81）。

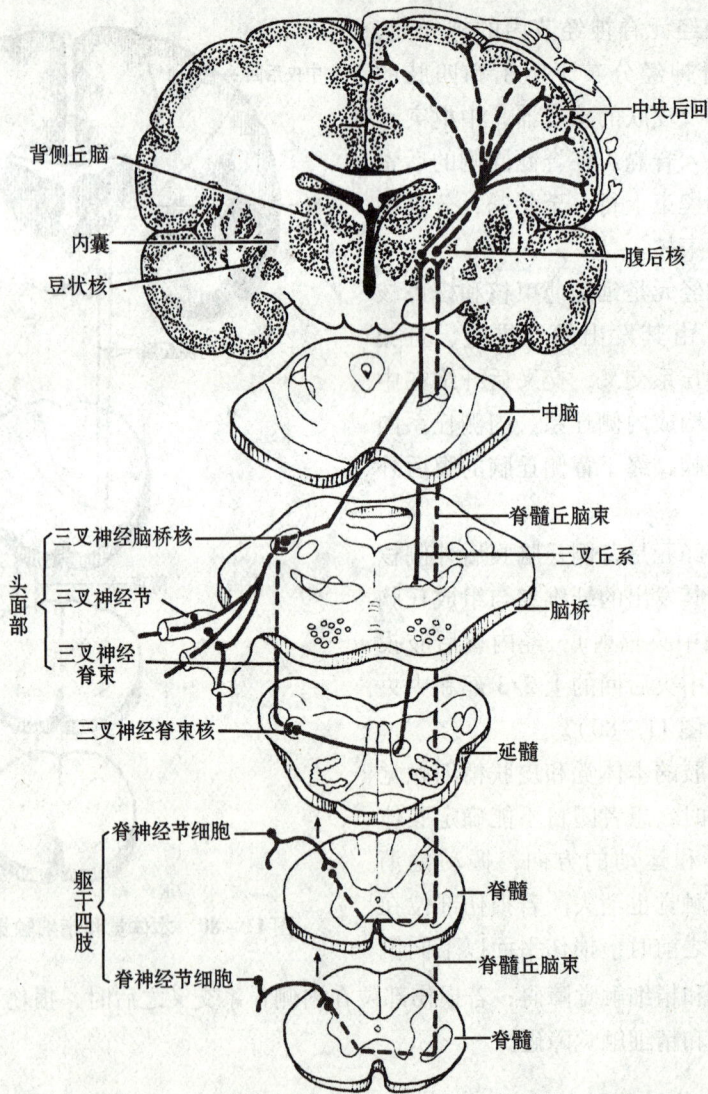

图 11 –81　浅感觉传导通路

一侧脊髓丘脑束受损，表现为受损平面以下 1~2 个脊髓节段的对侧皮肤的浅感觉障碍或消失，而触觉影响不大，因后索尚传导触觉。

（三）头面部的浅感觉传导通路

头面部的浅感觉传导通路也由三级神经元组成。

第一级神经元是三叉神经节内的神经元。周围突随三叉神经分布于头面部皮肤和口腔、鼻腔黏膜的痛觉、温度觉、触觉和压觉感受器；中枢突经三叉神经根入脑干，终于三叉神经感觉核群。

第二级神经元是三叉神经感觉核群内的神经元，其发出的纤维交叉到对侧，组成三叉丘系，伴随内侧丘系上升，终止于背侧丘脑的腹后内侧核。

第三级神经元是背侧丘脑腹后内侧核内的神经元，其发出的纤维参与组成丘脑皮质束（丘脑中央辐射），经内囊后肢投射到大脑皮质中央后回的下 1/3 部（图 11 -81）。

头面部的浅感觉传导通路若在交叉之前损伤，表现为同侧头面部浅感觉障碍；若在交叉之后损伤，表现为对侧头面部浅感觉障碍。

头面部的本体觉一般认为是三叉神经，经脑干向上传导，最后投射到大脑皮质中央后回的下 1/3 部，但其具体途径尚不清楚。

（四）视觉传导通路

1. 视野及其投射 当眼球固定向前平视时，所能看到的空间范围称视野。

由于眼球屈光装置对光线的折光作用，鼻侧半视野的物象投射到颞侧半视网膜，颞侧半视野的物象投射到鼻侧半视网膜，上半视野的物象投射到下半视网膜，下半视野的物象投射到上半视网膜。

2. 视觉传导通路 由三级神经元组成（图 11 -82）。

第一级神经元是视网膜的双极细胞，其周围突与视网膜的视锥细胞和视杆细胞形成突触，中枢突与视网膜的节细胞形成突触。

第二级神经元为视网膜的节细胞，其轴突在视神经盘处集中，穿过眼球壁组成视神经。视神经向后经视神经管入颅腔，形成视交叉，向后延续为视束。在视交叉中，来自双眼视网膜鼻侧半的纤维交叉，交叉后加入对侧视束；来自双眼视网膜颞侧半的纤维不交叉，进入同侧视束。因此，每侧视束都是由来自对侧视网膜鼻侧半的纤维和同侧视网膜颞侧半的纤维共同组成。视束绕大脑脚行向后外，主要终止于外侧膝状体。

第三级神经元是外侧膝状体内的神经元，由其发出的纤维组成视辐射，经内囊后肢投射到大脑皮质枕叶内侧面距状沟两侧的皮质。

3. 视觉传导通路损伤 视觉传导通路的不同部位受损，临床表现不同：①一侧视神经损伤，出现患侧眼视野全盲；②视交叉中间部损伤，出现双眼视野颞侧半偏盲；③一侧视交叉外侧部的未交叉纤维损伤，出现患侧眼视野鼻侧半偏盲；④一侧视束、外侧膝状体、视辐射或视觉中枢损伤，出现双眼视野对侧同向性偏盲，即同侧眼视野的鼻侧半偏盲，对侧眼视野的颞侧半偏盲。

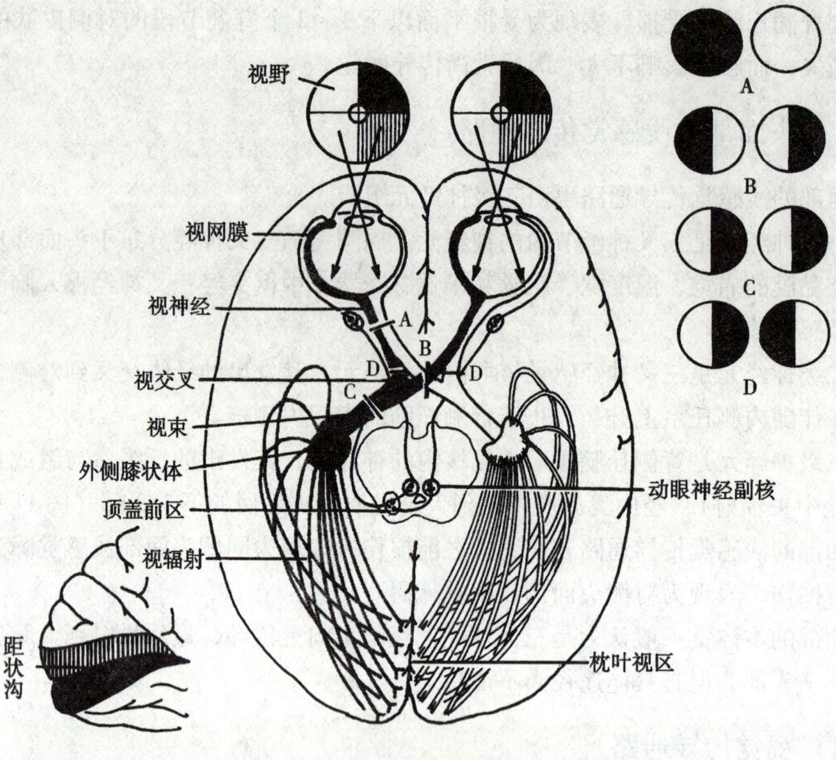

图 11-82   视觉传导通路和瞳孔对光反射途径

4. 瞳孔对光反射　视束的一部分纤维终于顶盖前区。顶盖前区是位于中脑和间脑交界水平，紧靠上丘上方的细胞群。这些细胞接受视束发来的纤维，发出纤维终于双侧动眼神经副核，完成瞳孔对光反射。

光照一侧眼的瞳孔，引起双眼瞳孔缩小，光线移开，瞳孔散大，瞳孔随光照强度变化而出现瞳孔缩小和瞳孔散大的现象，称**瞳孔对光反射**（pupillary light reflex）。

瞳孔对光反射的通路如下：光照→视网膜→视神经→视交叉→双侧视束→顶盖前区→双侧动眼神经副核→双侧动眼神经→双侧瞳孔括约肌→双侧瞳孔缩小。

二、运动传导通路

运动传导通路包括锥体系和锥体外系。

（一）锥体系

锥体系（pyramidal system）是管理骨骼肌随意运动的传导通路。锥体系一般由上、下两级神经元组成，分别称为上运动神经元和下运动神经元。

上运动神经元（upper motor neurons）是位于大脑皮质中央前回和中央旁小叶前部的锥体细胞，发出的轴突组成下行纤维束，称为**锥体束**（pyramidal tract）。其中终止于脊髓前角运动细胞的纤维束，称**皮质脊髓束**（corticospinal tract）；终止于脑干的脑神经躯体运动核的纤维束，称**皮质核束**（corticonuclear tract）。

下运动神经元（lower motor neurons）是位于脑干脑神经躯体运动核和脊髓前角的躯体运动神经元，发出的轴突分别组成脑神经和脊神经的躯体运动纤维，分布至骨骼肌（图 11 –83）。

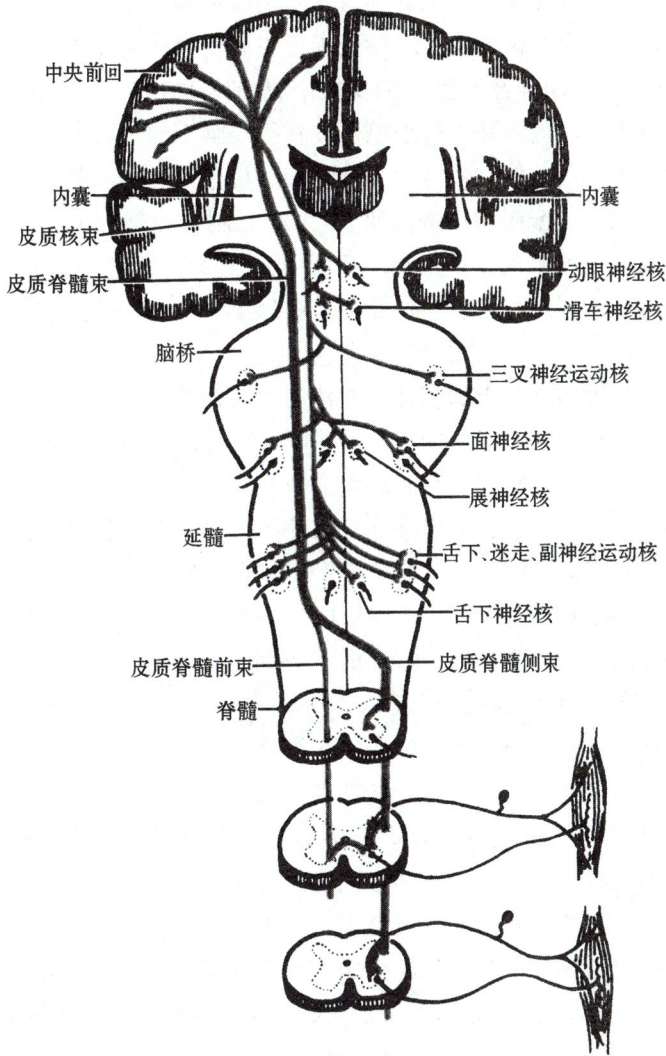

中央前回

内囊

皮质核束

皮质脊髓束

脑桥

延髓

皮质脊髓前束

脊髓

内囊

动眼神经核

滑车神经核

三叉神经运动核

面神经核

展神经核

舌下、迷走、副神经运动核

舌下神经核

皮质脊髓侧束

图 11 –83 锥体系

1. 皮质脊髓束 上运动神经元是大脑皮质中央前回上 2/3 部和中央旁小叶前部的锥体细胞，发出的轴突下行组成皮质脊髓束，经过内囊后肢、中脑大脑脚、脑桥至延髓锥体，在锥体下部，大部分纤维左、右交叉，形成锥体交叉。交叉后的纤维在脊髓外侧索内下行，组成皮质脊髓侧束，其纤维沿途终止于各节段脊髓前角运动神经元。小部分纤维不交叉，下行在脊髓前索，组成皮质脊髓前束。皮质脊髓前束只达中胸节段以上，在下降过程中逐节交叉至对侧，终于脊髓前角运动神经元，支配躯干肌和四肢肌。皮质脊髓前束有一部分纤维始终不交叉而止于同侧前角运动神经元，由此发出纤维支配躯干肌和四肢肌。所以，躯干肌是受双侧大脑皮质躯体运动中枢的支配。

下运动神经元是脊髓前角的躯体运动神经元，发出的轴突构成脊神经的躯体运动纤维，随脊神经支配躯干、四肢的骨骼肌。

一侧皮质脊髓束在椎体交叉之前受损，主要引起对侧肢体瘫痪，而躯干肌的运动不受影响。一侧皮质脊髓束在锥体交叉之后受损，主要引起同侧肢体瘫痪。

2. 皮质核束   上运动神经元是大脑皮质中央前回下 1/3 部的锥体细胞，发出的轴突下行组成皮质核束，经内囊膝下行至脑干，在行经脑干的过程中，大部分纤维陆续终止于双侧的脑神经躯体运动核，包括动眼神经核、滑车神经核、展神经核、三叉神经运动核、面神经核上部（支配眼裂以上面肌）、疑核和副神经核；少部分纤维则终止于对侧的面神经核下部（支配眼裂以下面肌）和舌下神经核。因此面神经核下部和舌下神经核只接受对侧皮质核束的支配，而其他脑神经躯体运动核均接受双侧皮质核束的支配。

下运动神经元的胞体是脑干的脑神经躯体运动核的神经元，发出的轴突构成脑神经的躯体运动纤维，随有关脑神经支配头、颈、咽、喉部的骨骼肌（眼球外肌、面肌、咀嚼肌、咽肌、喉肌、舌肌、胸锁乳突肌和斜方肌）。

一侧上运动神经元损伤时，只出现病灶对侧眼裂以下面肌和对侧舌肌瘫痪，而受面神经核上部支配的眼裂以上面肌及其余脑神经躯体运动核支配的眼球外肌、咀嚼肌、咽肌、喉肌、胸锁乳突肌和斜方肌等均不受影响；一侧下运动神经元损伤时，可致病灶同侧各有关脑神经支配的头、颈、咽、喉部的骨骼肌（眼球外肌、面肌、咀嚼肌、咽肌、喉肌、舌肌、胸锁乳突肌和斜方肌）瘫痪（图 11 - 84、图 11 - 85）。

临床上将上运动神经元损伤导致的瘫痪称为核上瘫，而将下运动神经元损伤导致的瘫痪称为核下瘫。由上述可知，大部分脑神经运动核接受双侧皮质核束的纤维，而面神经核下部和舌下神经核只接受对侧皮质核束的纤维。故一侧皮质核束损伤（核上瘫）时，只有对侧的面神经核下部和舌下神经核受累，导致对侧睑裂以下面肌瘫痪和对侧舌肌瘫痪，表现为病灶对侧鼻唇沟变浅或消失、口角下垂、不能鼓腮露齿、流涎，以及伸舌时舌尖偏向病灶对侧等。一侧面神经损伤（面神经核下瘫）时，导致同侧面肌全部瘫痪，病灶同侧除有上述表现外，还有额纹消失、不能皱眉和闭眼障碍等（图 11 - 84）。一侧舌下神经损伤（舌下神经核下瘫）时，导致同侧舌肌瘫痪，伸舌时舌尖偏向病灶侧（图 11 - 85）。

3. 锥体系损伤   锥体系的任何部位损伤均可导致其支配区骨骼肌随意运动的障碍，出现瘫痪。由于下运动神经元接受上运动神经元调节和控制，所以上、下运动神经元受损后，瘫痪所表现的体征不同。

上运动神经元（大脑皮质躯体运动中枢、锥体束）损伤时，由于下运动神经元失去了上运动神经元对他的抑制作用，使其功能释放，活动增强。瘫痪表现为肌张力增高，腱反射亢进，瘫痪呈痉挛状态，出现病理反射（如 Babinski 征）；因肌肉尚有脊髓前角运动神经元发出的神经支配，无营养障碍，故肌肉不发生萎缩。上运动神经元损伤出现的瘫痪，称为中枢性瘫痪（痉挛性瘫痪或硬瘫）。

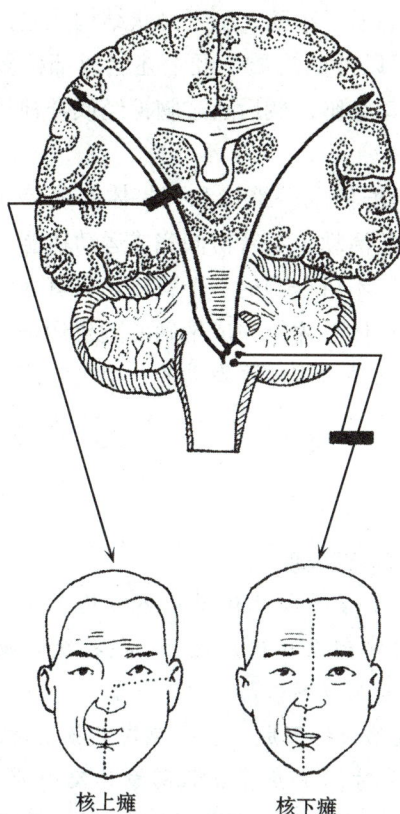

图 11 – 84　面神经的核上瘫和核下瘫

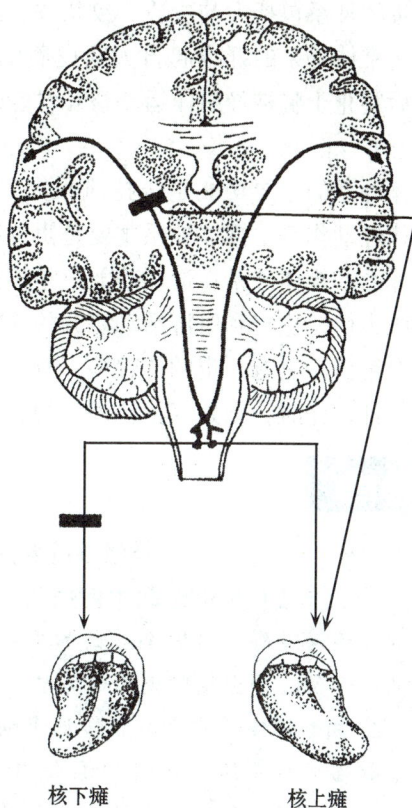

图 11 – 85　舌下神经的核上瘫和核下瘫

　　下运动神经元（脑干的躯体运动核、脑神经、脊髓前角运动细胞、脊神经）受损时，反射弧被破坏，浅、深反射均消失。瘫痪表现为肌张力降低，腱反射减弱或消失，瘫痪的肌松弛变软；由于神经营养障碍，导致肌肉萎缩；无病理反射。下运动神经元出现的瘫痪，称为周围性瘫痪（弛缓性瘫痪或软瘫）（表 11 – 5）。

表 11 – 5　上、下运动神经元损伤后的临床表现比较

症状和体征	上运动神经元损伤	下运动神经元损伤
瘫痪特点	痉挛性瘫（硬瘫）	弛缓性瘫（软瘫）
肌张力	增高	降低或消失
腱反射	亢进	消失
浅反射	减弱或消失	消失
病理反射	阳性（＋）	阴性（－）
肌萎缩	早期无，晚期为废用性萎缩	有早期肌萎缩

（二）锥体外系

　　锥体外系（extrapyramidal system）是指锥体系以外的影响和控制骨骼肌运动的传导

通路。锥体外系包括大脑皮质、纹状体、红核、黑质、小脑、脑干网状结构及它们的联系纤维。锥体外系的纤维起自大脑皮质中央前回以外的皮质，经上述组成部位多次换元，最后终止于脑神经躯体运动核和脊髓前角运动细胞，然后通过脑神经或脊神经支配骨骼肌。

锥体外系的主要功能是维持肌张力、协调肌群活动、维持和调整体态姿势和习惯性、节律性动作等。锥体外系主要是协调锥体系的活动，二者协同完成运动功能。

锥体系和锥体外系在运动功能上是相互依赖、不可分割的一个整体。只有在锥体外系使肌张力保持稳定和肌群活动协调的前提下，锥体系才能完成精确的随意运动；而锥体外系对锥体系也有一定的依赖性，有些活动开始是由锥体系发动的，但当它成为习惯性、自律性动作时，则处于锥体外系的管理之下。

知识链接

神经系统各部损伤的临床表现

1. 大脑皮质躯体运动中枢损伤　一侧大脑皮质躯体运动中枢损伤，可产生对侧运动障碍。因中央前回和中央旁小叶前部面积较广泛，一般病变只损害某一部位，多出现对侧局部瘫痪，临床上称为单瘫。

2. 内囊损伤　内囊损伤多见于脑出血或脑血栓形成。当一侧内囊损伤时，可引起临床所谓的"三偏"综合征，即：①对侧半身骨骼肌随意运动障碍，包括对侧面下部面肌、舌肌的核上瘫（皮质核束受损）和对侧上、下肢肌的中枢性瘫痪（皮质脊髓束受损）；②对侧半身浅感觉和深感觉障碍（丘脑皮质束受损）；③双侧眼视野对侧同向性偏盲（视辐射受损）。

3. 脑干损伤　脑干一侧受损，因伤及一侧未交叉的锥体束和某一脑神经核或脑神经根，出现交叉瘫痪，即患侧的脑神经瘫和对侧肢体偏瘫。例如，中脑一侧大脑脚损伤（小脑幕切迹疝压迫大脑脚），可使一侧锥体束及动眼神经受损。其表现为：患侧动眼神经瘫痪；对侧肢体中枢性瘫痪、面神经核上瘫及舌下神经核上瘫。

4. 脊髓损伤

（1）脊髓前角病变　可引起患侧节段周围性瘫痪，无感觉障碍。

（2）脊髓后角病变　产生患侧节段痛觉和温度觉障碍，但触觉和深感觉仍存在（分离性感觉障碍）。

（3）脊髓横断性损伤　①颈膨大以上颈髓损伤：损伤平面及其以下全部运动、感觉丧失，四肢为中枢性瘫痪，并有膈肌的麻痹；②颈膨大损伤：损伤平面及其以下全部运动、感觉丧失，上肢为周围性瘫痪，下肢为中枢性瘫痪；③胸髓损伤：上肢不受影响，下肢呈中枢性瘫痪，受损平面及其以下感觉障碍；④腰骶膨大损伤：上肢不受影响，下肢呈周围性瘫痪，受损平面及其以下感觉障碍。

（4）**脊髓半断性损伤** 主要表现为：①损伤平面以下同侧下肢中枢性瘫痪（一侧皮质脊髓束受损）；②损伤平面以下同侧肢体的本体感觉和精细触觉障碍（一侧后索的薄束、楔束受损）；③损伤平面以下 1~2 节段以下对侧肢体的痛觉、温度觉障碍（一侧脊髓丘脑束受损）；④损伤节段同侧周围性瘫痪和感觉障碍、反射消失（损伤节段灰质受损）。

复习思考题

一、名词解释

1. 灰质
2. 白质
3. 神经核
4. 神经节
5. 纤维束
6. 神经
7. 内囊
8. 硬膜外隙
9. 蛛网膜下隙
10. 脉络丛
11. 血 – 脑屏障

二、问答题

1. 简述神经系统的组成。
2. 试述脊髓、脑干、小脑、间脑的内部结构。
3. 大脑皮质中枢包括哪些？各位于何处？
4. 内脏运动神经的主要特点有哪些？
5. 神经传导通路主要包括哪些？其传导途径如何？

第十二章　人体胚胎学概要

学习目标

知识学习目标

1. 掌握：受精的概念、意义和条件；胚泡的形成；植入的时间、过程和部位；蜕膜的概念和分部；胎盘的形态、结构和功能。

2. 熟悉：生殖细胞的成熟过程；卵裂的概念；三胚层的形成；三胚层的分化；胎儿血液循环的特点、胎儿出生后血液循环的变化；双胎的概念和发生原因；先天性畸形的致畸因素；胚胎的致畸敏感期。

3. 了解：胚胎的分期；受精的过程；绒毛膜；羊膜。

能力培养目标

1. 能结合模型描述卵裂的过程。

2. 能在模型上观察胚泡的结构特点。

3. 能在模型上观察蜕膜的分部及各部的位置。

4. 能结合模型描述三胚层的形成及早期分化。

5. 能结合标本描述胎膜的种类、胎盘的形态结构和功能。

第一节　概　　述

人体胚胎学（human embryology）是研究人体在出生前发生和发育过程中形态结构变化规律的科学。由胚胎发育异常引起的先天性畸形也是人体胚胎学的重要内容。

人体的发生，是从精子与卵子结合形成的受精卵开始的。

胚胎在母体子宫内经 38 周（266 天）的发育，成为成熟的胎儿而娩出。通常将胚胎发育分为三个时期：①**胚前期**（preembryohic period），是指胚胎发育的第 1～2 周，即从受精卵的形成到第 2 周末二胚层胚盘形成；②**胚期**（embryonic period），是指胚胎发育的第 3～8 周，从三胚层形成与分化至各器官原基的建立，胚体外形及各器官的发育初具人体雏形，这个时期的个体称为胚（通常称胚胎）；③**胎期**（fetal period），是指胚胎发育的第 9～38 周，胚胎在具备人体雏形的基础上，继续生长、分化、发育直至分娩，这个时期的个体称为胎（通常称胎儿）。胚前期和胚期主要以质变为主，胎期主要以量变为主。

本章简要介绍生殖细胞的成熟、人体胚胎早期发育、胎膜和胎盘、胎儿血液循环的特点及出生后的变化、双胎和多胎、先天性畸形等内容。

第二节　生殖细胞的成熟

一、精子的成熟

精子在睾丸生精小管内发生。从青春期开始，生精小管的精原细胞不断分裂增殖，并生长成为初级精母细胞，其染色体组型为46，XY。初级精母细胞经过两次成熟分裂形成4个精子，其中两个精子染色体组型为23，X，另两个精子的染色体组型为23，Y（图12-1）。精子细胞不再分裂，经过复杂的形态变化，形成蝌蚪形的精子。

精子在附睾中进一步成熟，在女性生殖管道内获能（capacitation），最后成为具有受精能力的雄性配子。

精子在女性生殖管道内存活1~3天，但其受精能力仅可维持24小时左右。

二、卵子的成熟

卵子在卵巢内发生。卵细胞的发生类似于精子的发生，也经过两次成熟分裂，染色体数目比正常的体细胞减少一半。

女性进入青春期后，初级卵母细胞（染色体组型为46，XX）开始发育，在排卵前完成第一次成熟分裂，形成一个次级卵母细胞和一个小的极体。次级卵母细胞开始第二次成熟分裂，但停留在分裂中期，排卵后，在精子穿入的刺激下完成第二次成熟分裂，形成一个成熟的卵母细胞和一个小的第二极体。如果卵不受精，则第二次成熟分裂不能完成，于排卵后12~24小时后退化。

初级卵母细胞经过两次成熟分裂形成一个卵母细胞和三个极体，卵母细胞的染色体组型为23，X，极体不久自行退化（图12-1）。

第三节　胚胎的早期发育

胚胎早期发育是指受精卵形成至第8周末的发育期，即胚前期和胚期，重要内容包括受精、卵裂、胚泡形成、植入、三胚层的形成及其分化等过程。

一、受精

受精（fertilization）是指精子和卵子结合形成受精卵的过程。受精部位通常发生在输卵管的壶腹部。

（一）受精的过程

精子进入女性生殖管道后，由于子宫、输卵管分泌物的作用，获得受精能力。当精

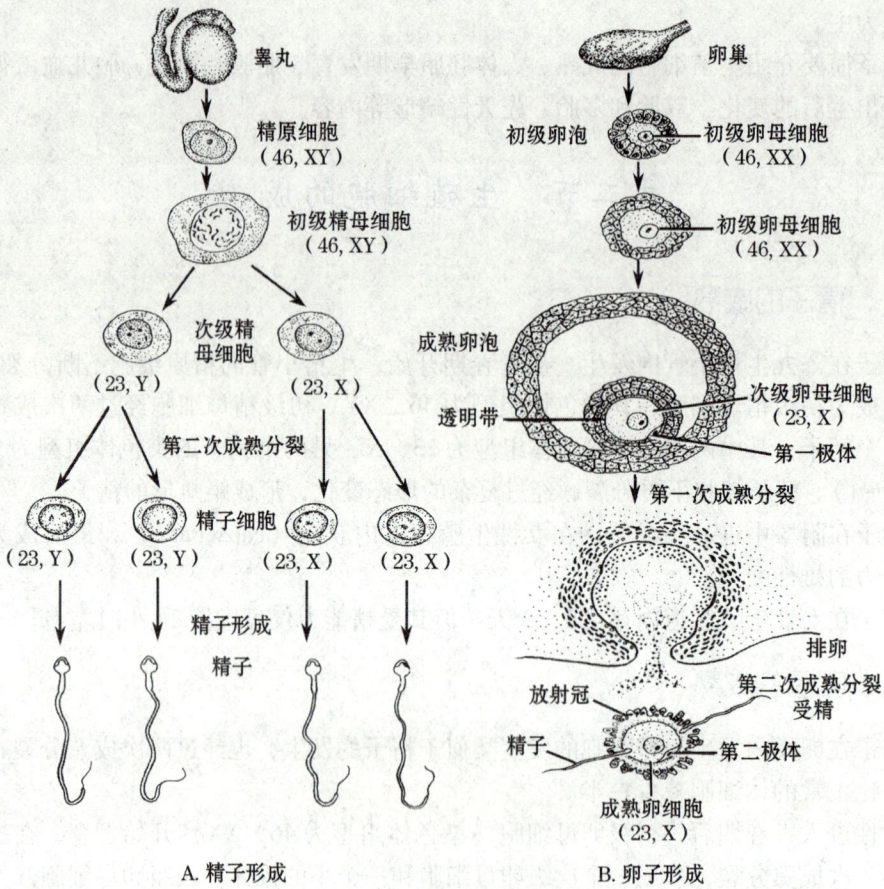

图 12－1　精子与卵子发生过程示意图

子和卵子相遇时，包围在卵子周围的精子释放出顶体酶，以溶解放射冠和透明带，于是精子的细胞质与细胞核进入卵子内。精子进入卵子后，核膨大变圆，形成精原核（雄性原核）。卵子由于受到精子的激发，立即完成第二次成熟分裂，形成成熟的卵子，其核称为卵原核（雌性原核）。精原核与卵原核逐渐靠近，并相互融合，受精卵形成（图 12－2）。

（二）受精的意义

1. 受精标志着新生命的开始　　两性生殖细胞相互被激活，新陈代谢加快，使受精卵具有旺盛的生命力，可连续不断地进行细胞分裂和分化，形成新的个体。

2. 受精恢复染色体数目　　受精卵的染色体数目恢复到 46 条，其中 23 条来自精原核，23 条来自卵原核，因此，受精卵具有双亲的遗传物质。新个体既有亲代的遗传特性，又有不同于亲代的特异性。

3. 受精决定性别　　如果组型为 23，X 染色体的精子与卵子结合，受精卵的组型即为 46，XX，由此发育的新个体的遗传性别为女性胎儿；如果组型为 23，Y 染色体组型的精子与卵子受精，受精卵的组型即为 46，XY，新个体的遗传性别为男性胎儿。

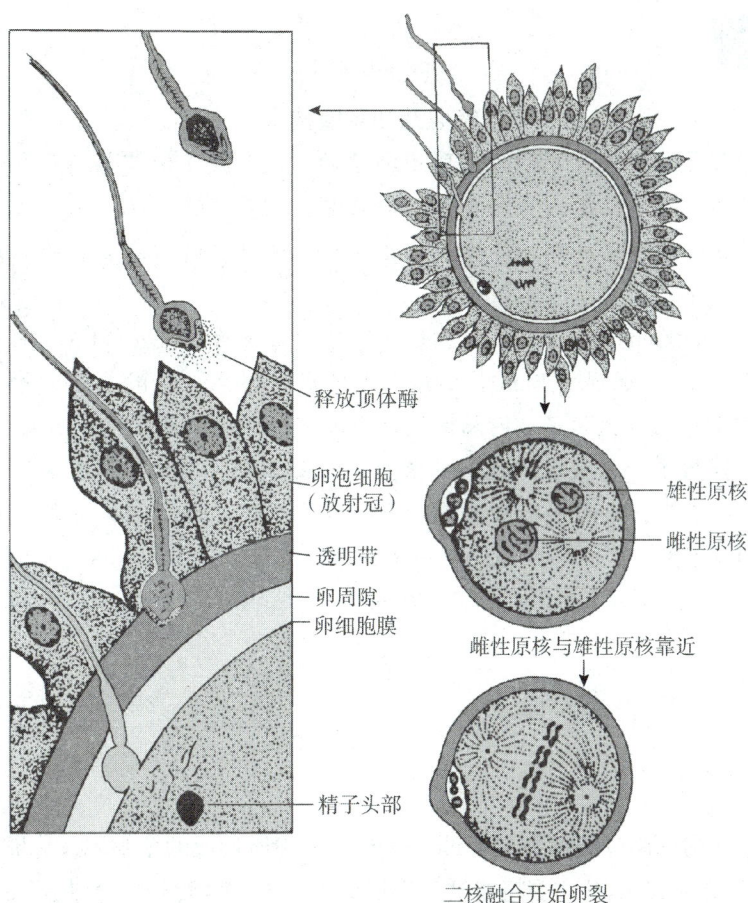

释放顶体酶

卵泡细胞
（放射冠）

透明带

卵周隙

卵细胞膜

精子头部

雄性原核

雌性原核

雌性原核与雄性原核靠近

二核融合开始卵裂

图 12 - 2　精子的顶体反应及受精示意图

（三）受精的条件

1. 必需条件　正常发育的精子与卵子在限定的时间内结合是受精的必需条件。受精一般发生在排卵后的 12 ~ 24 小时内，精子进入女性生殖管道 24 小时之内未与卵子相遇，即丧失受精能力；卵子排出 24 小时内，具有受精的能力。若错过此时期，即是两者相遇也不能结合。

2. 重要条件　精子的数量和活动能力是保证受精的重要条件。正常成年男性每次射精的量为 2 ~ 5mL，内含精子 3 亿 ~ 5 亿个。如果精液中含精子数少于 500 万个/mL，或者其中发育异常的精子超过 20%，或者精子活动能力太弱，则受精的可能性就少，并且容易出现胚胎畸形。

3. 生殖管道要通畅　男、女性生殖器官发育要正常，生殖管道要通畅，如果男性或女性生殖管道堵塞，精子和卵子不相遇，受精就不能实现。故采用避孕套、子宫帽、输卵管或输精管粘堵或结扎等避孕措施，可阻止精子与卵子相遇，达到避孕或绝育目的。

知识链接

试管婴儿和克隆技术

1. 试管婴儿　用人工的方法取出卵子放在试管内，使其与精子在试管内成为受精卵。受精卵在试管内发育形成胚泡，然后将胚泡送入母体正处于分泌期的子宫腔内发育成熟，最终由母体娩出，通过这种方法发育的胎儿称试管婴儿。

英国学者 Steptoe 和 Edwards 首先采用受精与胚胎移植（IVF - EF）技术，1978 年 7 月 25 日世界首例试管婴儿在英国成功诞生。我国首例试管婴儿于 1988 年在北京医科大学第三附属医院（今北京大学第三医院）成功诞生。

2. 克隆技术　该技术是指无性繁殖，即由正常的二倍体细胞通过无性系培养而获得后代，而无须单倍体的精子和卵子结合（即受精）才能发育产生新个体的技术方法。世界卫生组织规定：禁止克隆人。

二、卵裂和胚泡的形成

（一）卵裂

受精卵早期的细胞分裂称**卵裂**（cleavage）。卵裂所形成的子细胞，称**卵裂球**（blastomere）。在受精后 72 小时，受精卵已分裂形成 12~16 个卵裂球，聚集形如桑椹，故称为**桑椹胚**（morula）。受精卵一边进行卵裂，一边逐渐向子宫腔方向移动，到桑椹胚时，已到达子宫腔（图 12 - 3）。

（二）胚泡的形成

桑椹胚进入子宫腔后继续进行分裂。当卵裂球的数目增至 100 个左右时，细胞间出现若干小的腔隙逐渐融合成一个大的腔，腔内充满液体。此时，实心的桑椹胚演变为中空的泡状，称为**胚泡**（blastocyst）或称囊胚（图 12 - 3）。

胚泡由滋养层、胚泡腔和内细胞群三部分构成：①胚泡壁由单层扁平细胞构成，称滋养层；②胚泡内由滋养层围成的腔，称胚泡腔；③在胚泡腔的一侧，紧贴于滋养层内面的一团细胞，称内细胞群，未来发育为胚体和部分胎膜。覆盖在内细胞群外面的滋养层，称为极端滋养层。随着胚泡的形成，胚泡与子宫内膜接触，开始植入。

三、植入与蜕膜

（一）植入

胚泡逐渐陷入子宫内膜的过程，称植入（implantation）或**着床**（imbed）（图 12 - 4）。

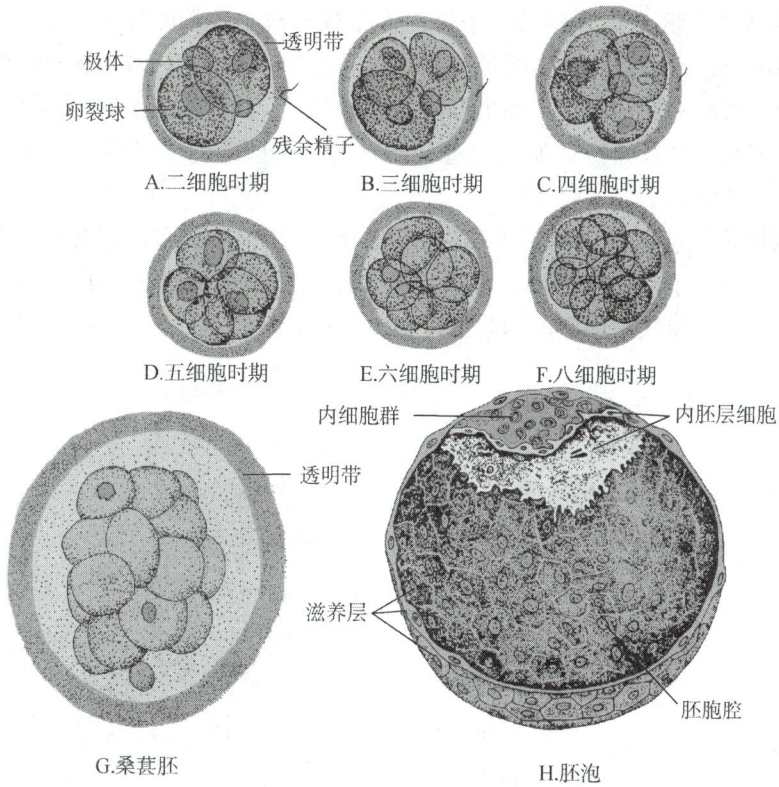

极体
透明带
卵裂球
残余精子

A.二细胞时期　　B.三细胞时期　　C.四细胞时期

D.五细胞时期　　E.六细胞时期　　F.八细胞时期

内细胞群　　　　　　　　　　　　内胚层细胞

透明带

滋养层

胚胞腔

G.桑葚胚　　　　　　　　　　　　H.胚泡

图 12 - 3　卵裂和胚泡的形成

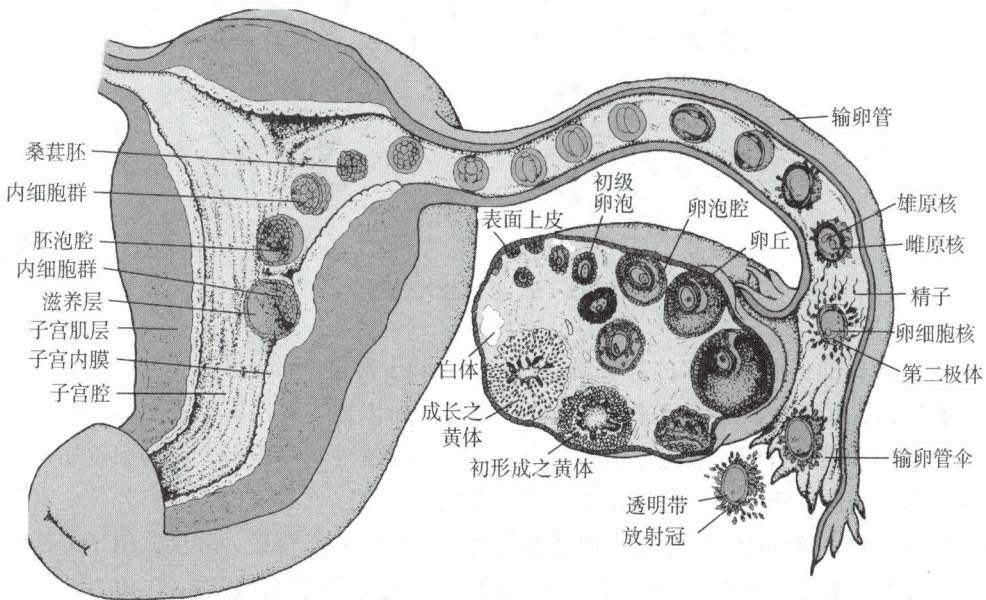

桑葚胚
内细胞群
胚泡腔
内细胞群
滋养层
子宫肌层
子宫内膜
子宫腔

表面上皮
初级卵泡
卵泡腔
卵丘
白体
成长之黄体
初形成之黄体

输卵管

雄原核
雌原核
精子
卵细胞核
第二极体
输卵管伞

透明带
放射冠

图 12 - 4　排卵、受精、卵裂及植入位置关系

1. 植入时间　胚泡植入开始于受精后的第 6 天，完成于第 11～12 天。

2. 植入条件　胚泡植入的必备条件：①雌激素和孕激素的分泌正常，达到一定水平；②胚泡准时进入子宫腔，透明带要及时溶解消失；③子宫内环境保持正常；④子宫内膜发育阶段与胚泡发育同步。如果母体内分泌失调，胚泡不能适时到达子宫腔，或口服避孕药或子宫腔内有异物（如宫内避孕器）等，这些条件中的任何一个环节出现异常，植入就不能完成。

3. 植入过程　胚泡植入时，极端滋养层的细胞首先与子宫内膜接触，并分泌蛋白水解酶将接触处的子宫内膜溶解，形成一个小缺口，胚泡通过此缺口逐渐侵入子宫内膜。随后，子宫内膜缺口周围的内膜上皮增生，将缺口修复（图 12 - 5）。

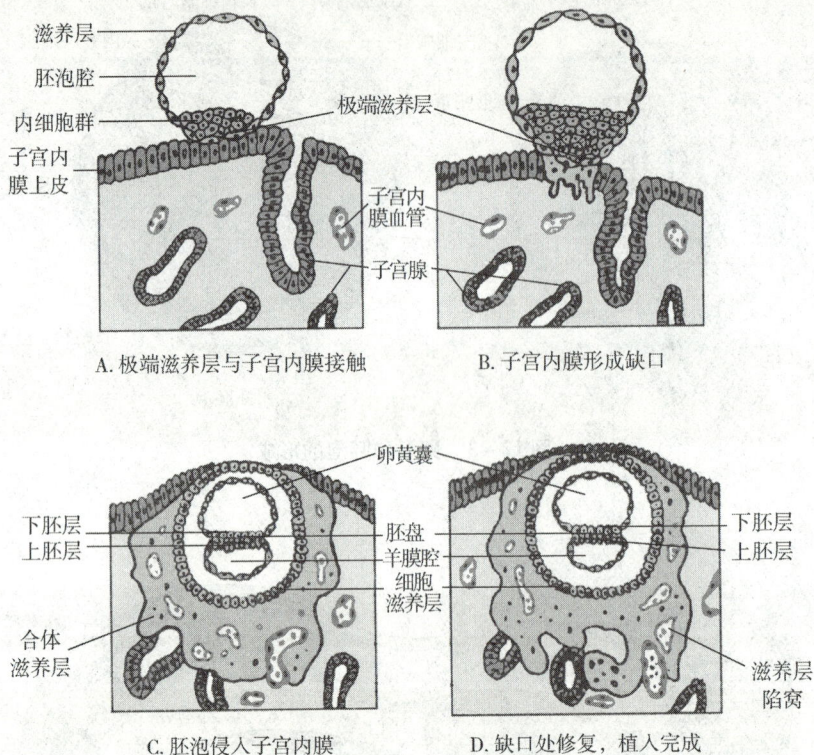

A. 极端滋养层与子宫内膜接触　　B. 子宫内膜形成缺口

C. 胚泡侵入子宫内膜　　D. 缺口处修复，植入完成

图 12 - 5　胚泡植入过程

4. 植入部位　胚泡植入的部位通常在子宫底和子宫体上部。

胚泡植入的部位，即为将来形成胎盘的部位，所以植入部位的正常与否，可以影响胚胎发育的后果。若植入靠近子宫颈，未来的胎盘将覆盖子宫颈口，成为前置胎盘，在妊娠后期常引起严重出血和分娩困难。植入发生在子宫以外的部位，称宫外孕。宫外孕可发生在卵巢、输卵管、腹膜腔、肠系膜等处，其中以输卵管最为多见，由于局部组织不能适应胎儿的生长发育，故多引起胚胎早期死亡或组织破裂，造成大出血。

（二）蜕膜

胚泡植入子宫内膜后，子宫内膜正处于分泌期，子宫内膜进一步增厚，血液供应更加丰富，腺体分泌更加旺盛，子宫内膜的这些变化称为蜕膜反应。胚泡植入后的子宫内膜改变称**蜕膜**（decidua）。

　　根据胚泡与蜕膜的位置关系，可将蜕膜分为三部分：①**底蜕膜**（decidua basalis），是位于胚泡深部的蜕膜，它将随着胚胎的发育而不断扩大，参与胎盘的形成；②**包蜕膜**（decidua capsularis），是包被在胚泡表面的蜕膜；③**壁蜕膜**（decidua parietalis），是胚泡植入处以外的蜕膜。包蜕膜和壁蜕膜之间为子宫腔，随着胚胎发育长大，包蜕膜和壁蜕膜逐渐靠近，最后合并，子宫腔消失（图 12 − 6）。

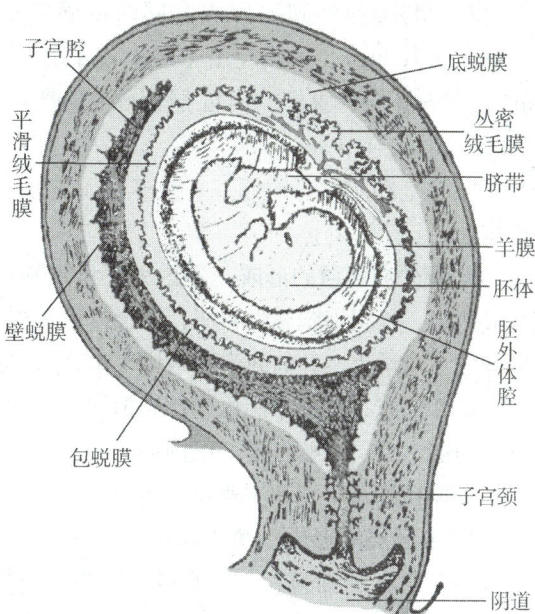

图 12 − 6　胚胎与子宫蜕膜的关系

四、三胚层的形成及分化

（一）三胚层的形成

1. 内胚层和外胚层的形成　胚泡植入后，大约在受精后第 2 周，内细胞群的细胞也不断增殖、分化形成两层不同的细胞：面向胚泡腔的一层为立方形的细胞，称**内胚层**（endoderm）；内胚层与极端滋养层之间的一层柱状细胞，称为**外胚层**（ectoderm）。内胚层和外胚层紧密相贴，共同形成圆盘状的结构，称**胚盘**（embryonic disc）。胚盘的外胚层面为背面，内胚层面为腹面（图 12 − 7）。

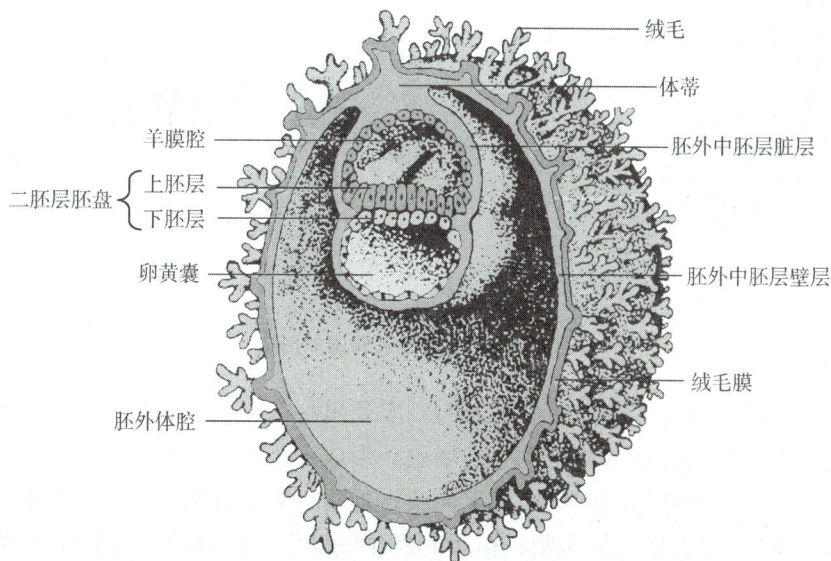

图 12 − 7　第 2 周胚的立体模式图（剖面）

在内胚层和外胚层形成的同时，外胚层与滋养层之间出现一个腔隙，称**羊膜腔**（amniotic cavity）。羊膜腔由羊膜上皮细胞围成，腔内含有的液体称**羊水**（amniotic fluid）。在内胚层的腹侧，内胚层周缘的细胞向腹侧生长，逐渐围成一个囊，称**卵黄囊**（yolksac）。

胚盘是胚胎发育的原基。滋养层、羊膜腔和卵黄囊是提供营养和起保护作用的附属结构。

2. 胚外中胚层的形成　在内外胚层形成的同时，滋养层细胞不断分裂增生，由一层变成两层，外层细胞界限不清，称合体滋养层；内层细胞界限清晰，称细胞滋养层。细胞滋养层不断增生，并向胚泡腔内增生出许多星形细胞，填充在胚泡腔内，称胚外中胚层。

第2周末，胚外中胚层中逐渐形成一个大腔隙，称胚外体腔。胚外体腔将胚外中胚层分成两层，一层衬贴在滋养层内面，一层附着在羊膜腔和卵黄囊的外面。在羊膜腔顶部，一部分连在胚盘尾端和滋养层之间的胚外中胚层，称体蒂，发育中参与脐带的形成。

3. 中胚层的形成　第3周初，二胚层胚盘尾端的中轴线上，外胚层细胞迅速增生，形成一条纵行的细胞索，称原条。原条细胞不断增生，在内、外胚层之间向左右及头尾方向伸展，形成新的细胞层，称胚内中胚层（简称中胚层）。胚内中胚层在向头尾扩展时，在头、尾部各留下一个圆形区无中胚层，此处内外胚层直接相贴，分别形成口咽膜和泄殖腔膜。于是胚盘也由原来的两层演变成具有三个胚层的胚盘（图12-8）。

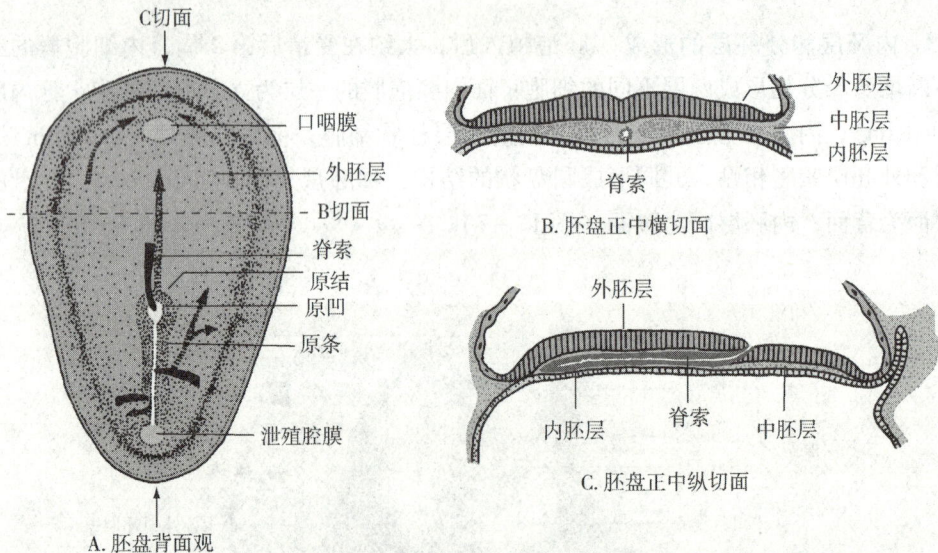

图12-8　中胚层及脊索的形成

原条的出现，决定了胚盘的头尾方向，原条出现的一端，即为胚体的尾端。在原条演变的同时，原条头端的细胞也分裂增殖，形成一半圆形隆起，称原结。原结细胞迅速增生，并在内外胚层之间的中线上向头端伸展，发育成为一条纵形细胞索，称脊索（图12-8）。脊索是人体胚胎早期暂时性中轴器官，对神经管的形成有诱导作用，以后退化成为人体的椎间盘中的髓核。

三胚层形成后，随即开始分化形成各器官的原基。

（二）三胚层的分化

在胚胎第 4~8 周，三个胚层的细胞不断增殖和分化，形成了人体的各种细胞和组织，各种组织构成了人体器官原基。

1. 外胚层的早期分化　随着脊索的发生，位于其背侧的外胚层细胞形成一条纵行板状结构，称神经板。神经板两层隆起，形成神经褶，两褶的中央凹陷，称神经沟。随着神经沟的加深，两侧神经褶逐渐靠拢融合，形成神经管（图 12-9）。神经管的头侧部分发育较快，形成脑的各部分，尾侧部分形成脊髓。此外，外胚层还形成皮肤的表皮及其附属器、牙釉质、角膜、视网膜、晶状体、内耳迷路、腺垂体，以及口腔、鼻腔和肛门的上皮等结构。

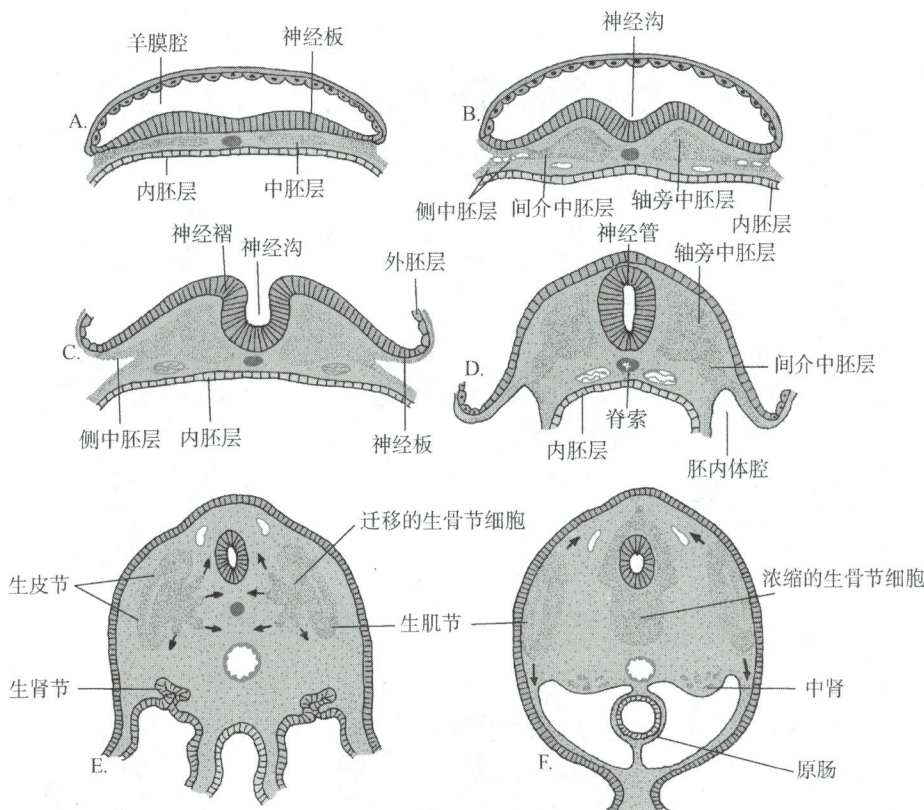

图 12-9　三胚层的分化

在神经沟闭合形成神经管时，神经板外侧缘的一些细胞迁移到神经管背侧，形成两条神经管背侧的细胞索，称为神经嵴。神经嵴分化形成周围神经系统、肾上腺髓质的嗜铬细胞、皮肤的黑色素细胞等。

2. 中胚层的早期分化　中胚层形成后，靠近胚胎中轴线的中胚层增生，形成两条增厚的细胞带，由内向外依次分为轴旁中胚层、间介中胚层和侧中胚层。

紧靠脊索两侧的中胚层称轴旁中胚层。轴旁中胚层呈节段性增殖，形成块状细胞团，称体节（图12–10）。将来形成椎骨、骨骼肌、皮肤的真皮和皮下组织等。

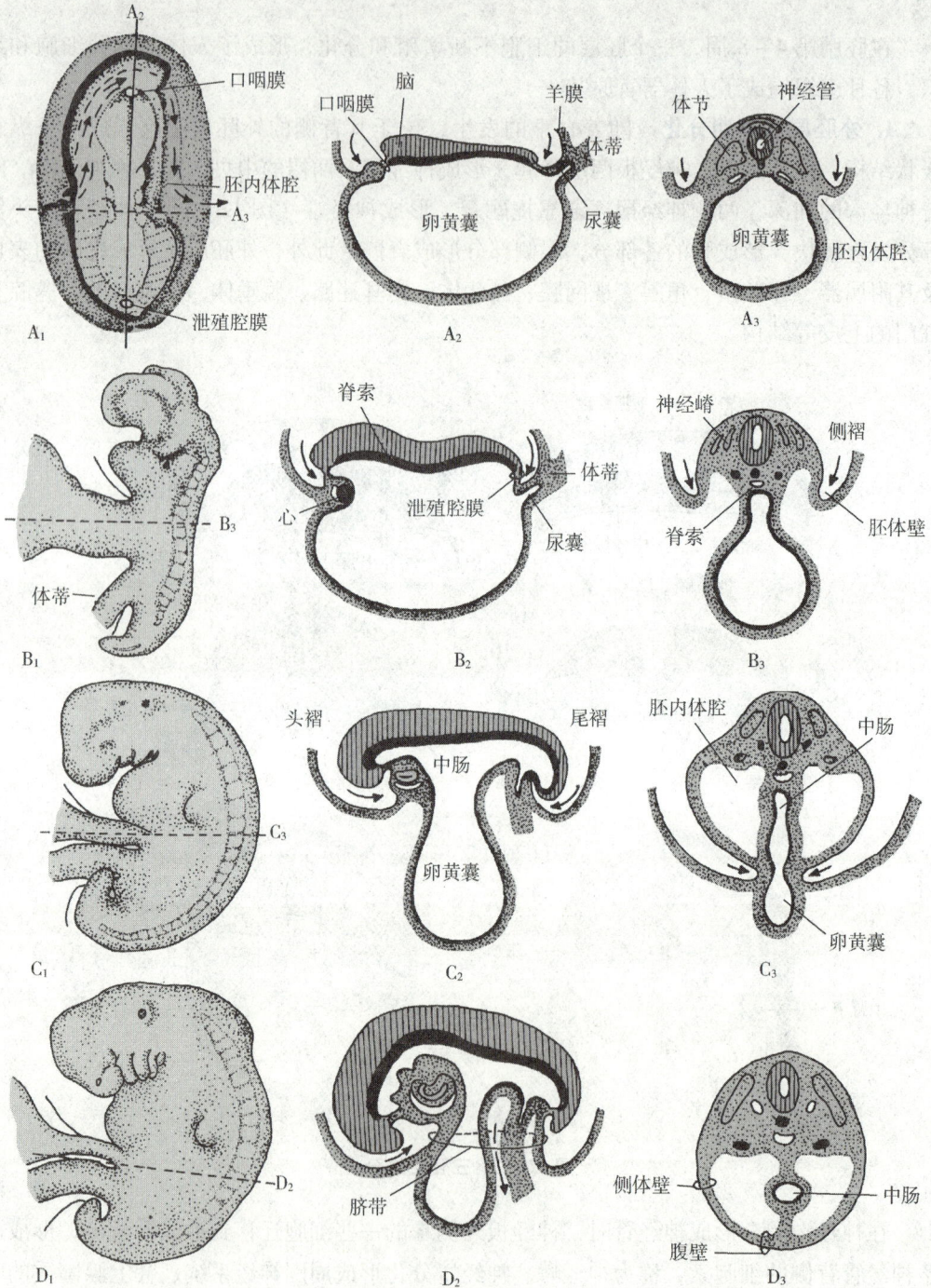

图 12–10 胚体外形的形成

A₁ 为约 20 天人胚背面观；B₁ 为约 23 天人胚背面观；C₁ 为约 26 天人胚背面观；D₁ 为约 28 天人胚背面观

A₂ ~ D₂ 为 A₁ ~ D₁ 纵断面；A₃ ~ D₃ 为 A₁ ~ D₁ 相应横断面

体节外侧的中胚层称间介中胚层。间介中胚层相继分化成泌尿系统和生殖系统的大部分器官和结构。

间介中胚层外侧的中胚层称侧中胚层。随着胚体的发育，在侧中胚层内形成的腔隙称胚内体腔。胚内体腔将来形成心包腔、胸膜腔和腹膜腔。胚内体腔将侧中胚层分成两层：与内胚层相贴的部分，称脏壁中胚层；与外胚层相贴的部分，称体壁中胚层。脏壁中胚层相继分化形成消化系统和呼吸系统的肌组织、血管和结缔组织等。

3. 内胚层的早期分化　胚胎第3周，胚盘的周缘部向腹侧卷折，使平面状的胚盘变成圆桶状的胚体。随着胚体的形成，内胚层被包入胚体内，形成原肠，是原始的消化管。原肠的头侧部分称前肠，头端起始于口咽膜；原肠的尾侧部分称后肠，尾端终于泄殖腔膜；原肠与卵黄囊相通连的部分，称中肠（图12-10）。原肠主要形成消化管、消化腺、气管、肺、膀胱、尿道、阴道、甲状腺、甲状旁腺、胸腺等器官的上皮。

此外，在三胚层之间，还有一些散在的中胚层细胞，称间充质细胞。间充质细胞是一种干细胞。具有向多方面分化的能力，可分化为多种细胞，形成肌组织、结缔组织和血管等。

随着胚层的分化，胚体外形也随之发生相应的变化。由于胚盘各部分生长速度不同，羊膜腔扩展较快等因素，使胚盘向腹侧卷曲形成向背侧拱起的圆柱状的胚体。随着圆柱状胚体的形成，于是胚体被包于羊膜腔的羊水内；外胚层包于胚体外表，内胚层卷折到胚体内；体蒂和卵黄囊连于胚体腹侧脐处，外包羊膜，形成脐带。到第8周末，胚体已初步具备了人体的外形和各器官的原基，相继的发育主要是各器官组织的生长和进一步分化。

第四节　胎膜和胎盘

胎膜和胎盘是对胚胎起保护、营养、呼吸和排泄等作用的结构，它们并不发育成胚体本身的结构，但对胚胎发育具有重要意义。

一、胎膜

胎膜（fetal membrane）是胚胎发育中形成的附属结构，主要包括绒毛膜、羊膜、卵黄囊、尿囊和脐带等（图12-11、图12-12）。

（一）绒毛膜

绒毛膜（chorion）由滋养层和胚外中胚层发育形成。胚胎第2周，滋养层的细胞向周围生长，形成许多细小的突起，称绒毛膜。绒毛膜的胚外中胚层形成血管网，并与胚体内的血管相通。

胚胎发育早期，绒毛膜的表面都有绒毛。第8周后，其中面向子宫包蜕膜的绒毛，因受压营养不良而逐渐消失，称**平滑绒毛膜**（chorion laeve）；面向子宫底蜕膜面的绒毛，因血供丰富而生长茂盛，密集成丛，称**丛密绒毛膜**（chorion frondosum），它与底蜕膜共同构成胎盘。

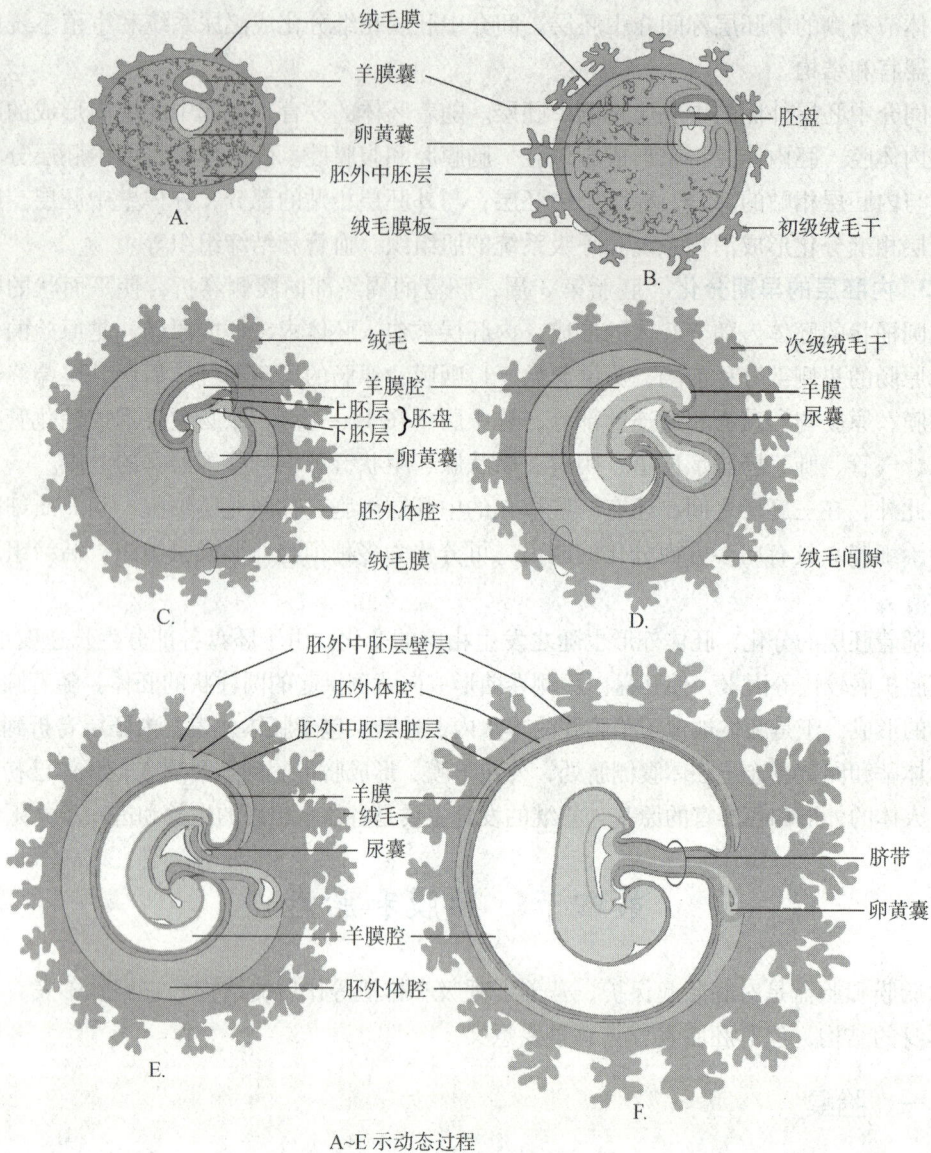

A~E 示动态过程

图 12 - 11 胎膜演变示意图

绒毛膜是胎儿和母体进行物质交换的重要结构，绒毛浸泡在绒毛间隙内的母体血中，胚胎通过绒毛从母血中吸收氧气和营养物质并排出代谢产物。绒毛膜还有重要的内分泌功能。

在绒毛的发育中，如果绒毛内血管未能通连，则引起胚胎死亡；如果绒毛中轴的结缔组织变性水肿，形成大小不等的水泡样结构，则形成葡萄胎；如果绒毛滋养层细胞过度增生，异常发育，发生癌变，称绒毛膜上皮癌。

（二）羊膜

羊膜（amnion）为半透明状薄膜，由羊膜上皮和薄层胚外中胚层构成。羊膜围成的

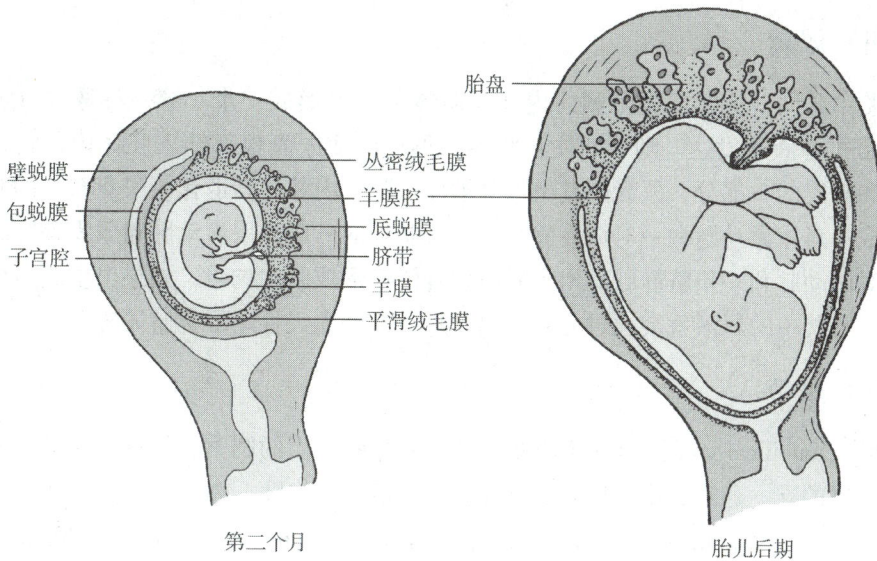

壁蜕膜　　丛密绒毛膜
包蜕膜　　羊膜腔
子宫腔　　底蜕膜
　　　　　脐带
　　　　　羊膜
　　　　　平滑绒毛膜
胎盘

第二个月　　　　　　　　　　　胎儿后期

图 12 - 12　胎膜、蜕膜与胎盘

腔隙，称**羊膜腔**（amniotic cavity）。随着胚体的形成，羊膜腔迅速扩大，胚盘向腹侧包卷，羊膜和羊膜腔将整个胚体包围，胚体即位于羊膜腔中。由于羊膜腔的不断扩大，使羊膜和绒毛膜逐渐接近，最后融合，于是胚外体腔消失。羊膜腔中充满羊水。羊水为淡黄色的液体，由羊膜上皮分泌，其中含有胎儿的分泌物、排泄物和脱落的上皮等。

胎儿在羊水中生长发育。羊水能保护胎儿免受震荡和挤压；防止胎儿与羊膜粘连；分娩时，羊水还有扩张子宫颈，冲洗和润滑产道的作用。

足月胎儿的羊水量为 1000 ~ 1500mL。羊水超过 2000mL，为羊水过多；羊水少于 500mL，为羊水过少。羊水过多或过少多伴有胎儿的发育异常，如羊水过多多见于消化管闭锁或神经系统发育障碍等，羊水过少常见于胎儿无肾或尿路闭塞等。

穿刺抽出羊水，进行脱落细胞的染色体检查或测定羊水中某些物质的含量，可以早期诊断某些先天性疾病。

（三）卵黄囊

卵黄囊（yolk sac）位于胚盘的腹侧，其壁由内胚层和胚外中胚层共同构成。胚胎第4周，卵黄囊顶部的内胚层随着胚盘向腹侧包卷，形成原始消化管道，卵黄囊被包于脐带，其余部分留在胚外并逐渐缩小，以卵黄蒂与原始消化管相连；胚胎第 5 ~ 6 周，卵黄蒂闭锁，脱离消化管，卵黄囊也随之退化。如果胎儿出生时，卵黄囊未闭锁，肠管便可通过此管与外界相通，肠内物即可从此溢出，形成先天性畸形，称脐粪漏。如果卵黄蒂根部未退化，则在回肠壁上遗留一个小的憩室，称梅克尔憩室。

人体的造血干细胞和原始生殖细胞分别起源于卵黄囊壁的胚外中胚层和与其相邻的内胚层细胞。卵黄囊在鸟类胚胎很发达，内有大量卵黄，为胚胎发育提供营养。人类胚胎卵黄囊内无卵黄，不发达，退化早，基本上是生物进化过程的重演。

（四）尿囊

胚胎第 3 周，从卵黄囊尾侧的内胚层向体蒂突出形成一个小囊，称**尿囊**（allantois）。人胚的尿囊不发达。随着圆柱状胚体的形成，使尿囊根部纳入胚体内，它将形成尿脐管和膀胱的一部分；尿囊的其余部分被卷入脐带内并逐渐退化。尿囊壁上的胚外中胚层形成一对尿囊动脉和一对尿囊静脉。随着脐带的形成，尿囊动脉和尿囊静脉分别演变为一对脐动脉和一条脐静脉。出生后脐尿管闭锁形成脐中韧带，如果出生后脐尿管仍未闭锁，膀胱中的尿液就会通过此管溢出脐外，这种先天性畸形称脐尿瘘。

（五）脐带

脐带（umbilical cord）是连于胚胎脐部与胎盘胎儿面的圆索状结构，是胎儿与胎盘间物质运输的唯一通道，由羊膜将 2 条脐动脉、1 条脐静脉、体蒂、尿囊及卵黄蒂等结构包绕而成。足月胎儿脐带长 40～60cm，直径 1.5～2cm。若脐带过短（30cm 以下），易造成胎盘早期剥离和出血；若脐带过长（120cm 以上），易缠绕胎儿肢体、颈部或脐带打结，影响胎儿发育，严重时可致胎儿死亡。

二、胎盘

（一）胎盘的形态结构

足月胎儿的胎盘（placenta）呈圆盘状，质地柔软，直径 15～20cm，厚 2～3cm，重 500～600g，胎盘的中央部厚，边缘薄。胎盘的胎儿面因有羊膜覆盖，故表面光滑，中央有脐带相连；胎盘的母体面粗糙，可见由不规则浅沟分隔成的 15～30 个胎盘小叶（图 12 –13）。

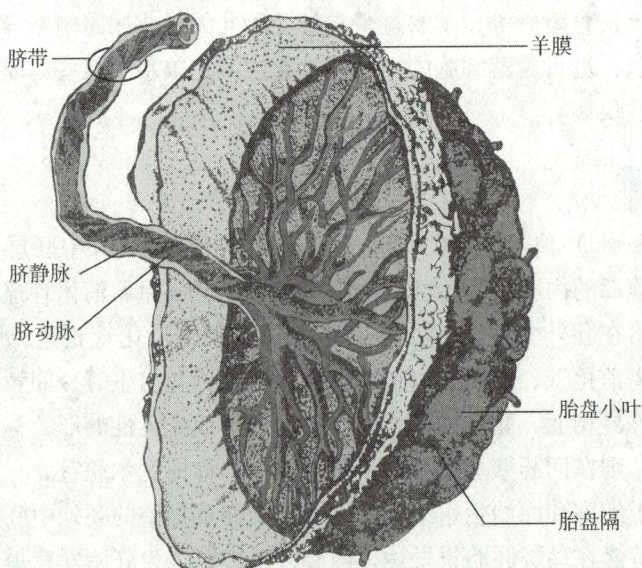

图 12 –13　胎盘外形

胎盘由胎儿的丛密绒毛膜和母体的底蜕膜共同构成（图 12 – 14）。

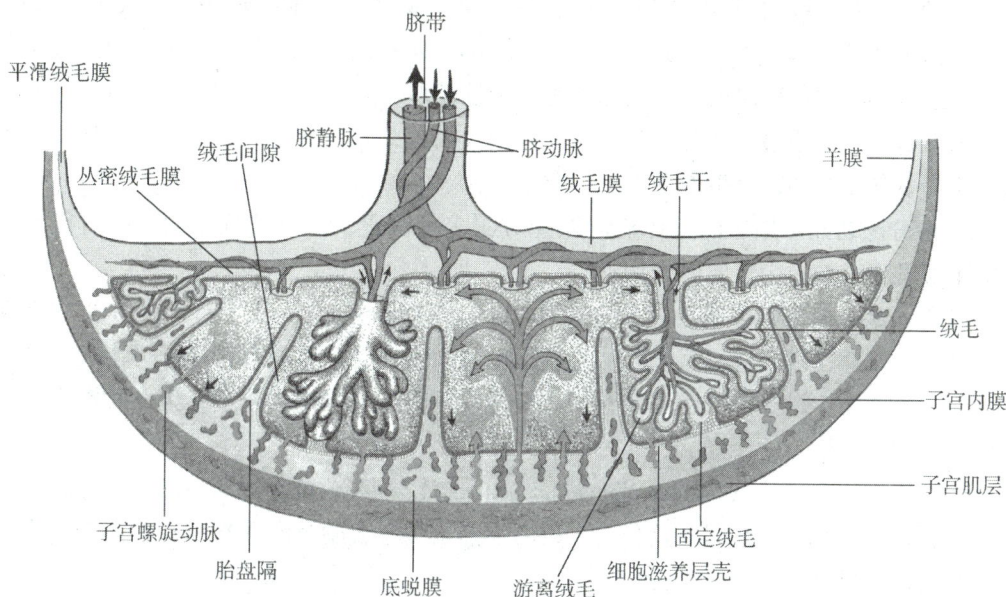

图 12 – 14 胎盘结构及血液循环

胎盘母体部为底蜕膜，其中有许多不规则的腔隙，称绒毛间隙。在绒毛间隙内充满了来自母体子宫小动脉的血液，绒毛浸泡母血中，与母血进行物质交换。

（二）胎盘的血液循环

在胎盘内，母体血和胎儿血是互不相混的两套血液循环通路（图 12 – 13）。

母体的血液循环起自子宫动脉的分支，子宫螺旋动脉经底蜕膜开口于绒毛间隙，血液流经绒毛间隙后，经底蜕膜的小静脉回流至母体的子宫静脉。

胎儿的血液循环起自脐动脉，在胎盘内分支成许多小动脉，这些小动脉最后形成绒毛内的毛细血管。胎儿的血液借绒毛与绒毛间隙内的母体血液进行物质交换后，经胎盘的小静脉汇入脐静脉，流回胎儿体内。

胎儿和母体的血液是不相混合的，其间隔着数层结构：①绒毛膜表面的滋养层细胞及其基膜；②绒毛内的毛细血管内皮及其基膜；③两层基膜间的结缔组织。这三层结构构成**胎盘屏障**（placental barrier）。

（三）胎盘的功能

1. 物质交换 胎盘是母体和胎儿之间进行物质交换的场所。胎儿体内的代谢产物和二氧化碳等废物必须通过母体排出，而胎儿生长发育所需要的营养物质和氧气都来自母体。这一排出和摄取的过程必须通过胎盘的物质交换作用才能实现。

2. 防御屏障 胎盘屏障是分隔母体血和胎儿血的结构，具有选择性通透作用。母体血液中的大分子物质、多数细菌和其他致病微生物不能通过胎盘屏障，所以胎盘是胎儿的一道重要的防御屏障，对胎儿具有保护作用。

胎盘屏障对多数细菌具有防御屏障作用，但不能阻止病毒（如麻疹、风疹、水痘、脊髓灰质炎和脑炎病毒等）通过。有些具有致畸作用的病毒、药物、化学物质通过胎盘屏障，进入发育中的胚胎后，可引起多种先天性畸形。

大多数药物可通过胎盘屏障进入胎儿体内，因此，妊娠期间的孕妇用药需慎重，不可使用易引起胎儿不良后果的药物。

3. 内分泌功能　胎盘的合体滋养层能分泌多种激素，对维持妊娠的正常进行和胎儿的生长发育有着极为重要的作用。

（1）人绒毛膜促性腺激素（human chorionicgonadotropin）　能维持母体卵巢内的黄体继续生长发育，以维持妊娠。人绒毛膜促性腺激素在受精后的第 3 周即可出现在孕妇的尿中，第 8 周达高峰，以后逐渐减少直至分娩。临床上常检测尿中有无此种激素作为早期妊娠的辅助诊断。

（2）人胎盘雌激素（human plancental estrogen）和人胎盘孕激素（Human placental progesterone）　妊娠第 16 周开始分泌，以后逐渐增多。人胎盘雌激素和人胎盘孕激素在母体妊娠黄体退化后，继续维持妊娠。

（3）人胎盘催乳素（human placental lactogen）　又称绒毛膜催乳激素，受精后第 8 周出现，第 32 周达到高峰，直至分娩。人胎盘催乳素既能促进母体乳腺的生长发育，又能促进胎儿的生长发育。

第五节　胎儿血液循环特点及出生后的变化

一、胎儿心血管系统的结构特点

胎儿在母体内，肺不进行呼吸，而且排泄功能全靠胎盘来实施，故胎儿心血管系统的结构有以下特点（图 12 - 15）。

（一）卵圆孔

胎儿房间隔的下部有一卵圆形的孔，称卵圆孔。左、右心房经卵圆孔相通。由于胎儿右心房内血液的压力大于左心房，所以血液只能自右心房经卵圆孔流入左心房。

（二）动脉导管

动脉导管是连在肺动脉干和主动脉弓之间的血管。胎儿出生前，肺处于不张状态，无气体交换功能，因而肺循环不发达，由右心室射出的血液进入肺动脉干后大部分流入主动脉。

（三）脐动脉

脐动脉有两条，起于髂总动脉，经胎儿脐部进入脐带，其末梢分支在胎盘绒毛中形成毛细血管网。脐动脉将含有二氧化碳和代谢产物的静脉血运往胎盘绒毛。

（四）脐静脉

脐静脉为一条，起自胎盘绒毛中的毛细血管，进入脐带由胎儿的脐部进入胎儿体内，沿腹前壁上行，到肝下面分成两支：一支经静脉导管直接注入下腔静脉；另一支汇入肝门静脉入肝内，经肝静脉注入下腔静脉。脐静脉的血液大部分经静脉导管直接流入下腔静脉，只有少部分流入肝血窦。脐静脉的血液为富含营养物质和氧的动脉血。

二、胎儿血液循环的途径

胎儿的血液在胎盘内与母体血液进行交换后，富含营养物质和氧的动脉血液，经脐静脉进入胎儿体内，其中大部分血液经静脉导管进入下腔静脉，小部分血液流入肝血窦，与肝门静脉的血液混合，经肝静脉注入下腔静脉。下腔静脉还收集下肢、盆部、腹部的静脉血，下腔静脉将混合血输入右心房。

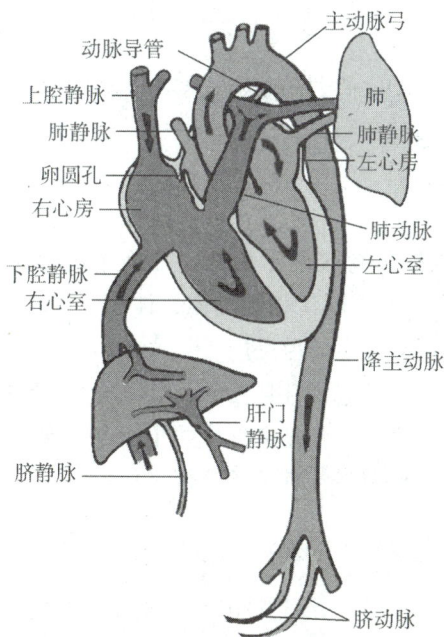

图 12-15　胎儿血液循环途径

由于胎儿肺未呼吸，右心房血流压力高于左心房，因此大部分血液经卵圆孔流入左心房，再经左心室流入升主动脉。升主动脉的血液大部分经主动脉弓的分支供应头、颈和上肢，小部分流入降主动脉。

从头、颈和上肢回流的静脉血经上腔静脉进入右心房，与下腔静脉来的小部分血液混合，经右心房进入右心室，再进入肺动脉干，由于胎儿肺不扩张，所以肺动脉干内的大部分血液经动脉导管流入降主动脉。降主动脉中的部分血液供应躯干和下肢，另一部分血液经脐动脉流入胎盘与母体的血液进行气体交换和物质交换。

三、胎儿出生后心血管系统的变化

胎儿出生后，由于胎盘血液循环中断，肺开始呼吸，肺循环加强，使胎儿的心血管系统发生一系列变化（图 12-16）。

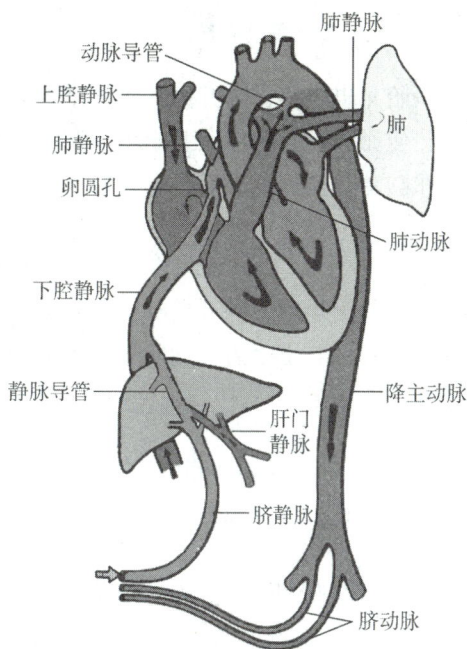

图 12-16　胎儿出生后血液循环途径的变化

（一）卵圆孔闭锁

胎儿出生后，肺开始呼吸，肺静脉的血液大量回流入左心房，所以左心房的压力升高，使卵圆孔封闭。胎儿出生后周岁左右，卵圆孔即完全闭锁，并在房间隔的右侧面形成卵圆窝。若周岁以后，卵圆孔未封闭或闭锁不全，称卵圆孔未闭。

（二）动脉导管闭锁

胎儿出生后，肺开始呼吸，肺动脉内的血液流入肺内，动脉导管便逐渐闭锁，形成动脉韧带。若出生后，动脉导管不闭锁或闭锁不全，则肺动脉干与主动脉仍然相通，称动脉导管未闭。

（三）脐动脉大部分闭锁

脐动脉大部分退化形成脐侧韧带，仅有近侧段保留形成膀胱上动脉。

（四）脐静脉闭锁和静脉导管闭锁

脐静脉闭锁形成肝圆韧带；静脉导管闭锁形成静脉韧带。

经过上述变化，新生儿具备了和成人完全相同的血液循环方式。

第六节　双胎和多胎

一、双胎

双胎（twins）又称孪生，指一次分娩出两个新生儿。双胎的发生率约占新生儿的1%。双胎可分为单卵双胎和双卵双胎（图 12 - 17）。

（一）单卵双胎

单卵双胎（monozygotic twins）是指由一个受精卵发育成两个胎儿。发生率占新生儿的3‰~4‰。由于孪生儿的遗传基因相同，因此性别相同，相貌酷似，体态、血型、组织相容性抗原等生理特性相同，双方器官移植时不会发生排斥反应。

单卵双胎的形成机制是：①一个受精卵发育为两个胚泡，各自植入；②一个胚泡内形成两个内细胞群，每个内细胞群发育成一个胎儿；③一个胚盘上形成两个原条，从而形成两个胎儿。两个胚胎共用一个胎盘、绒毛膜和羊膜腔，各有一条脐带。

（二）双卵双胎

双卵双胎（dizygotic twins）是指卵巢一次排出两个卵，各自受精，分别发育成一个胎儿。发生率占新生儿的7‰~11‰，占双胎的大多数，有家族性，且发生率随母亲年龄的增长而增加。两个胎儿有各自的胎膜、胎盘，他们的性别、相貌及生理特性等也有差异，如同一般的亲兄弟姐妹，仅年龄相同。

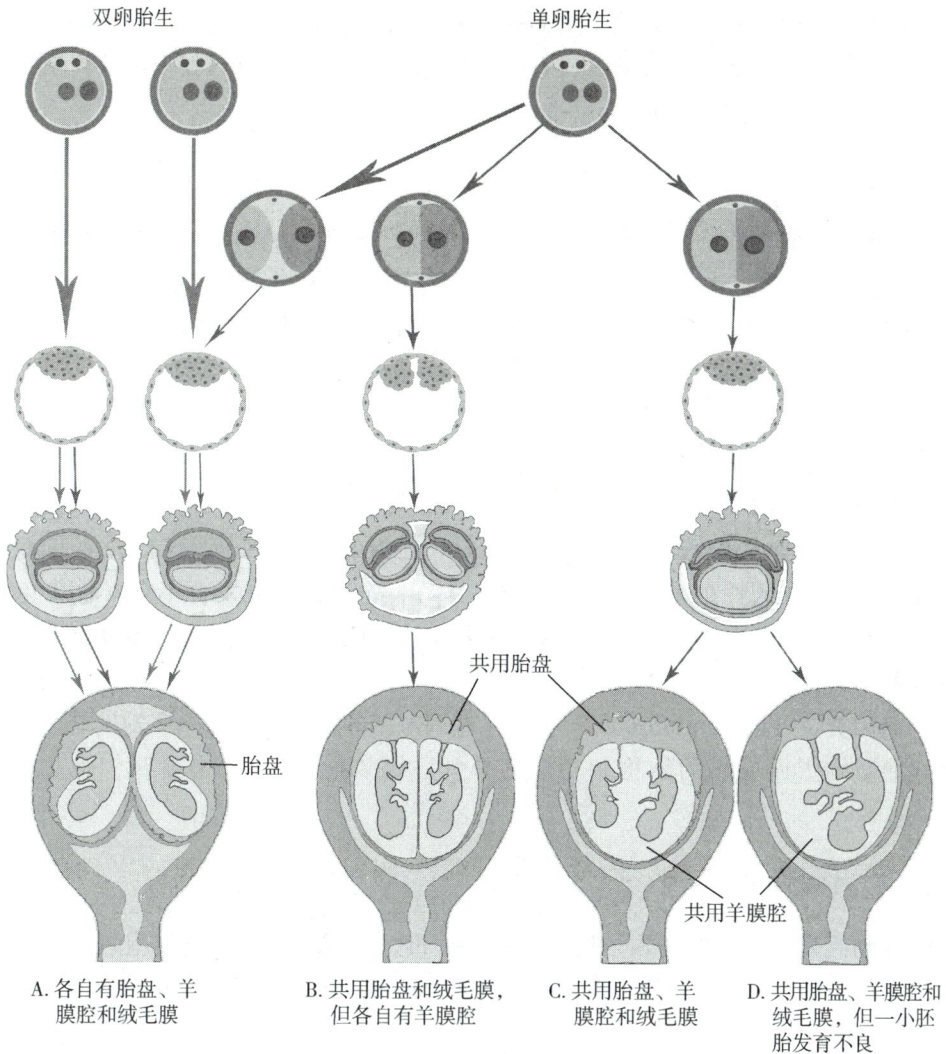

图 12 - 17 双胎形成示意图

二、多胎

多胎 (multiple birth) 是指一次分娩出三个以上的胎儿。多胎的发生率很低，三胎约为万分之一，四胎约为百万分之一。多胎的形成可有单卵性、多卵性和混合性，混合性多胎较为常见。多胎数目越多，发生率越低，但畸形率、流产率、死亡率随之增高。使用促排卵药物治疗排卵障碍的女性，易致多胎发生。

第七节 先天性畸形

先天性畸形 (congenital malformation) 是由于胚胎发育紊乱而出现的形态结构异常。先天性畸形是常见病之一，是死胎、死产的主要原因，其形成一般是胚胎在器官形成的过程中，由于某些因素导致胚胎的形态结构发生异常，其外形的异常出生时即表现出来。广义的先天性畸形还包括出生时不易发现，但在出生后发育过程中逐渐表现出来的功能、代谢和精神行为的异常。

一、先天性畸形的发生原因

凡能干扰胚胎发育过程、诱发胎儿畸形的因素，称为致畸因素。致畸因素有遗传因素和环境因素两大类。在人类的各种先天性畸形中，遗传因素引起的占25%，环境因素引起的占10%，遗传因素和环境因素相互作用和原因不明者占65%。

（一）遗传因素

遗传因素是指生殖细胞或受精卵因遗传物质的改变而引起的发育异常，可分为染色体畸形和基因突变两类。

1. 染色体畸变（chromosome aberration） 是指染色体数目和结构发生改变而引起的发育异常，如先天性愚型（21号染色体三体）、先天性睾丸发育不全（性染色体三体，染色体为47，XXY）、先天性卵巢发育不全（染色体为45，XO）、室间隔缺损及双侧唇裂等。

2. 基因突变（gene mutation） 是由于基因碱基的组成或位置顺序发生变化，以致影响细胞结构蛋白或酶的结构和功能的异常，如多指（趾）、多囊肾、血友病、色盲等。

（二）环境因素

1. 生物因素 母体在妊娠早期感染某些病毒，如风疹病毒、巨细胞病毒、单纯疱疹病毒及水痘、肝炎病毒等均可引起胚胎的发育畸形，这些病毒主要影响胚胎神经系统的发育。

2. 化学因素 某些药物和环境污染有致畸作用。如镇静药、抗肿瘤药、治疗精神病的药物、尼古丁、乙醇、肝素、可的松等；环境污染，如汞、铅、有机磷等也可引起神经系统畸形和四肢畸形等。

3. 物理因素 有致畸作用的物理因子有射线、机械压迫和损伤等。大剂量X线照射和α、β和γ射线都可引起畸形，如唇裂、脊柱裂等。

4. 其他致畸因子 酗酒、过量吸烟、缺氧、严重营养不良等均有致畸作用。孕期过量饮酒可引起多种畸形，称胎儿酒精综合征，其主要表现是发育迟缓、小头小眼等。吸烟的致畸作用越来越受到人们的重视，吸烟引起畸形主要是尼古丁使胎盘血管收缩，胎儿缺血、缺氧。

二、胚胎的致畸敏感期

发育中的胚胎是否发生畸形，不仅取决于致畸因子的性质和胚胎的遗传特性，而且取决于胚胎受到致畸因子作用时所处的发育阶段。受到致畸因子作用最易发生畸形的发育阶段，称为致畸敏感期（sensitive period to teratogenic agent）。

受精后的前两周，胚胎受到致畸因子的作用后较少发生畸形。

受精后的第 3~8 周，胚胎细胞分裂、分化活跃，器官原基正在形成，最易受到致畸因子的干扰而发生器官形态结构畸形，此期是最易发生畸形的致畸敏感期。

妊娠第 9~38 周是胎儿期。胎儿多数器官基本定型，对致畸因子的敏感性较低，受到致畸作用后，一般不出现器官畸形。所以，胎儿期不属于致畸敏感期。

三、先天性畸形的预防

随着社会的发展，人口素质的提高，预防先天性畸形的发生，防患于未然，已成为当今世界范围内一项极为重要的课题。

（一）提高健康水平

优生是提供人口素质的重要环节，包括普及优生知识、禁止近亲结婚、保护生态环境、减少大气污染与废物排放、养成良好的生活习惯、饮食规律、无不良嗜好及恶习、有病及时就医等，有利于提高健康水平。

（二）遗传咨询

遗传咨询是防止遗传病和由遗传因素所致先天性畸形发生的重要措施。医务人员应对患有遗传病或先天性畸形的患者、家属等相关人员提出的有关遗传病的各种问题进行解答，提出防治方法和应对措施，供患者在婚姻、生育等问题上做出正确选择。对不适宜结婚或生育者，应明确告知。

（三）加强孕期保健

孕期保健是防止环境因素致畸的重要措施。孕期应注意以下几方面：

1. 预防感染　尤其在妊娠前 8 周，避免感染生物性致畸因子，可进行免疫注射、远离感染源等。

2. 谨慎用药　孕期用药需严格选择，尤其在妊娠早期；若必须用致畸药物治疗，应中止妊娠。

3. 戒除烟酒　孕期要戒除烟、酒，并重视被动吸烟的危害。

4. 减免射线照射　因为对母体无害的照射剂量就可能影响胚胎发育。

5. 合理饮食　注意饮食搭配，合理营养。

（四）产前检查

产前检查可防止严重畸形儿的出生，对有遗传病家族史的夫妇，生过畸形儿或有多次自然流产、死胎的孕妇，以及孕期接触各种致畸因子的孕妇，是十分必要的。常用的产前检查方法有三个方面。

1. 羊水检查　可在妊娠第 16 周左右时进行。行羊膜穿刺法抽出羊水，进行染色体分析和生化分析。羊水细胞的染色体组型检查和 DNA 分析可反映胚胎的遗传状况，可检测出由染色体异常而引起的先天性畸形。羊水的化学成分分析，如果羊水中检出乙酰胆碱同工酶，甲胎蛋白含量明显增高（高出正常数十倍），为开放性神经管畸形；测定 17 – 羟孕酮在羊水中的含量，可作为肾上腺性征综合征的诊断标准。

2. 绒毛膜活检　可诊断胚胎染色体异常，因胚胎与绒毛膜染色体组型相同。在妊娠第 8 周可以进行该检查。

3. 仪器检查　B 型超声波为一安全、简便的常规产前检查方法，可发现胎儿外部及某些内脏的畸形；胎儿镜是一种较直观的检查方法，它是用光导纤维制成的内窥镜，可集观察胎儿外形、采取胎儿血样或皮肤、给胎儿注射药物等为一体。

四、先天性畸形的分类

依据胚胎发生过程，先天性畸形大致分类如下：

1. 胚胎整体发育障碍　多因严重遗传缺陷而致胚胎不能发育成形，胚胎大多早期死亡或自然流产。

2. 胚胎局部畸形　由胚胎局部发育紊乱引起，涉及范围并非一个器官，而是多个器官，如头面部发育不全（无脑、独眼）、并肢畸形等。

3. 器官或器官局部发育不良　单侧或双侧肾缺失、肺缺失、胆囊缺失、房间隔或室间隔缺损、唇裂、腭裂等。

4. 组织分化不良　如骨发育不全（短肢）、甲状腺发育不良引起的呆小症、腺垂体嗜酸性细胞功能不全引起的侏儒症等。

5. 吸收不全或退化不全畸形　如消化管上皮细胞超常增生后未吸收或吸收不全而致的食管闭锁或狭窄、十二指肠闭锁或狭窄及直肠与肛门闭锁、卵黄蒂未退化或退化不全而致的脐粪瘘等。

6. 异位发育或超数畸形　如大血管移位、异位内脏、异位乳腺、多乳腺、多指（趾）等。

7. 发育滞留性畸形　如双角子宫、隐睾、异位肾等。

8. 寄生畸形　单卵双胎未完全分离，其中一个胎儿发育完整，另一个胎儿发育滞缓且不完整并附着寄生在大胎儿体内。

> **知识链接**
>
> **胚体龄和预产期的推算**
>
> **1. 胚胎龄的推算**
>
> （1）**月经龄**　从孕妇末次月经的第 1 天至胎儿娩出日为止，共计 280 天。如此推算出的胚胎龄，以 28 天为一个妊娠月，则为 10 个月。
>
> （2）**受精龄**　由于排卵通常是月经龄的第 14 天左右，故实际胚胎龄应从受精日算起，即从受精日至胎儿娩出为止，共计 266 天（280 天 – 14 天 = 266 天）。

2. 预产期的推算 根据受精龄的概念和胚胎发育的时限，推导出的预产期计算公式：年份 + 1，月份 − 3，日期 + 7。即末次月经的年份 + 1，月份 − 3，日期加 7。例如，某孕妇末次月经的第一天为 2015 年 9 月 1 日，据公式推算，预产期应为 2015 年 + 1 = 2016 年，9 月 − 3 = 6 月，1 日 + 7 = 8 日，即 2016 年 6 月 8 日。

复习思考题

问答题

1. 何谓植入，其过程与条件如何？
2. 试述中胚层的形成和分化。
3. 试述内、外胚层的分化。
4. 试述胎盘的结构和功能。

实 训 指 导

实训一　显微镜的构造和使用

【实训要点】

1. 认识显微镜的构造，掌握显微镜的使用。
2. 能在镜下辨认细胞。

【实训材料】

1. 显微镜。
2. 复层扁平上皮组织切片（食管切片，H－E 染色）。

【实训内容和方法】

（一）显微镜的构造

显微镜的构造分机械和光学两部分。

1. 机械部分　包括：

（1）镜座　显微镜的底座，呈马蹄形、方形或圆形。

（2）镜臂　显微镜的支柱，略呈弧形，是手持握的部位。镜座与镜臂连接处称倾斜关节，此关节可使镜臂倾斜，使用显微镜时可作适当调整。

（3）载物台　是放置切片的平台，其中间有小圆孔，一般位于镜臂下部的前方。上面装有压片夹，用来固定切片。在载物台的侧面或上面有推进器螺旋，用于在前后、左右方向移动切片。

（4）镜筒　是镜臂前上方的空心圆筒，上接目镜，下接物镜。

（5）焦距调节螺旋　一般位于镜筒与镜臂之间，调节镜筒与载物台的距离，从而调节焦距。常有两组调节螺旋，即粗调节螺旋（粗调）和细调节螺旋（细调），可分别进行较大幅度的调节和较精细的调节（一般向前旋转，镜筒下降，向后旋转则上升）。

（6）旋转盘　安装在镜筒下端的圆盘，装有不同放大倍数的物镜。旋转时可将不同的物镜镜头对准镜筒。

2. 光学部分 包括：

（1）**目镜** 装于镜筒的上端，镜头上标有"5×""10×"等放大倍数。

（2）**物镜** 装于旋转盘的下端，一般分为低倍镜（10×）、高倍镜（40×）和油镜（100×）。

（3）**聚光器** 装于载物台的下方，可聚集光线，增强视野的亮度。在聚光器后方的右侧有聚光器升降螺旋，可使聚光器升降，调节视野的亮度。聚光器的底部装有光圈，可开大或缩小，控制光的进入量。

（4）**反光镜** 是装于聚光器下方的小圆镜，有平、凹两面。反光镜可全方位自由转动，以便将光线反射入物镜。强光下用平面，弱光下用凹面。

（二）显微镜的使用方法

1. 取镜 取显微镜时，右手握住镜臂，左手托住镜座。放置显微镜时，应使镜臂朝向自己，轻放、放稳，离实训台边缘5~10cm。

2. 对光 ①将目镜、物镜调在一条线上，通过升高或降低坐凳，倾斜镜臂，把显微镜调整到适于观察的角度。②左眼对准目镜，打开光圈，调节聚光器，再转动反光镜，使视野的亮度适宜、均匀。③右眼可观察资料或注意绘图。

3. 低倍镜的使用 ①取一组织切片，正面朝上放在载物台上，用推进器将标本移到小孔中央。②用粗调节螺旋将镜筒下移至距标本3~5mm左右处。用目镜边观察边转动粗调节螺旋，使镜筒慢慢上升，当视野中有物像时，改用细调节螺旋，直到看清物象为止。

4. 高倍镜的使用 ①先在低倍镜下找到需要放大观察的结构，并将其用推进器移到视野中央。②换用高倍镜，同时调节细调节螺旋，便可看清物象。

5. 油镜的使用 ①用高倍镜看清楚结构后，将其移至视野中央。②把高倍镜上升并将镜头转向一侧，在与载物台圆孔中心相对的切片上加一滴镜油（香柏油），换用油镜观察。③用粗调节螺旋将镜筒慢慢下移，使镜头与油滴接触。左眼在目镜中观看，调节细螺旋到看清楚为止。④观察结束后，将镜筒升高，用擦镜纸擦净油镜上的镜油，再换一张擦镜纸，蘸少许二甲苯擦拭，最后用洁净的擦镜纸进行擦拭。残留在切片上的香柏油也要用二甲苯将其处理。

6. 收镜 显微镜使用结束后，提起镜筒，取下玻片，转动旋转盘使物镜呈八字形，并将镜筒下移至最低位置。将反光镜移至垂直位置。用绸布擦拭镜筒、镜臂等处，放回显微镜箱。

注意事项：①看显微镜时两眼都要睁开，左眼看镜下结构，右眼可绘图。②调焦时用左手，右手用于画图或其他操作。

（三）观察细胞

1. 低倍镜观察 细胞排列紧密，细胞质染成浅红色，细胞核染成蓝色，能分辨出细胞与细胞的界限。

2. 高倍镜观察 细胞膜不太清楚，核内可看到不均匀的染色块，有的可看到核仁。细胞器一般看不到。

用红蓝铅笔绘制高倍镜下的细胞图，注明细胞质、细胞核。

实训二　基本组织

【实训要点】

单层柱状上皮、复层扁平上皮、疏松结缔组织、血细胞、骨骼肌和神经细胞的微细结构。

【实训材料】

1. 显微镜、显微镜用油、二甲苯、擦镜纸。

2. 小肠切片、食管横切片、疏松结缔组织铺片、血涂片、骨骼肌切片（舌肌）、神经细胞（脊髓横切片）。

【实训内容和方法】

1. 单层柱状上皮（小肠切片、H-E染色）

（1）**肉眼** 观察肠腔黏膜面，可见高低不平，有许多突起。

（2）**低倍镜** 黏膜内表面有大量指状突起，选择一段完整的纵切面，观察排列整齐、密集的单层柱状上皮。

（3）**高倍镜** 细胞呈长方形，排列整齐，细胞质呈粉红色，细胞核呈椭圆形，靠近基底部，呈深蓝色。在柱状细胞间可见杯状细胞，因制片缘故呈空泡状。

（4）**绘图** 在高倍镜下绘出单层柱状上皮的游离面、基底面及基膜、细胞质、细胞核、杯状细胞。

2. 复层扁平上皮（食管横切片、H-E染色）

（1）**肉眼** 切片呈环形，靠近管腔面有深染的部分是食管的黏膜上皮。

（2）**低倍镜** 上皮细胞层数很多，排列紧密，胞质粉红色，胞核深蓝色。

（3）**高倍镜** 浅层细胞扁平形，胞核扁圆形，中间层细胞多边形，体积大，胞核圆形，细胞界限清晰，基底部一层细胞呈立方形或低柱状，核椭圆形，染色深，整齐地沿基膜排列。

3. 疏松结缔组织（铺片、H-E染色）

（1）**肉眼** 标本呈淡紫红色，纤维交织成网，选择切片较薄（染色淡）的部位进行观察。

（2）**低倍镜** 胶原纤维和弹性纤维交织成网，细胞分散其间。

（3）**高倍镜** 胶原纤维粗大，粉红色；弹性纤维细丝状，有分支。成纤维细胞数量最多，胞质呈浅的淡红色，胞核椭圆形，呈紫蓝色。

4. 骨骼肌（舌肌切片、特殊染色）

（1）**肉眼**　标本呈蓝色椭圆形状。

（2）**低倍镜**　骨骼肌纤维呈细长圆柱状，有明暗相间的横纹，且与纤维的长轴垂直。胞核扁椭圆形，深蓝色，位于肌膜深面，数量较多。肌纤维间有少量结缔组织。

（3）**高倍镜**　肌纤维内有许多纵行线条状结构，即肌原纤维。下降聚光镜，在暗视野下观察肌原纤维及其明带和暗带，肌细胞核的形态、位置。

5. 多极神经元（脊髓横切片、特殊染色）

（1）**肉眼**　标本呈椭圆形，中央深染的部分为灰质，周围浅淡的部分为白质。

（2）**低倍镜**　灰质较宽处为前角，内可见深黄色、多突起的细胞，即多极神经元，有小而圆的是神经胶质细胞的胞核。

（3）**高倍镜**　多极神经元的胞体不规则，可呈星形、锥体形，可见自胞体发出的突起的根部，细胞核位于中央，大而圆，染色淡。移动视野至淡染色区域为白质，可见神经纤维束的横切面。

实训三　骨与骨连结

【实训要点】

1. 骨的形态构造，关节的基本构造。

2. 各部椎骨和骶骨的形态，脊柱的组成、连结和形态，胸骨和肋的形态，胸廓的组成和形态。

3. 颅的分部，颅各面的形态构造，新生儿颅的特点，颞下颌关节的组成和构造。

4. 上肢骨的组成和各骨的位置形态，肩关节、肘关节的组成和构造特点，桡腕关节的组成。

5. 下肢骨的组成和各骨的位置形态，骨盆的组成和分部，髋关节、膝关节的组成和构造特点，距小腿关节的组成。

6. 全身主要的骨性标志。

【实训材料】

1. 人体骨架标本、全身骨标本。

2. 已打开关节囊的肩关节、肘关节、髋关节、膝关节、颞下颌关节、桡腕关节标本。

3. 脊柱标本，椎骨连结标本。

4. 颅骨、水平切面颅骨、矢状切面颅骨标本，鼻旁窦标本。

【实训内容和方法】

（一）骨的分类和构造

1. 骨的分类和构造　在人体骨架标本上辨认各种形态的骨，观察它们的形态特点和分布。取股骨及其纵切标本观察区分长骨的骨干和两端，辨认髓腔和两端的关节面。

在股骨、跟骨和顶骨的剖面标本中，观察骨密质和骨松质的外形和配布形式。结合人体骨架标本，在股骨和跟骨内辨认与重力传导有关的骨小梁。

2. 骨的化学成分与骨物理特性的关系 取经稀盐酸脱钙后的骨标本和经煅烧除去有机质的骨标本，观察它们的外形并比较它们的物理性质，总结骨的化学成分与骨物理特性的关系。

（二）骨连结的分类和构造

1. 直接连结 取脊柱腰段矢状切和颅的标本，分别观察椎间盘和颅缝，总结直接连结的形态特点。

2. 关节

（1）**关节的基本构造** 取肩关节标本观察关节囊的构造（纤维膜和滑膜）、特性和附着部位；关节面的形状，关节面与关节软骨的关系；关节腔的构成。

（2）**关节的辅助结构** 取膝关节标本，先观察关节的韧带，注意韧带的外形、纤维的排列形式和它们与关节囊的关系。然后略屈膝关节，观察位于关节两骨之间的两块关节半月板；用镊子轻提关节半月板，查看它们上、下两面的形态。

（三）躯干骨及其连结

1. 脊柱 在人体骨架标本上观察脊柱的位置和组成。

（1）**椎骨** 取胸椎进行观察，辨认椎体、椎弓、椎弓板、椎弓根、椎孔、横突、棘突和上、下关节突，观察椎管和椎间孔的形成和位置。取寰椎、枢椎、一般颈椎、胸椎和腰椎，分别查看它们的形态特点。在骶骨上观察骶骨的岬，4 对骶前、后孔，骶管裂孔，骶角，以及骶骨两侧面上部的耳状面。在骶骨正中矢状切开的标本上观察骶管与骶前、后孔的交通关系。

（2）**椎骨的连结** 取脊柱腰段切除 1~2 个椎弓的标本和脊柱腰段正中矢状切面标本，观察以下结构：

1）椎间盘 观察它的位置、外形和构造，注意纤维环的位置，纤维环和髓核的性状。

2）韧带 观察前纵韧带和后纵韧带的位置，棘上韧带、棘间韧带和黄韧带的附着位置、韧带之间的邻接关系。

3）脊柱整体观 在人体骨骼标本或脊柱标本上进行观察。从前方观察椎体大小的变化，从后方观察棘突排列的方向，以及棘突之间距离大小的差别，从侧面观察四个生理性弯曲的部位和方向及椎间孔的距离。

2. 胸廓 在人体骨架标本上观察胸廓的组成，胸廓各骨的位置，以及各肋前、后端的连结关系。

（1）**胸骨** 取胸骨标本观察，区分胸骨的胸骨柄、胸骨体和剑突，辨认胸骨角形态结构。

（2）肋　取一较长的肋骨，先区分它的前端和后端，然后在它中部的内面近下缘处寻认肋沟。

（3）胸骨与肋的连结　取胸廓前壁的解剖标本，查看肋与胸骨的连结形式，以及肋弓的形成。

对照上述标本，在活体上摸、辨以下结构：第7颈椎棘突、胸骨角、肋弓、剑突。

（四）颅骨及其连结

1. 颅的组成　取颅的水平切、正中矢状切标本，对照图谱，观察颅的分部和各脑颅骨、面颅骨在整颅中的位置及下颌骨的形态。

2. 颅的整体观　取颅的水平切和正中矢状切标本观察。

（1）颅的顶面　观察冠状缝、矢状缝、人字缝的位置和形态，辨认额结节和顶结节。取新生儿颅标本与成人的颅比较，观察各骨之间较宽的结缔组织膜和颅囟，比较前囟和后囟的位置、形状和大小。

（2）颅底内面　由前向后，依次观察颅前窝、颅中窝、颅后窝区分和位置，以及各窝内孔、裂、凹陷等重要结构的位置关系。

（3）颅底外面　在前区内辨认骨腭，以及骨腭前方和两侧的牙槽弓和牙槽。在后区，找到枕骨大孔后再观察其后上方的枕外隆凸。

（4）颅的侧面　由乳突向前，依次寻认外耳门、颧弓。颧弓内上方的颞窝，颞窝内侧壁的翼点，观察翼点的位置以及骨质的结构特点。

（5）颅的前面

1）眶　寻认位于眶缘及其附近的眶上切迹和眶下孔。在眶内侧壁的前部查看泪囊窝，以及与它相连续的鼻泪管。在眶外侧壁的后部查看眶上裂和眶下裂。用细铜丝检查视神经管、鼻泪管、眶上裂和眶下裂，观察它们各与何处相通？

2）骨性鼻腔　检查梨状孔、鼻后孔和骨性鼻中隔的位置。辨认骨性鼻腔外侧壁上的上、中、下鼻甲，以及相应鼻甲下方的上、中、下鼻道。检查骨性鼻腔上壁、下壁和外侧壁的毗邻。

3）鼻旁窦　包括额窦、筛窦、蝶窦和上颌窦。取颅的正中矢状切和显示各鼻旁窦的标本，观察各鼻旁窦的位置和形态。

整颅观察完毕后，对照标本，在活体上摸、辨以下结构：枕外隆凸、乳突、下颌角。

3. 颞下颌关节　取关节囊外侧壁已切除的颞下颌关节标本，观察颞下颌关节的组成，关节囊的结构特点，关节盘的形态。结合活体，验证颞下颌关节的运动。

（五）四肢骨及其连结

先在人体骨架标本上辨认四肢各骨的名称和邻接关系，寻认四肢骨与躯干骨的连结部位，然后在活体上分别说出各骨的所在部位。同时应用人体骨架标本，确认各骨的侧别和方位，然后再进行观察。

1. 上肢骨

（1）**肩胛骨**　区分肩胛骨的两面、三角和三缘。辨认肩胛骨前面的肩胛下窝，后面的肩胛冈、肩峰。确认外侧角上的关节盂。在人体骨架标本上查看下角与肋的位置关系。

（2）**锁骨**　分辨锁骨的内侧和外侧端，对照人体骨架标本，观察它们的邻接关系。

（3）**肱骨**　在上端，观察肱骨头的外形，寻认肱骨头外侧的大结节和前方的小结节，辨认上端与体移行部的外科颈。在肱骨体中部寻认三角肌粗隆和桡神经沟。在下端，自内侧向外侧依次寻认内上髁、肱骨滑车、肱骨小头和外上髁。

（4）**桡骨**　上端观察桡骨头，以及它与肱骨小头的关系。下端观察它与腕骨相接的关节面，与尺骨头相对的尺切迹，以及由外侧面下伸的茎突。

（5）**尺骨**　观察上端的鹰嘴、冠突和滑车切迹，以及滑车切迹与肱骨滑车的关系。在冠突的外侧面寻认桡切迹，观察桡切迹与桡骨头的关系。在下端辨认尺骨头和茎突。

（6）**腕骨、掌骨和指骨**　取手骨的串连标本或人体骨架标本观察。注意它们的邻接关系和名称。

上肢骨观察完毕后，对照人体骨架标本，在活体上摸、辨肩胛骨下角和桡骨的茎突。

2. 上肢骨的连结

（1）**肩关节**　取关节囊前壁或后壁已纵行切开的肩关节标本，观察其组成，两骨关节面的形状和大小的差别，关节囊的结构特点及肱二头肌长头腱。结合活体，验证肩关节的运动。

（2）**肘关节**　取关节囊前、后壁已横行切开和经鹰嘴矢状锯开的两种关节标本，观察肱桡关节、肱尺关节和桡尺近侧关节的组成，关节囊的形态结构特点及与上述三个关节的关系，桡骨环状韧带的位置、形态及它和桡骨头的关系。

验证肘关节在做屈、伸运动时，其关节囊的形态特点。

（3）**桡腕关节**　取额状切开的桡腕关节标本，观察它的组成，并结合活体，验证它的运动。

3. 下肢骨

（1）**髋骨**　根据髋臼的位置，先判定髋骨的侧别和方位，明确髂骨、坐骨和耻骨在髋骨中的位置，然后在髋骨的上缘寻认髂嵴、髂前上棘和髂结节。在髋骨上部的内面辨认髂窝、耳状面和弓状线。在髋骨的前下部寻认耻骨梳、耻骨结节和耻骨下支，注意耻骨梳与弓状线的关系。在髋骨的后下部辨认坐骨结节，坐骨棘，坐骨大、小切迹和坐骨支。

（2）**股骨**　观察股骨头、股骨颈和大、小转子，注意股骨头与髋臼的关系和股骨上端的方向。检查股骨下端的内侧髁和外侧髁。

（3）**髌骨**　对照人体骨架标本观察它的位置。

（4）**胫骨**　上端较下端膨大。在胫骨上端检查内侧髁、外侧髁。寻认胫骨下端的内踝。

（5）**腓骨**　辨认上端膨大的腓骨头和下端略呈扁三角形的外踝。

（6）**跗骨、跖骨和趾骨**　取足骨的串连标本或人体骨架标本观察。注意各骨的排列关系。

下肢骨观察完毕后，对照人体骨架标本，在活体上摸、辨以下结构：髂嵴、髂前上棘、坐骨结节、耻骨结节、大转子。

4. 下肢骨的连接

（1）**髋骨的连接**　取骨盆标本或模型观察骶髂关节的组成，辨认骶结节韧带和骶棘韧带，检查坐骨大、小孔的围成，耻骨联合的位置。观察骨盆的组成，大、小骨盆的分界，小骨盆上、下口的围成，耻骨弓的构成，比较男、女骨盆的差异。

（2）**髋关节**　取环形切开关节囊的髋关节标本，观察其组成、两骨关节面的形态、关节囊的厚薄，验证其运动。

（3）**膝关节**　取关节囊前壁向下翻开、后壁横行切开的膝关节标本，观察其组成和两骨关节面的形态，髌韧带、前后交叉韧带的位置，内外侧半月板的位置和形态，验证其运动。

（4）**距小腿关节**　观察其组成，验证其运动。

（5）**足弓**　在足关节标本上，观察足弓的形态和维持足弓的韧带。

实训四　骨骼肌

【实训要点】

1. 肌的分类、构造和辅助结构。
2. 胸锁乳突肌、斜方肌、背阔肌、竖脊肌、胸大肌、肋间肌的位置和作用。
3. 膈的位置、形态和作用。
4. 腹前外侧壁各肌的名称、位置和肌间结构。
5. 三角肌、肱二头肌、肱三头肌、臀大肌、股四头肌、小腿三头肌的位置和作用。
6. 前臂肌、大腿肌、小腿肌的分群和作用。

【实训材料】

1. 全身肌标本。
2. 颅顶层次解剖标本。
3. 面肌标本。
4. 躯干肌标本。
5. 膈标本。
6. 四肢肌标本。

【实训内容和方法】

1. 肌的分类和构造　在全身肌标本上观察长肌、短肌、扁肌和轮匝肌的形态，辨

认肌腹、肌腱与腱膜。

2. 头肌 在颅部解剖标本上辨认枕额肌，观察眼轮匝肌、口轮匝肌和呈放射状分布的面肌。观察咬肌和颞肌的位置，并咬紧上、下颌，在自己身上触摸两肌的轮廓。

3. 颈肌 检查胸锁乳突肌的位置和起、止点，在体表辨认它的轮廓，查看舌骨的位置及由它分隔的舌骨上、下肌群。

4. 躯干肌

（1）**背肌** 浅层上部是斜方肌，下部是背阔肌；深层是竖脊肌。确认各肌的起、止点，理解它们的作用。

（2）**胸肌** 胸前壁浅层是胸大肌，检查它的起止点和肌束方向及与肩关节运动轴的关系，体验其作用；肋间肌位于肋间隙内，区别肋间内、外肌位置关系，体验它们的作用。

（3）**膈** 检查膈附着于胸廓下口周缘的情况，膈肌质和肌腱的结构差别，并辨认膈上的三个裂孔和通过的结构。

（4）**腹肌** 检查腹壁三层阔肌的位置和肌束走行方向，腱膜与腹直肌鞘的关系，腹直肌鞘包绕腹直肌的情况。辨认腹外斜肌腱膜与腹股沟韧带的关系，以及腹股沟韧带的附着部位。

5. 四肢肌

（1）**上肢肌**

1）肩肌 检查三角肌的位置和起、止点，观察肩关节周围其他肌的位置。

2）臂肌 检查肱二头肌、肱三头肌的位置和起、止点。

3）前臂肌 观察前臂各肌的位置，起、止概况和肌腱的分布。

4）手肌 检查手肌外侧群、内侧群和中间群的位置，体验它们的作用。

（2）**下肢肌**

1）髋肌 观察髂腰肌、臀大肌的位置和臀大肌的起、止点，理解它们的作用。

2）股肌 观察股前群、股内侧群、股后群肌的位置，缝匠肌、股四头肌的起、止点和髌韧带的位置。

3）小腿肌 观察小腿前群、外侧群和后群肌的位置及它们与距小腿关节的位置关系，理解它们的作用。辨别跟腱的形成和抵止部位，并在自己身上确定具体部位。

实训五　消化管、消化腺

【实训要点】

1. 消化系统的组成，上、下消化道的范围。

2. 消化管各段的位置、形态结构及连接关系。

3. 消化腺的位置、形态结构及唾液、胆汁的排放途径。

【实训材料】

1. 消化系统概观模型。
2. 腹腔解剖标本。
3. 各类牙标本、模型。
4. 头颈部正中矢状切面标本。
5. 消化管各段离体切开标本。
6. 盆腔正中矢状切面标本。
7. 消化腺离体标本。
8. 腹膜后间隙器官标本、模型。

【实训内容和方法】

1. 消化系统的组成　在消化系统概观模型、腹腔解剖标本上，观察消化系统的组成及上、下消化道的范围，确认消化管各段的连接关系。

2. 口腔　对照标本模型和活体观察，在活体上采取对镜自照或互查的方法（可借助于压舌板）。

（1）口唇和颊　观察唇的颜色，辨认人中和鼻唇沟，在颊黏膜上寻找腮腺管的开口。

（2）腭　区分硬腭、软腭，辨认软腭游离缘、腭垂、腭舌弓、腭咽弓、腭扁桃体的位置、形态，说出咽峡的组成。

（3）舌　观察舌的形态、分部，注意舌乳头、舌系带、舌下阜和舌下襞。

（4）牙　活体观察牙的排列，牙冠和牙龈，计数牙的数目；结合牙模型辨认牙冠、牙颈、牙根、釉质、牙质、牙骨质、牙腔、牙髓。

3. 咽　用头颈部正中矢状切面标本、模型，确认咽的位置、分部；观察咽各部的结构，分析咽与鼻腔、口腔、食管、气管的通连关系。

4. 食管　结合离体食管标本，观察食管的形态，测量其长度；在消化系统标本上，观察食管的位置、毗邻，确认三个狭窄的位置；取食管的切开标本，观察食管的黏膜。

5. 胃　结合腹腔解剖标本观察胃的位置，胃与食管、十二指肠的接续，胃的前、后壁的毗邻结构；结合胃的离体标本、模型，观察胃的形态，确认胃的分部；在切开的胃标本上，观察胃的黏膜、皱襞和胃小凹等结构，胃壁肌的分层及幽门括约肌。

6. 小肠　结合腹腔解剖标本，观察小肠的位置、分部。

（1）十二指肠　观察十二指肠的分部及各部的位置、毗邻，与胰头的关系；在十二指肠的切开标本上，观察胆总管和胰管共同开口的情况及十二指肠大乳头。

（2）空肠和回肠　观察小肠的分部，空、回肠的位置，回肠与盲肠的接续；提起肠管，观察肠系膜；在空肠、回肠的切开标本上，比较两者黏膜的特点。

7. 大肠　在腹腔解剖标本上，观察大肠的位置和分部。

（1）盲肠和阑尾　观察盲肠的位置、形态及其与回肠的接续；观察阑尾的位置、形态，确认阑尾根部与结肠带的关系，在自身上确定麦氏点的位置及体表投影；在切开的标本上，观察回盲瓣的形态及阑尾的开口。

（2）结肠　观察结肠表面的特征性结构，即结肠带、结肠袋和肠脂垂；观察结肠的位置、分部；在切开的标本上，观察其黏膜的特点。

（3）直肠和肛管　结合盆腔正中矢状切面标本，观察直肠的位置、弯曲，注意直肠邻近器官的性别差异。

8. 腹膜　结合腹腔标本、腹膜标本和模型，观察脏腹膜、壁腹膜的配布和腹膜腔的形成，结合男、女性骨盆腔正中矢状切面标本观察男女性腹膜腔的特点。

9. 唾液腺　在头面部解剖标本上，观察三对大唾液腺的位置和形态，并确认其开口的部位。

10. 肝　结合腹腔解剖标本、消化系统概观模型，观察肝的位置。在肝的离体标本上，观察肝的形态，膈面、脏面的结构及肝的分部；辨认出入肝门的结构，胆囊的位置、形态和分部，输胆管道的组成。

11. 胰　结合腹腔解剖标本、胰的离体标本，观察胰的位置、形态和分部，胰头与十二指肠的关系，胰管的位置及其与胆总管的共同开口。

实训六　消化系统的微细结构

【实训要点】

1. 消化管的基本结构。
2. 消化管各段黏膜的结构特点。
3. 肝和胰的微细结构。

【实训材料】

1. 食管切片。
2. 胃切片。
3. 空肠、回肠切片。
4. 结肠切片。
5. 肝切片。
6. 胰切片。

【实训内容和方法】

1. 食管横切片（H－E染色）

（1）肉眼观察　管腔呈不规则的缝隙状，管壁近腔面染成紫蓝色的部分食管黏膜，由内向外依次为粉红的黏膜下层、深红的肌层，外膜不易看清。

（2）**低倍镜观察** 镜下辨认食管壁的四层结构，观察复层扁平上皮、食管腺、外膜和肌层的特点。

2. 胃底切片（H – E 染色）

（1）**肉眼观察** 表面不光滑并染成紫蓝色的部分为黏膜，向外依次是染成红色的黏膜下层、肌层，外膜不明显。

（2）**低倍镜观察**

1）黏膜 辨认胃小凹、单层柱状上皮，上皮细胞染色淡，细胞界限清楚，核卵圆形，位于基底部。由于切面的原因，切片中胃底腺可呈多种形态。黏膜肌层分两层。

2）黏膜下层 染色较浅，为疏松结缔组织，内有血管和神经。

3）肌层 由三层平滑肌构成。

4）外膜 为浆膜。

（3）**高倍镜观察** 注意观察胃底腺的主细胞和壁细胞。

1）主细胞 多位于腺的中、下部，数量多。细胞呈柱状；核圆形，位于基底部；细胞质呈淡蓝色。

2）壁细胞 多位于腺的上、中部。细胞较大，呈圆形或锥体形；核圆形，位居细胞中央；细胞质呈红色。

3. 空肠和回肠横切面（H – E 染色）

（1）**肉眼观察** 凹凸不平，染成淡红色的是黏膜。

（2）**低倍镜观察** 主要观察黏膜层。黏膜表面细小的指状突起为绒毛，切片中其形状可不规则；单层柱状上皮细胞的纹状缘；吸收细胞之间夹有许多呈空泡状的杯状细胞；分辨绒毛中轴的中央乳糜管、毛细血管和平滑肌纤维；固有层内可见切成不同断面的肠腺；黏膜肌层分两层。

（3）**高倍镜观察** 选择一个典型的绒毛，分辨上皮、固有层、杯状细胞、中央乳糜管、毛细血管和平滑肌纤维。

4. 肝切片（H – E 染色）

（1）**低倍镜观察** 观察肝的被膜、肝小叶、中央静脉、肝细胞索、肝血窦、门管区，以及门管区内的三种管道：小叶间胆管、小叶间动脉、小叶间静脉。

（2）**高倍镜观察**

1）肝细胞 体积较大，呈多边形；肝细胞核多为两个，圆形，位居细胞中央，核仁明显。

2）门管区 小叶间胆管的管腔小，管壁由单层立方上皮构成，细胞核圆形，染成紫蓝色；小叶间动脉的管腔小而圆，管壁厚，有少量染成红色的平滑肌纤维；小叶间静脉的管腔大而不规则，管壁薄。

5. 胰（H – E 染色）

（1）**肉眼观察** 染色较深的部分为外分泌部，其内有染色较浅的散在小岛，为胰岛。

（2）**低倍镜观察** 辨认腺泡及腺泡细胞、胰腺导管、胰岛等结构。

（3）**高倍镜观察** 腺细胞为锥体形，核圆形，位于细胞的基底部；导管由单层扁平或单层立方上皮构成；胰岛为着色浅淡的细胞团，大小不等，内有毛细血管。

实训七　呼吸道、肺、胸膜与纵隔

【实训要点】

1. 呼吸系统的组成和各器官的位置、形态及连通关系。
2. 胸膜的配布和胸膜腔的构成。
3. 纵隔的境界和分部。

【实训材料】

1. 呼吸系统概观标本。
2. 头颈部正中矢状切标本。
3. 鼻旁窦标本。
4. 喉（后壁垂直切开）及喉软骨标本。
5. 气管与主支气管标本。
6. 左、右肺标本。
7. 胸腔解剖标本。
8. 纵隔标本。

【实训内容和方法】

1. 呼吸系统的组成　在呼吸系统概观标本上，观察呼吸系统的组成，注意各器官之间的连通关系。

2. 鼻　在活体上观察外鼻的外形。取头颈正中矢状面标本，观察鼻腔的位置、交通和分部，辨认固有鼻腔外侧壁上的各鼻甲、鼻道。利用鼻旁窦标本辨认各窦，注意其与鼻腔的位置关系和开口部位。

3. 喉　在活体上观察喉的位置及吞咽时喉的运动。取喉软骨标本，观察各喉软骨的结构，并在喉标本上从喉口观察喉腔：注意前庭襞和声襞的位置和形态；比较前庭裂和声门裂的大小。对照标本，在活体上触摸辨认甲状软骨及喉结、环状软骨前部。

4. 气管与主支气管　取气管与主支气管标本观察气管后壁形态，比较左、右主支气管的形态差异。

5. 肺　取左、右肺标本，观察肺的形态，裂隙及其分叶，注意左、右肺的对比。在胸腔解剖标本上观察肺前缘、肺尖的形态及毗邻关系。

6. 胸膜与纵隔　取胸腔解剖标本，观察胸膜的分部和各部的转折移行关系。取纵隔标本，检查纵隔的境界及分部。

实训八　呼吸系统的微细结构特点

【实训要点】

1. 气管的微细结构。
2. 肺的微细结构。

【实训材料】

1. 气管横切片。
2. 肺切片。

【实训内容和方法】

1. 气管横切片（H－E染色）

（1）**肉眼观察**　标本呈环形，管壁内呈现浅蓝色的部分为气管软骨。

（2）**低倍镜观察**　靠近管腔呈淡紫红色区域为黏膜层。黏膜层与软骨之间染成粉红色的区域为黏膜下层。软骨及其外周的结构为外膜。

（3）**高倍镜观察**

1）黏膜层　上皮为假复层纤毛柱状上皮。染成淡紫红色，纤毛清晰，上皮内夹有杯状细胞。靠近上皮外周染成粉红色的固有层。

2）黏膜下层　为疏松结缔组织，内有许多腺体和血管的切面。此层与固有层无明显分界。

3）外膜　由透明软骨和结缔组织构成，软骨缺口处可见平滑肌束和结缔组织。

2. 肺切片（H－E染色）　绘图。

（1）**肉眼观察**　结构疏松呈蜂窝状，其中较大腔隙为血管和支气管的断面。

（2）**低倍镜观察**　视野中可见许多染色较深、大小不等、形态不规则的泡状结构，为肺泡的断面；肺泡之间的结缔组织为肺泡隔；在肺泡间可见一些细小的支气管断面。

1）细支气管　管腔小，管壁已无软骨。

2）呼吸性细支气管　管壁不完整，与肺泡和肺泡管相连。

3）肺泡管　为弯曲而不规则的管道。

4）肺泡隔　找到后换高倍镜观察。

（3）**高倍镜观察**

1）细支气管　上皮为单层柱状。有或无纤毛，无柱状细胞，平滑肌呈完整环形。

2）呼吸性细支气管　上皮为单层立方状，其外周有少量的结缔组织和平滑肌。

3）肺泡管　管壁连有许多肺泡，由几个肺泡囊共同汇合而成。管壁不连续，仅在相邻肺泡开口之间残留管壁痕迹，呈结节状膨大。

4）肺泡　壁极薄，上皮的外形不明显。

5）肺泡隔　可见许多毛细血管断面和少许体积较大、形态不规则的巨噬细胞，有的巨噬细胞的胞浆内含有黑色灰尘颗粒，此即尘细胞。

绘制肺组织高倍镜下图，并注明呼吸性细支气管、肺泡管和肺泡。

实训九　肾、输尿管、膀胱和尿道的形态结构

【实训要点】

1. 泌尿系统的组成。
2. 肾的位置、形态、毗邻、结构及各层被膜。
3. 输尿管的形态、行程和狭窄。
4. 膀胱的形态、位置和毗邻。
5. 膀胱三角的位置。
6. 女性尿道的形态特点、毗邻和尿道外口的开口部位。

【实训材料】

1. 男、女性泌尿生殖系统概观标本。
2. 离体肾及肾的剖面标本。
3. 腹膜后位的器官标本。
4. 通过肾中部的腹后壁横切标本。
5. 男性、女性骨盆腔正中矢状切面标本。
6. 离体膀胱标本。

【实训内容和方法】

1. 在男、女泌尿生殖系统概观标本上，观察泌尿系统的组成。

2. 在腹膜后位的标本上观察肾的位置、形态、毗邻和肾被膜。辨认出入肾门的结构，注意肾盂与输尿管的移行关系。

在肾的剖面标本上，分辨肾皮质和肾髓质。观察肾窦及其内容物，注意肾盂与肾大盏和肾小盏的连属关系。

3. 在腹膜后位的标本上，寻认输尿管，并追踪观察其形态、行程和位置，注意辨认其狭窄部位。

4. 取膀胱离体标本，结合男、女性骨盆腔正中矢状切面标本，观察膀胱的形态、位置和毗邻。寻认输尿管的开口和尿道内口，观察膀胱三角的形态特点及黏膜特点。

5. 取女性骨盆腔正中矢状切面标本，观察女性尿道的形态特点、毗邻和尿道外口的位置。

实训十　泌尿系统的微细结构

【实训要点】

肾单位各部分的微细结构。

【实训材料】

肾切片（H–E 染色）。

【实训内容和方法】

（一）肾切片观察

1. 肉眼观察区别染色较深的肾皮质和染色较浅的肾髓质。
2. 低倍镜观察辨认近端小管、远端小管、细段、集合管等结构。
3. 高倍镜观察肾单位各部分的微细结构。

（1）肾小体　肾小球染成红色，为一团迂回弯曲的毛细血管。肾小囊外层由单层扁平上皮构成，内、外两层之间的透亮腔隙是肾小囊腔。

（2）近端小管曲部　染成红色。管壁由单层立方上皮构成，相邻细胞间的界限不清晰，细胞的游离面有染成淡红色的刷状缘，管腔较小而不规则。

（3）远端小管曲部　染成浅红色。管壁为单层立方上皮，细胞界限较清晰，细胞核排列较密集，管腔较大且规则。

（4）细段　管壁薄，由单层扁平上皮构成，细胞核突向管腔，细胞质被染成淡红色。

（5）集合小管　管腔较大。上皮细胞因部位不同可呈立方形或低柱状，细胞界限清晰，细胞核着色深。

在高倍镜下绘制肾皮质主要结构图，注明肾小囊外层、血管球、肾小囊腔、近端小管曲部和远端小管曲部。

（二）肾切片示教

1. 致密斑（肾切片、H–E 染色）。
2. 球旁细胞（肾切片、H–E 染色）。

实训十一　男性生殖器官标本的观察

【实训要点】

男性生殖系统的组成及各器官的位置、形态和结构。

【实训材料】

1. 男性生殖系统概观标本。
2. 男性盆腔正中矢状面标本。

【实训内容和方法】

1. 观察睾丸和附睾的位置和形态。

2. 观察输精管的起始和行程，触摸输精管，体会其硬度；观察精囊腺的位置和形态及射精管的形成。

3. 观察前列腺的形态及与膀胱尿生殖膈和直肠的位置关系；观察尿道前列腺部射精管的开口。

4. 观察阴茎头、阴茎体和阴茎根及阴茎海绵体的形态和位置关系；查看阴茎包皮的形成。

5. 观察男性尿道的起始行程和分部，耻骨前弯和耻骨下弯的形成及三个狭窄处的部位。

实训十二 女性生殖器官标本的观察

【实训要点】

1. 女性生殖系统的组成。
2. 女性生殖系统各器官的位置、形态和结构。

【实训材料】

1. 女性盆腔标本。
2. 女性盆腔正中矢状面标本。
3. 女性内生殖器游离标本。
4. 女阴标本。
5. 女性会阴及盆底结构标本。

【实训内容和方法】

1. 在髂总动脉分叉处下方找到卵巢，观察卵巢的形态及与子宫阔韧带的关系。

2. 观察输卵管的分部、各部的形态特点及输卵管腹腔口与卵巢的位置关系。

3. 观察子宫的位置、毗邻，子宫的形态和分部，子宫的内腔，子宫固定装置的位置关系。

4. 观察阴道的位置、形态和毗邻。

5. 辨认女阴各结构，注意尿道外口与阴道口的位置。

实训十三　睾丸、卵巢和子宫微细结构的观察

【实训要点】

1. 睾丸生精小管各级生精细胞的形态和位置，辨认睾丸间质细胞。
2. 卵巢中不同发育阶段的卵泡及变化。
3. 子宫内膜的结构，比较增生期和分泌期子宫内膜的不同。

【实训材料】

1. 睾丸切片。
2. 卵巢切片。
3. 子宫切片（增生期）。
4. 子宫切片（分泌期）。

【实训内容和方法】

1. 睾丸切片（H－E染色）

（1）肉眼观察　较大的椭圆形或圆形组织是睾丸，睾丸实质表面红色带为白膜。睾丸旁的小块组织为附睾。

（2）低倍镜观察　睾丸实质内的生精小管被切成许多断面，生精小管之间的结缔组织为睾丸间质。选一较好的生精小管用高倍镜观察。

（3）高倍镜观察　主要观察各阶段的生精细胞。管壁由多层细胞围成，周围有一层红线为基膜。紧靠基膜的细胞为精原细胞。精原细胞的腔面，可见初级精母细胞，特征是胞体较大，核也大，染色体呈粗线状。次级精母细胞存在时间较短，不易找到。在管壁近表层，可见精子细胞，其体积小，染色稍淡。在管壁的最内层或管腔内，可找到精子，头部形似针尖，呈深紫蓝色，尾部多被切断而不易看到。

在生精小管之间的间质内，找出间质细胞。间质细胞呈圆形或多边形，单个或成群存在，胞体较大，胞质染成淡红色，核圆，核仁清楚。

2. 卵巢切片（H－E染色）

（1）肉眼观察　切面呈卵圆形，皮质部分可见许多大小不等的空泡，即为不同发育阶段的卵泡。

（2）低倍镜观察　观察卵巢表面的上皮和白膜，白膜染成红线状。在皮质浅层可见大量的原始卵泡。原始卵泡中央有一个较大的卵细胞，染色较淡，卵细胞周围有一层扁平或立方上皮，即卵泡细胞。浅层的深部可找到多个生长卵泡，大小不等，结构有所差异。依次辨认透明带、放射冠、颗粒细胞、卵泡腔、卵泡膜等。

由于在切片上不易切到具有完整结构的生长卵泡，请选择一个典型的卵泡于高倍镜下观察。

（3）高倍镜观察　在高倍镜下进一步观察上述结构。

3. 子宫切片（增生期 H－E 染色）

（1）肉眼观察　子宫壁很厚。染成紫蓝色的薄层部分为子宫内膜，染成红色的部分主要是肌层。

（2）低倍镜观察　内膜的浅层为单层柱状上皮，染成淡紫色。上皮深面为固有层，可见较多的子宫腺，被切成不同形状的纵断面或横断面。固有层内还可找到小动脉，常聚集存在，为螺旋动脉。子宫的肌层很厚，为平滑肌，肌的层次不明显，血管较多。

4. 子宫切片（分泌期 H－E 染色）　在低倍镜下观察内膜的结构特点，与增生期子宫内膜进行比较。

实训十四　心

【实训要点】

1. 心的形态、位置、心各腔结构及其相互关系。
2. 冠状血管的起始、行径和分布，冠状窦的形态。
3. 心的传导系统。
4. 心包的分布和心包腔的构成。

【实训材料】

1. 胸腔纵隔标本、十字形切开心包。
2. 完整的离体心标本和心模型。
3. 切开心房的离体心标本和模型。
4. 示心传导系统的牛心标本或模型。

【实训内容和方法】

1. 观察心的位置、心的外形及与周围的毗邻关系，营养心的血管。结合标本描述心的体表投影。
2. 结合模型观察心壁和心各腔的结构及相互关系。
3. 在标本上辨认心包的层次及心包腔。
4. 在标本和模型上指出心传导系统的位置和走行。

实训十五　全身主要血管

【实训要点】

1. 肺动脉、静脉的行径和流注关系。

2. 主动脉的行径、分布及各部的主要分支和营养范围。

3. 上、下腔静脉的合成、位置，以及主要属支的名称和收集范围。

4. 肝门静脉的组成、主要属支及收集范围，肝门静脉与上、下腔静脉系的吻合。

【实训材料】

1. 胸腔解剖标本。

2. 头、颈、上肢的动、静脉标本。

3. 躯干后壁的动、静脉标本。

4. 盆部和下肢的动、静脉标本，腹腔脏器动、静脉标本。

5. 肝门静脉模型。

【实训内容和方法】

1. 在胸腔标本上观察　肺动脉的起始、行程及分支；肺静脉的行程和注入部位。

2. 在胸、腹腔后壁的标本上观察　主动脉的起始、行程、分支及分布；上、下腔静脉的属支及上、下腔静脉的行程、注入部位；肋间后动、静脉的行程。

3. 在头、颈、上肢标本上观察

（1）头、颈部动、静脉干及颈总动脉的分支和分布。

（2）头、颈部静脉的属支及收集范围。

（3）锁骨下动脉、腋动脉、肱动脉的起始行程、分支、分布。

（4）上肢深、浅静脉的行程和注入部位。

4. 在躯干后壁动、静脉标本和腹腔脏器动、静脉标本上观察

（1）腹腔干、肠系膜上动脉、肠系膜下动脉的起始及行程和分支分布。

（2）肾动脉、睾丸动脉、腰动脉的起始、行程。

5. 在盆部和下肢的动、静脉标本上观察

（1）髂总动脉和髂内、外动脉的起始、行程、分支、分布及伴行静脉的回流途径。

（2）股动脉、腘动脉的行程、分支及分布。

（3）下肢浅、深静脉的行程和注入部位。

6. 在肝门静脉模型上辨认食管静脉丛，直肠静脉丛和脐周围静脉网，并指出肝门静脉的属支及肝门静脉高压时血液侧支循环途径。

实训十六　全身主要淋巴器官

【实训要点】

1. 淋巴系统的组成和功能。

2. 胸导管和右淋巴导管的行程、注入部位和收集范围。

3. 全身主要淋巴结群的名称、位置及其流注关系。

4. 脾的位置、形态和微细结构，淋巴结的形态和微细结构。

【实训材料】

1. 胸导管及右淋巴导管标本。

2. 全身浅淋巴结标本。

3. 胸、腹、盆腔淋巴结标本。

4. 脾的离体标本。

5. 淋巴结和脾的切片。

【实训内容和方法】

1. 在胸导管及右淋巴导管标本上辨认两导管起始、走行及与周围结构的毗邻关系，寻找胸导管起始处膨大的乳糜池及接收的三条淋巴干和汇入左静脉角之前收集的三条淋巴干。寻找右淋巴导管注入右静脉角之前收集的三条淋巴干。

2. 观察全身浅淋巴结标本和胸、腹、盆腔淋巴结标本，说出各淋巴结群的名称及收集淋巴液的范围。

3. 利用脾和胸腺的标本说明其位置和形态。

4. 示教或观察淋巴结和脾的组织切片（H－E染色）。

实训十七　中枢神经系统

【实训要点】

1. 脊髓的位置、外形；脊神经根的连接；脊髓灰、白质的位置及分部；脊髓白质中主要传导束的名称、位置和功能，脊髓网状结构的位置。

2. 脑的分部，脑干的组成、外形；第3~12对脑神经的连脑部位及有关核团在脑干内的位置。

3. 脑干内白质的组成和行经部位，内侧丘系交叉和内侧丘系的组成，锥体束的行经和锥体交叉的组成，脑干网状结构的位置。

4. 小脑的位置、外形、内部结构及功能；第四脑室的位置和沟通。

5. 间脑的位置和分部；背侧丘脑的位置及主要核团的名称；内、外侧膝状体的位置和功能；下丘脑的位置和组成，第三脑室的位置和沟通。

6. 大脑半球的外形和内部结构。

7. 脑、脊髓被膜的概况，硬膜外隙的位置及内容；侧脑室的位置和沟通关系；大脑镰、小脑幕的位置，各硬脑膜窦的位置、名称及沟通关系。

8. 蛛网膜的位置及蛛网膜下隙的位置。

9. 软膜的位置、分部及形态特点。

10. 颈内动脉、椎动脉的行程和分支。

【实训材料】

1. 离体脊髓标本和模型，脊髓横切面标本和模型。
2. 整脑标本和模型，脑正中矢状切面标本。
3. 脑干、间脑标本和模型，透明脑干模型或脑神经核模型。
4. 大、小脑水平切面标本，基底核模型。
5. 脑室标本、模型，包有蛛网膜的全脑标本。
6. 脑、脊髓的血管色素灌注标本，脑、脊髓被膜标本。

【实训内容和方法】

1. 脊髓

（1）外形　取离体脊髓标本，观察脊髓的外形，自上而下的颈膨大、腰骶膨大、脊髓圆锥、马尾和终丝。辨认前正中裂、后正中沟，前、后外侧沟及相连的脊神经根、脊神经节。

（2）内部结构　在脊髓横切面标本及模型上观察脊髓灰、白质的分部，脊髓中央管的位置。

2. 脑

（1）脑的概况　取整脑标本和脑正中矢状切面标本，观察脑的分部：延髓、脑桥、中脑、间脑、端脑和小脑。注意各部的位置关系。

（2）脑干　取脑干标本和模型观察：

1）腹侧面　自下而上观察：①延髓：前正中裂、前外侧沟、锥体及下方的锥体交叉；前外侧沟与舌下神经。②脑桥：延髓脑桥沟，在此沟内由内侧向外侧依次辨认展神经、面神经和前庭蜗神经；基底沟、基底动脉；脑桥向两侧逐渐变细，向后连于小脑，在变细处寻找三叉神经根。③中脑：大脑脚、脚间窝及其内的动眼神经。

2）背侧面　①延髓：在后外侧沟内自上而下辨认舌咽、迷走神经和副神经根。在后外侧沟内、外侧寻认薄束结节和楔束结节。延髓上部中央敞开，形成菱形窝的下部。②脑桥：中下部敞开形成菱形窝的上部，脑桥上部缩细与中脑相连。③中脑：辨认上丘、下丘和滑车神经。

3）脑干的内部结构　利用脑神经核模型或电动脑干模型，观察脑干内第 3～12 对脑神经核、红核、黑质、薄束核、楔束核的位置。利用脑、脊髓的传导通路模型，观察上行和下行纤维束在脑干内的走行部位。

（3）小脑　在离体小脑标本上观察小脑蚓、小脑半球及小脑扁桃体。

（4）第四脑室　在脑的正中矢状切面上，观察第四脑室的位置、形态及其与中脑水管和中央管的沟通关系。

（5）间脑　取间脑、脑干正中矢状切面标本或模型，观察间脑的位置、形态和分部，背侧丘脑之间的矢状裂隙，即第三脑室；背侧丘脑后下方的一对小隆起，位于内侧的叫内侧膝状体，位于外侧的叫外侧膝状体。由前向后依次观察下丘脑的各组成部分。

（6）端脑　在整脑标本上观察大脑纵裂及裂底的胼胝体，大脑半球和小脑之间的大脑横裂。

1）大脑半球的外形　取大脑半球标本，辨认其上外侧面、内侧面和下面。依次观察：①大脑半球的三沟五叶：外侧沟、中央沟、顶枕沟、额叶、顶叶、枕叶、颞叶、岛叶；②大脑半球各面的主要沟回：上外侧面的中央前沟、中央前回、额上沟、额下沟、额上回、额中回、额下回、中央后沟、中央后回；③在颞叶辨认颞上沟、颞上回、颞横回；④辨认缘上回、角回；⑤内侧面：距状沟、扣带回、中央旁小叶、侧副沟、海马旁回和钩等结构；⑥下面：观察嗅球和嗅束的位置和形态。

2）大脑半球的内部结构　①大脑皮质和髓质：在大脑水平切面标本上，观察大脑皮质不同部位厚度的差别，以及大脑髓质胼胝体、内囊、联络纤维等结构；③基底核：用基底核模型观察豆状核、尾状核及杏仁体的形态及其与背侧丘脑的位置关系；④侧脑室：取脑室标本观察侧脑室及脉络丛的形态。

3. 脑和脊髓的被膜和血管　脑和脊髓的被膜是相互延续的。

（1）脊髓的被膜　取切除椎管后壁的脊髓标本，由外向内逐层观察，脊髓的硬脊膜、蛛网膜、软脊膜，蛛网膜下隙和硬膜外隙。注意观察终池。

（2）脑的被膜　与脊髓的同名膜分别相续。取包有脑被膜的整脑标本观察，硬脑膜与颅骨内面的骨膜相愈合无硬膜外隙．寻认各硬脑膜窦。蛛网膜与软脑膜之间的空隙，即蛛网膜下隙。软脑膜紧贴脑的表面，不易分离。

（3）脑和脊髓的血管　脑静脉直接或间接注入硬脑膜窦，脊髓的静脉与脊髓动脉伴行。本实训只观察脊髓和脑的动脉。①脊髓的动脉：取脊髓血管色素灌注标本，分别寻找脊髓前、后动脉。②脑的动脉：在脑的血管色素灌注标本上观察大脑中动脉、大脑前动脉、椎动脉及大脑动脉环的行程和分布。

实训十八　脊神经、脑神经和内脏神经

【实训要点】

1. 脊神经的数目、分部、纤维成分和分支概况。
2. 颈丛、臂丛、腰丛、骶丛的组成、位置、分支和分布。
3. 胸神经前支的行程和分布。
4. 各对脑神经的名称、性质，连脑和出入颅的部位，分支与分布。
5. 交感干的组成、位置及与脊神经的关系。
6. 交感神经的分布。
7. 副交感神经骶部与脊神经的关系，盆内脏神经的组成和分布。

【实训材料】

1. 脊神经标本或模型，头颈部神经标本或模型。

2. 上肢神经标本或模型。

3. 胸神经标本，腹下壁及腰部神经标本或模型。

4. 眶内结构标本或模型，三叉神经标本或模型。

5. 面部浅层结构标本或模型，切除脑的颅底标本。

【实训内容和方法】

1. 脊神经

（1）脊神经分布概况　在脊神经标本上，自上而下计数和观察颈、胸、腰、骶和尾神经的对数，寻找它们穿出椎管的部位。

（2）脊神经丛和胸神经前支

1）颈丛　取头颈和上肢肌、血管神经标本，在胸锁乳突肌后缘的中点，寻找颈丛各皮支并观察其行程和分布。翻开胸锁乳突肌，寻认颈丛，追踪观察至颈根部。

2）臂丛　利用头颈及上肢肌、血管和神经标本，先在锁骨中点的后方寻认臂丛，并向上追踪至颈根部观察臂丛的组成；在腋窝内观察其与腋动脉的关系；最后观察臂丛的分支。

①尺神经：在肱骨内上髁的上方，寻认尺神经。向上追踪观察其发出的部位及与肱动脉的位置关系；向下观察其在前臂的行程，注意其与尺动脉的关系。在前臂寻认：支配尺侧腕屈肌和指深屈肌尺侧半的肌支；分布于尺侧一个半指及其相应掌部皮肤的皮支。

②正中神经：在臂下部，肱动脉和尺神经之间，寻认粗大的正中神经，观察其在前臂的行程及其穿过肘窝的部位。观察支配前臂肌前群（尺侧腕屈肌和肱桡肌除外）肌支，以及皮支在手部的分布。

③肌皮神经：在肱二头肌的深面寻认肌皮神经，并追踪观察其行程，注意其在肘窝内的浅出部位，寻认肌皮神经支配臂肌前群的肌支及前臂外侧皮神经。

④桡神经：在腋动脉的后方寻查桡神经，观察桡神经的行程，肌支的分布范围，以及各皮支在上肢背面的分布。

⑤腋神经：在肱骨外科颈的后方寻查腋神经，观察其行程；寻查腋神经布于肩关节、三角肌和肩部皮肤的个分支。

3）胸神经前支　取胸神经标本观察：第1胸神经和第12胸神经前支分别与臂丛和腰丛的关系；肋间神经和肋下神经的行程，与肋间血管的关系及其分支的分布。

4）腰丛　取腹下壁、腰及下肢肌、血管和神经标本，先在腰大肌的深面观察腰丛的组成，然后观察其下列分支：

①闭孔神经：在腰大肌的内侧缘查找，观察其行程和分布。

②股神经：是腰丛的最大分支，经髂肌和腰大肌之间下降，穿过腹股沟韧带的深面至股部。观察股神经和股血管的位置关系，各肌支和皮支的分布。

5）骶丛　取腹下壁、腰及下肢肌、血管和神经标本，在盆腔内、梨状肌的前方，先观察该丛的组成，然后观察其下列分支：

① 阴部神经：在坐骨棘的背面寻认阴部神经，它与阴部内血管伴行，观察其分支和分布。

② 坐骨神经：是全身最粗大的神经，观察坐骨神经与梨状肌的位置关系，坐骨神经干的体表投影，坐骨神经的分支和分部，以及坐骨神经分成终支的部位。

检查坐骨神经的终支：一是胫神经，翻开小腿三头肌，寻认此神经，观察其行程、分支和分布；二是腓总神经，它在腓骨头下方两横指处分为腓浅神经和腓深神经，分别观察腓浅神经和腓深神经的行程、分支和分布。

2. 脑神经　脑神经共 12 对，它们各自的连脑部位已分别在脑干、间脑和端脑中观察，现在主要观察各对脑神经出颅时所穿过的孔、裂及其行程、分支和分布。

（1）各对脑神经出颅时穿过的孔、裂　取切除脑的颅底标本，自前向后依次观察：嗅神经穿过筛板；视神经穿过视神经管入眶；动眼神经、滑车神经、展神经和三叉神经的分支眼神经及上颌神经，穿过海绵窦后，除上颌神经经圆孔出颅外，其余各脑神经均经眶上裂入眶；三叉神经的分支下颌神经穿过卵圆孔出颅；前庭神经入内耳门；舌咽神经、迷走神经和副神经，穿过颈静脉孔至颅外；舌下神经则穿同名管出颅。

（2）各对脑神经的行程、分支和分布

1）嗅神经　取头部正中矢状切面标本，在靠近筛板处，剥离上鼻甲及鼻中隔的黏膜，在剥离面上寻认嗅神经，并向上追踪至筛板。

2）视神经、动眼神经、滑车神经和展神经　取眶内结构标本，根据视神经连于眼球、其余各神经支配眼球外肌的分布，逐一辨认，并观察其在眶内的行程。

3）三叉神经　取三叉神经标本结合模型进行观察：三叉神经节的位置；眼神经及其穿过眶上切迹，布于额部皮肤的分支。

4）面神经　取面部浅层结构标本，观察其各分支的走向和分布。

5）前庭蜗神经　利用挂图、幻灯片及内耳模型，观察和理解该神经的行程、分支和分布。

6）舌咽神经　取颈部深层血管神经标本，在舌骨大角上的内侧，寻认咽后壁的舌咽神经，并在颈内、外动脉间寻认其分支颈动脉窦支，追踪观察其行程和分布。

7）迷走神经　取迷走神经标本，追踪观察其行程和分布。

① 行程：迷走神经颈段走行于颈总动脉和颈静脉之间的后方，胸段经过肺根的后方，在食管的表面左右迷走神经交织成丛，迷走神经腹段已组成前、后两干，追踪观察前、后干的分支和分布。

② 分支：喉上神经自迷走神经颈段发出，沿颈内动脉的内侧下降，分为内外两支，观察上述两支的行程和分布。喉返神经在食管和气管之间的沟内，分别寻认左右喉返神经，观察其起始部位、行程和分布。

8）副神经　在胸锁乳突肌和斜角肌的深面寻认支配该两肌的副神经。

9）舌下神经　在舌骨的上方寻认呈弓形向前走行的该神经，并观察其行程及分布。

3. 内脏神经　内脏神经分内脏运动神经和内脏感觉神经，内脏运动神经又分为交感神经和副交感神经，本实验只观察新鲜交感神经和内脏丛。

（1）**交感神经**　在内脏神经标本上观察：

1）交感干　在脊柱的两侧观察呈串珠状的交感干，它上起颅底，下端在尾骨的前面，两干相并，终于一个神经节。每侧交感干有 19 ~ 24 个神经节，借节间支相连。

2）交感干的分布及其分支　交感干按其所在部位可分为颈、胸、腰、骶和尾五个部分，注意各部分神经节的数目及其与脊神经的关系。

（2）**内脏丛**　在内脏神经标本上，逐一观察心丛、肺丛、腹丛、主动脉丛，注意各丛的位置和分布。

实训十九　脑和脊髓的传导通路

【实训要点】

1. 躯干和四肢的本体觉和精细触觉传导通路。
2. 躯干和四肢的痛、温、触（粗）、压觉传导通路。
3. 头面部的痛、温、触（粗）、压觉传导通路。
4. 视觉传导通路。
5. 运动传导通路。

【实训材料】

1. 本体觉传导通路模型。
2. 痛、温、触（粗）、压觉传导通路模型。
3. 视觉传导通路模型。
4. 运动传导通路模型。

【实训内容和方法】

分别在本体觉传导通路模型，痛、温及触（粗）、压觉传导通路模型，视觉传导通路模型和运动传导通路模型上观察：

1. 上述各传导通路的组成及各级神经元胞体的位置。
2. 各传导通路的交叉部位及与脑和脊髓纤维束的关系。
3. 传导通路与感受器或效应器的关系。

实训二十　人体胚胎学概要

【实训要点】

1. 卵裂的过程。

2. 胚泡的结构特点。

3. 蜕膜的分部及各部的位置。

4. 三胚层的形成及早期分化。

5. 胎膜的种类，胎盘的形态结构和功能。

【实训材料】

1. 卵裂及桑椹胚模型。

2. 胚泡模型。

3. 妊娠子宫剖面模型。

4. 蜕膜、胚盘模型；神经管形成、体节形成、三胚层形成模型。

5. 第 2~7 周的胚胎标本或模型。

6. 胎盘标本。

【实训内容和方法】

1. 卵裂　取卵裂和桑椹胚模型，观察卵裂球形态和桑椹胚形态。

2. 胚泡　取胚泡模型，观察胚泡滋养层、胚泡腔、内细胞群的位置。

3. 蜕膜　取妊娠子宫剖面模型、蜕膜模型，观察子宫内膜与胚体的关系：胚泡深部的蜕膜为底蜕膜；包在胚泡表面的蜕膜为包蜕膜；胚泡植入处以外的蜕膜为壁蜕膜。

4. 三胚层的形成和分化　取三胚层和第 2~7 周的胚胎标本、模型，观察如下：

（1）**内胚层和外胚层**　大约受精后第 2 周，内细胞群分化成两层细胞：面向胚泡腔的一层细胞是内胚层；内胚层与极端滋养层之间的一层细胞是外胚层。内胚层与外胚层紧密相贴，构成胚盘。

（2）**羊膜腔和卵黄囊**　外胚层和滋养层之间的腔隙是羊膜腔，内胚层腹侧的小囊是卵黄囊。

（3）**胚外中胚层和胚外体腔**　在内、外胚层形成的同时，滋养层细胞不断分裂增生，由一层变成两层：外胚层细胞界限不清，称合体滋养层；内层细胞界限清晰，称细胞滋养层。细胞滋养层不断增生，并向胚泡腔内增生出许多星状细胞，填充在胚泡腔内，称胚外中胚层。胚外中胚层形成的腔隙，称胚外体腔。

（4）**中胚层**　胚胎第 3 周初，在胚盘尾端的中轴线上，外胚层细胞增生，形成一条纵行的细胞索，称原条。原条细胞不断增生，并向腹侧内陷在内、外胚层之间，向左右及头尾方向伸展，形成新的细胞层，称胚内中胚层。于是胚盘由两层演变成具有三个胚层的胚盘。

5. 胎膜和胎盘

（1）**绒毛膜**　由滋养层和胚外中胚层构成，它外表面的突起为绒毛。

（2）**羊膜**　由羊膜上皮和胚外中胚层构成，包裹脐带和胎盘。羊膜所围成的腔，称羊膜腔。

（3）**脐带**　是连接胚胎和胎盘的圆索状结构。脐带内有两条脐动脉和一条脐静脉。

（4）**胎盘**　由胎儿的丛密绒毛膜和母体子宫的底蜕膜共同构成。观察胎盘的形态：胎盘呈圆盘状；一面光滑，覆有羊膜，为胎盘的胎儿面，中央连有脐带；另一面粗糙不平，为胎盘的母体面。

主要参考书目

[1]　刘春波. 正常人体解剖学. 北京：中国中医药出版社，2006.

[2]　刘秀敏. 组织胚胎学. 北京：中国中医药出版社，2006.

[3]　邵水金. 正常人体解剖学. 第9版. 北京：中国中医药出版社，2012.

[4]　刘黎青. 组织学与胚胎学. 第9版. 北京：中国中医药出版社，2012.

[5]　丁自海，范真. 人体解剖学. 北京：人民卫生出版社，2010.

[6]　窦肇华，吴建清. 人体解剖与组织胚胎学. 第6版. 北京：人民卫生出版社，2012.

[7]　盖一峰. 人体解剖学. 第2版. 北京：人民卫生出版社，2010.

[8]　柏树令. 系统解剖学. 第6版. 北京：人民卫生出版社，2007.

[9]　邹仲芝. 组织学与胚胎学. 第7版. 北京. 人民卫生出版社. 2008.

[10]　唐军民. 组织学与胚胎学. 第3版. 北京：北京大学医学出版社，2008.

[11]　高英茂. 组织学与胚胎学. 第7版. 北京：人民卫生出版社，2008.

[12]　欧阳钦. 临床诊断学. 北京：人民卫生出版社，2003.

[13]　韩秋生. 组织学与胚胎学彩色图谱. 第2版. 沈阳：辽宁科学出版社，2003.